U0295754

上海三联人文经典书库

国家出版基金项目
NATIONAL PUBLICATION FOUNDATION

上海三联人文经典书库

130

心智、现代性与疯癫
文化对人类经验的影响

〔美〕里亚·格林菲尔德 著

祖国霞 柴晚锁 武田田 李晓燕 汤颖 译

吴泽映 校

MIND, MODERNITY, MADNESS
THE IMPACT OF CULTURE ON HUMAN EXPERIENCE

上海三联书店

"十四五"国家重点图书出版规划项目

国家出版基金资助项目

总　序

陈　恒

　　自百余年前中国学术开始现代转型以来,我国人文社会科学研究历经几代学者不懈努力已取得了可观成就。学术翻译在其中功不可没,严复的开创之功自不必多说,民国时期译介的西方学术著作更大大促进了汉语学术的发展,有助于我国学人开眼看世界,知外域除坚船利器外尚有学问典章可资引进。20世纪80年代以来,中国学术界又开始了一轮至今势头不衰的引介国外学术著作之浪潮,这对中国知识界学术思想的积累和发展乃至对中国社会进步所起到的推动作用,可谓有目共睹。新一轮西学东渐的同时,中国学者在某些领域也进行了开创性研究,出版了不少重要的论著,发表了不少有价值的论文。借此如株苗之嫁接,已生成糅合东西学术精义的果实。我们有充分的理由企盼着,既有着自身深厚的民族传统为根基、呈现出鲜明的本土问题意识,又吸纳了国际学术界多方面成果的学术研究,将会日益滋长繁荣起来。

　　值得注意的是,20世纪80年代以降,西方学术界自身的转型也越来越改变了其传统的学术形态和研究方法,学术史、科学史、考古史、宗教史、性别史、哲学史、艺术史、人类学、语言学、社会学、民俗学等学科的研究日益繁荣。研究方法、手段、内容日新月异,这些领域的变化在很大程度上改变了整个人文社会科学的面貌,也极大地影响了近年来中国学术界的学术取向。不同学科的学者

1

出于深化各自专业研究的需要，对其他学科知识的渴求也越来越迫切，以求能开阔视野，迸发出学术灵感、思想火花。近年来，我们与国外学术界的交往日渐增强，合格的学术翻译队伍也日益扩大，同时我们也深信，学术垃圾的泛滥只是当今学术生产面相之一隅，高质量、原创作的学术著作也在当今的学术中坚和默坐书斋的读书种子中不断产生。然囿于种种原因，人文社会科学各学科的发展并不平衡，学术出版方面也有畸轻畸重的情形(比如国内还鲜有把国人在海外获得博士学位的优秀论文系统地引介到学术界)。

有鉴于此，我们计划组织出版"上海三联人文经典书库"，将从译介西学成果、推出原创精品、整理已有典籍三方面展开。译介西学成果拟从西方近现代经典(自文艺复兴以来，但以二战前后的西学著作为主)、西方古代经典(文艺复兴前的西方原典)两方面着手；原创精品取"汉语思想系列"为范畴，不断向学术界推出汉语世界精品力作；整理已有典籍则以民国时期的翻译著作为主。现阶段我们拟从历史、考古、宗教、哲学、艺术等领域着手，在上述三个方面对学术宝库进行挖掘，从而为人文社会科学的发展作出一些贡献，以求为21世纪中国的学术大厦添一砖一瓦。

目　录

1

中文版序言

    在民族主义三部曲的第三卷《心智、现代性与疯癫：文化对人类经验的影响》的中文版序言中，我首先要表达对中国公众（包括我的读者、出版商，尤其是翻译人员）深深的感谢，感谢他们具有开放的思想和对本书抱有浓厚的兴趣。在过去的三十年里，在西方世界受过教育的阶层中，这种思想上的开放和兴趣，即对于新思想和对现实的非正统解释的开放和兴趣，已经逐渐消失，无论这些思想和解释与客观现实的联系有多么紧密。今天的西方社会并非有利于人们的自由探知，而自由探知正是科学，尤其是社会科学，繁荣兴旺的土壤。现在，仍有许多中国学生涌向西方大学接受教育，但他们也不应忘记从中国的经典中探求真知。

    当然，我无法想象会有一群来自不同大学、不同学科背景的西方学者自愿组成一个翻译团队，利用业余时间工作九年以上来翻译一部外语著作，目的仅是为了与他人分享他们认为重要的学术著作。这正是本书的翻译团队所完成的工作。在长达五个世纪的霸权统治中，西方社会为人类贡献了科学，首先是物理学，即研究物质的科学，然后是生物学，即研究生命的科学。人文科学是运用诚实、系统、基于逻辑和可由经验检验的研究方法，对人们普遍认可的经验现实最重要的方面进行探索，从而产生关于现实的客观知识，并增进我们对它的共同理解。然而这样的研究并非是西方的遗产，因为代表这种科学的所谓"社会科学"尚未超越数据收集和空洞理论化的前科学阶段。现在，西方世界创造力逐渐枯竭，因此需要其他文明，尤其是中国文明，来建立这样一门科学。本书提出了实现这一目标的途径，故而将其翻译成中文对于完成一个更大、更重要的项目至关重要，而这些无私的翻译者的工作应该得到的不仅仅是我个人的感激。

《心智、现代性与疯癫》的翻译工作异常艰巨。语言历史为这本书提供了相当多的实证材料，而其新颖的论点则要求对其中的概念进行非常仔细的构思，也就是说，需要对用词进行细致的，甚至是小心翼翼的挑选。往往没有现成的中文词汇能够准确翻译特定的历史背景中特定的表达方式和词语，以及原文中精心选择的术语在论述语境中所要表达的含义。翻译者们经常面临艰难的选择，而这些选择往往都不是他们想要的。

翻译的难度从文中一个核心的例子便可见一斑。我在书的标题中选择了"madness"（疯癫）一词，是因为它是 16 世纪人们想出的一个新词，标志着英语语义空间增添了一种新的重要现象：后来被称为"抑郁症"、"躁郁症"和"精神分裂症"的功能性精神疾病。与人们所熟知的许多精神疾病不同，这种被称为"疯癫"的新疾病虽然在表现上与一些疾病相似，但与年龄、传染病和发热无关，而且是慢性的，会使那些患有它的人终身"疯癫"。历史上确实存在这种疾病的个别病例，但它非常罕见、异常，无需特定名称。然而，突然之间，它的发病率和患病率急剧增加，使其成为英语世界经验现实的一部分，因此需要一个新术语来指代它。

当英文首次使用"madness"一词时，它所指代的精神疾病的本质尚属未知。早期的观察者中有些认为这是一种身体上的疾病（中文称之为"疯癫"），而另一些人则将其视为精神疾病（中文可称作"心疾"）。然而，无论在哪种语言中，都没有一个现成的词汇能够准确地翻译"madness"一词，因为这个新词汇并没有体现当时新出现的、引人瞩目的疾病的本质，只是表达了英格兰人对特定的历史时期一种新的经验现实的关注而已。换句话说，这个新词汇只是在特定历史时期里英语在语言空间上的扩展，并不代表人们认知上的进步。

在这本书中，我详细探讨了"疯癫"一词产生的背景以及导致其产生的经验的特殊性。我还展示了对这种经验缺乏认识是如何导致人们将"疯癫"与法语中更古老的词汇"folie"等同起来的，这个词在法语中常用的意思是"智力不足"。而这反过来误导了新兴的精神病学，让精神疾病的历史模糊不清，在很大程度上造成了对抑郁症、躁郁症和精神分裂症的误解，导致西方精神病学研究机构无法阻止当前精神疾病在西方社会的流行。

只有对术语进行详尽的解释，才能确保翻译最大程度的准确性：在意义的传递上，单词出现和使用的背景通常与单词本身一样重要。语言不是承载通用含义的可互换的符号系统，它们背后往往有深厚的文化积淀，反映了不同文化的不同历史经验，但这些经验很少在词汇中直接反映。词汇只能在有限程度上相互翻译。翻译者必须运用他们所拥有的语言资源，必须接受翻译无法完美传达原文意图的固有局限性。

读者应该牢记一点：本书的中心主题是文化过程。文化过程是我们现实中最复杂、最难理解的方面。然而，这也使得对它的理解是最有价值的事情。翻译工作中不可避免的不完美性是文化过程复杂性的一种反映。读者不能被动吸收这部著作，而是需要参与翻译者的工作，为其添砖加瓦，深入阅读，努力思考，需要明白将一种语言简单地用另一种语言的词汇来替换会让人落入翻译的陷阱。

这对于西方读者可能会有些苛刻。但我确信，对于中国读者来说并非如此。你们脑海中承载着五千年的伟大文明。任何智力工作都不在你们的能力范围之外。

2023 年 11 月

引　言

　　本书的目的是揭示并论证文化是人类生活的首要经验现实这一事实。换言之,本书的基本论点是:文化造就人类,并从本质上定义了人类经验。为从根本上证明这一论点,本书选取了曾被简单称为"疯癫"的现象进行实证研究。而今,它要么被分成三种精神疾病("当代精神病学的三大疾病"①),即:精神分裂症、躁狂抑郁症(简称躁郁症——译注)及重度抑郁症;要么被分成尚不清楚其生物学机制的两种精神障碍,即精神分裂症和躁郁症型情感疾病(后者包括了重度抑郁症)。我们有充足的理由选取"疯癫"作为实证焦点:精神分裂症和躁郁症是目前最严重的精神疾病,它们的生物学效应和对生命造成的威胁是毋庸置疑的。精神分裂症被人们称为"精神癌症";抑郁症也被确信是目前西方世界里绝大多数自杀案例的元凶。若本书的观点得以证实,即证明这些在生物学上真实存在的疾病的根源是文化性的,它们是文化的产物,那么我们便能确认文化可以在看似最不可能的情况下对人类经验产生影响。同时,文化可以对经济和政治等生活中的其他领域产生不言而喻的影响。这一观点虽然富有争议,但却是有事实根据的。

　　总而言之,这是一本有关文化如何影响人类精神的书。具体而言,这是一本关于现代文化如何塑造精神或心智的书。更具体地说,

---

① 　这个词语是卢尔曼(Luhrmann)提出的;T. M. Luhrmann, *Of Two Minds：The Growing Disorder in American Psychiatry*(New York：Vintage, 2000), 13。

这本书主要考证了民族国家意识在导致以上三大现代精神疾病中所扮演的角色，而这一意识正是现代文化的根基和框架。因此，尽管这本书是部独立的作品，却也是我就民族主义而著的"三部曲"的总结篇。前两部作品分别是《民族主义：走向现代的五条道路》及《资本主义精神：民族主义与经济增长》。[①]

作为总结篇，本书不仅将民族主义的影响从政治和经济等公共领域拓展至个人生存体验中最为隐私的角落，它还清晰阐明了贯穿于这"三部曲"的哲学理论原则。具体说来，它解释了究竟是什么使历史事实具有与生物学和物理学里的实验证据相同的实证性。这将允许我们把基于人类体验的历史学和社会学研究置于科学的认知范畴中。换言之，这本书将阐明，历史现象尽管与生物和物理现象类型不同（这二者也属于不同类型的现象），但同样可以成为基于实证和逻辑的科学研究的对象。也就是说，如同其他学科的研究一样，有关人类历史现象的科学研究也能带来客观知识的积累。

本书论点及其起源

本书的中心论点聚焦于民族主义这一文化现象与病因不明的三大现代精神疾病（即精神分裂症、躁郁症和重度单向抑郁症）之间的因果关系。简言之，这些精神疾病是果，民族主义是因。有关民族主义，我已在《民族主义：走向现代的五条道路》这本书中对其历史作了客观、严谨的溯源和科学的定义，并将此定义运用于《资本主义精神：民族主义和经济增长》一书中。民族主义是一种意识形态，本质上是一种对于现实的世俗理解，其社会政治内涵主要基于个人在群体中享有基本平等的地位以及人民主权这两大根本原则。正如我在这两

---

① Liah Greenfeld, *Nationalism*：*Five Roads to Modernity* (Cambridge：Harvard University Press, 1992) 以及 *The Spirit of Capitalism*：*Nationalism and Economic Growth* (Cambridge：Harvard University Press, 2001).

本书中所阐释的那样,这种意识构成了现代社会的文化框架,也就是说,它所蕴含的有关人们对现实的想象代表了现代文化的根本核心。这一意识也反映在所有具有现代性的制度中,包括开放的社会阶层体系、非私人化的国家政府组织形式,以及以增长为导向的现代经济体制。这一意识之所以被称作"民族主义",是因为历史上16世纪的英格兰人最初将那时的社会理想称为"民族"。而这一理想的核心便是要树立两大基本原则:社会成员享有根本性的平等和人民享有主权。换言之,民族是由相互平等和享有主权的社会成员组成的,而共享主权下的平等则可以被诠释为个人自由,在英格兰和那些效仿英格兰及其民族主义意识的社会都是如此。但是,平等也可以被理解为集体独立于外国统治。不管哪种情况,平等都改变了个人身份认同的本质。无论个人处于何种境况、经历了什么变化或属于何种社会阶层,它都赋予了个人身份以尊严,至少在某种程度上讲,个人地位成为了个人可选择的事情。同时,人民主权使世俗群体成为所有法条的根源,大大削弱了上帝等超自然的力量在人类生活中的重要性。世俗生活的重要性因此大大增加,而超自然的力量很快在人们的视野中消失,人(最终也包括了女人)成为了自己的造物主。本书正是在这种广义且具有历史确切性的意义上使用"民族主义"一词,而不是将它理解为一般意义上的仇外,虽然仇外确实是某些民族主义的一个方面。我在此恳请读者铭记这一点。

很明显,现实意象的戏剧性转变,即人们对现实的看法的转变,必然显著影响他们现实体验的本质,也就是说,人们对生活的体验和感受随着人们想法的转变而发生质性的变化。而这是已经发生了的事实。从一开始,民族主义便为丰富人类情感体验带来了巨大贡献,增添了在此之前大部分人都不曾体验过的情感,如野心、抱负,以及值得尤其珍视的幸福感和浪漫的爱情。由此,民族主义也改变了人们痛苦的来源和对痛苦的体验。[①]当然,不管是正面还是负面的影响,

---

① 2004年,我在伦敦经济学院的盖尔纳课程上第一次发表这个观点,参见"Nationalism and the Mind," *Nations and Nationalism* 11, no.3(2005):325—341。

这些影响最初都仅限于英格兰。16 世纪初，英格兰出现了一种新的疾病，它虽然被确诊为一种精神疾病，但却表现得与当时所有已知的精神疾病大不相同，以致没有已知词汇（不管是医学词汇还是日常词汇）可以准确描述它。直到 16 世纪 30 年代，新的词汇才被发明出来，人们把这一怪异的疾病称为"疯癫"或"精神失常"。四百年后，德国精神病学家才将其区分为两种不同的疾病，并将它们分别命名为"精神分裂症"（schizophrenia）和"躁狂抑郁症"（manic-depressive illness）。

在整个 16 世纪，疯癫症在英格兰迅速蔓延，以致该世纪末，如我们在《哈姆雷特》中读到的那样，它已被认作是英国社会的一大特征。到了 17 世纪，疯癫症也开始出现在大不列颠的其余地区以及英属海外殖民地区，在欧洲大陆却鲜为人知。来自他国的访客对此十分好奇，将其称为"英格兰精神病"。然而，当 18 世纪末民族主义在法国蓬勃发展时，疯癫症也抵达了法国。此后，随着民族主义的传播，疯癫症传到了德意志公国及俄罗斯。起初，在所有这些国家中，疯癫症几乎只对精英产生影响。而这些精英就是那些真正享受到蕴含于民族意识中的尊严、自由和选择的人。随着民族主义的价值观深入到大众群体中，疯癫现象也相应在这些社群变得很普遍。到 19 世纪，民族国家的包容性增强，让更多新群体成为了根本上平等的社会成员，也让更多的人拥有了更多的选择。疯癫症的患者比率也相应增加。

为什么民族主义的世俗性，以及基于民族主义构建的社会所体现出的两大准则（即生而平等和人民主权）会导致疯癫症呢？其原因是，这三个原则都让人掌握自己的命运。世俗性消除了人们寄望于来世的想法，让个人最终决定事情的轻重。平等原则鼓励人们为获取更高的社会地位而奋斗，因为人人生而平等，人人都想与地位更优越的人平等。人人生而平等的前提假设，意味着人们可以互换身份地位，这赋予了每个人去选择自己的社会地位和身份认同的权利。然而，正是这一蕴含于民族主义之中的自由，在赋予个人权利、鼓励个人去选择自己想要成为的样子的同时,却让个人身份认同的形成变得困难重重。与信奉宗教的前民族国家相反,那时没有人会被问"你长大后想成为什么样的人?"这样的问题,因为那时人们一出生是什么,长大后就会是什么。而在现代社会,个人身份的选择越多,人们越坚持平等原则,身份认同的问题就越大。清晰明确的身份认同是心理功能正常运作的必要条件,畸形的身份认同则会导致精神疾病。然而,现代文化无助于个人获取明确的身份认同。相反,迷茫困惑是现代文化内在的特点。现代文化的这一先天不足,即无法给处于此文化下的人提供一贯的指引,被涂尔干称为"失范"(anomie)。

民族主义在不同社会里的发展方式不尽相同,因此民族主义的三个原则(世俗主义、平等主义和人民主权)会以截然不同的方式影响个人在各个民族国家的身份认同的形成,但这一影响的存在是确定无疑的。成长在一个信教的、等级森严的不平等社会里,个人的身份认同和行为表现由其出身和天意决定。然而,蕴含于民族主义的个人自由,决定了民族国家的成员不可能从其所处的现代文化环境中获得有关自己身份认同的全部信息。除了基于民族认同的国籍这一大类的身份之外,现代个人必须决定自己是谁和应该做什么,以此构建自己个人的身份。我认为,通过将个人变成自己的造物主,人人平等和自我实现等价值观成了精神分裂症和抑郁症(双相或单相)的具体诱因。而一个社会的精神疾病的发病率,取决于这一社会对这些价值观的重视程度,以及个人在社会里自由选择的范围。这些观点颠覆了目前关于精神疾病的主流看法。

首当其冲,我的观点意味着:虽然可能会有生物学上的先天倾向、遗传或其他因素决定哪些人会罹患精神疾病,但精神疾病本身并不是身体(即大脑)的疾病,而是思维的疾病。也就是说,它确实是一种心智疾病。精神疾病的病原——如 HIV 之于艾滋病,或者如蚊子之于疟疾——并不是物理性的,而是文化性的。虽然有关精神疾病的主流观点将其视作一种生物学上的疾病,反对该观点的声音并非前所未闻，有时甚至形成了一支小型的"合唱队"。但目前为止，还没有人能提出一个经得起科学考证的其他假设。就在我写这篇文章的同时，三名治疗精神疾病经验丰富的专家在《纽约书评》发表了一篇对近期书籍的详细评论。虽然他们侧重点各不相同，但都赞同精神疾病是因大脑中的化学物质的不平衡所致的主流观点。[①]生物学主流观点不可挑战的权威，或许让本书的观点显得颇具争议。然而，我在之前两本书中所提出的主张在刚出版时也引起了不少争议，但之后争议逐渐减少了。因此，我想这第三本书的观点也会在初期引起争议，之后则会自然被读者所接受，即使这些观点或许更加不同寻常。然而，我因岁数渐大，开始觉得自然接受的过程太漫长了。另外，经过了过去二十多年对人类现代体验的研究后，我深感自己应当承担起一项责任，那便是在这部有关民族主义和现代性的总结篇中将我对现代性的整个研究置于读者们比较熟悉的研究传统和领域之中，从而避免给读者造成不必要的不适感。

本书将其主题，即文化，置于人类学、社会学和文化哲学（如果这些学科能够被分离的话）等抽象理论框架下。对民族主义和现代文化的聚焦则让本书成为一本历史社会学的著作。同时，因它将心理疾病作为讨论的核心，这必然使本书与心理学、精神病学、甚至神经科学联系起来。本书与所有这些领域都相关，却不完全从属于其中的任何一个领域。这就如《资本主义精神：民族主义与经济增长》一书虽与经济学、思想史、经济史、政治经济学和社会学理论等都相关，但并不单属于其中任何一个专业领域；而《民族主义：走向现代的五条道路》一书则与比较政治学、历史学、社会学、科学史、科学社会学、

---

① Marcia Angell, "The Epidemic of Mental Illness: Why?," *Review of The Emperor's New Drugs: Exploding the Antidepressant Myth*, by Irving Kirsch; *Anatomy of an Epidemic: Magic Bullets, Psychiatric Drugs and the Astonishing Rise of Mental Illness in America*, by Robert Whitaker; *Unhinged: The Trouble with Psychiatry—A Doctor's Revelations About a Profession in Crisis*, by Daniel Carlat, New York Review of Books, June 23, 2011.

文学以及宗教学等学科相关，但也不单纯属于其中任一学科。同前两本书一样，本书试图将所有有关人类体验的领域联系起来，同时对所有领域的研究都有所贡献，并形成一门有关人类的统一科学。引领前沿的法国精神病专家朱尔斯·巴雅尔热（他将在之后的一个章节里扮演重要角色）很好地概括了我的立场。他说："虽然人是由各种不同的成分组成的，但人是一个整体。以一种奇妙的方式结合在人体内的……各股力量，只有在人体外才能被看作是孤立的。"①因此，这本书也必然是一本有关哲学的书。

　　本书的方法论，总体而言，是以猜想与辩驳的科学方法为准则。②即：首先按照逻辑建立假设，然后系统地运用所有现存的相关经验证据来检验假设是否为真。这一做法遵从了人文科学的"三位巨人"（他们同时也是哲学家）的指导。他们分别是人类学和社会学领域的埃米尔·涂尔干，社会学、文化历史学和经济历史学领域的马克斯·韦伯，以及社会学和历史学领域的马克·布洛赫。具体而言，本书采纳了涂尔干提出的"准则"，即在尝试解释之前先将每一个社会事实当作是可以仔细、客观定义的事情。同时，本书还结合了韦伯的"方法论上的个人主义"（methodological individualism）。③从布洛赫那里，本书采纳了其对"有意"和"无意"史料的区分及其对后者的偏爱。也就是说，本书将重视看似与研究对象无关的历史材料，以便找到"不由自主的证人"（witnesses in spite of themselves）。另外，本书还会沿用布洛赫交叉考据的策略，即将某时某地的证据与来自其他地方的证据进行对比。最后，同布洛赫一样，本书将语言作为证据和

①　Jules Baillarger，"Introduction，"*Annales Medico-Psychologiques* 1(1843)：vii.

②　Karl Popper，"Conjectures and Refutations，"*Objective Knowledge：An Evolutionary Approach*（New York：Oxford University Press，1972）.

③　Émile Durkheim，*The Rules of Sociological Method*（New York：Free Press，1982）；Max Weber，*Economy and Society*（Berkeley：University of California Press，1978）.

分析工具。①涂尔干、韦伯和布洛赫（我按其出生年份来排列他们）在社会科学界享有无法逾越的权威。他们的主要理论都极度重视社会现象（包括文化、经济和政治）。如果按照科学理论的一般寿命来衡量，他们的理论算是老古董了，然而到目前为止，它们一直没有被后人超越。我之所以遵从他们，还有另一原因，那就是他们都从一个统一的人文科学的角度思考，并将这样的科学定义为心灵科学（mental science）。他们的具体叫法有所不同，涂尔干称之为"社会学"，布洛赫称其"历史学"，韦伯有时称其"历史学"，有时又称其"社会学"。当涂尔干所用的法语词汇"精神的"（mental）被翻译成英文里的"社会的"（social）一词时，他对人文科学的理解可能就在翻译的过程中丢失了。同样，韦伯对社会行为的主观意义的一再强调也可能在翻译的过程中被掩盖。但布洛赫表述清晰，这层涵义不会被丢掉。他说："在最后的分析中，人类意识才是历史的主题。对于历史而言，人类意识的相互联系、混淆和影响，就是客观事实本身。"②我想，我的研究也是属于人类科学这一"心灵主义"（mentalist）传统。③

　　在这三位经典学者中，涂尔干在本书中被提及最多。这不仅仅是因为我在之前的书中更多提及韦伯，现在想多提涂尔干，以示我对这两位社会学创始人同等的敬意，还因为本书可以说是涂尔干《自杀论》（suicide）一书的延续。在所有行为中，涂尔干选择了最隐私、最个人、甚至似乎最不受社会影响的自杀行为，并用它来阐明那些非物质的、但具有经验存在的社会事实，即由精神性的"集体表现"（collective representations）构成的事实，它隐藏于人类生物现实背后，对个人心理产生的作用最大。同样，本书聚焦于已在生物学上被确认真实存在的精神分裂症和躁郁症，并为这些重大健康难题提供一种文化上的

---

① Marc Bloch, *The Historian's Craft* (New York：Putnam, 1953)，60—65.

② Ibid.，151.

③ 我第一次使用这个术语是在这本书中："Communing with the Spirit of Max Weber," *Nationalism and the Mind：Essays on Modern Culture* (Oxford：One World, 2006)，176—202。

和历史上的解释,尝试以一种最戏剧化的方式来展示由象征性和非物质的因素构成的社会现实,以及这些因素对人类生活产生的深刻且无所不在的影响。

当然,知识系谱并不如此简单。一个人不会一开始便选择要遵从的权威(至少,我不是的),然后模仿该权威来研究自己的课题。正确做法是,在受其他正在发生的事实(比如,另一些研究项目或对生活中与工作无关的事情的思考)的启发后,脑海里会自然产生某一课题。然后,大脑会立刻将其与已存在记忆里的类似课题相关联。从那时起,记忆里的相关课题便会成为一个很重要的参考。然而,在我这里,涂尔干的存在却可以说是有着远超一切的决定性作用。因为早在25年前,我便从他那里学到了"失范"(anomie)这一核心概念和相关解释。作为一种结构上的不一致,即"集体表现"(collective representations)之间的系统性不一致的状态,"失范"直接影响个体经验,造成深刻的心理不适。这种不适促使参与者想在特定的社会情境中解决这些令人烦恼的不一致。因此,这个概念包含了最普遍适用的社会变革理论,以及唯一一个能够轻易由经验证据考证的理论,因为它指的是在任何情况下都能连接成因和结果的(心理)机制。在《民族主义:走向现代的五条道路》一书中,"失范"是我解释民族主义为何出现的核心概念。然而,让我开始考虑"失范"在心理和逻辑上的影响的,却是我在为撰写《资本主义精神:民族主义与经济增长》而研究美国经济的过程中所发现的"失范"在美国社会尤其普遍这一事实。

实证的焦点

显然,即便没有涂尔干的《自杀论》,在当今美国我们仍可以找到关注精神分裂症和躁郁症的理由。起初,正是在美国年轻人中普遍存在的抑郁现象让我这个大部分时间都在与年轻人相处的母亲和大学教师对这种精神疾病十分敏感,并把它看成了一个私人的问题。我在苏联度过了我的少年时期,在以色列完成了高等教育(在这两个

13

国家,个人和集体的生存仍旧是让人纠结的严肃话题)。然而,我却从来没在那里的年轻人当中看到如此普遍的绝望和悲伤。正常来讲,无论在何处,年轻人应该是最朝气蓬勃和兴高采烈的。相比之下,美国年轻人对抑郁的谙熟让人无比惊讶。记得有一次在课堂上,我想通过对比现代社会和封建社会的情况,让大约四十名开朗的大学本科生了解忍受持续身体疼痛的感觉。忍受持续的身体疼痛,其实是生活在欧洲中世纪的大部分人的真实状况。[①]那时没有用于治疗头痛、牙痛的药品,人们在手术或极其痛苦的分娩中也不用麻醉剂。而且,骨折和断肢时常发生,肾结石尚未为人所知,妇女则不断怀孕,难以获得片刻的间歇,牙疼了要一直忍受痛苦,直到牙齿完全腐坏或人到四十岁时掉光牙齿。在过去的十到十五年间,美国大学生对牙痛是如此陌生,除了知道牙痛时要在牙齿间放块棉球以减缓疼痛外,他们对牙疼的了解少得如对截肢的了解一样。我不知学生对疼痛如此陌生,而学生对有关古人痛苦体验的描述的反应更让我大为震惊。他们不但不同情那些不幸遭受痛苦的古人,还认为中世纪人们承受的身体上的疼痛肯定不如现在人们所承受的多(即使没几个学生承认现在有身体上的疼痛存在)。他们认为,首先,由于这些情况时常发生,中世纪的人们肯定已适应这些疼痛;其次,如果情况的确十分严重,人们肯定会发明一些东西来对付这些疼痛。我发现要让这些乐观的学生们认识到难以忍受的疼痛确实存在,以及这些疼痛通常不能让人迅速死去,过去人们除了自杀之外,没有什么可以减轻这些疼痛,只能慢慢煎熬等方面的事实,是个很大的难题。面对这一难题,我问了他们一个问题:"你们当中有谁亲身经历过,或看见身边的人经历过需要治疗的抑郁症?"这时,他们阳光灿烂的脸一下黯淡起来了,眼神变得深沉和忧郁,然后挨个举起了他们的手。自那以后,他们便能轻易想象出连续牙痛好几天是什么感觉,甚至能体会在没有使用麻醉药的情况下截肢的感受。

---

① 参见 Marc Bloch, *Feudal Society*(University of Chicago Press, 1964)。

因此,毋庸置疑,抑郁症是美国这一特定社会的问题。我最初猜想这是一个严重的社会问题,受影响的人数必是惊人之多。我的猜想一再被有关精神疾病的统计数据所证实。我也发现,精神疾病曾是一个统计学里最受青睐的主题。这在以下两个引起我注意的最新例子里得到了充分的证明。一个是我之前提到的于 2011 年 6 月 23 日在《纽约书评》发表的评论《精神疾病的瘟疫:为什么?》。这篇文章的开头如下:

> 美国似乎处在一场精神疾病的瘟疫当中⋯⋯那些因精神障碍而残疾并符合领取收入保障补贴(SSI)或社会保障残疾保险(SSDI)的人数,在 1987 年至 2007 年间增加了近 2.5 倍——从 1/184 增至 1/76。在儿童人口里,精神病患者比例的增长更令人吃惊——在同样的二十多年中增长了 35 倍。这远远超过了诸如小儿麻痹症和唐氏综合征等身体残疾患者的比例。

这篇评论随后提出了一些问题,我们将会在之后的章节回顾这些问题。这些问题如下:

> 这到底是怎么回事? 精神疾病的蔓延是否真的如此严重? 这种蔓延将会持续吗? 尤其是,如果这些精神失常是由生物因素导致,而不是环境影响的产物,那么我们是否可以假定这种蔓延是确定的呢? 或者,我们是在学习识别和诊断那些以前便一直存在的精神障碍吗? 又或者,我们仅是在放宽对精神疾病的鉴定标准,以致几乎每个人都患有精神疾病? 另外,目前主要的治疗药物是否有效? 如果有效,难道我们不应该期望精神疾病的患病率下降,而不是上升吗?[①]

确认问题严重程度的第二个例子,是一篇于同年 4 月份刊登在我所在学校的校报《波士顿大学日报》(*BU Today*)上的系列文章。这篇文章由三部分组成,题为《危机中的学生》(*Students in Crisis*)。此文直言不讳地写道:"大学校园的抑郁和焦虑已经上升到瘟疫的程

---

① Angell, *Epidemic*.

度……这种令人恐惧的趋势……被无数的研究所证明。其中包括波士顿大学在 2010 年 2 月进行的'健康心智调查研究'，它发现波士顿大学里有 20％的被访学生符合抑郁和焦虑的标准。"[1]

有关这一问题的争论

就我而言，"精神疾病的急速蔓延和持续增长"是毫无疑问的。我也坚信现在到了必须阻止其蔓延的时候。然而，我的观点是，其中一些最严重的精神疾病并不是"由生物因素所致"，而确实是"环境影响下的产物"。确切地说，其影响来自某一特定文化及其中隐含的对现实的想象。对于那些坚信精神疾病本质上是一种身体和生物上的紊乱反应的人来说，相关理论和重复佐证这些理论的统计数据，却仍值得怀疑。原因在于，这些理论在逻辑上将推演出一个不可能的结论，那就是人类的体质在不断变化，但这些变化与外界环境无关。这一结论不仅在逻辑上行不通，在现实中也不成立。这其实意味着对所有精神疾病的生物病因的执着坚持，阻碍了对其他重要并有理有据的非生物病因的思考，导致我们无法找到治愈精神疾病的良方或制定有效抑制精神疾病蔓延的政策。我们大可继续争论统计数据表明的精神疾病的增长到底是否"真实"。但我现在就可以向读者透露，早在 19 世纪初，类似的争论就已开始。然而，直到现在，我们对此仍没有定论。[2]

不加质疑地认定（如坚定不移地信仰宗教那样）所有精神疾病本质上都是生物的，这已给真正了解如精神分裂症和躁郁症这类最严重的精神疾病造成了巨大障碍。权威专家（即心理学家、精神病学家和神经科学家）的研究报告表明，尽管如今我们已积累了大量的各种生物学的知识，我们对这些具体的精神疾病的理解并没有比两个世

---

[1]　Susan Seligson, "Students in Crisis," *BU Today*, April 26, 2011.

[2]　参见第三、四、八章的内容。

纪前好到哪去。那时，精神病学才刚刚诞生。仅以一个非常重要且具有代表性的权威为例，世界精神病学协会前主席、世界卫生组织精神卫生司前任主任、日内瓦大学精神病学退休教授诺曼·赛多利斯2007年说："尽管我们对精神分裂症的了解有所进展……但目前仍然没有什么东西可以让我们预测我们将很快找到精神分裂症的病因。"①

也许有人认为，在定义和研究精神疾病过程中的生物学偏见，并不是导致令人不满的现状的唯一原因，因为生物学并不是长期以来广受欢迎的唯一学科。的确，自美国和其他地方的精神病学科成立之初起，便存在两种研究方法。就如一位人类学家在一本2000年出版的著作中提到的那样，关于三大精神疾病（精神分裂症、躁郁症和重型抑郁）一直有"两种思想"。②这两种研究的具体内容，在过去两个世纪发生了诸多改变，但它们的整体框架和哲学理念却保持不变，依然是"生物学"和精神动力学。概言之，"生物学"的观点认为精神疾病是大脑功能受损导致的疾病；而精神动力学的观点则看似不那么执着于寻找最终病因，而是侧重于病人的习惯和行为，倾向于在病人的性格里寻找成因。运用精神动力学观点的最著名例子是弗洛伊德的精神分析法。弗洛伊德的精神分析法在1930—1980这半个世纪里，对美国的精神病学科有极大的影响。直至今日，它仍然是一种重要的治疗方案，特别是轻度的精神疾病。然而，这两大观点的区别仅是在多大程度上明确指出精神疾病是生物学病因导致的，并非前者认为存在生物学上的病因，而后者丝毫不这么认为。毕竟，弗洛伊德的精神分析法断定，被抑制或无法充分发展的本能和倾向是"自然的"东西。也就是说，它们反映的是人类有机体中普遍存在的生物学上的构造。从社会学的角度来看——考虑到精神病学家所处的社会

---

① Kim Hopper et al. eds., *Recovery from Schizophrenia：An International Perspective*（New York：Oxford University Press，2007）.

② Luhrmann，*Two Minds*.

环境——这些清晰的生物学观点在我们当下的科学时代里的确是主流，而正统的精神病学正是诞生于这个科学时代。以身体为研究对象的医学，一开始便是一门科学专业。遵循科学的原则是医学获得声誉和权威的最佳捷径。这在达尔文的进化论让受过教育的普通大众分为两派之前便是如此。这两派分别是：多数派（可以称作布尔什维克，Bolsheviks），他们对理论的阐释是只有经过经验实证的东西才能成为理论；少数派（孟什维克，Mensheviks），他们毫无根据地坚信不一定眼睛所见之物才是经验事实。少数派被多数派视为反动派、反启蒙主义者。①在达尔文的著作发表之后，科学（尤其是生物学）的声誉如日中天：没人能一边质疑生物学理论，一边从事医学研究。②

　　在德国，人们开始齐心协力，努力提高精神病学科的科学性。19、20世纪之交，仍属于精神病科管辖范围的精神疾病在德国很快被分类、命名和描述——癫痫、麻痹症、大部分产后精神错乱被从精神病科分离出来，交给神经科、传染病科和妇产科治疗，以备进一步分析。德语区的精神病学科因此登上了引领国际有关专业的权威地位。也就是在那个时期，病因不详的精神病或疯癫症被区分为精神分裂症和躁郁症这样的种类。即便在整个20世纪陆续有些次分类被加入其中，但先前定下的总类，仍然为了解精神疾病提供了一个大体的框架。③

　　在20世纪的头40年中，德语区的精神病专家的贡献一直特别突出。但那以后，美国则成为了全球精神病研究的中心。通过设立国家精神卫生研究所（The National Institute of Mental Health，NIMH），美国政府大大提高这些明确的生物学观点在美国的地位。另外，20世纪50年代和80年代，在相继偶然发现了有助于抗抑郁，

---

①　"布尔什维克"的字面意思是"多数派"，"孟什维克"则指"少数派"。

②　弗洛伊德的例子明确地显示了这一点。参见 Joseph Ben-David and R. Collins，"Social Factors in the Origins of a New Science：The Case of Psychology，" *American Sociological Review* 31(1966)：451—465。

③　参见第三、四章。

稳定情绪和对抗精神病的药物后(应该说,这些药物在治疗某些精神分裂症和躁郁症的实例中确实有效),利欲熏心的大型制药公司也排起队来支持主流的生物学观点。因此,在过去的三十多年中,明确的生物学观点的统治地位确实不受任何挑战。①

值得注意的是,在过去 25 年间,数量已经相当可观的有关精神分裂症和躁郁症的文献量加倍增长。然而,现在虽然有各种几十年前无法想象的新型研究加以辅助,但我们对精神病的理解却停留在接近于第二次世界大战之前的程度上。对此,学术圈的同仁都有共识。事实上,自 20 世纪 40 年代以来,没人提出任何新的解释。最近几十年来在神经学和生物学里发生的革命,对于精神病学科来说,只是传统意义上的革命。也就是说,它只是结束了弗洛伊德精神分析的盛行,带来了 20 世纪初开始便统治精神病学科的生物学观点的复兴。然而,在第二次世界大战时,专家们就已普遍认同,20 世纪早期的精神病学已陷入僵局。换言之,现有的解释都没有考虑到精神分裂症和躁郁症的所有方面,而这些片面的理论不仅没有考虑到诸多因素,同时还通常与它们不予考虑的证据相矛盾。这一僵局的结果是,两种精神疾病都没有找到治愈的方法。医院数量不断增加,来就医的患者数量也在不断增加,在医院去世的患者更不在少数。②

随着锂元素被用于医学研究,尤其是一些有效对抗精神病药物的出现,大多数精神分裂症和躁郁症的急症不住院也能得到有效的

---

① Louis Sass, *Madness and Modernism*: *Insanity in the Light of Modern Art*, *Literature*, *and Thought*(New York: Basic Books, 1992), 381.关于药物的意外发现还可以参看 Denis S. Charney and E. J. Nestler, *Neurobiology of Mental Illness*, 2nd ed.(New York: Oxford University Press, 2004), 491.; Arvid Carlsson, "A Paradigm Shift in Brain Research," *Science* 294, no.5544(2001):1021—1024; Arvid Carlsson and D. T. Wong, "A Note on the Discovery of Selective Serotonin Reuptake Inhibitors," *Life Sciences* 61, no.12(1997):1203;以及 David Healey, *Let Them Eat Prozac*: *The Pharmaceutical Industry and Depression*(New York: NYU Press, 2004), 18—19。关于神经松弛剂,具体可参看 David Healy, *The Creation of Psychopharmacology*(Cambridge: Harvard University Press, 2004)。

② 参见 Sass, "Appendix: Neurobiological Considerations," *Madness*。

控制。药物上的发展和 20 世纪 60 年代的改革风气，使美国进行了精神疾病患者服务机构的重大重组。目前，美国精神病患者住院人数相对较少。在相当长一段时间内，谁也没把住院人数当作是衡量严重精神病患者总人数的标准。然而，精神疾病服务机构的重组，并没有促进对这两种精神疾病的理解，只是反映了对其态度的变化。也就是说，目前还是没有治愈精神分裂症和躁郁症的有效疗法。即使有些症状能被有效控制，但只要患上这些精神疾病，没人能彻底康复。这些精神疾病是慢性的、容易复发的。突发的疾病造成严重后果的可能性也一直存在。负责照顾精神疾病患者的家属们必须保持高度警惕。因此，即使精神病蔓延的速度已经保持稳定，这种疾病的花销成本（包含经济、社会和个人各个方面）在病人出院后也可能不断增加。

如今，我们对精神分裂症和躁郁症了解颇多。针对这些疾病的心理和生物学表现，我们已收集了大量的信息。这些信息包括它们所对应的个人体验和外在行为，它们在某些患者群体中体现出的身体异常，以及它们在另一些群体中出现的神经化学动力学特征。另外，我们还知道它们在家庭成员中传播的模式以及与此相关的某些遗传因素。然而，这些信息无法构成一种诠释，即一个基于现有证据的解释性论证。这就像在拼图中理应吻合的地方存在一些空隙一样，我们现有的所有认知都无法提供确凿的证据，来帮助我们找到这些神经疾病的病因、本质，以及治愈良方。200 年过去了，在精神病学科里被寄予厚望的两大理论，即上面提及的生物学观点和基于精神动力学的分析法，都没有推进对精神疾病的理解和治疗。因此，我想若在本书中提出一种从未被尝试过的新方法，应是十分合理的。

病因未知的精神疾病出现在近代，它传播到不同社会的时间节点及其蔓延的速度，都表明我们不能从人类普遍的、生物学或心理学属性的角度来理解它，也不能用个人的身体机体或性格等特征来解释它。无论多么令人难以置信，我们的研究都需要结合特定的社会和历史时期，因此必须进行历史的考察。不过，在此之前，我必须补充一点。我无意证明生物学观点或"精神动力学"分析法是错误的。我只是想为精神病学科增添一个至今还未找到的必要因素。具体而言，我认为所有生物学研究的结果都应该与我在此提出的方法论是一致的。如果不一致，错误存在于方法论上，而不是研究结果上。文化、性格和生物学三者的确不同，但它们并不相互排斥。因此，文化上的、心理学上的和生物学上的观点也不应该是相互排斥的。显而易见，每一个人都或多或少受到周围文化的影响；而文化对个人的所有影响都必须通过身体来体验。如果神经递质及血液流动参与了任何文化效应，那么这种文化效应在神经递质及血液流动中的反应程度相同。同理，就如神经递质及血液是由基因决定的，这种允许神经递质和血液反映文化效应的基因，也在文化效应发生的过程中发挥作用。我在此提出的方法论，也应该不会与"精神动力学"的分析法不一致，不过因后者常常基于猜测，我们在具体的做法上可能会有不同的地方。

但有一种立场我的确是反对的。这种立场虽然基于非常类似的生物学套路，也结合了同样的证据，却认为疯癫症整体来讲是被"发明"出来的，是现代为了描述各种过分和异类的行为"人为编造的歪曲之词"，这与其他文化里对巫术或着魔的错误"社会建构"如出一辙，不同的只是疯癫症一词披着科学的外衣，并在西方文化里享有科学的权威。可笑的是，这种立场广泛流传于西方的社会科学家当中（包括人类学家、社会学家和研究精神病学的历史学家）。这一立场的背后还隐藏着一个前提假设，那就是人类的本质到哪都是一样的。如果精神病在任何一个社会里完全不存在或只在某种程度上存在的话，它在其他社会里也是同样的情况。应当说，精神病在生物上的客观存在已被神经学家所证明，这是毋庸置疑的。不知其他社会情况如何，但给病人和他们的家人带来巨大痛苦的严重的、让人身心俱疲的精神疾病，在我们西方社会里非常普遍。事实上，我们不需要统计数据便可以知道这些。在我们的高中，抑郁症如同瘟疫，任何关注这一点的父母以及愿意花点时间和学生相处的大学教授，都可以意识到它的严重程度，都会感到不知所措。一位杰出的统计学家宣称"在我们国家的年轻人当中，精神疾病是一种慢性病"，这些父母和大学教授对他的话不会觉得意外。同样，一位著名的精神病学家把疯癫症在西方世界的蔓延比作瘟疫，人们也应该不会觉得这是一种夸张的说法。①

我与一些社会学家意见相左的地方在于精神疾病的历史起源和发展。被大体称作精神分裂症和躁狂抑郁症的精神疾病是到近现代才出现的，它们在有些社会出现得比另一些社会更晚些，这确实是不可辩驳的历史真相。然而，有关专家，特别是那些聚焦于精神病学科和精神病本身的历史和文化背景的专家们，对此真相却毫不在意。精神上的疾病（mental illness）显然自古以来在所有文化社会里都存在，都被确认和命名。大脑作为身体的一部分，一旦受精神上的疾病的影响，身体上会产生许多反应，它们被称作精神症状（mental symptoms）。在西方世界里存在着丰富的有关精神上的疾病的词汇。它们源自古代希腊的医学文学，也在整个中世纪被医者使用。弱智（weak-mindedness）或傻子（idiocy）以及老年痴呆（geriatric dementia）也是历史上普遍存在的情况。然而，"疯癫"（mandness）却不在这些词汇当中，也不是指上面提到的这些情况。它是一个全新的词汇，于16世纪的英格兰开始被人们使用，意指在那些古老而熟悉的精神异常（mental abnormalities）的体验中没有的异常现象。

疯癫症的许多症状与人们习以为常的精神异常的症状类似。特别值得注意的是，疯癫症与已知的一些有机体失常的精神病的状况一样，都会表现为如极端兴奋和极度悲伤等异常的行为。按原始的希波克拉底医学派（Hippocratic）的说法，这分别指躁狂症与忧郁症。然而，不同之处是在有机体失常的情况下，这些症状是短暂的。只要

---

① William Cromie, "Half of Us Suffer from Mental Illness, Survey Finds," *Harvard Gazette*, June 16, 2005 http://www.news.harvard.edu/gazette/2005/06.16/05-suicide.html（2012年6月26日访问）.

对应的有机体恢复正常或衰竭死亡,这些症状便会消失。与此相反,疯癫症则表现为一种实实在在的并永恒持续的状态。它的表征一旦出现,便是常年反复的。在体验过此的第一代人看来,疯癫症这些实实在在的特征和之前人们熟悉的具有偶发性的精神上的疾病一定大不相同,以至于他们决定赋予这些特征新的名字。然而,除此之外,疯癫症与已知的精神上的疾病还存在其他不一样的地方。

由于这种新型的痛苦与之前的身体上的痛苦存在巨大差异,因此最早观察到这一新现象的人不见得是医护人员。与我们现在不同的是,那时的人们对现实的双重性并没有持绝对的一元论,人们至少对精神和物质一视同仁。因此,最先对疯癫症进行阐释的不仅有医学,还有占星术或神学。另外一个新词"疯狂"(lunacy),是"疯癫"(madness)一词的近义词,也是在此时出现的。科学家花了近两个世纪才使得对疯癫症的科学解释占据上风,并将疯癫症和早期同有机体相关的精神疾病归为一类,将其划入医学的研究范围。总而言之,自古以来,精神疾病一直是医学专业人员的研究领域,而疯癫症却是一种较新的现象。这与精神病学和其他相关学术领域里盛传的观点是相反的,这一观点认为疯癫症自古就有,早在精神功能失常成为医学研究问题之前就已存在,现代精神病学的出现才使得精神功能失常成为医学问题。

对 16、17 世纪有关疯癫症的描述的粗略分析,揭示了我们如今所认为的两种(或三种)截然不同的精神疾病,包括重度抑郁症、躁郁症和精神分裂症,与现代精神病学家曾经称为的"心智异常"(psychosis)是同样的体验。它们曾被视为是"心智异常"的具体类型或表现形式。这些类型的划分标准基于它们造成的影响以及此影响是仅限于生活的某些方面还是全方位的。根据其影响,疯癫症被明确界定为双向疾病,虽然躁狂的状态比抑郁的状态要罕见得多。引起躁狂和抑郁的"心智的失常"可能只和某一特定事物有关,也有可能涉及患者的全部体验。后一类型的疯癫症,也叫精神分裂症(schizophrenia),是所有类型中最严重的,且无法康复。精神分裂症患者往往渴望将自己的身体和外界因素（尤其是食物）隔离开来（即当下所谓的厌食症，anorexia），这种病态常常伴随着其他表征出现。

心智失常的本质，即疯癫（madness）一词的核心意义，在于其妄想的特征。妄想（delusion）一般被定义为没有能力区别现实与幻想、真实与不真实、合理与不合理。但是，我想将其定义为没有能力区分不依赖心智（the mind）而存在的信息和由心智而生的信息。因为，我们必须切记，人类现实是由文化构成的现实。也就是说，我们所体验的，即对我们而言是实证的东西，在绝大多数情况下，都是象征性的、有一定含义的存在。即使它们有物质的部分，但我们大部分的体验从一开始就不是物质的。如涂尔干在一个世纪前就指出，社会事实与我们的幻想的区别，仅在于社会事实面对的个体来自外界。比如，当有众多人都相信诸如周五吃肉的人会下地狱或者人人生而平等这类的观点时，这些观点对于坚信它们的人来说，其真实性不亚于大西洋的存在，不信这样的观点是会惹来很大麻烦的。因此，无论某些说法在以物质主义为导向的西方人听来多么荒谬和不真实，换到另一个时间和地点，同样的说法在彼时彼处的生活体验中却可能是完全客观的存在。如果将"妄想"解释为没有能力区分真实与不真实或合理与不合理，或者将它同鬼魂缠身及宗教狂热这类无关的情况相类比时会导致逻辑上的难题，这会导致很多专家（包括精神病学家、精神病人类学家和历史学家等）把全部文化都确诊为失智（psychotic），把中世纪的圣人都看成精神分裂症患者，或把精神病当作神话。用我上面阐述的角度去理解在诊断意义上有必要存在的"妄想"（delusion）这一概念却能够消除这个逻辑难题。①

病因不明的精神病中的妄想症，不论是集中体现在某一方面，还是分散体现到各个方面，都会尤其扰乱人的自我体验，使人对自身的身份认同感到迷惑，让人对自我产生不满或没有自我安全感，并将自

① 参见 Paul Linde, *Of Spirits and Madness: An American Psychiatrist in Africa* (New York: McGraw-Hill, 2002)。

我分裂,产生内心的矛盾挣扎,最严重的情况便是把自我和外界完全视为一体。"失去心智"(losing one's mind),"精神失控"(going out of one's mind)和"丧失自我"(not being oneself)这一类 16 世纪的英文习语,恰如其分地描绘了这种困扰人们的体验。同时,它们也建构了"自我"(the self)和"心智"(the mind)这类在不断演变中相异共存的概念。心智到底是属于谁的,以致它迷失了? 到底又是谁的心智出格了? 这个好像不是自己的人到底是谁? 这些体验都表现为失控的行为,即失去自我控制或在自我控制以外的行为。换言之,这是行动和语言意志受损后无法适应环境和这些功能完全丧失的结果。

虽然 16 世纪英格兰的精神病患者的人数与前英属殖民地各国现今的精神病患者人数相比,实在是微乎其微,但那时它已在明显地增长。这在当时也是一种新的体验。疯癫症的最低比例是每一千名成人之中有一个,在整个人口中他们则占两千分之一,这大致相当于以下三类人的人数总和:因先天缺陷、感染疾病及营养不良而出现精神症状的人,以及产后出现精神障碍的妇女,和因身体遭到虐待而精神失常的人。简言之,疯癫症患者的人数与因有机体受影响而精神失常的病患的人数大致相同。[①]不管对疯癫症出现之前的西方世界的精神病患者的估算数字是否准确,这一估算却相当准确地反映了目前许多非西方国家的精神卫生的状况。这是一个很稳定的比率,反映了人们生活中必须学着与之妥协的不公正现象。数据表明,在 16 世纪的英格兰,很明显,疯癫症患者的比例已经远高于千分之一的成年人这个数字,而且每隔十年就有显著增长。

无论如何,疯癫症患者比例的上升,最初是英格兰人所注意到的。此后,自 17 世纪起,别国的人也发现了这一点。至少在 250 年的时间内,疯癫症似乎只影响英国和由英国管辖的地区。所有证据也表明,整个欧洲大陆那时都没有疯癫症的足迹。直到

---

① E. Fuller Torrey, *The Invisible Plague : The Rise of Mental Illness from 1750 to the Present* (Piscataway, NJ: Rutgers University Press, 2001), 315.

17 世纪晚期，疯癫症才开始广为人知，在 18 世纪中叶它被称为"英格兰病"（the English malady）。[1]它成了英格兰的一种民族特性。由于这恰好是英国崛起、成为欧洲（和当时全世界）霸主的时期，邻国密切关注并相继模仿英国，特别是看到自身影响力受到了威胁的法国。自 17 世纪中叶起，在清教革命之后，英国的思维方式和各种机制都被引入法国。1656 年，位于巴黎的比塞特尔监狱（Bicêtre prison）被改建为一所精神病院，这无疑是模仿的案例之一。然而，几乎可以肯定的是（即像历史上的任何事情一样确切），这一改建不是由于疯癫症已经抵达法国，而是因为疯癫症在法国被误解了。因为整整一个世纪之后，如我们现在可以从法国哲人们的通信中所了解的那样，法国大革命前连最敏锐的思想家都无法理解疯癫症，更不要说去认同英国当时特有的精神病体验。直到 19 世纪初，他们才有可能理解疯癫症。然而，当我们记住了精神病学作为一门医学专业是在 1793 年诞生于法国［它诞生的标志是皮涅尔（Pinel）松开了绑缚比塞特尔监狱里精神病患者身上的链子这一广为人知的事件］，我们便更加清楚，为何尽管精神病学科作为一门国际性的专业已经有了悠久的历史，但对其研究却难以深入。[2]

　　毋须争议的是，米歇尔·福柯有关疯癫症的社会建构理论，也就是我所参考的那些文献背后的主要灵感来源，是不可能有任何解释性价值的。在法国，"疯癫"这一用来描述当时的词汇无法描绘的新体验的新词，被翻译成法语的"folie"。"folie"是一个古老的词，相当于英语中的"folly"（愚蠢）。它指的是从前就已知的各种精神障碍的

---

① 参见 George Cheyne, *The English Malady*（London：Strahan，1733）；Cecil A. Moore's "The English Malady,"出自他编著的 *Backgrounds of English Literature，1700—1760*（Minneapolis：University of Minnesota Press，1953）；Vieda Skultans, *English Madness：Ideas on Insanity，1580—1890*（Piscataway，NJ：Routledge and Kegan Paul，1979）。

② Marcel Gauchet and Gladys Swain, *La pratique de l'esprit humain*（Paris：Gallimard，2007）；也可参见 Roy Porter and Mark S. Micale, eds., *Discovering the History of Psychiatry*（New York：Oxford，1994）。

形式。换言之,疯癫一词一开始就被翻译错了。法文的翻译与其真实含义是不吻合的,因为在当时法国不存在它所指的体验。福柯患有严重的抑郁症,如果用 16 世纪的英语词汇来形容他,他就是一个"疯癫症患者"。他在写《疯癫与文明》(*Folie et déraison*,后来被英译为 *Madness and Civilization*)一书时,提到的既有新的、功能性的和实质性的精神病,又有旧的、机体性的和偶然性的精神病。然而,用"folie"一词来同时指代这两种类型的精神疾病的福柯,并不知道二者有根本区别。他以为自己在描述同一个事物,然而他所描述的实际上是毫不相关的两种事实。福柯所提出的理性时代(the Age of Reason)里的"大监禁"(the great confinement)理论,目的在于丑化异常行为,将行为夸张的"愚人"排挤出有序的资产阶级社会。而之所以会有这一理论,是因为他认为疯癫症和之前的精神疾病并无二致,而法语这门语言也支持这样的观点。因此,只要证明这一观点毫无依据,便能说明其理论是站不住脚的。[①]

本书观点的认识论基础

破除身心二元论的难题

即使因果结论看似被事实充分证明,如果在逻辑上无法解释因是如何导致果的,其结论便还是无法让人信服(本书中,现代的、民族主义的文化是因,生物学上真实存在的精神疾病是果)。而若依据目前人们普遍接受的科学研究背后的哲学理念,本书论及的因果关系在逻辑上是不可能的。目前,科学背后的哲学理念其实

---

① 　Michel Foucault, *Folie et déraison*: *Histoire de la folie à l'âge classique*. Paris: Union Générale d'Éditions, 1961. Translated by Richard Howard as *Madness and Civilization*: *History of Insanity in the Age of Reason* (New York: Pantheon Books, 1965),也可参见 H. C. Erik Midelfort, "Madness and Civilization in Early Modern Europe: A Reappraisal of Michel Foucault," in Barry Smart, ed., *Michel Foucault*: *Critical Assessments* (New York: Routeledge, 1995), 117—133。

十分古老，在现代科学不断前进发展之前便已存在了两千多年。而这其中最重要的一点是，人们认定现实必然存在一致性，但它表现为两种根本上异质的、相互不一致的物质（matter）和精神（spirit）或者物理上（physical）和心理上（psychological）的现象。在过去的一个半世纪中，现实的表现形式经常被称作"真实的"（real）和"想象的"（ideal）。这显然意味着只有物质的才是真实的，而精神性的东西只是思想的产物，是不真实的。这实际上是大部分从事科学工作的人的立场，似乎被现代社会的大部分人所接受。具体到人类上来，这种对现实二元对立的理解体现为身体（the body）和心智（the mind）的对立。

有关心理和物理之分或心智和身体之分的假定，是自柏拉图时代以来西方传统中最主要的哲学问题，如何将这两种异质的表现形式连接起来，一直没有令人满意的答案。这两种现实的表现形式都是每个人切身体验的一部分，也在人的体验中相互影响。然而，人们无法在不违背人的切身体验的条件下，逻辑地解释二者的共存和相互影响，因此也无法通过实证的方法展示二者具体是如何相互转化的。对此，基于具体某个时代的学术风尚，总有这个或那个的统一立场被人们全盘接受。这通常导致人们认为，只有其中一个起到积极的要因作用的表现形式是真实的，而另一个则是表象或假象，是前一个表现形式的衍生物。这个积极的要因在很长一段时间里被认为是精神性的表现形式，即富有创造性的神的意志。但在过去大约三个世纪里，物质一直被奉为首要的要因，而精神因素，包括人的意识、心智和文化，都逐渐被视为表象和假象。

在这一哲学框架下，我认为，我要提出的观点似乎让人难以置信：文化是一种意识上的、象征性的和非物质的现象，并导致了生物学上真实的（即物质性的）疾病。这之所以难以置信，最重要的原因是当下人们通常基于物质和精神二元对立论，认为物质是第一的。然而，真正的问题不在于物质第一，还是精神第一，而在于对物质和精神二元对立关系的假定。在大部分生活和科学领域，这一哲学假定并不重要。尽管它可能存在于我们脑中,但它很少被想起来,也不怎么干扰我们的日常活动。然而,在精神病学和人类神经科学里,它却阻碍这些领域去真正理解它们所要理解的现象。其原因是,以心智—身体二元对立的视角来看待现实,并且认为把发生在大脑的物质事件转化为人类意识里的象征性事件是可能的,而把象征性的要因转化为物质性的结果则是不可能,这时要真正理解精神疾病在逻辑上就是行不通的。所以,只要有关心智—身体的哲学问题没有被解决,人类神经学科和精神病学科都无法有重大突破,而任何有关人类意识的观点,无论是物质主义的,还是精神主义的,无论其是否可信,都不过是纯属猜测,同真实生活的实证问题没有多少关联。因此,我们的首要任务是要逃离心智—身体二元对立的困境。

一些初级的、按照逻辑推演的步骤,将有助于读者在了解我独特的中心论点的同时,不用担心陷入科学异端。本书的第一章,即"前提假设",阐明了为什么把现实假想为根本上异质、相互不一致的两种表现形式既不符合逻辑也不符合事实。如果能认识到这一长久以来被众人接受的观点只是特定历史时期和条件的产物,从科学的角度来看是不真实的,就会让我们更容易放弃它。与此相反,我认为为了探索的目的(heuristic purposes),我们应把现实视为由自主但逻辑一致的三个层次组成,它们分别是物质的物理层次(physical layer),在此之上的生命的有机层次(organic layer),及更上一层的象征性的文化和心智层次(symbolic layer)。这一观点其实隐含于达尔文的进化论,并在很大程度上解释了过去一个半世纪生物学的飞速发展。因为在那之前,受心理—物理二元对立论的阻碍,生物学的发展都很有限。上面提及的有关层次的观点,从未被视为是解决心智—身体二元对立问题的出路。然而达尔文确实穿越了旧式的认识论,让层次论成为可能。认为这些层次逻辑一致且具有自主性的观点,让上面两层的现实成为了哲学家在层次论里所说的"层展现象"(emergent phenomena)。按其定义,"层展现象"不能回归到底层的现实，底层只能作为从此层中展现出来的现实的边界条件（boundary conditions）。①

有机层次的现象和象征性层次的现象，本质上都是在时间轴上发生的过程，而不是空间轴上出现的物质（尽管过程中的不同事件可能对应于空间轴上的某一特定结构）。因此，它们不能被简单地定义为物质。没人会质疑有机过程是经验现象，也没人不把它当作是一个合适的科学主题。同理，我们也没什么理由用不同的方式对待诸如人类意识、心智和文化等象征性的过程（symbolic process）。

心智和文化作为层展的经验现象

在决定将人类意识视为一种层展现象，认为其在逻辑上与生物学和物理学的原则相一致并具有自主性之后，自然会得出本书在第二章提出的"心智作为层展现象"的有关结论。我认为，就像我们的生活一样，在集体和个人层次上同时发生着象征性过程，即我们的心智（the mind）和文化（culture）。因此，心智可以看成是"大脑中的文化"或"被个人化的文化"（individualized culture），而文化准确地说是"集体意识"（collective consciousness）。②这让我们可以更加容易地想象和理解从文化到心智再到生物学上真实存在的疾病这一因果链中的两个阶段，这并不比动物能够将所看到的环境信号（例如，光）转化为脑中的物理化学反应更令人震惊或神秘，当然前者显然更加复杂。

就像一个物种的栖息地和有机体中的物种本身那样，作为集体层次上的象征性过程的文化代表了心智（及支持其运作的大脑）的运作环境。这个文化环境塑造了人类心理过程运作的内容和心智的本

---

① 我使用这个概念时，它的意思是 Michael Polanyi，"Life's Irreducible Structure," *Science* 160，no.3838(1968)：1308—1312 中所使用的，即"强烈的层展形式"。这一点在第一章中会有更深入的讨论。

② 涂尔干预想了这种方式，具体参见 *The Elementary Forms of Religious Life* trans。Karen Elise Fields(New York：Free Press，1995)。

（象征性层展现象：文化和心智）
3. The emergent layer of symbolic reality: culture and the mind

boundary conditions created by the organic layer of life
（由有机层生命创造的边界条件）
（有机性层展现象：生命）
2. The emergent layer of organic reality: life

boundary conditions created by the physical layer of matter
（由物理层的物质构成的边界条件）
（基本的物理性层展现象：物质）
1. The fundamental physical layer of reality: matter

图表1　有关现实的分层论取代了传统二元本体论并解决了身心对立问题

质"构造"（structures），即必需的程序认知和功能系统。这些"结构"
或功能系统也必须依赖大脑的支持，但它们之所以不可或缺，原因在
于人类文化环境的特性以及适应人类文化环境的紧要性。在心理层
面上，它们代表了自我的不同方面。这些方面包括身份认同（即在与
他人的关系中形成的自我 relationally constituted self）、意志（行为
的自我或能动性），以及思考的自我（the thinking self，即自我意识里
的自我 I of self-consciousness）。身份认同和意志紧密相关并一起发
挥功能。与他人关系中形成的自我身份告诉自己事情的优先次序，
自我行动的意志则决定在不同情况下要采取的行动。这两个心智上
的构造是个人适应文化环境的功能性要求。思考的自我在正常情况
下可以完美融入个人的心智运作过程中。然而，与前二者不同的是，
它整体上是文化进程永恒持续所需的功能要求。因此，它在功能上
独立于其他两个心智构造，可以靠自己运作。文化让人们有了心智，
并影响着心智的构造，但文化并不决定这些构造。因为在心智运作
的过程中，大脑必定参与，这使得文化不可能起到决定作用。相反，
每一个个人的心智在自我创新的文化进程中，或多或少是一个初级
的合作伙伴。

对精神分裂症和躁狂抑郁症的解析

精神分裂症和躁狂抑郁症是我提出的解决方案的试验石。如果我们能够把精神疾病解释为受开放的现代文化影响的心智或意识的一个功能表现，我们便可以大概像研究地球引力或物种演变那样，开始科学地研究有关心智的非物质性的现实。基于此，我们最终才能发现和积累有关人类现实的科学知识。相应地，在第一、二章阐明了本书观点背后的哲学假设之后，后面的部分将从心理学方面进行讨论。它将梳理精神病学科到目前为止有关精神分裂症（第三章）和躁狂抑郁症（第四章）的研究，分析有关精神健康研究的不同领域对此主题研究所作出的贡献。这些领域包括了临床医学、神经学、基因遗传学、流行传染病学和实验性心理学。认为心智是一种文化现象，而疯癫症（即精神分裂症，躁狂症和抑郁症）是心智的疾病、而非大脑的疾病的观点，允许我们进一步充分解释这些疾病的潜在心理结构。这在先前的研究中是缺失的，而我们的解释不会遗漏、不会否认先前有关疯癫症的知识。

第三、四章的中心论点是疯癫症这类精神疾病的病因是"行为的自我"（the acting self）（即意志的功能系统或"构造"）失灵所造成的。它体现为迷失了熟悉的自我和对自己身体和精神活动的失控。疯癫症今天被区分为三种类型，即单相抑郁症（unipolar depression）、双相抑郁症（bipolar depression）（即所谓的躁狂抑郁症）和精神分裂症。这一分类可能是基于患者所体验的意志失常的复杂程度而形成的，抑郁症的患者失去了积极行动的动力和对思想的控制，躁狂抑郁症患者则失去对积极行动、消极（约束性的）行动及思想的控制，精神分裂症患者的"行为的自我"则完全异化，也就是完全失去将个人融入文化的能力，失去了对行动以及思想内容、思想结构的积极控制和消极控制。精神疾病类型的复杂程度并不等同于其严重程度。显而易见，从对生命所带来的危害来看，抑郁症肯定是所有功能性精神失常中最严重的。让这些精神病变得更严重，尤其是导致这其中最复杂的精神分裂症如此怪异的原因，却是第三种自主的心智构造：思考的自我。如果仅是思考的内容不受意志的控制,思考的自我仍会在一定程度上融入个人剩余部分的精神运作过程,即心智还在思考。将思想构造从意志控制中解放出来,则预示着个人心智的完全解体,让整体上负责将文化个人化的"思考的自我"放任自流,功能混乱。"思考的自我"变成了"观察的自我"(the observing self)或"无边无际的自我意识中的自我"[I of(unbidden) self-consciousness]。具有能动性的自我走向解体,观察的自我在观察这一解体的过程当中,为了让个人适应新的状况,它使用的是整体文化而非个人化的资源。这就不仅能够解释精神分裂症的妄想的本质,还可以解释精神分裂患者令人惊讶的超快反应和活跃思维,以及他们与现实的疏离。与此同时,他们还会出现看似高等的智力功能(higher intellectual functions)和自我边界(ego-boundaries)的丧失,对此,目前的科学解释并不能说清楚。另外,以上的分析还可以解释许多精神分裂症患者超乎寻常的语言创造能力,对语义多重性的敏感,对新词汇的青睐以及常常切换语境的倾向,而这些也经常被解释成患者逻辑思考能力的丧失。精神分裂症患者的脑海里有许多可以自由排序的文化资源。因没有任何管理和引导这些文化资源导向个人的机制,在某种程度上,精神分裂症患者总是从多个维度去思考文化,并以多重语义去理解语言。因此,很有可能有一些精神分裂症患者虽然病情已非常严重,却没有表现出任何预料中的神经上的不正常。

最后,让我们把本书所研究的精神疾病与民族主义的文化和历史现象联系起来。这是本书最后三章的主要内容。行为的自我的意志功能失常的根源在于错误的自我身份认同。最初的身份认同问题的复杂程度(即在和他人关系中形成自我的过程中逻辑不一致的严重性和频次)影响着精神疾病的复杂程度。例如,清楚自己的身份认同但对其感到不满会导致抑郁症;而当自我认同体验不清晰,同时有许多可选的身份认同时,则会导致精神分裂。①正是现代文化使得

---

① 参见第三章和第四章的内容。

人们难以形成个体身份认同，更确切地说，是隐含于民族意识之中的认为社会所有成员皆平等的观点、世俗主义和自我认同的自主选择的根本原则，造成了这一困境。民族中的成员无法再从周围环境中获知自己究竟是何人。在宗教和非平等主义的文化环境里，人们的身份与生俱来，而现代文化让我们自由地决定自己要成为什么以及怎么去实现自我。这种文化放纵（Cultural laxity）就是"失范"（anomie），即文化无力向文化中的人们提供一贯的指引（这在 20 世纪初，就已经被涂尔干确认为是现代性最危险的问题）。①实际上矛盾的是，如果让我们自己掌控自己的命运，我们会比不能掌控自己命运的人更容易不满意自己的命运。若一个人没有选择，这个人便会尽最大努力利用和享受自己目前所拥有的东西。一个真正信仰宗教的人也会认为自己没有权利在上帝所创的秩序里挑错，更不要说把这个秩序改变成自己喜欢的样子。在宗教社会里，每个人在生活中的境况都是不可改变的和公正的。相反，有了选择之后，我们便会想象自己可以拥有一个与现在所处的或我们的父母所处的地位不一样的地位。认为社会阶层是人创造的，是可以被改变的想法，也会让我们揣测我们目前所在的地位并不是最好的，同时让我们努力争取获得一个更好的社会地位。而选择越多，我们越会对我们所作选择的后果感到不安。因此，做出决定——即构建自己的身份认同——便会越来越难。

正是由于这个原因，心智错乱（malformation of the mind）这一独立于大脑里的任何疾病的疾病，成了民族的一个标志。一个社会越早将自身定义为民族，心智错乱就越早在这个社会出现。而且，对于平等和自由的理想越执着，在社会、政治和经济制度中越好地落实民族主义的两大原则（即平等主义和人民主权），精神疾病就会越普遍。除了价值准则（它能激发人们去利用机会）之外，一个人的选择

---

① 参见 Durkheim, *The Division of Labor in Society*, trans. W. D. Halls（New York：Free Press，1997）以及 *Suicide* ed. George Simpson, trans. John Spaulding and George Simpson（New York：Free Press，1997）。

也会受突发的客观环境的影响。当一个民族国家繁荣太平时,个人的选择也可能比国家在贫穷和战乱时要多得多。因此,富裕和整体太平的社会里,精神疾病的患者比例自然偏高。这一解释完全符合自 16 世纪在英格兰开始出现的精神分裂症和躁狂抑郁症的演变历史,并且解释了为什么这些疾病会按从欧洲到北美这样的次序传播开,为什么长期领先的英国在精神病患病率上后来让位于更自由、更平等和更富有的美国。①与作为整体的社会一样,同样的逻辑也适用于社会中的群体。这也就解释了为什么在所有有疯癫症的国家中,这些疾病会最先严重影响自我实现最不受限制,且拥有最多选择的社会阶层的成员。

我所提出的可供读者考虑的理论结合了哲学、心理学、历史学和社会学的观点。我们面临的问题不从属于其中任何一个具体的学科。因此,这项课题必然是跨学科的。跨学科的专家是不存在的,因为这是一种自相矛盾的说法(若这样的"专家"存在,这些"专家"很显然是跨学科的思想家)。此书不是由一个专家所写,也不是为了专家而写。当然,我希望有关领域的专家们都对此书感兴趣,并阅读它。但我也期望所有对我在书中讨论的问题感兴趣的人都觉得本书有可读性。专家与否不重要,这本书应该会让很多人感兴趣。读者无需专业知识便能跟着此书的讨论,形成自己对此书的看法。为此,我在书中为读者提供了所有需要的知识。我尽量把所有术语都解释清楚,在阐述我的观点时,我尽量让读者可以轻松看到其潜在的逻辑含义,并在需要的时候与之辩驳。书中引用了包括神经学、精神病学和心理学等专业领域的文献,在阅读时,读者可以确认我所用知识和对这些专业知识的理解是否准确。这本书的绝大部分内容都没有依赖其他学者的解释。有关历史的讨论主要基于一手资料,与此有关的想法也都是原创的。

---

① Rick Weiss, "Study: US Leads in Mental Illness, Lags in Treatment," *Washington Post*, June 7, 2005.

如果让我为读者提供一个指导原则，那便是启蒙运动的座右铭，*Sapere aude*（"敢于知道"的拉丁语表达，英文原文是"dare to know"）。[①]这一行为意志所带来的无数变化和成果令人难以置信。尽情享受（enjoy）也有同样的效果。这本书篇幅不短，内容也不简单，因为其主题举足轻重、令人不安，不允许我对其轻描淡写。然而，写这本书让我兴奋不已，我坚信我的兴奋至少会部分传递给这本书面向的广大读者。换言之，我希望至少这本书的部分读者会很享受于阅读此书。

在引言的结尾部分我想强调一下本书能给现有有关该话题的专家意见增添什么新视角。我想重复强调的是，这是一本跨越历史学、哲学、心理学和社会学的书。此书的实证焦点——精神分裂症和躁狂抑郁症等严重的精神疾病——是精神病学和神经学的主题。因此，本书的论点也会对这两个专业领域有所启发。然而，我想强调以下几点：

首先，这不是一本有关精神病学或更广泛的医学历史的书，即使本书不可避免地要提到这些。因为，本书的重点不是这些领域的发展以及治疗精神病的方法，而是精神疾病本身。

其次，出于类似原因，这也不是一本有关精神病社会学的书，即使本书同样要不可避免地谈及社会对精神病的看法，治疗和控制精神疾病的机构，以及精神病在不同社会群体的分布。

再次，本书对心理学、有关心智的哲学、精神病学和神经学的贡献包含在其中心论点当中。也就是说，心智和心智的疾病都是文化现象，在文化范畴之外是无法理解心智的。由于心智和文化是发生在不同层次的同一个过程，心智依赖于大脑的支持让文化降临至个人。如果仅仅关注个人（有关心智的传统哲学、心理学和精神病学便是如此），或只关心大脑（如神经学和近年有关心智的哲学），都只会狭隘地聚焦于心智里的一个很小且不是最重要的元素上。

---

① 这是康德引用贺拉斯的话。

　　显然易见,本书论点的本质是我不相信任何个人可以被视为自己想法的唯一作者。心智是被个人化了的文化。文化才总是真正的创新者和发明家,是任何有价值的东西的原创作家。个人则是当文化即将有所突破时,有幸被邀请来的初级合作者。因此,一个会让所有人都觉得显而易见的观点之所以延迟出现,正是因为文化还未做好准备。同理,我的论点必然是建立在前几代巨人的肩膀之上的(这包括了我之前提到的三位社会科学家:涂尔干、韦伯和布洛赫,以及达尔文),但它不是直接来源于任何一位权威(过去的和现在的)的想法。

　　为什么有些人可以有幸参与文化的进程,而有些人则不能正确地利用个人在成长中所处的文化资源呢?心智说到底不就是被个人化的文化而已吗?我可以肯定的是,如果没有下列因素,我是不可能成为本书的作者的:如果我不是出生在俄罗斯的一个家庭中,由两位世袭的医生父母(同时,他们一个是很沮丧的历史学家,另一个是倍感失望的物理学家)抚养长大,他们鼓励我追随他们的热情,而非他们的职业;如果我没有从小在一个对西欧(尤其是法国和英国)充满敬仰的环境下长大(这让我在阅读一些我从未去过的地方时都感到宾至如归);如果社会学没有在苏联被禁(这导致我到以色列后决心学习社会学);如果我在以色列的老师们都不是欧洲移民并且他们的社会学与历史没有太大关联,而是更多受哲学和心理学的影响;如果我没有在来到美国后为这个国家的开放和多样性感到震惊,为其向个人提供的多样选择而惊讶,同时诧异于抑郁症在这个社会的普遍化。(如此普遍以至于青少年普遍认为这是正常的!)

　　即便人们已经非常幸运,但个人对文化的贡献还是远远少于文化对个人的影响。心智必须得出蕴含于前提条件的结论并将它们表达出来,仅此而已。当然,有时个人会不请自来,把自己强加给无法从中满足自己期待的文化,或者无法从所处文化的前提条件中得出相应结论,因而无法做出任何贡献。这是一个令人害怕的想法,我自然希望我不属于这种情况。

第一部分　哲学基础

第一章　哲学前提

　　我们先从一个思想实验开始:试着思考从你睁开双眼醒过来的那一刻到夜晚入睡的这段时间里,你的日常生活是什么样的?

　　有两分钟的思考时间。

　　这些日常体验是什么? 由什么组成,在哪里发生?

　　回想一下:你被闹钟惊醒,或许你的第一反应是有点不快,你对自己说:"噢,又到了起床的时间了。"然而,或许这天的开端是挺愉快的,你说道:"啊,又是新的一天,今天会发生很多美妙的事情!"然后你开始想象这些美妙的事情。你翻身下床,你的猫跑过来蹭你。你对小猫说:"你好啊!"然后心里想:"噢,亲爱的小猫!与你这样可爱的动物共享人生真是一种荣幸啊!"又或许,你起床后的感觉全非如此。你腰上的旧伤可能又在发作,你心想:"总有一天我要去做个身体检查。"而咖啡散发出的香气则使你回忆起很久以前祖母家的厨房、那里的味道和祖母温柔抚摸你的触感。虽然那一刻你脑海里涌现出对厨房的记忆,但你却打开了收音机聆听你最爱的曲子。乐声又带来了一些不同的画面,切换掉了你对祖母的回忆。你开始刷牙,看到自己牙齿洁白,便庆幸自己选对了美容牙医,然后对着镜子笑了笑。下一刻,当早间新闻报道另一轮的总统竞选时,你马上又情绪大变,你脸上厌恶的神情足以让小猫夹着尾巴逃跑。又或者,上面这些情况你都不曾经历,而是经历了别的一些情况。总而言之,你一早起来便会看到,你的情绪激起你的想法,这些想法激起别的感受。就这样,14 小时之后(如果你年方

41

20岁，或许是18小时之后），你闭上了双眼，你的想法、感受和画面开始变得模糊，开始发生转变，你疲倦地躺在床上翻着身，最后你失去了意识，沉睡过去。

上面这些体验都是精神性的。即便它们的存在有物质的一面，但本质上是精神性的。首先，这些体验中的绝大多数其实并没有实在的物体：你听到的声音大多数是无声的；无论你在现实中看到的是什么，你却是通过"内视"（inner eye）看到了各种清晰景象。其次，这些体验的绝大部分是象征性的：它们都是由字和图像组成的思绪和情绪。它们在我们的脑海中发生，是心智的体验。

这些日常的总和是我们真正意义上的体验（Experience）。也就是说，这些是我们关于现实能够获得的唯一直接知识；实际上，不管现实对于别的主体——上帝、狗或树木——来说是什么，对于我们人类，现实只是我们通过直接经验获知的现实，而其他任何我们确信是从现实中推断出来的东西，都只是解释。换言之，我们没有任何佐证其他东西的"实证"（empirical proof），因为"经验性"（empirical）一词，源于希腊语"empeiria"（exprerience），意思就是主观体验。①

然而，你刚刚的主观体验已表明我们拥有丰富的经验性证据来证明心智的存在。

在许多语言中，我们都找不到"心智"（mind）这个词汇。它常被叫成是"灵魂"（soul）或"精神"（spirit）（如，希腊语中的 psyche，拉丁语中的 anima 和 spiritus，法语中的 âme 和 esprit，德语中的 seele 和 geist，俄语中的 dusha 和 dukh 等）。在英语中，"心智"（mind）、"灵魂"（soul）、"精神"（spirit）是同义词；虽各有侧重，但都意指同一个对

---

① "经验的"这个术语第一次出现时是用来指代古希腊的一类医生，这些医生以观察病人的诊断方式取代了传统教条，参见 Carlo Sini, "*Empirismo*," in *Enciclopedia Garzanti della Filosofia*, eds. Gianni Vattimo et al. (Milan: Garzanti Editori, 2004)。在哲学上，这一术语通常用来表示只有感官体验才能为我们提供知识（这一观点是大卫·休谟提出来的）。在这里，经验是个广义的概念，表示一切实际经历。

象。例如,英语里常用"mind-body"来讨论著名的"psycho-physical"(即精神和物质)的问题。①

因此,你刚刚的主观体验也恰恰证明了灵魂这一经验现实的存在。

而为这一经验现实提供科学分析是这本书的目的所在。

不过可能所有人,尤其是科学家,都会告诉你这是不可行的。因为大家都普遍认为关于灵魂的问题会永恒持续,永不可解,而科学是关于可解问题的学科,所以灵魂(或者心智)不能成为一个科学的议题。科学毕竟要研究客观的和物质的现象,而心智(或灵魂)——就如你刚刚的体验证实——则既不客观,也非物质。现在就让我们来检验这些说法。

科学是唯一一个一以贯之地引导人类不断加深对某些经验现实的理解和掌握的认识论系统。它是通向客观的、普遍有效的知识的唯一已知途径,自 17 世纪以来一直在产生这样的知识。科学系统地提高了知识的广度和深度。在这个意义上而言,科学是进步的。科学是唯一可以被称为有进步意义的学术追求。但是,为什么科学没有进一步导致对精神(或是"心智")的更好理解,甚至从未就此做出尝试呢? 为了回答这个问题,我们首先必须摒弃关于科学的几个错误的概念。

现代科学(即 17 世纪以来的科学)基于以下的前提假设:即经验性知识和经验,相较于信仰和教旨,为我们提供了很多更可靠的途径来获取对现实的理解,并掌握现实。科学只对经验性现实(即能被体验的东西)的理解感兴趣。若将科学假想为一种社会制度(social institution),它代表的是一种模式化的活动,这种活动的导向是对经验现实的理解,并通过猜想和反驳的方法来获得这种理解——具体而言,是先根据逻辑构建一个假设,然后借助经验证据系

---

① 现在被称为"心智哲学"的问题在古希腊时期是与关于灵魂不朽的讨论联系在一起的。参见 Plato, *Phaedo*,78b—84b。

统地对假设进行反驳。①逻辑和直接的知识及经验是科学的双重支柱。从原则上讲，科学质疑二手阐释（second interpretations）的权威性，并对信仰避而远之。

然而，作为一项有组织的集体事业（collective enterprise），科学的实践和科学的定义并不一致。这就导致了过去二百年间科学研究的观点和导向出现了巨大的矛盾。例如，之所以缺乏用经验性的、科学的方法来研究心智，最明显的原因是在科学的质疑精神下产生的一种态度，即对信仰时刻保持警惕。相信灵魂是一种现实的存在一直是最核心、最强大的宗教信仰之一。灵魂与宗教的紧密结合自然导致科学对灵魂的疑虑。比较不明显的是，正如大家在前面的小实验过程中注意到的那样，尽管我们有很多关于灵魂（或心智）存在的经验证据，科学已经通过联想的方式将其对灵魂的怀疑转化为一种信仰（或教条），并无视大量的可以证明灵魂存在的经验证据，认为灵魂不存在，灵魂不是经验现实。

过去两百年间，科学对心智采用的明显的矛盾态度揭示了信仰对科学实践的重要性，但科学在原则上拒绝依赖信仰。实际上，科学只在表面上遵循这一规范取向，把其依赖信仰的事实掩藏起来，并经常将这些信仰当作经验证据，认为一个科学家所相信的东西事实上是他或她所经历的事实。科学实践中的某些信仰是根本性的——也就是说，它们是无法被还原为证据，无法用逻辑佐证，但对人类生存至关重要；而意识到根本的信仰在性质上属于教条是十分重要的。此外，某些信仰是必要的，因为如果没有这些信仰，科学活动就无法开展。牢记这种依赖性也十分重要。但是，其他的信仰则是不必要的：它们无法让科学活动成为可能，反而会在许多情况下阻碍科学。因此，区分清楚这些信仰的类别以及对不必要的信仰进行质疑很关键。

请大家回忆一下我们前面做的小实验。我们的现实，即我们所

---

① Popper, *Objective Knowledge*.

体验的东西,从定义上讲,是经验性的;而正如你的经历所证明的那样,这些也是精神性的,即主观的。我们的精神体验封闭在主观性之中,不可能超越它而存在。不仅在经验上很明显不存在这样的可能性,在逻辑上亦是如此。只有当我们有能力完全适应生活中的巨大逻辑矛盾时,我们(每一个人)才能免于陷入唯我论的逻辑漩涡之中,即认为现实只不过是我个人的想象,我是存在的一切。①没有任何方法可以证明唯我论是错误的,这个理论也让我们在考虑所有其他理论时陷于困境。如果我不能在逻辑上和经验上确定诸如此类的事实——我的笔记本电脑就放在我的大腿上,而我的大腿就像电脑独立于我的想象之外那样独立于我的精神体验而存在,并且我正在往电脑上敲打这些文字——那么我又如何能够确定现实的本质究竟是物质性的,还是神授般精神性的? 人类是从其他物种进化演变为智人的,还是上帝在创世的第六天创造出来的? 我看到我丈夫下班回家时所感受到的欣喜到底只是因为大脑神经元受到刺激,就如一只老鼠因大脑中神经元的刺激感到兴奋那样,还是因为我是按照莎翁名作《罗密欧与朱丽叶》那样来理解男女关系的?

理论上,科学家和我们普通人都认为不可辩驳的唯我论与科学研究不相关,并且坚定地认为在我们身处的客观世界的建构中,想象不起任何作用。我们所有人对这个信念坚信不疑。对客观世界持有坚定信念是必要的,因为如果我们不相信客观世界的存在,我们将会灭亡。

在实践中,与普通人不同的是,科学家还依赖另一信仰,即客观世界是持续有序的。科学竭力要去揭示的正是这一规律。然而与相信客观现实的存在不同,虽然科学依赖于宇宙中有持续有序的规律这一信仰,这一信仰却不是根本性的。它能够被还原为特定的经历

---

① 各种形式的唯我论一直是西方哲学试图解决的问题,没有任何哲学家能够证明它是错的。可以参考古希腊哲学家高尔吉亚的观点,还可以参考笛卡尔的《方法论》,胡塞尔的《笛卡尔式的沉思》,以及维特根斯坦的著作。

和某种类型的经验性或历史性的证据。这就意味着：在有些社会里，人们并不相信宇宙是持续有序的；相反，人们认为混乱是现实的常态。这些很明显是信奉多神教的社会，它们并不将客观世界想象为一个统一的宇宙，而是视其为自身充满矛盾的多元体，由众多以自我为中心、相互争夺交战的神管理。正是一神教将这混乱的多元体统一于一个永恒的秩序之下。对于科学来说，这一将客观世界视为有秩序的统一宇宙的概念是一个必要的信念。然而，这一信念是基于一神教的宗教信仰之上，并不普世。①

如果没有一神教，科学将不复存在，其原因不止上面这一个。我们不仅要将科学的出现归功于这一宏大的、最初源于犹太人有关有序统一的宇宙概念的宗教哲学，还应将科学的支柱归功于（亚里士多德学派）基于非矛盾原则（the principle of non-contradiction）的逻辑思维。非矛盾原则在多神教社会中是不可想象的，因为多神教并不预设存在统一秩序。同时，也只有非矛盾原则才能解释为什么在古希腊历史上会发生从神话（mythos）到逻辑（logos）的重要转变。据说，这一转变标志着哲学的诞生。②公元前 6 世纪初流亡于巴比伦的犹太人在第一次修订希伯来圣经时加入了旧约的经文，这是转变的开端。此时，一个可以替代混乱多神教的思想体系开始出现。公元 6 世纪，米利都人泰勒斯（Thales）发现了这种暗含着非矛盾原则的理论，认为这是一种永恒不变的组织原则，反过来看，它暗示存在一种适用于所有关于有序宇宙的言论的准则。这为我们提供了一个维度，在这个维度上，所有关于有序宇宙的理论都有其位置，可以被关联起来，相互比较，并使它们可以被理性地论证。判定争论的方法再也不局限于使用身体或情感力量、勒索和恐吓的手段，反对者可以通

① 即便是柏拉图也不得不用上帝这一造物主来解释宇宙万物的秩序（柏拉图：《蒂迈欧篇》，29a—31b）。参见 Paul Eidelberg, *A Jewish Philosophy of History* (Lincoln: iUniverse Inc, 2004), 134—137。

② G. E. R. Lloyd, *Early Greek Science: Thales to Aristotle* (New York: Norton, 1974).

过自愿服从这一非凡的原则而被拉拢到赞同者的一方。[①]

认为古希腊(古代)与现代科学之间并没有界线的人将泰勒斯看作第一位科学家。他们的看法是有理由的。只有依据建立在非矛盾原则上的逻辑,也就是一百五十年后由亚里士多德正式提出的逻辑,人们才能形成假设,然后用证据检验或反驳假设。逻辑是历史偶然的产物,随后作为众多信仰体系之中一种独特的体系上升到了主导的地位。然而,如若非矛盾原则的逻辑不曾被偶然发现,那么科学是不可能出现的。

> 暂定结论1:因此,所有的科学命题都包含着一部分的信仰,最初赋予命题以意义的正是这些作为前提假设的信仰,而不是关于现实的直接经验知识。由此,科学就如其他信仰系统一样具有教条性:有一些信念是无法摒弃的。科学与犹太教或基督教的区别主要在于:犹太教或基督教以口念"阿门"(希伯来语中的"相信!")来自豪地宣称它们的教条性,而科学却否认其教条性。

在实践中,科学对逻辑的依赖及其对现实富有逻辑性的定义适得其反地使科学比其他任何一神教更加教条。一神教虽对自身的信仰十分自豪,却不为此作任何辩护。它也不为信仰与现实之间缺乏统一性而烦恼,因此能够接受现实的原本样子,不否认经验现实。另外,因为信仰是自由的,是个人责任的问题,一个真正的信仰者能够意识到自己的信仰只是众多信仰之一,同时也不会因他人信仰别的宗教而烦恼,因为他或她坚信别的信仰是错的。然而,科学却非如此。即使十分隐晦,许多(如果不是所有的)科学家都坚信有序宇宙就是现实——即经验性的、客观的现实。他们不会将宇宙当作千万概念中的某一个概念(或信念),甚至都不曾提出存在这种设

---

① 亚里士多德:《形而上学》,第四章第三节。然而,在亚里士多德提出这一概念之前,非矛盾原则在几乎所有柏拉图的对话中都被用作获得真理的方法。参见柏拉图:《美诺篇》,71a—80b。参见 Dmitri Panchenko, "Thales and the Origin of Theoretical Reasoning," *Configurations* 1, vol. 3(1993):387—398,以及 *Thales and the Origins of Theoretical Reasoning* [in Greek](Athens, 2005)。

想的可能性。①因此，就像我们所有人一样，他们坚定地认为经验现实必定是客观的，是基于非矛盾原则之上的，事实上也是富有逻辑性的现实。他们将逻辑、客观和经验视作同一物，并且否认不客观、非逻辑的经验性现实。因此，科学只承认与其信念相一致的现实，并否认其他很多原有的现实。

所有人类的现实，就如我们在前面所讨论的，都是精神里的现实，虽然它们也可能是其他层面上的事实。我们无法超越我们所体验的精神世界。所以，从字面上看，我们所体验到的东西必然是主观性的。科学家们也是人，科学又如何能够在否认经验现实的同时用经验证据来检验其命题呢？答案很简单：这是不可能的。认为科学证据就是经验证据的论断是另一个关于科学的错误认识（即，这只是大部分科学家坚信的信念，并没有被经验证据所证明）。大体而言，科学命题所依据的证据都是非经验性的。

此前我所提到的与唯我论假设有关的科学命题都没有被经验性证据所证明——即，客观世界的本质是否是物质性的；猿人是否从其他物种演变而来；或我的大脑神经元的放电模式是否与多情的雄性老鼠相似。这些科学命题本不应该以经验性的方式来证明，因为我（如同你们所有人）从未体验过也不可能体验到这些解释。这些解释都蕴含着因果关系，而因果关系并不属于可被体验的事实范畴。即使因果关系是从经验中演绎出来的，也没有人能够体验（即直接获取相关知识）大脑神经元放电的具体模式或者宇宙和人类的创造过程。②然而，在大部分人看来，这些解释毫无疑问比我提出的解释更合理。但是

---

① 他们的"现实主义"与日常生活的"朴素现实主义"截然不同。在我们的日常生活中，我们相信我们所看到的世界就像我们所看到的那样存在着，并且承认它可能是混乱的，神秘的，或者只是不可理解的。但科学认为世界的现实是由科学理论构建的，也就是说，它存在于由普遍规律统治的有序宇宙中。因此，它的现实主义不是相信外部世界的现实性，而是它自身理论的现实性。参见 Stathis Psillos, *Scientific Realism：How Science Tracks Truth*(London：Routledge, 1999)。

② 参见 Kant, *Critique of Pure Reason*, trans. J. M. D. Meiklejohn(Amherst, NY：Prometheus Books, 1990)中关于因果性的争论，他认为因果性不存于外部世界，而是我们对现象施加的一种理解。

事物的合理性是相对于个人而言的。对我来说,将我对我丈夫的感觉解释为莎翁笔下的爱情产物比把它等同于雄鼠的反应更合理。然而,我可以肯定的是,在神经科学家甚至心理学家群体中,我对爱情的看法是属于少数派的看法。

此外,上述这些解释的优点是逻辑一致。尤其是第一和第二个命题(不包括第三个,我很快会解释为什么)中,这里提到的解释似乎比其他可能的解释更具有逻辑一致性。众所周知,在宇宙背后存在着个人化了的上帝这一具有创造力的智慧体以及人是在上帝创世的最后一天被创造出来的这两个观点,一直以来都让一些权威的逻辑学家烦恼不已。然而,请大家记住:佐证这两个结论的证据不是经验性的。科学虽然对此有些遮遮掩掩,但它实际上承认这两个结论缺乏经验性证据。这就是为什么即便是最成功的理论也只能作为理论,即可能性,而不被科学家视为确定的知识。

我们唯一能够切身体验到的经验证据就是心智的存在。绝非巧合的是,这也是我们唯一确定无疑的存在,这种确定性是大家所熟知的,如笛卡尔的名言"我思故我在"。根据定义(因为它是经思考形成),也正如我们通过切身体验所知或像大家在本章开始的小实验中慢慢形成的认识那样,这个"我"由文字、图像和隐藏的含义——即,象征性符号(symbols)——所组成;而情绪、情感和感觉由象征性符号激发或与象征性符号相关联。①除此之外,其他任何我们认为是我们对这个世界的理解的东西都仅是一种理念。若能被还原的话,佐证我们的理念的证据都不是直接经验性的证据,而是推测性的间接证据。②

---

① 参见 Descartes,*Discourse on Method*,IV;以及 Nietzsche,*Beyond Good and Evil*,17,54。

② 在美国法律系里主要有两种基本类型的证据:直接证据(direct evidence)和间接证据(indirect evidence)。直接证据是直接指向犯罪人和犯罪行为的所谓"确凿证据"(smoking gun)。而间接证据则是在直接证据缺失的情况下,根据有关情景进行推测而得的证据,也称为 circumstantial evidence。——译注

间接证据（circumstantial evidence）本身就是一种解释，其中逻辑思考最为重要。它不是直接知识，而是一种逻辑的构想，一种推论——小部分基于经验，但很大程度上是根据我们对客观世界所持有的信念而做出的解释。这些解释仅考虑在我们看来是合理的情景（circumstances）。换言之，间接证据不是确凿证据。为了阐明经验性证据与间接证据，或直接知识和受理念影响的间接知识之间的区别，让我们先思考用感官感知作为获取有关客观世界知识的直接方式的不足。

到目前为止，我们都认同，不管是在实际经验中，还是在逻辑思考上，我们不可能证明我们的经验现实的客观性。然而，我们必须假设我们所经历的是客观的，而且我们所有人有着根本类似的体验。在此假设之下，我们才有理由进一步假定我们的身体感觉——视觉、听觉、嗅觉、味觉和触觉——能够使我们直接获得关于外部物理世界的知识，这就是大部分科学家（和非科学家）所做的事情。换言之，我们相信我们了解外界世界是因为我们看到了、听到了、触摸到了外界。把我们的身体器官感受到的物理知觉转化为关于这个世界的知识的实际过程可能十分复杂，可能需要经过好些步骤，涉及大脑的不同部位，但是知识的内容却不受此复杂性的影响。知觉与被接收（或被储存）的信息之间不受任何干扰：我们所看到的就是我们获取的（知识）。也就是在此意义上，我们才认为诸如 $E = mc^2$ 这样的公式是基于经验性证据的。

然而，这就意味着由命题、公式所组成的科学知识与小狗通过嗅闻灌木丛而获得的知识之间的唯一区别仅是两者的表达形式不同（因为小狗显然不会用拉丁文来记录自己所发现的东西）。很明显，这种结论是错误的。小狗得出的推论全都包含在其通过嗅闻而得到的信息里，动物的大脑也许必须从这些信息中得出一些结论，然而，这些结论是以经验为前提的。按照亚里士多德最简单的三段论推理，其中只有一个推论是可能的。与此相比，人类总是选择其中的一个意义，让自己的感官对其进行感知。影响这个选择的信息必然会在我们的感官知觉与关于外部世界的知识之间起干扰。这些信息包括我们已坚信的理念，而这些信念不是经验证据所能佐证的。这在无意之中解释了为什么在测试智商问题时，神经科学实验室里的老鼠在传递性推理测试中表现得比人类要好得多。这也再一次说明我们所认为的大部分科学知识都包含着信念。

　　这里有一个十分简单易懂的例子。我曾在希伯来大学的教室里见过一个用三个俄语字母组成的字。俄语是我的母语，使用的是西里尔字母表（Cyrillic alphabet），所以这个字的俄语特征对我而言是很明显的。我在俄罗斯长大，直到十七岁都在俄罗斯生活。十八岁的时候，我的俄语已达到应有的水平。这个字只有三个字母，当我坐下来盯着这个字时，却不能够解译出它的意思，也不能把它读出来，即我无法在脑海里读出这个词。有些常见的俄语词汇带有污秽下流的含义，不宜在上流社会中谈论。许多语言中都存在着这样的词汇，但在俄语里，这些词汇具有奇妙的作用。那就是，某人一旦说了这些词，就会被特定的圈子所排拒。我坐在那盯着这个词汇，执意想把它读出来，并好奇为什么这么困难？而最后当我在脑海中读出它并同时意会到其含义时，我十分震惊，我的脸瞬间变得通红。这时其实有整个俄语文化介入了我所看到的简单信息与关于所见事物的知识之间。我之所以不能理解我所看到的事物的意义，是因为我坚信其所要传达的意义是不可能的：不论我的感觉提供了什么证据，我都认为这个词汇不可能存在，我关于客观世界的知识阻止我去理解它的含义。最后，我眼之所见与我坚信其不可见的信念之间的冲突愈演愈烈，结果是我所感知的证据获胜了。但是，那时我完全没有意识到我脑中存在的该俄语词汇是否有可能出现在黑板上的想法（纯属巧合的是，我那时其实在上一门有关科学发现的逻辑的希伯来语课，讲的正是我现在要反驳的感官知觉直接变成科学知识的内容）。直到事后，即当我用它来解释我为什么难以解读该俄语单词时，我才清楚意识到这一点。我并没有带着任何先入为主的概念来体验这一现实。感观证据与我对该词不可能出现在黑板上的信念之间的矛盾已经大到不能再大了。但如果我那时的信念强烈，并且我在初次看到那三个俄语字母后便如一般科学家那样执意于信念，那么感观证据与信念之间的矛盾将会大到让感观证据无法胜出。通常，我们只看到我们愿意看到的东西，即我们认为存在的东西。

这就是为何托马斯·库恩所说的"常态科学"或实际应用中的科学在大部分情况下不是在持续提升知识，而是把对经验现实的主流的认知（即有关事物本质的主流理念）应用到越来越多的例子当中，建立起理念的一贯性。库恩所说的"反常"——即被验证的例子和主流观点或理念之间的不一致——很可能被忽略或被归因为证据的问题（因为我们根本不相信有不一致），而不是引导我们去质疑信念。①然而，只有当我们重新考虑这些理念，当我们开始设想（不是看到）之前难以置信的可能性时，知识的提升才有可能发生。这十分罕见，只会在由于某些情绪上的缘故，致使我们对先前主流理念的坚定信念被削弱时才会发生（而不是由逻辑推理，或通过证据来反驳）。

事实上，所见非所得，而是恰恰相反，所得（或已知）即所见。因此我们的感觉就不会像狗或老鼠的感觉那样直接让我们获取有关所见事物的知识。科学为理论所援引的证据是富有逻辑一致性，但却并不是经验性的。你可曾看到、听到或触碰过重力？没有吧？我也从未有过如此经历。然而，这一从未有人见过、听过或触碰过的引力却为苹果执着地从树上掉落下来这一现实提供了唯一的逻辑解释。苹果不会漂浮于任何可以设想的方向上，除非是在苹果熟透从树枝上掉落的时候，上帝亲自对每个苹果（或者羽毛、球、炸弹）施加干扰，使其以一定的速度下落。提出重力理论的艾萨克·牛顿虽是一个有宗教信仰的人，但他并不认为上帝会干预像苹果从树上掉落下来这样普通日常的事情。他认为上帝拥有无限智慧，创造了宇宙，并让宇宙能够以完美一致——即充分符合逻辑——的方式来运行自身。地

---

① Thomas Kuhn, *The Structure of Scientific Revolutions* (Chicago：University of Chicago Press，1962).

心引力理论是在牛顿承认世界是由神的意志完美创造出来的前提下做出的有关物体向下坠落倾向的唯一解释。因此,牛顿(及继他之后的所有人)都以为新理论、旧信念以及有待解释的现象之间(如为何物体要落下)的一致性是被直接的经验证据所证明了的。然而,用逻辑一致性来替代感观感知的信息其实是所谓的间接证据。科学建构的方式与法学推理类似。(巧的是,正是以这种方式构建的间接证据可以证明建立在非矛盾原则之上的逻辑是因希伯来圣经的首次修订而被引进人类社会这一论断。)

　　暂定结论2:科学的双重支柱其实是同一个:科学终究还是基于逻辑之上。与其他研究经验现实的认识论系统不同,科学系统地运用逻辑。只有科学才坚持有逻辑地建构猜想,让这些猜想能够被为检验这些猜想而建立的间接证据所反驳。这在物理学中特别明显。在该学科中,逻辑被形式化到最高程度而变成数学,因此可以检测出最细小的矛盾。数学让物理学理论免于矛盾,这使继爱因斯坦之后的物理学可以在实际中不再需要假装依赖经验性证据。物理学对数学的依赖程度比其他任何科学都高,如此高的依赖程度是因物理现实最初被牛顿和其他物理学家定义为完全符合逻辑所致。

　　由于逻辑是唯一一种让我们通常假设的有序宇宙的结论可以用理性的方式加以讨论的办法,也由于科学比其他任何研究经验现实的认识论都优先考虑逻辑,因此科学是我们可能得出关于经验现实的客观普遍有效的知识的唯一方法。这就延伸出另外两个结论:(1)即便科学有我们上面提到的各种不足,即使事实上科学就像别的文化活动一样是基于信念的,并且与信念无法割离(也就是说,科学和宗教一样教条,甚至有时比宗教还要教条,而且它依赖的证据不全是经验性证据,而是间接证据),即便如此,如果我们想要获取有关心智的主观经验性现实的客观知识的话,我们除了运用科学之外别无选择。(2)鉴于科学与其他研究经验现实的认识论系统之间的差别在于对逻辑的规范态度（normative attitudes）（即科学系统地运用逻辑这一事实），以及它更大程度地依赖于逻辑（由此产生规范态度）；也鉴于科学理论依赖的证据并不是经验性的，只是我们误认为它们是经验性，但它们实际上是根据情景推测的间接证据（即由逻辑建构而成）；鉴于此，我们没有理由认为心智或灵魂的经验性现实不能够成为一个恰当的科学主题，我们也没有理由认为有关心智或灵魂的科学不能像其他学科一样具有逻辑性和经验性。事实上，这种科学能够与已知的科学原则更吻合。例如，比起其他学科，这种科学更青睐直接的经验性证据，而不是信念。因为，与其他科学不同的是，心智或灵魂的科学，是依赖于确切直接的经验性证据的，虽然它也与其他科学一样拥有在逻辑上建构间接证据的能力，就像大家在我们一开始的小实验中所体会到的那样。

要总结有关科学的讨论，我们仍需要谨慎处理一些细节。我们必须弄明白是什么带来了有关科学的范式，使其有可能进步，并且可以将科学研究的范围扩展到今天的地步。我们还必须考虑到哲学唯物主义这一信仰在科学中的崛起。这种在根本上坚信现实的物质性的信念在历史上非常特殊，它阻止科学被全面推广到人类现实，并阻碍科学进入人类最重要的领域。

科学作为有序而持续的活动，即作为一种社会制度，出现于17世纪的英格兰。①在此之前并不以这种形式存在。当然，从泰勒斯发现如何让观点可以被理性地讨论到1660年第一所完备的科学研究中心——伦敦皇家学会——成立期间，出现了许多重要的科学成就。但是，这些成就不是很多，时间间隔也很长；在间隔时期科学处于休止状态，使得科学成就相互隔离，没有延续性。在这种情况下，

① Greenfeld, *Nationalism*, 78—86; R. K. Merton, Science, *Technology and Society in Seventeenth-Century England* (Atlantic Highlands, NJ: Humanities Press, 1970).

过去的科学成就可能会被遗忘,以致对某一科学领域感兴趣的科学家通常不得不独自从头开始,就像在他之前从未有人做过相关研究一样。有志于了解和获取有关经验现实的客观可靠的知识,并决心要符合逻辑地从事研究的个别科学家是存在的。然而,世代延续,并在前人的成就上建立起来的一个集体的、连续的事业,这种意义上的科学是不存在的。因此,也没有实质的科学进步。

科学作为一种社会制度(即我们所谓的"现代科学")是在 17 世纪出现的。有几个原因可以解释为何 17 世纪之前没有科学这样的社会制度出现,而其中最重要的原因是此前的时代对经验现实和经验世界相对缺乏兴趣。17 世纪之前,人们拥有的关于现实和他们所居住的客观世界的图像是一个巨大的宇宙图像,其中大部分是超自然的体验(transcended experience)。换句话说,他们所理解的客观现实是非经验性的,这与我们现在的理解不同;大部分内容(即极多的部分)是超自然的。超自然的力量——在一神论文化中就是上帝——统治人们的现实并且赋予每一要素以意义。经验世界,即人类体验的世界,仅是这些要素之一;它本身没有意义和价值,它的意义和价值都是源于其所属的宏伟的、超自然的、神的体系。因此,这样的现实并不是那么的有趣。即使有好奇心的人,他们的求知欲也都聚焦于超自然的一切。

一神论文化把客观现实设想为一个由万能的神有序安排的宇宙。因此,它优先将逻辑当作一个认识论的手段。也因此,虽然逻辑的地位无法超越信仰,一神论文化也能通过逻辑推理来获取一些有关超自然范畴的知识。然而,上帝及其创造物却在原则上不能通过理性进行理解:他们是不可解读的。所以那时人类理性的力量是有局限的,而培养逻辑思考的动因也不多。

这一切随着 16 世纪英格兰发生的激进信仰改革而改变。这种信仰的转变是由同样戏剧性的经验变化带来的,它首先发生在最有才华和受过教育的英国人当中,然后是普通大众。15 世纪下半叶,金雀花王室的两个分支及其支持者之间发动了一场内战,史称玫瑰之战。这场战争摧毁了英国的封建贵族，扼杀了众多王室成员。亨利·都铎是获胜方兰卡斯特分支的一个远房旁系，他既不富裕也不具有影响力，却登上了王位，史称亨利七世。不管这位新国王是否愿意，他必须寻求平民的支持，以增强他的自尊和权威感。那时社会上层阶级的官衔几乎都闲置着，平民们便有机会开始往上攀爬。国王需要贵族阶级来帮他统治国家，于是 16 世纪初期，形成了一个从小贵族和普通民众中招募组建的新贵族阶层。

那时的主流意识和信仰以及相关的现实想象都不能让这些新贵族的成员们合理解释他们的新体验。那时，人们是基于天意，即上帝的旨意，来设想社会现实的。他们认为上帝拥有凡人难以理解的更高智慧，并将社会自上而下划分为三个等级：军事贵族在上层，劳动平民在底层，博学的神职人员在中层。这些等级（尤其是上层阶级和其余阶级）原则上是相互隔绝的。社会流动性在我们当代的社会生活中是一个寻常的特征，但在那时却既不合法也不可理喻。简言之，人们认为跨越阶层是不可能的。然而，新贵族的成员却切身体验了这一被认为是不可能的现实。

平民向上层越级流动的体验是很正面的，他们因而珍惜并试图保持这种体验。他们对会否定这种体验的信念所产生的情感不适也慢慢减弱。他们尝试寻找一种新的信念来更好地解释和赞允他们往上层社会的流动。最终他们在民族（nation）这一概念中找到了答案。

当然，这不是一种有意识的探索。他们为自身的经验（就像我看到黑板上的下流俄语词汇那样）感到迷惑，同时也不愿把这个正面积极的体验解释为负面的。民族这一概念则使他们免于困惑，他们遂即对此概念深信不疑。

"民族"（nation）这一词在当时指的是一群地位极高的上层人士，他们是教会理事会中不同职位的代表人。这些精英拥有政治和文化上的权威，"民族"一词因此意味着"一名政治和文化的精英"。16 世纪初期的某个时间，英国新兴贵族中的某些成员将"民族"一词与"人民"（people）一词等同起来，使"民族"和"人民"变成了同义词。然而在那时,"人民"一词主要指的是社会的底层阶级,是"乌合之众"(rabble)和"平民"(plebs)的同义词。将"人民"与"民族"等同起来则把平民阶层的英国人都提升到精英阶层的高度和荣耀,并让所有人都宣称自己是政治和文化权威的承载者。这种语义学上的认可使社会阶层流动合法化,也解释了为何任何一个英国人无论其出身怎样,就社会地位而言,都可以拥有这一国土上最有影响力的地位。除此之外,这也在根本上改变了人们对社会的想象(即人们关于社会是什么的信念),因而从总体上改变了人们对现实的看法。

把人民定义为一个民族意味着国家社群成员的基本平等,这使得成员之间可以互换地位,让社会流动性变得合法及合理。人民被赋予政治权力的这一事实尤其蕴含了人民主权的原则,这使政府成为代议制的(不管具体体制如何安排)。社群个体被赋予了政治权力,而那些根据传统和神的旨意而拥有世袭统治权的特定家族和血统被剥夺了这样的特权。在社会生活当中,上帝也变得不甚相关:人们现在自己安排自己的生活,制定自己的规则。而且,社会生活——如工作(无论他们在社会中靠什么谋生),结婚生子,教孩子祷告,在特定的日子参与宗教仪式,在其他的日子到市场购物等等——占据了人们平日里大部分的时间。这就像现在我们每天做的事情一样:上帝与社会生活两不相干,这使人们的心智聚焦于世俗世界,不去考虑别的世界。

因"人民"和"民族"两个概念的等同而形成的对现实的新的想象奠定了现代意识的核心。在此基础上建立的社会取代了欧洲封建制度下的"等级社会"。这两者截然不同,前者与其他形式的社会也全然不同。现代的社会结构相对开放,社会流动性是其主要特征;其主要的政治机构,即政府,是非个人的,因而在原则上是代议制的,这体现了人民主权的理念。由于这种起源于英国的现代社会被称为"民族"(nations),因此而产生的蕴意着民族的存在的现实想象(即理念系统)则被称为"民族主义"(nationalism)。

　　暂定结论3:民族主义作为一种理念体系,或者说是一种现代意识，是我们每个人都共有的（请大家扪心自问）。而且，无论某一具体的民族主义（如美国民族主义，俄罗斯民族主义等）中有着什么其他的理念特征，所有民族主义都包含以下三大原则：（1）认为民族中的成员是根本平等的；（2）民族社群是自治的，是政治和法律权威的来源；（3）我们能够体验到的经验世界，即所谓客观世界，与生俱来是有意义的，无论超自然的力量是否与经验世界的诞生有关，它们现如今与自发、自治的经验世界毫不相关。我想大家现在应该可以知道，上面的最后一个原则把经验性现实推向学术研究的首要地位，即它变成我们最想了解的现象。换言之，民族主义对世俗世界的聚焦，使得它将对经验现实的探索摆在优先于其他学术追求的位置，也将可靠的（即客观、普遍有效的）经验现实的知识摆在其他类型的知识之前。逻辑是推进这种知识的首选的认识论工具，民族主义对经验性世界的关注让系统地使用逻辑成为必须，或成了一种范式，由此便让科学成为了一种社会制度。①

意识到以下这点很重要：民族主义将世俗世界作为核心，这与成员根本平等及人民主权的原则存在逻辑联系，因为这两个原则就是把人民想象为民族的逻辑产物，然而，我们整个世界观的最终世俗化在逻辑上却与此不关联（还记得吗？牛顿是一位热忱的宗教教徒）。我们世界观的世俗化意味着一种理念被另一种理念取代。前者认为客观现实大部分是超自然的，其中只有小部分微不足道的世俗世界或经验性角落；后者则认为客观现实在本质上是世俗的。这一转变纯粹是人们对宗教信仰的情感削弱的结果，也就是说，是神在人们的记忆中逐渐褪去的产物。

---

① 科学在民族主义时代的英国这么早就被制度化的直接原因，虽然反映了民族意识的增长，但与其带来的认识论革命没有直接关系。更确切地说，由于民族意识的内在竞争性，以及英国人认为他们的文学与拉丁国家的文学相比没有竞争力，于是他们选择了一个新的文化创造领域——科学，其他地方当时尚无科学——来挑战它选出的竞争对手。但我们不必关心这部分内容。

在有关民族主义或现代性的课上,我通常一开始会让学生们快速画一幅他们所在世界(即所有对他们来说至关重要的事物)的简图。我在美国的课堂上重复此实验多次,在瑞士聚集了世界各地学生的暑期大学里也做过两次同样的实验。学生们画的简图本质上是一致的:美国学生会画地球或自己的头像,然后在地球上或他们的头像里画上象征着人类关系(如不同姿势的小人)、自然(如小树)和个人兴趣爱好的符号(如书籍、音乐等);此外,在极少数情况下,来自其他国家的学生会在地球上画他们自己国家的地理轮廓、国旗或其他象征着国家的符号。在他们向全班解释所画图像的意义后,我会问他们有多少人是信仰上帝的。大部分美国和国际学生都会举手。然后我会问他们上帝在他们的画中居于何处?学生这时便会目瞪口呆一两分钟,然后意识到他们只是相信自己是信仰上帝的,但在刚刚的自我测试中却发现事实并非如此:上帝在他们的世界中是缺席的。(大家可以自己做下测试,看是否能在自己的世界里找到上帝的席位。如果大家诚实地对待这个测试,那么十之八九会发现自己的世界图景是完完全全世俗化的。)我还总喜欢将学生的简图与埃尔·格列柯(El Greco)的画作进行对比。让我们举其后期的作品为例来说明。在那些画作中,这个世俗的世界总是挤在画布的最底部,渺小的凡人的眼睛聚焦于形象高大的圣徒和天使,他们居于凡人之上,并占据了画作的大部分面积。这说明,对于埃尔·格列柯来说,几乎所有重要的事情都发生在超自然的领域里。

我们对现实世界的假想以及此假想本质上的巨大转变并不是我们用经验性证据和间接证据对我们的假想进行有意识的、逻辑的检验的结果,而是生物属性上的自然遗忘的产物。上帝对我们来说已经没多大用处了;使用上帝的名字和谈论上帝已不再引起任何情感反应——甚至对那些坚信自己是虔诚的基督教徒、犹太教徒或者伊斯兰教徒的人们来说,谈论政治事件或提及自己最喜爱或最厌恶的总统候选人都比谈论神更能带动他们的情感。因此这种宗教信仰的记忆,可能从未被有意识地丢弃,但越来越难以被人们想到，这里的"想到"（recall）一词是躯体上的、神经生物学意义上的。

过去两百年里科学所依据的前提，即可被经验性证据证明的现实是物质性的这一论断，也是类似于上面所讨论的情感性过程的产物，而非逻辑性过程的产物。人类通过体验所获知的现实是精神性和象征性的。它恰恰属于庞大的心理物理难题（psychophysical conundrum）中的"心理"（psycho-）部分。有关心智—身体的问题（mind-boday problem），自两千五百年前由柏拉图（通过苏格拉底）首次提出后，人类（至少在一神论文化中）一直没有找到答案。自苏格拉底以来，西方形而上学的哲学理论以及对应的认识论都基于客观现实是二元的理念。也就是说，事物包含着两种完全相异的元素：一种是物质性的，另一种是精神性的。[①]人类均等地含有这两种元素：人类既是物质的，也是精神的，因此人类就像客观现实一样是二元；自然世界的其余部分（包含有机部分和无机部分），不论出于什么缘故，都是物质性的；而超自然的力量（如希腊神灵及罗马先灵，当然还有万能的神，即犹太教、基督教和伊斯兰教中的创世者）则都是精神性的。对于那些认为世界有一个统一的秩序，并用逻辑来解释他们的思想及物理存在的人来说，这种二元论是一个难题，因为这在根本上是矛盾的。没有人对由精神要素或物质要素组成的现实有任何怀疑，因为没人质疑自身经验的客观性。然而，这种经验削弱了统一有序宇宙的一致性，而宇宙的统一有序也是不可置疑的。非矛盾原则规定了一个事物不能同时存在又不存在，不能同时具有又不具有同一种特性，但世界和人类却是二元性的。世界是物质的又是非物质的，是精神的又是非精神的；人类和所有有机体一样都要面临死亡，然而精神却不会死亡。（大家可以回想，对于希腊人来说，众神与凡人的区别就在于神的不朽；除此之外，神与凡人没有不同。"人"（man）一词的拉丁词根——homo——与"埋葬"

---

① 参看 Plato，*Phaedo*。

(burial)同词源,意指被埋葬的人,即死亡。这让人不同于不死的众神,也不同于没有灵魂、故而不要求死后被埋葬的其他动物。人性的二元性肯定很早以前就为众人所知,但在逻辑出现之前,它并没有被视为一个问题。)

自苏格拉底以来,哲学一直在徒劳无功地尝试解决心理物理难题(psychophysical problem)。到目前为止提出了两种解决方案,一种叫作"唯心主义",另一种叫作"唯物主义"。[①]在苏格拉底之后的两千五百年间,唯心主义哲学占据了主导地位。唯心主义把精神元素当作首要的因变量,尽管它显然没有否认经验现实中有物质元素,但是它否认物质元素的重要性并将其还原为精神元素的产物。但在过去三百年间,唯物主义哲学占据了主导地位。唯物主义将物质因素当作首要的因变量,否认精神元素的重要性并将其还原为物质元素的产物。此外,与唯心主义哲学相反,唯物主义(或者至少是唯物主义者们)通常否认精神元素是经验性现实。[②]

我们正在讨论的心智(mind)并不是物质性的现实,但心智确实存在,并且是我们能够直接获知的唯一现实(此刻,我希望大家已经思考过自身的经历并得出与此一致的结论)。我们已通过自身的体验推翻了过去三百年间科学所依据的前提,即只有能被经验性证据证明的现实才是物质性。物质主义和所有不基于直接的经验性证据的观点一样,都只是一种信念。然而,在现代社会中,它是占据主导地位的认识论,也因此被大部分人认为是合理的,而与此相反的信念(比如旧约中认为心智是由上帝吹进一个新的生命的)则荒谬至极。我确信,大家到目前为止应该都不觉得需要去质疑唯物主义。即使大家的日常体验经常与唯物主义相矛盾,大家仍觉得它完全合理。

---

① 在西方思想中,对这个问题的大多数解决方案是在 16 世纪和 18 世纪之间形成的,贝克莱和拉美特利代表了两个极端,笛卡尔、莱布尼兹和斯宾诺莎介于两者之间。

② 参见 Dennett, *Darwin's Dangerous Idea: Evolution and the Meanings of Life* (New York: Simon and Schuster, 1996)。

唯物主义和对人类生存不具必要性的其他信仰一样，其主导地位都是在某个特定的历史背景下产生的。它先是在长达两千多年的时间里无力地反对占主导地位的唯心主义对现实的构想，此后又与后者进行了好几百年的艰难论战。当世俗世界成为人们意识的焦点，而人类共同体代替上帝成为最高的统治者时，唯物主义瞬间就取代了唯心主义，成为人们明智的选择。然而，这仅仅是因为物质易于操作并允许有目的的实验。也因此，对世俗世界的科学探索始于对物质的探索，并且在很长时间内，物理学都是一种无与伦比的科学典范。牛顿及其同时代的其他自然科学家们在哲学上都是唯心论者，不论他们对经验现实的科学探索如何深入，他们的科学研究都没有与他们心中神圣的宗教信仰起冲突，这些研究不是以唯物主义为前提，更具体地说，它们不相信经验可感知的现实具有物质的本质。如今，唯物主义之所以能占据主流地位，是由于现代社会对宗教信仰的情感上的执着减弱了，但反之则不然。

当代科学的唯物主义前提已被推翻，我们应该何去何从？我们是否需要重回唯心主义的怀抱？过去两千五百年间在基于一神论和逻辑的文化下进行的对知识的追求形成了二元认识论的体系框架（我们称之为"西方"的哲学传统）。这一框架仅给我们提供了两种选择。如果现实的本质（即最终可以被还原为的东西）不是物质的，那么它肯定是理念或精神性的。实际上，我们甚至也用二元共存的逻辑来假设现实的某些方面是一种模式，其余的则是另一种模式。然而这样的话，我们就必须承认这个世界不是一贯有序的了，我们也便失去了逻辑。如果没有逻辑，科学和有效可靠知识的获取就成为不可能之事。我们的研究就真的会陷入纯粹的猜测。所以唯心主义看似是我们唯一的选择。

但是，如果两千五百年来我们所持有的有关现实的想象是错误的呢？试着假想这种可能性。西方哲学传统是值得尊敬的，但是这种可敬的传统曾被颠覆，即使是更持久的信念也曾被证明是错误的。不管我们对创世故事的某些方面有多么不确定，我们都知道就从创世所需要的时间来看,创世故事不可能是真实的。因此,或许现实就不是我们长久以来所坚信的那样是由两种异质的元素——即物质和精神——所组成。当然,这是我们一直被告知的,也是我们如何体验现实的,并且有许多历史学和人类学的证据表明,人类本性中的二元体验十分普遍,绝非只有一神论逻辑的文明是这样。但请谨记,你所获得的知识,即你所相信的,就是你所看到的。很显然,在逻辑出现之前或没有逻辑的时候,我们甚至不能做出可以被理性争论的关于现实和个人经验的论断。在亚里士多德逻辑学的框架之外,我们甚至不能论证(因而不能理性地理解)我们所坚信的理念,即我们只能主观地体验的世界是一种客观的存在,这其实是一种纯粹的教条,并没有得到任何经验性证据和间接证据的佐证。也许苏格拉底(或柏拉图)这些第一批将逻辑运用到人类经验中的思想者们,并没有对二元论的主张进行仔细的审视,而是视其为理所当然,并凭借自己的权威而不是实证和逻辑的方法,将二元论传递给了下一代? 我们——即,你和我——都知道我们的体验(我们真实地体验到了它们)是非物质性的。这些体验可能是由物质引起的,也有可能被还原为某些物质,但我们并没有经验证据去证明这一点。我们从直接经验所能确定的唯一一件事,就是我们所体验的东西是非物质性的(因为这些体验发生在我们脑海里,是心智的体验)。然而,不管是什么物质都有一定的特性,可以被明确地定义。与此相反,界定精神性的东西主要是其非物质性。这就意味着,如果我们不能确定我们的体验是否有物质的一面,那么我们便不能把我们所确定的现实称作是"精神性的"。就像在"我思故我在"这句名言中,我们体验到"自我",然而我们并不知道这个"自我"是什么(其他一切也一样未知)。就此,我们有理由相信长久以来作为我们认识论基础的对现实的二元想象是一种错误的看法。换言之,在逻辑检验之下,将现实假设为是由物质和精神的元素组成的二元想象是站不住脚的。我们完全有理由将其取代。

　　这里最重要的一点是二元论认识论系统不再适用。它早在

19世纪就失去了作用。那时，二元认识论系统阻碍了生物科学里客观普遍有效知识的发展。达尔文进化论之所以能促使生物科学的发展，是因它运用了不同的抽象理论假设，并提出了一种不同的认识论。我在此提议的便是遵循达尔文进化论所用的抽象理论假设和认识论。

直到1859年达尔文的《物种起源》一书出版之前，生物科学研究都没有什么进展，原因就在于生命显然不能用物理定律来解释。生命科学一直在唯物主义哲学和唯心主义哲学之间进退两难。前者认为当我们更多地了解生命和物理定律，我们便能用物理定律来解释生命；后者，也称生命力论者或活力论者（*vitalists*），则认为在每个生物的背后或深处有着某种至关重要的精神，即自我演化的力量（élan vital），而正是这种精神创造了生命。然而，不管是唯物主义还是唯心主义都无法让他们在生物学领域的追随者从事任何科学研究。这两种主义一方面最终都只能进行一些描述，诸如区分和创立有关物种和有机体的不同种类（这也就是为什么生物科学曾由描述型的分支组成，比如植物学、动物学、比较解剖学）；另一方面，则仅是哲学猜想。（我在想，如果读者中有人对人类神经生物学和一般人文科学感兴趣的话，你们是否已看到那时的生物学的状况与现在某些学科的情况有相似之处呢？）

早在那时，我们就需要一个解决精神物质二元对立难题的方法来协调客观现实的异质性与有序统一的宇宙观的矛盾。（谨记：我们不能放弃有关宇宙是个有序统一体的信念，因为如果没有这一信念，不管是逻辑，还是科学，以及客观普遍有效的知识积累都将无从说起。）具体而言，生物学作为一门科学，必须证明生命现象在遵循物理定律的同时是自主的，即有自己的规律；并且根据逻辑推理，生命现象在有序统一的宇宙里是不能被还原为没有生命的物质的。

这正是达尔文物竞天择理论的精髓所在。基于细心建构的间接证据（即，把一条条经验证据，经验证据之间的缺口，其他领域的学者的考虑,尤其是地质学,某些关于现实的本质的理念,其他观念对于它的理解的矛盾之处等,都完美地整合起来,提出一个逻辑紧密的结论),达尔文证明了有关地球生物的发展有着一条与物理定律毫不相关,但却与其逻辑一致的规律;而这条规律是在物理定律的边界条件(boundary conditions)下运作的。也就是说,与唯物主义的哲学理论不同,达尔文证明了生物是不可以被还原为无生命的物质的;但同时也有别于宣称生物是独立于物理学所研究的物质现实的唯心主义或活力论者,达尔文证明了生物定律只能在物理定律提供的条件下运作。通过证明生物是一种自主的现实存在,达尔文让生物学从物理学中独立出来。这让生物学家不必太将物理学当回事,而是去探索生物定律运作的方式。

今天成千上万的人们都坚信生物进化论。然而,虽然科学发现有了进步,人们的理念却没有相应地跟进。人们近来的理念并不比过去的理念更正确;相较于固守旧念,追随当下理念并不能让人变得更聪明,相反会让人变得更顺从。在信仰生物进化论的人当中,很少有人真正懂得达尔文的理论。比如,有些非常重要的哲学家认为达尔文建立了一个宇宙万物都可以被理解的统一理论框架。然而事实上,达尔文创立的理论恰恰与此相反。[①]达尔文的物竞天择理论是否表明了唯物主义者在与唯心活力论者的争论中取得了胜利呢?非也。达尔文的理论超越了唯物和唯心二元对立的争论,并让这两种立场不再相关。(如果我们按照物理学定义去界定物质,物竞天择的理论很显然揭示了生物现象只有一部分是物质性的,在物质之上还有更多的东西。物质本质上是一种空间现象;是由其所占的空间来界定。每个生物有机体都占有空间。然而,伟大的生物定律却是历史性的,物竞天择的进化过程发生在时间里。如爱因斯坦所说,时间不是一种物理现象,它不是物质现实的一个要素,只是我

---

① 参见 Dennett, *Darwin's Dangerous Idea*: *Evolution and the Meanings of Life* (New York: Simon and Schuster, 1996)。

们对于物质现实的知识的一个要素，这就是为什么它是相对于我们
这些观察者而存在的；时间没有任何物理特性。严格来讲，一个本质
上发生于时间而非物理空间的过程只在某种程度上是一种物理
现象。）

达尔文之后，人们才可能不从唯物和唯心二元对立的视角来设想客
观世界，而是将客观世界理解为层展现象（emergent phenomena）。[①]层展
现象是一种十分复杂的现象，它不能被还原为其要素的总和，而是在
一个特定的要素组合下产生的某种新的特性（在大多数情况下，是某
种规律或趋势）。这种特性不是由其中任何一个组成要素或组成要
素的运作规律所构成或决定。相反，在很大程度上，这一特性决定了
层展现象的本质、存在和其组成要素。在达尔文进化论中，生命是层
展现象这一概念最初是指：生命不能被还原为组成每个活细胞的无
生命物质；它是超越并有别于这些物质的一种特性或倾向，它存在于
组成它的物质所提供的边界条件之上，并同时塑造着这些物质，只要
这些物质还属于某一生物。层展现象的不可还原性意味着层展现象
出现于突破原有持续性的那一刻，是从一个互相关联的世界或现实
到另一个本质上不再关联却在逻辑上相通的世界或现实的跨越，按
其定义，是一种不能仅追溯到最初现实并至少部分与最初现实没有
直接联系的机制转变。

---

① George H. Lewes, *Problems of Life and Mind: first series: the Foundations of a Creed*, vol.2(London: Kegan Paul, Trench, Turbner, and Co., 1875)一书中首次使用了"层展"这个术语。对于"层展"和"层展现象"的使用可以分为两种：弱的认识论维度和强的本体论维度。参见 Peter Corning, "The Re-Emergence of 'Emergence': A Venerable Concept in Search of a Theory," *Complexity* 7, no.6(2002): 18—30; Philip Clayton, "Conceptual Foundations of Emergence Theory," in *The Re-Emergence of Emergence: The Emergentist Hypothesis from Science to Religion*, eds. Philip Clayton and Paul Davies(New York: Oxford University Press, 2006), 1—31; David Chalmers, "*Strong and Weak Emergence*," in ibid., 244—254。

　　小结:此节的重点是承认庞大的生物世界是一种层展现象。这证明了看似不可能的崭新的自发世界其实是可能的。反过来,这也表明我们可以从另一个完全不同的视角来审视自西方哲学传统之开端起便被认为是物质和精神这两种元素构成的经验现实(二者,或者只有其中一个,被认为是根本的自主的元素)。如上一章的图表所示,现实可以被想象成是由三个自主却又相关联的层次组成的,上面两层是所谓的层展现象。这三个层次自下而上分别是:物质层、生命层和心智层。基于这一现实想象,我们打开了科学研究心智的大门。

第二章　作为层展现象的心智

　　既然我们已经清除了科学研究中的主要障碍——科学家普遍认为心智不是科学研究的对象，以及任何相关的论点都纯属猜测——我们就已经跳出已持续两千五百年并让我们习以为常的认识论方法，现在就让我们来分析我们的经验证据，看看心智到底是什么。

　　由于我们已同意将心智视为一种层展现象，那么我们便需要从让层展现象的出现成为可能并为其存在提供边界条件的组成元素着手研究，然后进一步分析基于这些组成元素而存在的特性，即层展现象的特性和规律。我们没有必要深入研究这些组成要素，因为它们只是让层展现象出现，并不能解释层展现象，但我们一开始必须把它们列举出来，之后便不用太理会它们。

组成要素

　　促使心智出现的组成要素是有机的（organic），也就是说，它们是生命的某种结构、过程和功能。因此，它们是经过自然选择后生物进化的产物。这些组成要素有三，前两个是特定的身体器官，其中的一个是至少在好几个生物物种中都普遍存在的大脑（brain），大脑特殊的进化方式促使心智的出现成为可能；另一个是人类所特有的喉咙（larynx）结构。使心智可能出现的第三个要素是动物在进化过程中的某个阶段里出现了感知信号（signs）的功能或是某一生物群体内部存在的对信号感知的交流。

我们必须谦虚地承认，这三种要素中只有人类的喉咙结构是人类独有的。这意味着，要是狼、大猩猩或海豚这些公认的智商不亚于我们智人（homo sapiens）的动物的喉咙结构与我们人类的一样，那么地球的统治者就很可能是它们而不是我们。我们怎么知道那些从不和我们说话的狡猾狼犬到底有多聪明呢？人类的喉咙结构给予了我们机械发声的能力，即我们能清楚地发音。其他动物都没有相同程度的能力。然而，不言而喻，并不是这种机械发音的能力让人类创造出《哈姆雷特》、进化论或自由市场。这种创造力是人类特有的。只是在逻辑上，我们不能排除狼或海豚的大脑也具有促使这种创造力出现的可能性。换言之，我们并没有证据证明西方社会里的艺术、科学或经济组织必须由人类的大脑创造出来。

人类的喉咙结构肯定是自然选择的结果，是人类祖先在适应某个阶段的特定环境时，某些遗传性特征得以繁衍的结果。这里的特定环境指的是与我们人类最近的祖先到达了某一进化阶段时所处的自然环境（它让人类的喉咙结构具有了很强的适应能力），而且只有人类最近的祖先经历了这样的环境。人类的大脑和对信号的感知则没有类似的如此特别的进化过程。很明显，许多物种都经历了这两种相互关联的生命进化过程。

所有的生命体都与环境息息相关。对于动物自身来说，环境是瞬息万变的。比如，在瞪羚的生存环境里，上一秒或许还有捕食者在伺机捕猎它们，这一秒则毫无危险，它们可以无忧无虑地觅食，但下一秒却可能突然出现另一只完全不同的捕食动物。在进化过程中，生物物种为了适应环境变化或应对不同环境的挑战而不断进化自己的生存机制和手段。为了让生物个体警觉到这些环境外部刺激而发展起来的各种感知器官和行为程序都被遗传基因的编码所记录，以回应对经常遇到的外部刺激的感知。神经系统会在功能上统一这些器官，并发出指令指挥有机体执行行为程序。

感知器官和遗传编码所决定的对环境刺激的反应都涉及对信号（signs）的处理。信号是环境刺激的一个方面，或是对环境刺激的编码反应的一个方面，分别表示对有感知能力的有机体和此种有机体构成的群体的刺激。与信号对应的意义（significance）的出现是生命在地球上的存在所导致的许多惊人结果之一。只有对于生命体，信号才有意义。意义的出现意味着我们概而言之的"意识"（consciousness）的出现。在最初级的层次上，意识确实是指对信号的读取与传递。在石头的世界里就不存在信号和意识。不管石头里有什么催化剂，也无论这些催化剂在石头上产生了多么剧烈的效果，此环境对石头而言都不会产生任何意义，因为石头没有意识。相反，生命则充满意义。对于生命而言，所有一切都是信号。信号是有机世界的网络，它联系着有机世界里的不同终端，并把有机食物链中的不同环节关联起来。每一环节或物种或许都由其基因构成，然而，却是信号规定了塞伦盖蒂平原上的狮子、羚羊、斑马和猎豹如何生存，或欧洲森林草原上的野狼、棕熊、驯鹿、野兔和狐狸如何共存。对一只瞪羚来说，一丝丝气味就意味着有一头母狮或豹在附近徘徊；它会马上发出一种叫声来警示群体中的其他瞪羚，然后一起飞速逃跑。而对一只刚出生就被妈妈抛弃了的小鹿来说，它还没有来得及了解世界，但由于对信号的读取能力是其基因中固有的，只要这只小鹿读取到捕食者存在的迹象和意图，它就会一动不动地躺在地上装死。

环境越复杂，神经系统就越复杂。大脑作为神经系统的支配器官能够对应非常复杂的环境。同时，环境越复杂，神经系统中就有更多的遗传程序是开放的。即使是简单的生物体，其神经系统的遗传程序也是一个相对开放的程序。尽管反应的总类可能非常有限，但每一种刺激的本质都是无法预测的，而且，就定义而言，不是每一个"刺激—反应"的序列都被遗传编码刻录下来。在复杂环境中，大量的不可预测的环境刺激要求有机体在即使没有遗传基因提供固有信息的帮助下也能熟练认出环境刺激的意义。比如，对于牛羚来说，狮子自然是一种必须逃离的危险，但一辆路虎牌的越野车或一只两条腿的动物又意味着什么呢？因此，有机体必须通过大脑里的记录（即通过突触联系神经元）将这些先前不熟悉的环境刺激整合到它的内部系统中。神经科学家将这两种大脑行为分别称作"学习"（learning）和"记忆"（memory）。"学习"和"记忆"所涉及的是解读和获取新信号的能力。与人类社会不同，自然世界对愚蠢是零容忍的，也就是说，不会学习的动物只有死路一条。哺乳动物和鸟类的大脑之所以能进化到如此先进的程度，是因为它们有着适应非常复杂的环境的能力（换句话说，如果它们的学习能力差，它们必然在繁衍过程中被淘汰）。大脑有很多工作要做，必须时刻保持活跃并有序地运作。

心智的出现

即使是最发达的大脑也无法产生心智。同样，哪怕是最广泛、最复杂的信号群也做不到。就是把这两者结合起来也没有创造力或能力来导致心智的产生。然而，在这两者的结合之上再加上人因固有的特殊喉咙结构而拥有的发音能力则可以让心智的产生成为可能。这不是说它使心智的出现成为必然。早在距离心智出现以前的十多万年里，智人这一生物物种的各种生物器官（包括大脑、喉咙和其他）都已完全进化。①这意味着心智的出现不是由于有机体的结合，而是因为某个最不可能的意外产生的，如某个元素的性质发生了彻底的变化。当这种转变发生时，出现了作为层展现象的心智，即心智是自主的，它自我规范、自我延续、自我繁衍、自我转变。犹如生命一样，它可以自成因果。

我们根本无法重建心智出现的过程。但是，我们能够运用逻辑推理出这个过程中发生了什么。其生物构成的特征使得智人使用的很多信号都是声音信号，而发音的能力则允许智人"玩弄"声音信号。成千上万年来，智人幼崽（即儿童）或许在玩耍过程中制造了各种没有意义的噪音。他们故意发出一些声音，好像自己是在读取或传递某种信号，但实际上他们的声音没有任何意义。然后，在两万或三万年以前，一种特别的智人却意识到声音信号是含有主观意义的，而蕴

---

① Ernst Mayr, *This is Biology*: *The Science of the Living World* (Cambridge: Harvard University Press, 1997), 231—233.

含有主观意义的信号实际上就是象征性符号（symbols）。[1]

介于环境刺激及其信号（signs）之间的意向（intention），在把信号和符号区分开的同时，将信号转化为符号。与信号不同，符号代表着信号以外的东西。从这个意义上讲，符号是主观的，取决于主体的选择。符号的含义（意义）并不是由符号相对的有机体的生物基因所决定，而是取决于它被使用时的语境（context），并且所得出的符号含义慢慢会变成产生其他符号的语境。因此，符号的象征意义不断在变化。信号的数量基本上受其在环境中所对应的有机体的数量的限制。与信号不同，符号层出不穷。也就是说，一旦引入符号，便会改变语境，由此会引发符号的连锁反应。与单独的信号不同，符号从一开始就形成了系统，并且通过不断改变相互之间的关系，会越变越复杂。换句话说，符号构成了它们自己的世界，一个自主、自我创造的世界。而在这个世界中，事物发生所根据的因果机制在其他任何地方均不适用。

象征性现实

前文提到的三种有机元素（即，高度发达的大脑、人类特殊的喉咙结构，以及使用信号的能力）结合之后出现的新现实一开始便是一种象征性的现实。有机现实为这一象征性现实提供了边界条件，在某个时间点上发生的有机现实的每个阶段和层次都对应着生物体的某个物质状态所依存的某个特定、明确、特殊的空间点。与有机现实相比，象征性现实在本质上是历史性的，即象征性现实的过程不与任何物质对应。这个过程和任何过程一样有其时间性，然而与有机过程不同的是，它和物理空间的关系是微乎其微的。虽然它产生了物质性的副产品，并留下物质性的副作用，但这都是事后的结果，象征性现实发生的过程没有物质性的一面。

---

[1] 有关从信号到符号的转换，我和特伦斯·迪肯（Terrence W. Deacon）的观点存在差异，请特别参见他的《符号物种：语言与大脑的共同进化》（*The Symbolic Species: The Co-Evolution of Language and the Brain*, New York: Norton, 1997）的第 2 章和第 3 章。

　　然而,象征性现实的发生借助的是有机过程和大脑里相应的物质结构。通过大脑,最初的符号被引入,并引发了层出不穷的符号连锁反应,将单个事件转变为一种层展现实(emergent reality)。也就是说,对每个符号的使用、对符号意义的感知以及这些过程的持续和转化都借助于大脑的运作机制,并反映在某些不见得确定的物理和化学的神经元活动中。因此,这是一个在大脑里发生的过程。而我们所体验的心智正是这种象征性的(symbolic),因而也是历史性的(historical)和精神性的(mental)过程,即由发达的大脑、人类特殊的喉咙结构和认知信号的能力结合之后出现的一种层展现象。

心智与文化

　　正如上一章的小实验所示,心智体验中绝大多数的象征性符号(例如在我们脑海里所听见和看到的大多数文字和视觉图像)并不是由某一特定时刻体验到这些象征符号的某个心智所创造出来的。它们一般都是由其他心智所创造。在某些情况下,它们或许是与体验者同时代的其他心智的产物。在绝大多数情况下,它们则早已在好几代人以前便存在。这一象征性的共同财富(symbolic commonwealth)的每一部分都是由某些心智所创造出来,但是可以被所有参与体验的个体心智所使用。我们可以把它称为"集体心智"(collective mind),或者用它来指代涂尔干所说的"集体意识"(collective consciousness)。然而,我们其实没有必要用这些既强调又有意隐藏个体性(individuality)的模糊隐喻,因为它确切来讲就是我们今天所说的"文化"(culture)。

　　如果文化是所谓"集体心智",心智则是"大脑中的文化"(culture in the brain)或"个体化了的文化"(individualized culture)。它们不是同一个象征性和精神性现实的两个要素,而是同一个过程分别在个体和集体这两个不同的层次上发生的结果。这类似于在有机世界里,生命同属于单个有机体和整个生物物种。也就是说,指导这两个层次上进行着的过程的基本原则是完全一样的,而这一过程每时每刻都在两个层次间穿梭,缺一不可。个体心智不停地从文化那里借取象征性符号，而文化只能在个体心智里运作，即象征性符号只有相对于个体心智才有意义、才是符号。

由此可见，拥有心智和文化不仅将人类与其他动物物种区分开，而且将人类与其他生命物种彻底区分开。人类依赖于有机世界的法则，但同时又具有自主性，他们按照象征性和历史性的规律运作，在很多情况下修改了有机界的法则。被文化和心智这一层展现象所定义的人类必须将其自身视为一种层展现象。事实上，人类确实是一种有其自身内在特殊规律的存在。

语言

心智和文化的现实最初所采用的形式无疑是口头语言。语言是文化过程的核心，因为它是文化得以世代相传和远距离传播的主要象征性工具。时至今日，为了传达文化现实的其他要素，我们也必须把这些要素用语言表达出来。语言在我们从动物进化为人类之初对我们的生活有着巨大的影响。当我们说有关环境的知识是通过信号进行传递时，这仅仅意味着有机体直接接收到某一环境的刺激（例如，某些智人物种只有闻到味道才能知道捕食者的存在；一只猎豹必须看着它妈妈才能学会如何捕食）。并且只有这个有机体才能把信号传递给在最近范围内的其他有机体（比如，被吓到的智人把捕食者的信号传递给所在群体的其他智人；或经验丰富的猎豹当面把捕食技巧教给它的幼崽）。当只有直接学习（direct learning）才行得通，而有关环境信息的传递没有被基因编码记录，需要通过学习获取时，信息的传递便十分有限。语言允许间接学习（indirect learning），并使通过遗传基因传递的有关环境的信息变得多余，让通过间接学习获取的信息在实际中取而代之。

口头语言是最初的象征性符号系统。但没有符号和符号系统是孤立存在的。在脑海里，它们会产生象征性符号的连锁反应，并不断衍生。毫无疑问，其他语言和符号系统很快就伴随着口头语言出现，这首先包括视觉图像语言和肢体语言。作为人类，我们所居住的现实世界呈现了一个多角度、多层次的象征性系统网络，各个象征性系统都以最复杂的方式相互交织、交叉和分化。由于我们是象征性的存在，我们周围的一切都变成了符号。一个鞠躬，一撇眼神，一张笑脸，一次握手，这些都是符号。举例来说，比起书面或口头语言，社会阶级里的各个层次和节点的关系可以通过上面这些无声符号得到更好的体现。在特定语境下，一个随意的鞠躬可能意味着一种平等（或不平等）的关系；一个扫视则代表着居高临下的优越感或者对对方的蔑视；最后，被迫的笑脸则揭露了笑者卑微的身份。然而，所有这些肢体语言也可能有着完全不同的意义。这些符号的含义会随着时间变化，也取决于这些肢体语言在社会生活的哪个领域里被使用。这些含义让有些反应恰当得体，却让另一些反应不合时宜。比如当下，我们向一家商店的售货员随意点头示意应该算是正常的，但在走廊里对自己的学术导师这么随意的话可能就很不合适了。

语言作为在代际间传递象征性信息的主要媒介的功能导致人们错误地认为语言首先是一个沟通系统。尽管这一功能具有重要性，但并非语言的最重要功能。因为语言是心智过程——即个体层次上发生的象征性过程——的核心。在这个过程中，语言决定了意识是以最具人类特性的自我意识的形式存在的，而这种自我意识是连非常复杂的动物有机体都不能具有的。只要我们内省半小时，便能发现语言是思维的媒介。思维可以定义为象征性符号的刺激在大脑里的显性反应（explicit mental processing），这一在大脑里进行的过程不仅涉及对环境刺激的意识（对我们人类而言，环境刺激绝大多数是象征性的），而且还涉及对这种意识的意识。在任何固定时刻，无论哪个象征性系统占据我们的心智，如果我们显性地处理它，即意识到我们在处理它，我们都会用语言来处理它，因而可以说我们在思考。对象征性符号的某些处理方式的结果可能用语言以外的符号记录下来（如，数学公式或乐谱）。但只有少数的符号系统有自己的表达媒介。要体现社会阶层可以用复杂的肢体和互动符号系统，而美食、时尚和政治等符号系统则缺少自己的媒介，因而必须通过语言来表达。语言因此会影响其他符号系统内部有序统一的关系。它具有修改其他任何一个符号的含义的能力。显然，其他符号在某种程度上也具有这种能力。就像唱歌时歌词的含义会受声调的影响，说话语调或肢体语言也会影响词语的意思。例如，我们可以在爱抚宠物时轻声细语地说："哦，你这最糟糕、最恐怖的坏孩子。"但是没有任何符号系统具有与语言相同程度的能力。而且，只有语言才能重构即使在少数情况下具有自己的表达媒介的精神性过程。语言真正让意识转向自身，让自我意识成为人类独有的意识。它不仅使思考成为可能，也是思维的确切源头。正是通过语言，笛卡尔的"我思故我在"中的"我"才应运而生。因此，语言是心智这一个体层次上的象征性过程完全实现的绝对必要因素。

文化和心智都是借助于个体的大脑发生的，但它们都是从生物现实以外的地方进入大脑的。因此，一个智人幼崽需要时间来获得文化和心智。换句话说，成为人类的一员是需要花时间的。从逻辑上分析，人性（humanity）是一种后天学习得到的特性。因此，它不是通过遗传基因获得的。按此定义，父母是人类，并不意味着孩子一开始就是人。一个孩子在三岁左右才获得心智，从此才成为人。拥有存储符号记忆的能力（即在前文的小实验中，我们用来回忆和体验日常经历的那种能力）标志着小孩成功获得心智。事实上，若大家回忆自己的儿时，就会发现我们最早的记忆一般都不会超越这一界点。只有当我们开始记住自己时，我们才开始象征性地记忆。也就是说，当我们获得笛卡尔名言中那个思考的"我"时，意识的"我"才转向了自我，这时我们便开始思考。我们幼年获得的心智虽然尚未完全发展（我估计幼小心智至少需要在文化中沉浸另外十年才能充分发展），但它具有自我创造象征性过程的所有特质。当我们获得心智的那一刻，我们就彻底改变了，从生物学意义上的动物变成了一种文化的存在，即人类。这意味着获得心智不是循序渐进的过程，而是一个巨大的飞跃，即像"层展现象"这个概念所指的"层展而出"。这发生在当我们发现信号是可以被有意地制造出来的，从而把信号变成符号，并同时猜想是什么把某种符号变成一个系统的那一刻。

语言习得的方式最清楚地表明了这一点。显然，语言并不是幼儿在早期阶段学习的唯一符号系统。事实上，由于它过于复杂，在很多情况下，幼儿会在学会语言之前习得其他较为简单的符号系统（在集体层次上，这些简单的符号系统则借助语言存在）。然而，正是语言异常的复杂性和正式性（相对于其他系统，如肢体语言）使学习它的过程易于观察。那么，我们能观察到什么呢？我们看到，从出生到五岁之前，没有孩子会被或可以被系统地教会今天人们所使用的或最新版的《牛津英语词典》中编撰的英语（这两种英语不完全相同）。但是，所有父母都知道，小孩在三到五岁之间便开始习得某种语言，他们对语言的使用按照语言环境的标准来说是基本正确的。也就是说，小孩学会按照许多他们从未听说过的语法和句法规则，并可以通过创造性地猜想他们已学词汇之外的字词，来理解之前从没听过的词语。这样小孩便可轻易找到媒介来表达他们想要表达的意思，也能借此合理地解释别人表达的含义。当然，我们小时候学习母语时，通常没有内省的能力或动力来仔细观察我们学会语言的奇妙过程。但是，成年后的我们有时在学习外语时便有机会观察这一过程，即使我们必须承认小孩习得语言的神奇过程只能在相对低的程度上在成年人身上复制。我们成年人总是要花数周或好几个月来苦记起初不好理解的单词，并按教科书上的语法把单词拼成简单的句子，直到有一天我们才能突然发现自己在一门新的语言环境里如鱼得水，可以在没有字典的帮助下体会并阅读这门新语言。这时我们就悟出这门新的语言系统的组织原则了。和小孩一样，成人对新语言的掌握能力主要来自一种内在的能力，它使得我们能够确切知道如何把新语言里的不同符号联系在一起。正是通过这种方式（即由于我们有能力领悟和发现某种符号构成一个系统所根据的一致原则，并加以补充，在我们所知的一点点信息之上"大作文章"），语言才能繁衍不息。同样的道理也适用于其他符号系统，从药店里买药的礼节到高层次的外交礼仪，从烹饪到哲学，都是如此。

两个重要的启示

以上的思考对我们如何回答"人类生命是何时开始的"这个宏大的问题有重要的启示。传统的答案是：(1)在卵子受精时；(2)在怀孕期间的某个阶段；(3)在出生时。这些答案都是错的。显然，有机动物的生命始于受孕。但是，人类的生命只有在动物获得心智的那一刻才开始，即当生命在有机过程实现个体独有的物质性的同时，还转变为一个自我衍生、自我创造的象征性过程。对某些成长较快的孩子来说，这种转变可能会在一岁甚至一岁前就发生了。但对大部分人来说，这种转变都在两到三岁之间发生。人类生命的开始比原先想象的要晚得多的观念，是否赋予了成年人终止始于受孕但尚非人类的生命的权利呢？换句话说，它是否解决了堕胎的道德问题？答案是否定的。它只是除去了这个问题中的生物学依据，把这个问题变成一个纯粹的道德选择问题，因而使这个问题更难解决。所以，与其说堕胎问题关乎的是成年人在哪一个时间点可以被认为谋杀了孩子(如果说生命始于出生之时)，从而成为犯罪嫌疑人，还不如说它是一个有关成年人是否有权利在卵子受孕后的某个时间点上摧毁了它成长为人类生命的可能性的问题(这种可能性始于受孕)。

对人性——即人类存在的属性——也可以这样理解：首先，人性不是智人物种的一个有机自然属性，它是智人物种意外在后天习得的东西；其次，人类生命的开始比动物生命晚得多，只有在心智和文化得以形成后，在将信号具有意义这一原则内化于心并懂得一个或多个符号系统的组成规律之后，人类才有生命。这种观点可以改变我们对人类生命的看法。这在很大程度上表明智人以外的物种也是可以成为人类的。比如，那只名叫亚历克斯(Alex)的非同寻常的非洲灰鹦鹉。它不知道蛋糕这个词，因而称蛋糕为"美味的面包"；它无法发出字母"p"的音，因而将苹果(apple)称为"banerry"[即，一半香蕉(banana)，一半樱桃(cherry)]；它去世前一晚意识到它将与它那身上没有羽毛的老师和同伴分开，因而对她说："我爱你。"无疑，这只鸟是真正意义上的,而非隐喻意义上的人类。①

　　长期以来,很多人,包括一些著名的哲学家,都曾带着开玩笑的口吻提到狗是人这回事。比如,叔本华便说:"我经常为我的狗的聪明和愚蠢而感到惊讶。我对人也如此。"②现在我们可以严肃地宣称狗是人了,因为从逻辑上讲,这没什么好笑的。狗作为狼的后代,自我们人类变成真正的人之初起,便以"被驯化家养"的形式和我们生活在一起。而狼是一种非常聪明的野生动物,是除智人之外唯一一种能够适应地球上任何地方的自然环境的动物。为回报狗给我们人类提供的服务,我们常常喂狗吃残羹剩饭(而很多时候,是狗帮我们获取了这些食物)。同样的道理,我们也给它们喂食我们的文化碎片,使它们获得了雏形的心智。由于它们无法使用话语,它们以天生局限、简单、不假思索的方式和我们人类进行着沟通与合作,并适应每个人类社会。而我们与狗的沟通合作经常比人类自己之间的沟通合作还要有效。在最近几个世纪,狗成了我们的宠物和家庭成员。这预示着它们在人类生活中扮演着更加复杂且涉及精神方面的角色。就像绝大多数的原始人类一样(我们必须永远记住这个令人谦卑的事实),它们也没有能力撰写《战争与和平》这样的著作,但它们却是我们很棒的伙伴、非常可靠的保姆、残疾人的助理、情感疗愈师和警察。③他们缺乏说话的

---

① Irene Pepperberg, *Alex & Me*: *How a Scientist and a Parrot Discovered a Hidden World of Animal Intelligence—and Formed a Deeper Bond in the Process* (New York: HarperCollins, 2008).

② Arthur Schopenhauer "Parerga and Paralipomena" trans. T. Bailey Saunders in *The German Classics of the Nineteenth and Twentieth Centuries* eds. Kuno Francke et al.(New York: J. B. Lyon, 1914), 74.

③ 这方面可参考的书籍有很多,如 *Jennifer Arnold*, *Through a Dog's Eyes*: *Understanding Our Dogs by Understanding How They See the World* (Spiegel and Grau/Random House, 2010); Alexandra Horowitz, *Inside of a Dog*: *What Dogs See*, *Smell*, *and Know*(New York: Scribner, 2009); Stanley Coren, *The Intelligence of Dogs*: *A Guide to the Thoughts*, *Emotions*, *and Inner Lives of Our Canine Companions*(New York: Free Press, 2005); Robert H. Busch, *The Wolf Almanac*(Guilford, CT: The Lyons Press, 1995); L. David Mech *Wolf*: *The Ecology and Behavior of an Endangered Species*(University of Minnesota Press, 1981).

机械装置的事实严重限制了他们用语言内省的能力。显然，先天性的聋人也有类似的局限。也就是说，尽管手语为聋人提供了适当的交流系统，但到目前为止从未有先天性聋人成为了伟大的——甚至是平庸的——创意作家。即使在人的发声部位正常的情况下，尽早用喉咙的机械功能来使用语言似乎对人成功习得语言也至关重要。七八岁的狼孩只能学会两三个单词的事实就说明了这一点。其中著名的案例是 19 世纪初期法国医师让—马克·加斯帕德·伊塔(Jean-Marc Gaspard Itard)在聋人机构研究和治疗的阿韦龙野孩子(the Wild Boy of Aveyron)。在法国的阿韦龙省，有人发现一个大约七岁的男孩在丛林中游荡。这男孩全身赤裸、肮脏，并不知冷热，他唯一的表达方式就是发出不清晰的咕哝声。伊塔将这孩子带回自己的家里。大约两年后，这个男孩开始懂得情感和听话，也能感受人类住所的舒适和外面的气温，并在情感上对伊塔十分依赖。显然，他有能力理解人类对他所说的话。在所有这些方面，他都和狗一样。在行为上，他和狗的唯一区别是他能说两个词："牛奶"(milk)和"上帝"(God)。很明显，用人类的标准来看，狗在身体上有严重的障碍。但在我们眼中，我们应该因狗的身体缺陷否认他们的人性吗？[1]

　　这种长着尾巴、用四脚行走的身体上的缺陷以及人类生活方式对特殊的喉咙构造这一纯物理器官的绝对依赖在集体层次上显得最为明显。无论它们多么聪明和有创造力（比如，一只狗可以正确判断出主人病痛的严重程度，并且会在异常严重的情况下拨急救电话寻求帮助；它们显然是非常聪明和有创造力的），它们都无法言传它们后天习得的心智，因此也从未发展出它们自己的文化。这一切都是因为它们没有和人类类似的喉咙结构。但是，文化作为集体层次上的象征性过程，其本质是一个传递的过程。

---

[1] Jean Marc Gaspard Itard and François Dagognet, *Victor de l'Aveyron* (Paris: Allia, 2009)；另外，可参考 Susan Curtiss et al., "The Linguistic Development of Genie," *Language* 50, no.3, (1974)：528—554。

文化与心智

事实上，对文化的令人满意的定义是它是人类生活方式的传递过程。这一定义指出了整个人类与其他所有生命物种之间的重要区别，并强调人类的过程相对于生命有机过程既有延续性，又有质的跨越。我们把人类与动物对比时不可避免地要得出这个定义。人类是唯一一种依赖于象征符号的传递来延续其生命存在的生物物种。象征符号的传递和基因传递有质的不同。因此，文化是人类与其他生物世界的区别所在，只有它专属于人类的本质特征，它让人性成为一种特殊的存在（*sui generis*），即有其自身的规律。

许久以来，人们一直误以为人类的独有特征是社会（society）。这是为什么我们喜欢用"社会科学"（social sciences）来指代研究人类的学科（the disciplines of humanity），特别是其中的社会学（sociology）。然而，社会作为一种为了集体生存和传递某一生活方式而产生的系统的合作及集体组织，是在最原始的动物之上的许多生物物种必然会构成的。鸟类、蜜蜂、蚂蚁、羚羊、鱼类和鳄鱼这些物种当中都有社会，更不用说像狮子或狼这样智商极高的哺乳动物了。社会科学专注于研究对个体行为的社会管理，即个体行为是如何被社会压力所塑造的（如果不是由社会压力所决定的话）。社会结构最经常被比喻为围困我们每个人的"铁笼"（iron cages），它限制着我们基于动物本性的自由。然而，在动物中其实没有自由；它们生活中的最小细节都被严格"管理"着。人类社会与动物世界最大的不同之处就在于人类社会的弹性及其结构的脆弱性和可塑性，即人类有逃离铁笼子的可能性。因此，对人类而言，所谓的铁笼子其实更像是纸制的笼子，一捅就破。

所有其他动物物种的社会秩序都是由生物基因所决定，并通过生物基因传递。即使一只蚂蚁或狼离开了它出生的地点或群体，它们本质上还是一种社会存在，因为它们的基因携带了蚂蚁或狼社会里所包含的一切管理机制和纽带。人类则不是完全由基因决定，必须身处群体中才能习得社会属性。就像我们在狼孩例子中看到的那样，一个人若一出生或还是小婴儿时便与人类社会隔绝，根据以上逻辑，这个基因很容易被修改的生命体实际上是无法长大为人的。与其他动物不同，人类通过象征符号而非遗传基因来传递其社会生活方式。因此，"文化"一词恰当地指代了人类社会中专属人性的所有事物。所有非文化的东西都是动物的，它们应该由生物学家来研究。

文化或象征性过程在我们生物学意义的生活环境中留有许多产物，从而极大地改变了自然环境的属性，包括其物理特性。文化的产物可以出现在建筑物中、在耕地上、在从锄头到计算机这样的技术工具里、在书中、在已经铺就或未被铺平的街道上、在各种被驯化的动物里、在衣服中，如此等等。我们可以将存储这些象征性信息的能力——或此类文化过程的实物记录——称为"文化记忆"（cultural memory）。

如我们前面所反复强调的那样，文化是一个象征性的过程（这一点值得我们不断重复，直到它最终成为神经生物记忆里的一个物理记号被录入我们的大脑），而象征性符号是意义的载体，它们是根据语境或相关符号改变自身含义的信号。这使文化成为一个历史过程，即它发生在时空里，每个时间点（或时段）都是唯一且绝对的，之前的时间点都是后续时间点的必要条件，尽管二者没有因果关系。[1]文化的内容，也就是符号所传达的含义和信息永远不会完全相同，它们在不断变化。这有助于我们理解，与完全依赖于遗传信息的组织结构不同，基于文化的社会结构有相对灵活性。不管是在家里、教堂、经济和政治领域，每一代人的社会都与下一代的不一样，文化永不止步。由于这个原因，"结构"（structure）并不是对文化的一个恰当比喻，它无法体现文化时时刻刻都存在的流动性。

在不断变化的过程中，文化不断创建持久的物质结构，从而改变我们在有生之年看来恒久不变的环境。我们人类生活在多变、松散、从根本上就不稳定的社会中，而人类社会是在人类的生物构成的基

---

[1]　Bloch, *Craft*, 27—29.

础上(生物构成是其边界条件)自主发展起来的。我们人类已完全让环境适应于我们的生活方式,将环境人性化,并在某种意义上将它改造成我们生活的一部分。简言之,人类建立起了一个文化胶囊(cultural capsule),即世界之内的一个世界。外部世界时不时以暴风雪阻碍交通、飓风席卷城市、地震摧毁公路和其他自然灾害的方式入侵人类社会(有机体的疾病也来自外部世界,不过它是将人类的身体作为入侵的通道)。但我们在日常生活中很少考虑到外部世界。就连我们身边的物质环境也成为人造的,具有文化性,并顺从人类的意愿。比如,除了显眼的建筑物、汽车、我们身上的衬衫或方形的西瓜之外,田地是人类耕作出来的,森林是人类种植出来的,小型腊肠犬和蓝色的阿比西尼亚猫是我们培育出来的,黄石公园里的加拿大野狼是在本地的狼群灭绝后我们跨越国境把它们运过来的。此外,大家从前面的小实验都知道,我们所处的环境大部分都不是物质性的。人类世界从一开始就是象征性的,它是意义的世界,不是物质的世界,即使是那些我们通过意义来体验到的物质也是通过文化呈现给我们的。

然而,我们说符号是意义的承载工具时,是说符号对于意义而言就如公共汽车对于乘客而言,是一种交通工具。时刻变化的文化过程在我们周围留下了永久的痕迹,但这些痕迹都是文化活动的产物。无论我们现在谈论的是钢筋还是混凝土,是史密斯奶奶(Granny Smith)苹果还是贾法(Jaffa)橙子,是在纸上打印出来的字还是在牛皮上刻画的文字,这些都是文化的化石,即文化停留在时空中的遗迹。人文学科、文学、艺术史、考古学、古典学、物质文化历史等学科都关注这些文化的化石。关注它们是很重要的,但同时,我们也要记住文化只有发生时才是活着的,并且它的发生——即符号承载的意义的存在和转化等——都必须借助我们人类的大脑。大脑接收象征符号的刺激(即,文化)创造了心智的层展现象,而心智是文化中的一个活跃元素。

所以,我们通过另一种途径得出了相同的结论,即文化和心智不仅紧密联系，而且实际上是同一个过程。换言之，二者是同时在不同层次上发生的同一个过程。请大家注意：我们最初对此的结论是根据心智是一种层展现象这一前提假设推断出来的，即我们基于这一前提假设进行逻辑推理，并从中发现了文化。我们的第二个推论则是通过把人类与所有其他动物物种作比较得出的（比较是建构间接证据以代替经验证据最重要的一个工具）。这一比较表明文化传递是人类独有的特征，而对文化最粗略的观察分析（即我们在哪里可以观察到文化过程的痕迹以及文化过程在哪里发生）就可以把我们引到心智上来。

心智是一个文化性的过程，它以人类的有机存在为边界条件，更确切地说，它通过我们的大脑而存在。文化则是一个精神过程，是发生于心智里的人类生活方式的象征性传递过程。我们不能在谈论文化时不涉及心智，反之亦然。我们必须记住，我们探讨的是：文化里的心智（mind-in-culture）和通过心智产生的文化（culture-through-mind）。因此，仅关注心智的心理学，无论是作为心理动力学还是神经生物学的分支，都无法告诉我们太多有关心智的信息。显然，神经科学本身也如此。

动物大脑的能力

现在让我们看看与动物的对比可以让我们得出关于心智的哪些知识。

认知能力（*Cognitive Capacities*）

我们已经简要讨论了让个体动物能够识别（即解译）未被遗传基因编录的新信号的生物机制的必要性，这一生物机制还能让动物很快获得在任何复杂环境中读懂新信号的能力。环境越复杂，这些技能就越重要。神经科学家将这些技能称为"学习"和"记忆"。对于动物的生存而言,如果一个生物机制能使它们更好地适应环境,那么缺乏这一机制的动物得以繁衍的可能性就越少。[①]因此,我们可以合理地假设,让动物能够适应大多数鸟类和哺乳动物所居住的复杂环境的高度发达的大脑,具有很强的学习和记忆能力。这一假设同时得到大量观察和实验数据的支持。这些能力是动物大脑进化演变而来,作为动物的人类与其他动物共享这些能力。

　　学习和记忆所涉及的认知过程看似简单,但其实很复杂,也比神经科学里所指的"学习"和"记忆"要复杂得多。在神经科学里,"学习"指的是一种与环境接触的经验,是如海蛞蝓(sea slug)这样的原始生物和人类共有的一个过程。[②]但是,很明显,识别新信号的能力所涉及的不仅仅是这种经验。首先,它涉及与已知信息的比较(通常是一系列比较)。例如,一头幼狮看到水牛正在逼近,就知道这意味着危险,因而逃跑或躲起来。同样,这头幼狮要是闻到逼近的水牛的气味,也会这样反应。接着,要是这头幼狮看到了一辆路虎牌的越野车正在逼近,这又大又黑、移动迅速、践踏路上的所有东西的越野车看着可能挺像水牛的。然而,越野车的气味却和水牛或幼狮根据基因判断属于生物的气味大不相同。越野车的气味会警示幼狮这是危险吗?它该奔跑躲藏吗?车快速驶来,并发出很奇怪的噪声,这头幼狮必须马上作出判断。或许一头幼狮藏起来了,但它的同伴却没有。越野车停下来,对没有躲藏的幼狮没有表现出任何追捕和伤害的意图。这时,幼狮通过气味判断有个不同寻常的生物从汽车的"肚子"里钻出来,并看着它;这生物没有威胁性地移动"爪子",将一样东西举到面前。据此,幼狮得出结论:这类似水牛的东西不是活物,而在这里面住着的、看起来不像其他生物的东西却是个活物;这信号让它觉得好奇,但不一定会让它觉得危险。这头幼狮极其聪明,它不信任

---

① 参见 Larry R. Squire and Eric R. Kandel, *Memory: From Mind to Molecules* (New York: Henry Holt, 2000)。

② 海蛞蝓(sea slug)在一些非常重要的有关生物学习过程的神经科学研究中一直是一个焦点,尤其是其中一种叫"Aplysia"的海蛞蝓。——译注

仅根据一个案例得出的结论。下一次，当它和它的同伴又遇到一辆正在移动的路虎牌越野车时，它还是躲起来了。同样地，这又大又黑的物体停下来，一个奇怪的活物又出现了，并举起一个发出巨大噪音的东西。这次，它的同伴摔倒死去。幼狮马上思考这个新的信号，聪明的它进一步作了个对比：这次活物手里握着的东西杀死了它无辜的玩伴，而这个东西看起来、闻起来都和活物上次举到脸前的东西不一样。幼狮据此总结：枪是凶具，照相机则不是；而路虎牌越野车意味着危险，除非这里面的活物手里没枪。由此，我们便知道，"学习"不仅包括感知不熟悉的环境刺激，还包括通过将它们与动物在过去的学习经验中或由遗传基因得知的已知信号作对比，进而分析新信号。有机生物在记忆里储存的正是这些通过分析习得的知识。

神经科学家用"记忆"一词来指代有机生物与环境接触的记录。此记录可以是叙述性的，也可以是非叙述性的，可以代表被记录的接触的不同方面，包括视觉上的、空间上的、时间上的、情感上的、嗅觉上的、听觉上的和触觉上的，等等。也就是说，记忆可以保留被神经系统所感知、捕获的，与环境接触有关的任何方面。然而，神经系统所记录的是学习的经历（learning experience）。除了对东西的感知之外，还包括对它的分析和解译，这是由大脑根据所获得的信息而执行的一个涉及感知力和智力的过程，这些信息中有一些是新习得的，一些是通过遗传基因的记录得知的，一些则是早已存储在记忆当中的。正是这个一半源自与环境的接触，一半是对已知信息的重新处理和演绎的经历，被录制进了记忆。

在一项著名的实验中，杜塞克（Dusek）和艾森鲍姆（Eichenbaum）教会了一群健康老鼠识别以不同顺序出现的气味的联系，并确认老鼠有能力进行逻辑推理：它们有基于一套前提条件得出正确的逻辑结论的能力，可以完成直言三段论（categorical syllogism）式的思想过程。在实验中，老鼠首先被训练学会识别给气味排顺序配对的不同模式。这些气味的配对模式有 A-B 和 X-Y。进行这些训练后，科学家让老鼠得到气味 A，然后让它们在气味 B 和 Y 之间进行选择。如果老鼠根据 A 气味提供的线索找到了对应的正确答案,即气味 B,老鼠就得到一个奖励(一个谷物圈)。同理,如果一开始给老鼠 X 气味,那么在 B 或 Y 气味之中,选择 Y 才是正确的。然后,科学家增加了气味配对的数量,试验中引入了 B-C 和 Y-Z 这样的配对,而老鼠被训练做同样的配对选择。到第三个实验时,即使所有的线索和可选择的气味之间的关联都是间接的,所有老鼠也都能正确地配出新的组合,即 A 对应 C 或 X 对应 Z。据此,实验表明老鼠是有能力进行逻辑推演的,也就是能根据关联关系将刺激信号串联起来。①

　　这种智力表现与一个人"搞清楚"该按照何种原则将一系列感知上不同的物体归为一类相似。我们在智商测试中经常要做类似的事情,这与在前面提到的小孩悟出母语语言规律的例子也类似,只是这个例子更复杂一些。老鼠的惊人行为背后的线索并不是有机生物接触的环境里可被感官感知的那些特征。环境没有提供如"若 A 导致 B,B 导致 C,那么 A 导致 C"这样的信息。这一推理是聪明的老鼠在大脑里发明出来的,它们猜想或想象该是如此。在人的语境里,当我们说上面提到的简单三段论里面的前提假设"包含"(contain)着结论时,"包含"一词是个隐喻,意思是足够聪明的人只要看到两个前提条件中共有一个中间词,就能根据前提得出结论。然而,和实验中表现一直出色的老鼠不同,在做智力测试时,即使我们被要求完成同样的逻辑拼图,我们中有些人明显比另一些人表现得好。也就是说,并不是所有人都能在前提假设里看到结论,有些人需要通过一些思考才能得出结论。

　　因此,动物适应复杂环境并能恰当地回应新信号的能力取决于有机生物体在大脑内部创造一些补充性的信息的过程,而新信号不仅来源于动物所处的环境,还包括动物对环境的感知和对环境提供的信息的已有记忆。动物完全有能力在大脑内处理从外界接受的信

---

① Jeffery A. Dusek and Howard Eichenbaum,"The Hippocampus and Memory for Orderly Stimulus Relations," in *PNAS* 94,no.13(1997):7109—7114.

息并补充上为了适应环境而创造出来的必要的未知信息，这样的能力还没被人类认识到，因此还没给它命名。对人而言，我们把这种能力称为"想象"（imagination）。很明显，由于动物所处环境的复杂性和不确定性，其他动物也必须至少有某种程度的想象能力。

　　动物能够想象的事实表明，新信息可以在大脑内部无意识地被创造出来。之所以说是"无意识地"，是因为想象者没有意识到把其所感知的和已知的转化为新信息的步骤，却跳过这些步骤得出结论。因此，就像神经科学家所定义的"学习"和"记忆"那样，想象是动物大脑的一种能力，我们不该把它和思考混淆起来。显然，人类也经常无意识地想象（即为来自外界和在记忆里已存储的信息提供补充信息），并且想象的人也一般没有意识到自己在这过程中所进行的智力活动。只有在很少的情况下，想象的人能够在回想中重新建构这些智力活动或把它们想明白。一个罕见的通过回想进行重构的例子是爱因斯坦在其自传中提到的，他在试图解释自己是通过什么方式得出相对论时曾在"准确地说，思考究竟是什么？"这一问题上徘徊了许久。①能如此自省、回想的人必有一个不同寻常的心智。因为从逻辑上讲，没有理由可以解释为什么动物应该思考，但却有许多重要的理由解释为什么动物应该具有想象的能力。基于逻辑规则建立起来但却独立于这些逻辑解释的间接证据因此与以下结论一致，即：证明动物拥有想象能力的证据有很多，但除了人类，其他动物都没有思考的能力，除非我们把通人性的宠物的不寻常的行为考虑进来。

情感
　　除了考虑动物大脑的认知力和智力之外，我们还必须考虑其情感能力。这首先将能让我们区分几种情感体验，为我们进一步分析心智做好准备。

---

① Albert Einstein, *Albert Einstein: Autobiographical Notes*, trans. and ed. Paul Arthur Schilpp(La Salle, IL: Open Court, 1979), 7.

　　显然，和我们人类一样，动物具有感觉，即有身体上的体验。即使发展程度不同，我们与动物有着同样的肢体感觉。因此，和我们一样，它们会体验到痛苦、愉悦、恐惧、积极和消极的兴奋（如欢乐和焦虑）；同样，它们在体验这些经历时，体内可能进行着完全相同的神经生物机制。我们可以把这些感觉称为初级情感（primary emotions），因为它们通常体现了有机体对其物理环境刺激的直接反应。但是，它们也可能将几种神经生物机制组合起来，表达更复杂的情感，而这些情感可能没有与之对应的肢体表达。例如，动物很明显有爱（affection）的情感，例如一只狼在成功避开人类十年后，在其伴侣被人捕获时却甘愿置自己的生命于人手中，还有一头狮子在收养一只小羚羊后因没人照顾小羚羊而放弃捕食，从这些例子我们可以看到动物有着十分强烈的爱的情感，以至于它们愿意自我牺牲，即使注定要失去生命也在所不惜，这些只能被称作爱的悲剧。除此之外，我们也可以从普通的鸟类（如企鹅、天鹅）和哺乳动物（如狼）的交配中，或通过无数哺乳动物物种中母亲和幼儿的关系，看到动物的爱的情感。[①]在身体上，喜爱的情感最有可能表现为愉悦和快乐的兴奋感。有爱的情感的动物也能体验悲伤，而悲伤作为动物在失去它们喜爱的东西时体验的情感，必然通过类似的神经生物机制表达为一种痛苦。动物界里经常发生的母亲失去孩子或孩子失去母亲的例子充分证明了这一点。将爱的情感扩展到亲子之外的物种还能够产生同情和怜悯，我们在大猩猩和狼那里可以找到很多例子。最后，愤怒，即"被触怒了的权威"（an outraged authority），则普遍存在于等级森严的野生动物的社会里。愤怒让一只居于领导地位的狒狒（baboon）殴打其"后宫"中有通奸行为的雌狒狒，也让骄傲的雄狒狒教训顶撞他的年轻狒狒。

---

① Ernest Thompson Seton, "Lobo, the King of Corrumpaw," *Wild Animals I Have Known*(New York: Charles Scribner's Sons, 1898); *Heart of a Lioness* (Animal Planet) http://animal.discovery.com/fansites/wildkingdom/lioness/lioness.html(2012 年 6 月 6 日访问).

　　这些不依赖直接的身体反应的情感可以被称为次级情感（secondary emotions）。与初级情感不同的是，次级情感的功能（或它们之所以存在的原因）并不是为了增加单个有机动物在其所处的社会结构中生存下来的可能性，而是为了巩固其所处的社会结构，从而保证整个物种的生存。次级情感的能力是基因的表达，其在有机动物体内的形成机制与感觉一样。狼是体型较小的捕食动物，常常要捕猎体型更大或很大的猎物，因而狼在狼群外存活的可能性很小。由此，狼为生存而交配，通常以大家庭的形式生活，一起分担照顾狼崽的责任。它们可以爱恋群中其他个体的能力表明它们可以联合起来加强它们的社会结构。相反，与狼居住在同一栖息地的熊体型庞大，它们不管雌雄都能靠自己很好地生存，因而它们交配后便毫不犹豫地离开彼此，只有雌熊和需要被照顾长大的幼熊之间保持着爱的情感。

　　初级和次级情感也是我们人类情感体验的重要种类。但是，大多数的人类情感是更加复杂的三级情感（tertiary emotions），即距离身体反应有两步之遥的情感。三级情感虽然在我们的宠物中并不罕见，但在野生动物中却不存在。它们是诸如爱、野心、骄傲、自尊、羞耻、内疚、灵感、热情、悲伤、敬畏、钦佩、谦卑、耻辱、正义和不正义感、嫉妒、恶意、憎恨、残酷、仇恨等不胜枚举的情感。这些都超乎大脑的能力，也不是生物有机体与生俱来的，而是文化的产物。因此，我们不能从功能上或目的上来解释它们，而得从历史角度来解释它们。它们借助大脑产生，但不是因大脑而产生。而且，由于它们必然在大脑中只通过有限的身体感觉来表达自己，神经科学没有办法通过实证来检验它们。

　　在某种程度上，动物也有情绪（moods）。情绪不是特定的情感（emotions），而是某种情感的总体倾向。实际上只有两种情绪：好情绪和坏情绪。其他被称为情绪的态度，如"战斗情绪"（fighting mood）或"欲哭的情绪"（tearful mood）都过于具体，即意味着一个特定的行为和相对应的具体情感。在部分人类和全部动物中，情绪是自然秉性的反映。也就是说，大脑里的化学物质在自然状态下，并不允许情绪变化超过一定界限。我们可以在幼小的动物中观察到,好情绪大体表示它们很可能遇到了让它们愉快的事物。然而,幼小动物若丧失这种好情绪,它们很大可能不会存活很久。坏情绪,即把世界视为痛苦的来源的总体情感倾向,在野生动物中并不多见,原因大概是郁闷的情绪几乎意味着立刻死亡。人类则没有这么受制于情绪。尽管按照定义,开朗的秉性可以使生活更加愉悦,但情绪好坏并不危及人类的生存。近来,人们常把幸福(happiness)与好情绪等同起来,这是一个错误。[①]幸福并不是一种乐观地看待世界的倾向,它是仅为人类所有的最复杂的三级情感中的一种。[②]幸福作为第三级情感,我们必然通过身体感觉来体验它。动物也有身体感觉的能力,然而,动物的大脑并没有产生幸福的能力,所以大脑不是幸福的来源。

　　情感通过身体表达自己,我们可以感受到情感。对人类而言,这是情感区别于思考和象征性想象这样的认知过程的核心特征。由于在自然有机世界中,对信号的感知也基本上是通过身体来进行的(即自然界通过身体感觉向动物传递信号),动物中如学习和想象的认知过程必然既有认知,也有情感。正是这一过程让实验中的老鼠会通过完成逻辑推理来获取一个谷物圈。同理,人类的认知过程,特别是在无意识的情况下,也涉及很大一部分情感因素;我们的象征性想象,甚至是显性的思考,也一直有着情感色彩。因此,要清晰划分认知和情感功能不仅在实际中是不可能的,在理论上也不明智。

适应象征性环境

　　达尔文有关生物通过自然选择得以进化的理论清楚地表明,任

---

① 参见 Daniel Goleman, "Finding Happiness: Cajole Your Brain to Lean to the Left," *New York Times*, February 4, 2003。

② 参见第 5 章。

何生命过程的环境都是生命的重要组成部分，也是生命里最关键的创新因素或影响因素。环境是自然选择的动力，是环境淘汰了适应能力较差的弱者，让最有适应力的强者继续繁衍。因此，生命只能在其环境中才能被恰当地理解，而其环境大部分是有生命的有机生物。生态学因而是生物学中极为重要的领域。在研究无生命物质时，环境也同样重要。比如，环境塑造了岩石的形状，导致巨大的石头掉进海洋里，激起千层浪，水浪卷到很远的地方，以海啸的形式冲击远方大陆的海岸；环境还产生磁场，让星球在固有轨道运行。物质和生命都深植于它们的环境当中，只是前者的环境是物理的，后者的是有机的。在其各自的环境中，它们同属于一个相互关联的宇宙，单个个体无法孤立存在或被我们理解。大家对此应该都没有疑问。同样的道理，单个的心智也无法独立于文化而被理解。然而，是什么原因让我们花这么多工夫来得出这一结论呢？又是什么原因让这一结论至今仍然颇有争议？

没有文化就没有心智，因为文化创造了心智，而心智让文化成为一个富有创造性的过程。我们不能孤立地理解两者。然而，到目前为止，这两者通常都是被孤立起来研究的。人文学科一直在集中研究文化的化石，即文化与心智分离后的"死尸"。据称，心理学和神经科学仅仅聚焦于心智，并将其从环境中分离出来，而每一纳秒环境的状况都会有所不同（而社会"科学"实际上一直忙于研究其他课题）。

神经科学是当今的主流科学，它发出的声音最大。由于二元论哲学传统已经塑造了我们的思维方式，显然，神经科学家们也是这一传统的囚徒，他们归从的是某种物质论。换言之，神经科学家们认为只有现实的物质方面是根本的、自主的，而精神方面（例如，人类思想）是由物质决定的或可被还原为物质。因此，他们将心智视为大脑的产物。①他们认为人类是一种高度进化的动物物种（即我们和变形

---

① 例如，可以参考 Michael S. Gazzaniga, "Are Human Brains Unique?", in *Human：The Science Behind What Makes Us Unique*(New York：HarperCollins，2008)。

虫之间只有量的差异），因此无情地针刺海蛞蝓的体侧或把电极缠绕在无辜的老鼠身上，以了解有关他们如何捕食的趣事，然后基于这些动物实验来推测人类是如何思考、感觉、决策和写书的，并最后提出所谓的科学理论。到目前为止，基于动物实验，我们能得出的有关人类的结论是：人类是一种很高级复杂但很迷茫的老鼠，而四脚走路的老鼠在做简易逻辑测试时可以轻易胜过人类。这个结论让我们怀疑，比起设计实验的人，或许一只老鼠可以从自己身上被做的实验中推测出更合理的结论。然而很遗憾，老鼠不发表学术文章，所以我们无法检验这一假想。

从逻辑上讲，我们不难理解为什么动物实验不能告知我们许多有关心智的有用知识。打个简单的比方，肺受人吸进去的空气影响，而胃受人所吃的食物影响，这都是显而易见的。[1]那为什么输入大脑的环境因素就不会产生影响呢？显然，大脑也必然受到输入的刺激物的影响。胃可以对脂肪食物和碳水化合物进行不同的处理，肺部会对氧气和一氧化碳做出不同反应。同样，大脑中的活动也应该能够反映其接收到的信息是感官上的，还是象征性的。研究大脑而不考虑其所反映的环境的本质（或实际上并没有意识到这种环境）就等同于研究胃而没有考虑胃里可能有的东西。但这恰恰是我们在基于动物实验推断人类的体验时所做的。

我们也不能以人类的大脑比被实验的动物的大脑要复杂，因而可以对环境产生更复杂的反应（例如，海蛞蝓被针刺时身体会收缩，而人类，由于其大脑的复杂性，听到一首诗时脾脏就会有所反应）为由来证明上述实验的合理性。无论我们的肚子相较于海蛞蝓有多复杂，我们也不会说我们吃的食物是我们肚子的产物。我们知道食物来自外界，而肚子只是消化食物。既然如此，那为什么诗词或语言（大脑专家在讨论问题时常举的例子）却应该是我们人类复杂的神经系统的产物呢？心智不是大脑的产物，就像本章书稿不是支持我写

---

① 这个比喻是我从马克・赛姆斯（Mark Simes）那里借用的。

作的高级打字机的产物一样。心智是由文化在大脑里产生的。

人类意识的独立性

文化是心智发生过程中所处的环境，并且心智只能在文化这一环境中发生。人与动物之间的质的差异首先肯定与这样一个事实有关，即人类环境的复杂性不仅在程度上超过野生动物所处的环境，而且它们的层次也不相同。动物的基因携带着对它们生存最重要的环境：动物的社会环境，即与它们物种中的其他生物互动的组织形式。环境是动物的生物构造中的一部分。因此，其他动物物种只需要适应物理环境和有机环境，人类个体则首先必须适应他们所处的最直接的、最相关的物种内部的环境，即人类社会。我们不像其他动物那样，在基因中携带社会的组织形式。人类社会不是由遗传基因决定的。我们象征性地（即用象征性手段）来绘制我们所处的环境，从而构建了文化。我们确信这点，因为人类社会有着几乎无限的多样性。

随着象征性刺激和经验的增加（即随着文化和心智这种新现实的出现），人类环境的复杂性呈指数增长，并且成比例地增大大脑的容量（据说老鼠在成长过程中如有能刺激大脑的玩具相伴，它们也是如此）。①从自然界动物的大脑到有文化的人类大脑的跨越是如此巨大，以至于人类大脑（由于文化环境越来越复杂）后来逐渐增加的容量可以忽略不计。这意味着，与最聪明的野生动物相比，人类的学习层次通常更高，并往记忆里储存更多来自外界的各种信息，而这些信息绝大部分是象征性的，与野生动物获取的信息有质的区别。大部分的学习和记忆在婴儿时期便已出现和形成（如我们在前面提到，可能在小孩学会语言的时候）。然后，我们便演绎这些从外界获取的许

① Marian C. Diamond et al., "The Effects of an Enriched Environment on the His-tology of the Rat Cerebral Cortex", in *The Journal of Comparative Neurology* 123, no.1(1964):111—119.

多信息。也就是说,我们会通过想象,完善这些信息,构建或创造新信息,并把我们想象的结果在记忆里储存起来,或把我们的内心活动记录下来,再不断重复地演绎这些信息。这个过程产生了一种滚雪球的效应。大多数环境刺激都是象征性的——主要对人类而言——它们实际上是人类大脑活动过程的产物。换言之,随着文化和象征性环境的出现,人类的意识或大脑活动(即使并不是所有的人)开始可以自我维系,即开始独立存在。

具体而言,人类意识(human consciousness)在满足最低程度的要求后便不再依赖于学习。在人类小时候习得了某一最低量的信息后,心智便不再怎么需要外界提供环境刺激。相反,心智通过启动想象开始演绎和再演绎已存储于记忆中的信息,而记忆中的大部分信息是早先储存的。由此,记忆变成了为大脑或神经系统活动提供刺激的主要存库。在某种程度上,记忆开始和外部环境竞争。对有些人来说,个人在尝试构建一种平衡或舒服状态的过程中,记忆比外界环境重要得多。又或者,我们可以说文化环境进入了人类的大脑并在那里进行运作(由此可以回到我们的定义:心智是大脑中的文化),让大脑(至少是一些人的大脑)为建构环境做出重要贡献。这在动物中是不存在的。

象征性想象

文化将我们的象征性环境的大部分资源放在我们个人的脑海中,然后将意识的过程从以读取环境为主转变成一个几乎是完全由自我激发和富有创造性的过程。除此之外,文化还改变了动物想象的本质。符号想象,即通过操作符号刺激进行的想象,与仅靠操控感官刺激的想象有很大不同。引导象征性过程的规则(我们可以在由15世纪的英语发展而来的伊丽莎白时代的英语词汇、高等数学、美国总统选举或纽约股票市场的发展演变中观察到它)无法被还原为大脑运作的规律,而唯一的原因是如前面提到的,象征性过程本质上是历史性的，即在任何时刻或阶段里可能发生的事情都不可避免地基于（即使不是完全取决于）之前发生的相关象征性过程。[①]与所有可延展的物质（extended matter）过程一样，大脑里的过程在某个空间中发生，而其发生的时间并不重要。例如，确定某一过程是在大脑额叶发生还是在大脑海马区发生是很重要的，而不管这一过程是发生在 1917 年的春天还是秋天，或是在 1928 年还是 1938 年的 11 月的某个晚上，又或者是 2001 年的 9 月 11 日，这些无关紧要。然而，象征性过程是不可延展的，并且发生在时间里，而非空间里。因此，发生在某人心智里的象征性过程的具体时间对这一过程的性质和结果都至关重要。在俄国十月革命发生之前和之后，一个俄国人的象征性想象完全不同。同理，水晶之夜（Kristallnacht）之前和之后的德国犹太人，以及 911 恐怖袭击发生之前和之后的美国人，也有着完全不同的象征性想象。文化和心智发生的规律是无法被还原为动物大脑的潜能的。虽然后者为前者的发生提供边界条件，即没有此边界条件文化的过程就不可能发生，但是后者并不能塑造文化过程的本质和方向。相反，文化本身却持续不断地指挥着人类的大脑，使大脑的运作机制可以有序地组织和运作。没有文化，根据我们对大脑生物功能的了解，这些机制不太可能在人类的环境中有序地运作，尽管显然并不是完全不可能。

老鼠在处理逻辑问题时之所以整体上比人做得更好是有很好的理由的。由于其生活的地方局限于其物种在进化过程中所占领的地方，一只动物在其成长的过程中就已很好地适应了其所处的环境，因此也认为这个环境是一致有序的。除非被我们人类捕获，不然它不

---

① 见第 5 章和第 6 章。以数学为例，我要感谢斯特拉斯克莱德大学的数学家迈克尔·格林菲尔德（Michael Grinfeld），他反驳了乔治·拉科夫（George Lakoff）和拉斐尔·努涅斯（Rafael Núñez）在其以认知科学为灵感的著作《数学从何而来——具体化的思维如何创造数学》（*Where Mathematics Comes From：How the Embodied Mind Brings Mathematics into Being*）中所提出的观点，他的反驳令人信服。

可能知道其他现实。以信号的形式呈现给动物的物理环境与象征性
符号不同，是不容许被演绎的。食物就是食物，在任何情况下都不会
变成神圣力量的象征，或被认为"不纯洁"，因而是吃不得的东西。以
自己为食物的捕食动物是必须逃脱的危险，因而绝不会被视为是可
以和平共处的潜在伙伴。对物理性矛盾（physical contradiction，即
遗传基因或外界环境指示生物有机体做 A 的同时做 A 的反面）的生
物性零容忍（biological intolerance）必然使得物理环境里信息之间的
关系是严格按照逻辑来呈现给动物的。当然，一只老鼠并不知道它
在做所谓的"简易逻辑推演"。从这个意义上讲，它的大脑想象过程
确实就是"妄下定论"（jumping to conlusion），即无意识地跨越逻辑
链上各个独立的因果联系之间的距离。然而，它的结论虽然补充并
修改了从外界获取的信息，却与原来的信息在逻辑上完全一致。也
就是说，它的想象并不允许飞跃，只能基于并局限于逻辑。

　　人类则不是如此。很明显，人类保留着对物理性矛盾的生物性
零容忍。这实际上就是亚里士多德的非矛盾原则（principle of non-
contradiction）。但是，人类的环境（主要是文化性的）是以复杂的符
号系统，而非信号，来呈现自己的。对于大部分象征性文化系统而
言，恪守"非此即彼"的逻辑原则并不适用。这导致了像我们人类这
样不守逻辑的文化不太可能会发出被体验为物理性矛盾的信号。在
人类世界，某一事物可以同时存在和不存在，或同时有和没有某些属
性。比如，耶稣是人和耶稣非人之间没有矛盾；有上帝和无上帝可以
同时成立。三位一体的想法两次否认逻辑原则。食物可以很诱人，
有人跃跃欲试，但若此人是正统的犹太人，当发现这诱人的食物恰好
是猪肉，这食物便马上变得令人恶心，并由于其会玷污宗教信仰而被
认为是吃不得的。即使这犹太人忍不住试了一下，也可能引起如恶
心、呕吐和肚子痛等食物中毒的身体反应。

　　实际上，任何一个符号都否认非矛盾的原则，因为它既是如此，
又同时有在此之上的很多东西，而且事实上它是什么对于人们如何
理解它毫不重要、毫不相关。比如说，"mama"这个由四个字母组成

的词，对很多人来说是一种富有情感、感觉和认知的现实。在某些情况下，它可以让人欢喜雀跃；在另一些情况下，则让人伤心不已；它会让人突然间饥肠辘辘，想吃妈妈做的苹果派，或让人感觉肚中满满，得到情感上的满足。如前面提到的，符号必须在系统中存在。这意味着符号间的关系是有组织的，而组织它们关系的原则有着一定程度的粘合力。有些符号黏合在了一起，有些则没有。换言之，有些是一致的，有些是不一致的，但这里所说的并不是指亚里士多德的逻辑一致性。任何一套由系统内部因素的结合和发展而成的一致性原则〔我们称之为"运作逻辑"(operative logic)〕都会从本质上与非矛盾的逻辑原则不同，它否认了亚里士多德的逻辑原则里的前提假设和确切的定义（正是确定的原则和信号指导着前面提到的实验中的老鼠的推理，而"逻辑"一词的含义也在此）。只有当符号被还原为信号，即当所有进一步演绎的可能性都被一套如数学般严密的详细明确的符号系统，或被如交通规则这样的规章制度排除时，逻辑推理的原则才能适用于符号。红灯明确意味着"暂停"，并不允许被解释为"通行"或如"让我看看，或许如果我慢慢开到交叉口，也是可以的"这样的信息。因为事关生死，交通规则必须遵从非矛盾的原则。在数学里，二加二也不能等于四以外的任何数字，多一点和少一点都不行。然而，就算符号被还原为信号，而且被完全地、不可分割地和某一事物定义在一起（就如在音乐里，升 C 调在任何情况下都意味着升 C 调，并不能被认为是降 B 调或升 C 调以外的任何东西），系统的"运作逻辑"(operative logic)，即一致性的原则，也不能被还原为非矛盾的原则。在音乐里，很显然，"如果 A 导致 B，B 导致 C"的前提假设并不会使"因此，A 导致 C"这一结论有效。这就是为什么一个音乐里会有"变调"(variations)。逻辑很明显不允许这样的变调，而音乐效力原则和演绎逻辑之间的关系是很复杂的，我们不在此深究。

在所有其他符号系统中，即在符号仍是符号，并未被固化为信号的系统中，"运作逻辑"与亚里士多德的演绎逻辑是不同的。因此，人类心智（借助大脑机制）在象征性的想象过程中创造的新信息不仅可以补充和修改从外界学习到或接收到的信息，还很可能（从演绎逻辑的角度讲）与已有信息相矛盾，或与已有信息不一致（按所讨论的符号系统的具体"运作逻辑"来讲）。

只有我们人类，并且只有拥有最强大想象力的人类，才能显性表达出一种逻辑，即形式逻辑或逻辑学（logic proper）。因此，形式逻辑系统是我们想象力的产物。但是，形式逻辑系统所依据的根本原则却不是我们想象力的产物。我们并不创造而是发现这些原则，即意识到这些原则的存在，就如我们发现或意识到某些经验规律。这样的发现可能是内省和观察我们周围现实的结果。比如，非矛盾原则作为逻辑学的根本规律是哲学和科学的鼻祖泰勒斯在首次全面阐述犹太人的一神论的过程中看到一个有序的宇宙时发现的。老鼠无须发现逻辑，它们所处的世界一直都是遵从逻辑的，所以它们知道事情不能同时存在和不存在（由此，我们一定可以得出老鼠和科学家其实非常相似的结论）。然而，与老鼠不同，在人类体验中，我们不断地遇到矛盾。我们从"所有天鹅终有一死"和"宙斯是天鹅"这两个前提假设得出的有效结论可能是"宙斯是神仙"，而非"宙斯终有一死"。前者否定了非矛盾原则，后者才遵循它。对于人类来说，二加二等于四这个陈述也没有任何纯粹的经验性证据（即实证）来证明，因为这一数学规则只是建立在数字的抽象概念和对这一抽象概念是"经验性现实"的定义之上。也就是说，只有当一个水果被确定为基本单位时，两个苹果加另外两个苹果才构成四个苹果。但若苹果是以盎司为基本单位来被人类体验的呢（即通过饱腹感来经验性地判断）？这里，两个单位的苹果加另外两个单位的苹果可能等于半个苹果或三个苹果。这在现实中导致了四等于三或四等于半个，既是四又不是四。这也可以通过一个在西方被看作另一种逻辑传统的中国语言哲学的例子来说明。在中国语言哲学里有个不言而喻的前提假设，那便是所有语言上的区别（例如"大"或"小"）都是相对的，这意味着没有恒定的比较标准，也让我们推出"现实没有区别于彼此的界限"的结论，即"万物从一"。爱因斯坦概括了人类经验与逻辑思维基本原理之间的矛盾，他指出："只要数学定理所指的是现实，它们都是不确定的；而只要数学定理是确定的，它们指的肯定不是现实。"然而，他也说："数学之所以享有高于其他所有科学的殊荣是因为它的定理是绝对确定和不可争辩的。"这从逻辑上讲与上面的句子是矛盾的。①

逻辑学本身是唯一有固定不变的根本原则的逻辑（其他"逻辑"的原则则随着语境和历史不断变化），并且这些原则是"被发现"而不是被有意创造出来的。事实上，象征性想象在本质上正是由在不同情况下发现和重新发现这些原则，并基于这些发现构建个人行为的能力组成的。当然，在其他象征性"逻辑"中，"被发现"仅仅意味着它们的组织原则好像被"包含"在"前提假设"或给予的证据中，就像直言三段论里的结论"被包含"在前提假设里面一样。要使心智能够真正看到前提假设里包含着什么，新的信息首先要在心智里被创造出来。因此，想象过程（即在大脑内部产生新信息）的本质基本上没有改变，无论我们所讨论的是语言或社会分层这样本质上具有历史性（可变性）的象征性系统，还是有着固定不变的根本原则的逻辑学和数学。也因此，在形成机制层面上，人类特有的无限象征性想象和老鼠有限的想象基本保持一致。然而，与逻辑学不同，其他象征性"逻辑"的原则会随着语境和时间改变，因而只在某种程度上是固定的。这导致在同一套证据里可能"包含"着多于一套的原则，一人"发现"的原则不同于另一个人"发现"的。结果是，错误（即回过头来看，"所发现的"明显与某一具体的"逻辑"不一致）会由于历史的偶然事件被体制化，这让想象的过程更难被重新构建。因为它是如此难以重新构建，它到目前为止一直显得很神秘。

由于我们必须始终在众多相互依存但又相互独立的符号系统之间航行，而每个符号系统都具有自己的"运作逻辑"，象征性想象就变得更复杂。我们已知的信息不多，即在大多数情况下，我们很少从环

---

① Einstein, "Geometry and Experience" in *Sidelights on Relativity* trans. G. B. Jefferey and W. Perrett(New York: Dover, 1983).

境中学到正确行动的途径。但是,基于少量的数据,我们的想象力为我们提供了解决难题的线索,即具体情况下的"运作逻辑",因而给我们提供了许多错误的信息。我们的行为(有正确的,也有不正确的)便成了教训,这为他人和我们自己都增添了一些信息。以此类推,一个象征性的体系便被维持下来,文化过程也得以持续。

让我们以时尚这个简单、有限的象征性系统为例。在中世纪,人们不知何为时尚。那时,每个人根据自己的地位都能确切知道自己该穿什么布料、剪裁和颜色;谁要是越规了,便犯了大不敬;把只适合不同地位的人穿着的衣物混搭起来就更是不协调。然而,今天呢?表面上,任何人都可以穿自己想穿的(大家也都这么做着)。但是,我们马上便认出谁有品味,谁没品味。实际上,我们认出的恰恰是前者有着某种一致性,后者没有某种一致性。是什么让一些衣物搭配有一致性,另一些则没有呢(毕竟,时尚一直在变)? 答案不是别的,而是情景(context)。在过去,穿着昂贵的皮草搭配破烂的牛仔裤,那简直是不可想象的,今天,它们却是完美的搭配。曾经真丝吊带裙只适合在卧室里穿,今天,它作为晚礼服,既适合最隐私的私人聚会也适合拥挤的公共场合。然而,尽管时尚逻辑时刻变化,我们仍然知道谁做对了,谁完全搞错了。更让人好奇的是,人们在是否有品味这件事情上常常有着一贯的一致性。即,人们要么有品味要么没品味,对时尚要么有想象力要么无想象力,对时尚这个象征性系统内部的不一致性要么敏感要么不敏感。[①]

象征性想象可能是人类心智最核心的官能,它的每一个功能,其形成和渗透(因此,心智是文化过程本身,即文化的传播)都依赖于象征性想象,因为心智所有其他的功能和运作过程都要借助象征性想象。我们的大脑活动,即人类的意识,大部分是对组织原则的"发现"

---

① 伊迪丝·沃顿(Edith Wharton)在《纯真年代》(*The Age of Innocence*)(纽约:现代图书馆版,兰登书屋,1999 年)中刻画的劳伦斯·莱弗茨(Lawrence Lefferts)是"纽约形式的首要权威",他是一贯正确的时尚想象力的绝妙例子。

和跨越各种"逻辑"链上的联系。人类意识很少是显性的或通过回想进行分析，这让想象比思考要普遍得多。缺乏象征性想象的能力，人便无法成为人，但并不是所有的人都有思考的能力。这意味着人类意识在绝大多数情况下和大多数时间内是无意识地运行着的，即我们并没有意识到它在运行，而且比起思考，情感扮演着更为重要的角色。

心智解剖

象征性想象力类似于人类生命整体的固有属性或功能，比如体内平衡或呼吸（而非某些器官或有机体）是人类生命的固有属性，它依赖于地球引力等物理力量（而非结晶体等结构）而存在，不过我们只能在这些力量的影响中觉察到它们。上面这些功能和力量可以在特定现实（不管是物理的、有机的、象征性的）里的具有不同复杂度的层次或等级结构中运作。因此，一个物种里的生命有机体的每一个功能都包含呼吸，呼吸影响着生命有机体的每一个器官。个体有机体要是停止呼吸，物种自身马上就停止生存了。很显然，地球引力也不会因其复杂程度不同去歧视某些物理性的结构，而是让地球上的物理世界均等地受力。心智里其他极其重要的现象或过程，即那些有序的或以固定模式存在的现象或过程（它们必须得到类似的、有序的、以固定形式存在的大脑程序的支撑），则可以被给予不同的设想。为了帮助大家做有关联想，我们可以把它们视为类似于器官和有机物这样的结构。如上所述，即使心智本身是一个过程，它可以类比为存在于更大的结构或过程中的一个有机体，而这个更大的结构或过程则与文化类似。在心智内部，文化借助动物大脑的想象能力，通过象征性环境转化为人类特有的象征性想象。由此，文化必然创造了三个"结构"，它们可以进一步将动物大脑活动与人类心智相区别，这三个结构是自我（the self or I）的组成部分，它们包括：（1）身份认同（identity），即在关系中形成的自我（relationally constituted self）；（2）能动性（agency），意志（will），即行为的自我（acting self）；（3）思考的自我（the thinking self），即自我意识的自我（I of self-consciousness）或"笛卡尔式的自我"（I of Descartes）。

身份认同

"身份认同"这个术语在我们的讨论语境中，指的是象征性的自我界定。它是个体对自己在其所看到的相关社会文化"场域"（space）中所处地位的认知。它包含并提供以下信息：有关个人社会地位的信息，以及自己相对于非人类的象征性存在（如天使、祖先或民族）的地位信息；与个人相关的他者（不管是凡人还是神明、个体还是集体），以及自己应该与他者保持何种关系；对个人至关重要的象征性环境（包括最近的和较远的社会或宇宙世界），以及自己对这些环境的期待或这些环境给予自己的期待；个人在越来越多的各式情景下该有的行为（即个人该喜欢或不喜欢的食物、该穿的衣服、该问的问题、该感兴趣的事情、可以合法体验的情感、该引以为耻的事情、该交的朋友、该结婚的对象、该尊敬、讨厌和憎恨的人等）。简言之，个人的身份认同体现了置身于特定文化里的个体的微观世界。这个微观世界会扩大并强化对个人尤为重要的东西的形象（这些东西可能包括上帝和他的天使们、天堂和地狱，或者最近的邻居、同事以及棒球粉丝团里的伙伴）。

身份认同是人类环境本质性的逻辑产物。由于人类的首要环境是文化性的，而且个体首先必须适应于他们所处的人类社会中的物种内环境，所以人类大脑里必然形成一张有关这一文化性的社会环境的认知地图。这张认知地图是周围的文化以及在此基础上构建起来的社会秩序（这总是相对于宇宙秩序而言）在个人的心智中（个人化了的文化中）的反映。这张认知地图可能是由大脑里的方位细胞绘制的。神经生物学家们认为，老鼠大脑里的这些细胞负责呈现空间方位，绘制不断变化的空间环境图。[①]个人的身份认同就是他或她

---

① 参见 O'Keefe and Nadel, *The Hippocampus as a Cognitive Map*（New York：Oxford University Press，1978）。

在这张多维的象征性地图中的位置。就像老鼠会在它大脑的空间地图里标出自己的位置，身份认同定义了个人适应环境的可能性——在人类现实中，它指的是个人的"权力""自由"和"权利"。由于文化环境是如此复杂，人类个体面临的情况与老鼠不同，他们面对的是有着不同的适应可能性的认知地图，而且这些可能性不能被客观、清楚地排序。我们必须主观地判断它们，即个人必须选择或决定他们想要追求的东西。对选择进行主观排序首先就是身份认同的一个功能。

神经科学从根本上误解了身份认同。对神经科学这一权威学科的最新发现进行科普的权威著作，即埃里克·坎德尔（Eric Kandel）和拉里·斯奎尔（Larry Squire）这两位著名的神经生物学家（其中一位是诺贝尔奖的获得者）撰写的《记忆：从心智到分子》（*Memory：From Mind to Molecules*）一书的开头，提出要改写笛卡尔的名言"我思故我在"，应该把它改成"我在故我思"，因为"心智的所有活动都起源于……我们的大脑"。他们还说，"笛卡尔的原有说法之所以错误，还有第二个主要的原因。我们不仅仅是因为我们的所思所想而成为了我们。我们之所以是我们，是因为我们可以记住我们曾经想过的……我们有过的每个想法、说过的每个字、参与过的每个行动——的确，我们的自我认识和对与他者的联系的认识——都多亏我们有记忆，多亏我们的大脑有记录和储存我们体验的能力"。[1]

我们已经证明这两个作者对笛卡尔的第一个批判中的逻辑谬误。[2]他们的第二个批评则涉及身份认同的本质。然而，笛卡尔的陈述其实完全没有涉及这点。这句话并不是在说个人的身份认同（比如，作为法国国王的子民或作为一个天主教徒）是完全由个人的思考能力来决定的。事实上，在大多数情况下，思考能力和个人身份认同的构建没有多大关系。身份认同部分基于我们对与他者的关系的认

---

① Kandel，*Memory：From Mind to Molecules*.
② 参见第一章。

识(如,和其他天主教徒或和法国国王的其他子民的关系),它是由特定的历史语境下个人对象征性材料和已知关系的象征性想象建构而成的,体现这一情景的认知地图是由象征性想象配置的(即读懂的)。如上所述,象征性想象可能大体上是一个无意识的过程,它并不明显,同时也不涉及思考或由思考构成的自我。

由于我们是通过从文化环境中提取的信息来读懂认知地图的,认知地图便部分(不是全部)地随着人所在的环境而变化。在整体上,只有当认知地图由于环境发生了实质性的变化而出现巨大改变时,个人在认知地图上的位置才会受到影响,即个人才会改变自己的身份认同。这很正常,因为首先文化性的刺激刚进入新的人脑时犹如一团乱麻,他们的组织原则必须被弄清楚。当一个孩子读懂不同符号系统的组织原则并展开象征想象时,他或她也弄懂了自己确切属于哪里,以及自己与还在被建构中的象征性环境的关系。然后,地图上其他物体的重要性都是相对于孩子所处的位置来被衡量的。个人的身份认同会理清混乱,个人也是从自己的身份认同的角度来观察文化环境的。这意味着,不同于前面提到的神经科学家所说的,雏形的身份认同并不是由我们的经历来决定的;相反,雏形的身份认同会给我们的经历排序,并根据主观意义来选择经历,再将其储存进记忆,然后把其他大部分的经历遗忘。

这是如何发生的是个重要的问题,但我们目前还无法回答这个问题。我们有限的知识和永远都有用的逻辑告诉我们身份认同形成的过程,就像其赖以产生的象征性想象的过程一样,主要是情感的过程。人类和非人类的大部分大脑活动都是情感性的,只要我们能在身体上感知它们。所以,除了有关外界的信息外,即大脑里的认知内容外,脑海里的感知有一部分是情感内容。换言之,环境刺激是通过情感电荷(emotional charge)来传递的。在我们前面提到的有关阿韦龙的狼孩的例子里,狼孩最终学会的两个词之所以是"牛奶"和"上帝",原因在于这两个词带给狼孩大量的情感电荷。"牛奶"能带来情感电荷的原因是这种液体明显和一种强烈的身体愉悦相关;"上帝"

一词则肯定是由于狼孩周围的人信仰上帝并期望上帝的伟大力量和仁慈可以在这被短暂遗弃的孩子心中留下印象，因而带着强烈的情感把这个词传递给了狼孩。情感电荷可以是正面的或负面的，也可能强弱不一。身份认同是在受到带有最强情感电荷的刺激时形成的，并在可选的情况下，都是正面的情感电荷。

由于其基本的排序功能，身份认同必须尽早形成。然而，我们从经验中知道，它的形成过程可能是很漫长的，也不总是那么成功。人所处的文化环境越是相对简单（通常都很复杂），人的身份认同便能越快、越成功地形成。也就是说，必须考虑的内在的和与自我有关的关系越少、越清晰，人的身份认同便能越快、越好地形成。比如，在一个与世隔绝的村庄里，土著居民都信仰同一个宗教，遵从同样的权威，讲着同样的语言，有着同样的装束，享受（或忍受着）同样的富裕程度，那么他们的身份认同的形成应该又快又简单。但在一个国际化的大都市里，有着不同的宗教信仰、政治派别、富裕程度、生活方式和语言背景的人们混杂在一起，在这里人们就需要更多的时间来形成身份认同，而且许多人都不能完成身份认同。特别是在多元化和追求平等主义的大都市，那里的文化环境不会自动给其中的不同人群排序，而是把所有的排序工作都留给个体。一种默认的排序要么会自然而然地产生，要么是从相对不那么多元和不平等的过去遗留下来。在这种情况下，排序最靠前的特征，即在当时的语境下被认为最重要的特征，会构成大部分个人身份认同的核心，但个人经历中的细节却很可能调和它们的效果。

在关系中构成的自我（relationally constituted self）是自我身份认同中的核心因素，而身份认同是心智的中心"结构"。由于身份认同是通过象征性想象来形成的，这个过程在很大程度上是无意识的，因此认同很少是显性的。一般只有在身份认同出现问题时，人们才会思考或分析它。然而，历史，尤其是比较历史，为我们提供了许多从外面观察它的机会。比如，20世纪的最后15年的历史让我们看到，被认为镌刻在人们的遗传基因、通过血脉传递的族裔型民族主义

(ethnic nationality)，一律战胜了市民身份、宗教、语言、政治同情和个人经历，成为了多民族社会里个人身份认同的来源，这些社会已经发展起了族裔—集体型的民族主义(ethnic-collectivistic nationalism)。①在东欧和欧亚大陆上民族仇恨的强烈复苏震惊了西方信奉个体主义的民族主义国家里的观察者，并导致了这些观察者所说的二战以来最严重的"种族暴力"(ethnic violence)。这是人们首先认为自己是族裔社群里的一员的意识结构的反映。东欧人或欧亚大陆人的身份认同让我们明白，如果用一种触人心扉的方式重新讲述一个有关战败的古老传说(即使这个古老的传说在神经生物学意义上是不可能留下任何记忆的)，会让成千上万的塞尔维亚人忘记他们与其他南斯拉夫人(即南斯拉夫人)的政治统一。同时，尽管储存在他们大脑神经里并很容易被记起的是他们个人与那些先祖曾改信伊斯兰教的人的世代友好关系，他们仍然会拿起武器与这些人倒戈相对。在像美国这样个人主义至上的国家，个人有极其多样的选择来定义自己，在关系中形成的自我身份认同对个人经历的影响则体现在相对细微的情景里。当在美国出生的美国人很难理解东欧(或中东)人的高涨民族主义热情时，那些来自这些地区但后来加入美国国籍的移民则觉得美国人对政治党派(即民主党或共和党)的强烈认同令人震惊。在这些移民看来，美国两党之间没有明显区别，而要是真有什么细小的区别也会在总统竞选中被刻意模糊化，以便赢取每个立场中立的人的选票。然而，一代又一代的民主党和共和党的继承人都会把票投给他们各自党派的候选人，即使在初选中他们表现出的其实是很讨厌和不信任这个候选人，即使这个候选人提出的具体政策和他们的切身利益相悖。②由此，我们便知道，如果认为我们的身份认同(即对自我和与他者的关系的认知)反映的是存储在我们神经记忆里的个人经

---

① 参见第一章。

② 参见 Richard G. Niemi and M. Kent Jennings, "Issues and Inheritance in the Formation of Party Identification," *American Journal of Political Science*, 35, no.4(1991):970—988。

历，就是在对证据置若罔闻。

身份认同与心智大体相似。作为心智的中心结构，身份认同比起大脑里的其他结构和过程，在更大程度和更具体的意义上反映并代表了某个时间点上特定文化的构造，即使它必然也是大脑里物理化学物质的一个反映。因此，身份认同是心智和大脑所处环境里的一部分，也是大脑里被文化改变了的结构本身的一部分。它同时存在于大脑的内部和外部。作为特定文化环境的一个体现，身份认同理应作为外部刺激对大脑施加影响。像文化那样，它会对大脑发出指示。身份认同是一种象征性的自我定义或在关系中形成的自我，即人类个体视自己为一个文化的存在，是一个特定文化宇宙的参与者。同时，身份认同明显是人类大脑功能和健康（即认知、情感与融入社会的能力）的重要因素。身份认同的某些外围部分有可能会发生一些变化，但任何核心部分的变化（即身份认同危机，对自我身份认同的怀疑，多重身份认同等）都会转变为精神疾病，影响个人学习和记忆的能力、情感反应的恰当性（即其是否适合某种文化），以及融入社会的程度。身份认同变化造成的问题有多大，取决于在具体的案例中哪一方面是认同的核心（如，作为基督教或作为一个美国人），以及哪个方面发生了变化（是核心，还是外围不重要的方面）。身份认同在个人学习、记忆和适应环境的自然能力（即人类拥有的动物大脑的能力）和个人在实际中作为一个人的功能（即人性）之间做协调。很明显，天生的自然能力不同的人会用不同的方式学习、记忆和适应环境，但大部分有着同样的自然能力的人因身份认同不同也会这么做。也就是说，如果一个人把自己定义为本质上独立的个体，然而所处的环境中独立的行动会被人嗤之以鼻，这人会比那些拥有同样的自然能力，但把自己视为机器上的一个螺丝钉的人，在学习、记忆和适应环境过程中遇到更大的困难。同理，虽然自然能力上的损伤（如肢体创伤或发育障碍）无疑会在个人大脑的表现中得到反映，但文化认同上的损伤（它会由某些创伤性经历造成，如移民、"丢面子"；也可以由发育障碍造成）也会极大改变大脑的表现。

像所有在大脑里进行的过程一样,身份认同必须借助于大脑机制,因而它也可以用神经科学的实验方法来研究。然而,这个过程是人类特有的,是人类心智的组成部分,在本质上是一种象征性的文化现象。因此,除非神经科学家们在设计他们的实验时考虑到文化对人类动物性持续的、全面的、可以将之转变的影响,否则神经科学是无法理解、研究它的。不幸的是,目前为止,神经科学没有给我们带来任何有关心智的理解。但幸运的是,逻辑、比较历史、比较动物学和内省为我们提供了很多证据,带我们走向解开心智奥秘的漫漫长路。

意志(即,行为的自我)

作为一种特定文化的体现,身份认同不直接对大脑发出指示,而是通过人类能动性的“结构”,即意志(will)或行为的自我(acting self)发挥作用。换言之,身份认同是通过在总体上创建文化来指示大脑的。人类是意志和决定的执行者;每个人在正常的情况下都是独立的,因为人不仅能反应,还能行动;除了非自愿的本能反应,这些行动都是人做出的决定和抉择的结果。意志是符号的功能之一。也就是说,我们内化了符号有主观含义的原则来运作有含义和人为产生的信号;所以,意志和身份认同一样,是心智这一象征性现实的逻辑产物。当我们在回应一个不管是从内部还是外部产生的线索(如新总统的选举或一个即时的神经冲动所引起的对在医生办公室里发生的不愉快事故的回忆)时,我们可以主动地打断接下来的大脑程序,告诉自己“我现在不想考虑这些”或“我不想对此做这样或那样的反应”,以此来塑造完美的回应。对人类来说,在这介于刺激和反应(行为)之间的中间阶段,我们反应的性质仍是不确定的,仍需被确定,而“意识”(consciousness)一词正是在这个意义上被频繁地使用。

有意识地回想是动物无法做到的事情。具体原因是,这是人类特有的体验,是一种有意的、主动的,即被主观意识驱动的回想,即使这并不一定都被自我意识到，不一定是显性的。事实上，我们没有证据证明动物可以有意识地回想；逻辑上，动物也不需要具有主动回想的能力。比如，老鼠（即使是和能激发兴趣的玩具相伴长大的老鼠）似乎也很少需要做决定，它们不会想"尽管我知道谷物圈是在 D 杯里，我就是不想去拿它"。如果一个老鼠饿了，它自然就去拿；而正是因为老鼠没有独立的意志，我们可以假设它们想要的东西是由其基因程序所决定，我们才拿它们来做实验。从这个角度上讲，它们和我的狗有很大的不同。当我估计我的狗肯定饿了，拿给它美味、有营养的食物时，我的狗还在犹豫到底碗里是否有它在那一刻想要吃的东西。如果它最后决定这不是它想吃的，它便会表示它没兴趣，并大吼一声示意我："算了吧。我不确定我想要吃什么，但如果你不给我我想吃的东西，我就接着绝食抵抗。"的确，人和老鼠不同，因为人可能会决定在底下藏有谷物圈的沙滩上跳舞，而这个决定和人的智力以及人能够演绎推理的能力无关。

另外，人能够独立地（即通过意志）产生线索并启动大脑程序。比如，一个人可能会对自己说"我想要记住这一段"或"我想要开始思考这个主题"，然后就开始回忆或臆想了。我们可以研究老鼠的演绎推理，是因为老鼠没有意志——它们确实会想要谷物圈，不过这是被逼出来的。或许除了本能地逃离危险以及睡眠，人类几乎不会迫于遗传基因而想要什么东西，其他的本能基因属性，包括饥饿、性欲、痛苦等，都可以被意志抵制。我们是如何获得意志力（即驱使我们去行动的欲望）的呢？

当大脑产生的生物信息干扰我们对符号信息的处理或创建时，心智中肯定有能够阻止这些生物信息的机制或"结构"。更抽象地讲，心智肯定包含能够在每种事件中选择适合情景的"运作逻辑"（或演绎逻辑），并同时压制其他"逻辑"的机制。意志（即行为的自我），作为我们心智里做决定的那部分，便是这种"结构"或机制。意志具体做什么呢？它协调有矛盾的环境刺激，并且大部分情况下，这种协调是无意识的，也无需我们的意志特别出力。我们只是接受并遵从类似这样的指令："在基督教信仰（或犹太教法典、古代希腊神话、以及不被他人理解的语法结构）中，你将忘却亚里士多德的非矛盾逻辑。"就是这种阻止一种"逻辑"搅和另一种"逻辑"的能力解释了人们可以在充满矛盾的环境里过上一种有序、满足的生活。实际上，如果一种意识可以等同于一种特定的符号逻辑，我们所有人都必然会发展出多种意识，并视情况熟练地从中选择一种合适的意识。

但是，意志的协调可能牵涉到一种有意识的行为，也正是由于这个原因，意志这一概念在西方的语言中被表达为"will"（意愿）这一单词。举个例子，一个人可能疲惫了，想要躺下，但还有没完成的工作，这时意志就会指示此人："你不要理会你的劳累，而是按照逻辑做完没做完的工作。"然而，到了深夜，它又发出一个不一样的指示："即使还没完成工作，你还是先将它放下，消除自己的疲劳吧，因为不这么做的话，你明天就不能继续工作了。"又或者，当一个战士害怕丧命，意志便会说："你现在得遵从集体军团里的逻辑。因此，你将会冒丧命的危险，忽视那些让你逃跑或躲藏的求生本能。"再或者，当一个学者正在追求事业，意志可能会让这个学者偏爱科学探索的逻辑（指示学者去质问错误的主流理论，即使接受这个主流理论有助于学者的晋升），而不是求得同事间的和谐以及个人升迁的逻辑（知道某个理论是错误的，但对此缄默不言，假装接受，因为只有这样才有晋升的机会）。我们所谓的"自由意志"（free will）讲的就是这些方面的选择。从定义上讲，意志是自由的，它总是由人这一代理或行为的自我（并不总是人类）来决定选择哪个符号方向。人内部的其他一切可能会强烈抵制某个决定，但人的意志会将它强加于人，让人行动起来（这里我指的是那些像某人要屈服于被捕或一个痛苦、危险的过程的情况。显然，他或她会不愿意屈服，但意志会根据情况判断，得出选择其他的行动都是不合时宜的结论，从而让人屈服）。

我们将能系统地把被认为是更难遵从的"逻辑"强加于人的意志称为"强意志"。当然，某一"逻辑"是否更难遵从，不同情况下会有所不同，"逻辑"的符号系统也随着情景变化。我们再次强调，这些所谓的"逻辑"都依赖于情景，因而在本质上是历史性的。它们随着特定的情景发展，也随着特定情景所在的大情景变动，因此不存在首要的、根本的原则。所有基于文化之上的"逻辑"都是变量，唯一不变的逻辑是基于非矛盾原则之上的逻辑。因此，这一逻辑和其他"逻辑"不同，它是严格意义上的逻辑（logic proper），是唯一的标准，唯一普遍的演绎媒介，唯一能在形式上和语言上解决和去除其他"逻辑"系统之间的矛盾的方法。然而，意志很少遵从逻辑。

象征性想象是一场穿越各种"逻辑"链条之间的纽带的旅行。意志（或行为的自我）是做出选择或决定的机制。我们之所以能够正确地运用我们的想象力，即遵从恰当的象征性"逻辑"，是因为意志的协调功能，尽管它和我们学习和记忆的能力一样都受身份认同（即在关系中形成的自我）的影响。显然，让一名明确地自我定义为战士的人在危险面前舍生取义，会比让他逃命更简单。实际上，这名战士的身份认同会把明哲保身的逻辑过滤掉，他对合格战士该有的行为烂熟于心，因而会坚定不移地做他认为恰当的事情。相反，若有人不知他到底是不是一名战士的话，他便很有可能犹豫不决，落荒而逃。同样地，比起一个有明确的思想家的身份认同，并坚信自己能创造出有根本性价值的学术成果的人，一个没有学术信心的人（即挣扎于自我怀疑，不确定自己的想法是否正确）会更容易觉得疲劳，并倾向于拖延和躲避没完成的工作。身份认同的问题会阻碍意志的功能，让人变得犹豫不决、毫无动力，而残缺不全的意志会扰乱象征性想象发挥日常功能（这便是我对功能性精神疾病的看法，后面会系统地进行陈述）。

意志或能动性或行为的自我是人类意识自主性和身份认同的功能体现。人类意识的自主性是指心智独立于自然环境以及与自然环境有关的学习和记忆，即心智是自我维系的。这使得一系列的愿望可以被实现。身份认同，即在关系中构建的自我，则给个人提供了各种选择。因此，意志是主观性（subjectivity）的表达。即使老鼠或猴子有学习和记忆的本性，它们的大脑都具有独特性，并且它们都有个体性。但是，我们在老鼠甚至猴子身上都找不到主观性，除非它们是宠物。由于猴子和老鼠没有（文化性的）选择，它们的大脑并不会产生主观性，它们也不需要意志或执行自我。不管它们的大脑多么独特，任何老鼠和猴子的知识以及行为或反应都是客观的，即它们和物种内的其他个体共享这些知识和行为，这让每只老鼠或猴子都可以是所有老鼠和猴子的代表。

我们可以猜想一下大脑里支持意志的系统。这或许是一些神经元，它们可以让老鼠感知到需要适应性回应的刺激，并向其他神经元传递着"做这或那"的指令，这些神经元的功能是让动物感知遗传基因强加于它们的欲望，在人类这里则是感知由意识和自我结构文化建构和调节的欲望（这些欲望并不总是被有意识地协调，即一个人并不总是完全知道自己想要什么）。不管这个大脑系统是什么，文化决定个人的喜恶，并安排大脑去渴望得到某些东西，即安排意志去实现某些东西。我们的意志虽然与老鼠的有相似之处，但老鼠只会渴望基因决定的东西。身份认同给个人提供在特定历史时刻的可能选择，帮助个人对选择进行主观排序。也就是说，因为你是你（你可能是天主教徒或穆斯林，为人妻或是一名士兵，是贵族中的一员或登记在册的民主党人），所以你必然想要这个而不是那个。这会指示意志去选择或决定哪一个。在每一个具体的案例中，意志和身份认同都是由文化决定的。记忆中的绝大部分记录或重现也都是由文化决定的，因而记忆的内容，即想象的原材料，是文化给予的。在大脑里这些记录被做了什么处理（即它们被如何演绎）则取决于大脑和特定象征性系统的组织原则。然而，文化选择，即某些想象在社会中取得的成功和其他想象的失败，完全取决于历史情景，它本身也是文化。我们必须记得，与自然选择不同，文化选择并不会让在某个历史时刻失败的想象灭亡，只是让它们变得不显著而已。当历史情景发生了变化，或某个天才出现时，这些暂时没被选上的想象总有机会迎来它们的黄金时期。

"笛卡尔式的自我"

最后，有一个极为重要的结构，即意识转向自己的结构，这是笛卡尔在他的名言"我思故我在"中所指的结构，因此我将其称之为"笛卡尔式的自我"（I of Descartes）或"自我意识中的自我"（I of self-consciousness）。这其实就是我们心智中的思考部分。与我在本章中所假设的心智的其他过程和"结构"不同，"笛卡尔式的自我"的存在不是一个理论假设。相反，这是我们可获得的唯一一确定的知识。我们都知道思考的自我，并通过自我经验直接体验它。换言之，我们有经验证明它的存在。思考的自我的存在是绝对的，我们无法否认它。

幸好思考的自我是一种经验性的存在，因为在逻辑上这种大脑活动存在的理由与我们用来解释身份认同和意志的理由相比，不是那么明显。基于人类环境的特征，身份认同和意志是我们适应人类环境所必需的两个功能结构，因此也是我们每个个体的生存所必需的。然而，一个人不需要"笛卡尔式的自我"就可以适应在文化里的生活。例如，狗似乎无须发展出我们所定义的思考能力就适应了我们的象征性环境。如果狗都可以这么做，按道理我们也可以做到。当然，有人可能会反驳说一个完整的人不可能没有思考能力。但这样一个量化的判断很可能会最终把我们引向一个不可接受的结论，那就是只有天才才是完整的人。（天才是真正依赖于"笛卡尔式的自我"而存在的一种极其罕见——故而非正常——的情况。）

"笛卡尔式的自我"有着不同的逻辑必要性。虽然人类个体可以没有它，但人类整体的生存没有了它则是不可能的。它是文化在集体层次上存在的必要条件。它让我们每个个体可以有自我意识，让间接学习成为可能，也使人类生活方式得以世代传承和远距离地传播。功能性的解释（functional explanation）（即逻辑上的）并不是唯一的解释，也不常是最好的解释（除了以数学为基础的物理学）。许多文化和有机现象之所以是现在这个样子，纯粹是由于历史因素，它们刚好演变成如此。然而，功能性的解释还是有启发意义的，它们不仅能让我们根据情景来推断现象的存在，还能帮助我们分析这一现象,即推断它特有的特征。

历史上,在功能性的解释可以奏效的地方(即使很少发生),我们必定严重依赖于间接证据。大部分有关心智的间接证据都源于比较历史学和比较动物学,即不同文化环境之间的比较(如不同文化下的身份认同)以及人类和野生动物之间的比较。我们有关人类意识的独立性、非显性、感性的特征和象征性的想象,以及意志的理论假设,都可以通过对比我们的环境及其要求,以及有机生命的环境和动物对此的反应,推断出来。同样地,我们是通过对比动物得出我们需要"笛卡尔式的自我"来传承人类的生活方式的结论的。"笛卡尔式的自我"(即思考的自我)在所有的文化中都存在,从这个意义上来说,它是一种普遍的人类特性。然而,我们却不确定它是否在每个人类个体身上存在。我在前面已提到,像狗这样明显被人类化的物种可以很好地适应我们的象征性环境(即使它们不会思考),因此我们也不能确定号称某种智人物种的每一个普通人类个体是否会思考。且不拿我们人类开玩笑了,但很有可能的是,除非我们被特意地促使着去思考,否则我们当中的很多人都懒得思考。换言之,我们中的很多人其实都不太需要思考。

基于间接证据和经验证据(它是直接的,是通过内省得到的证据),有关"笛卡尔式的自我",我们可以明确以下观点。在所有的象征性大脑活动中,这是一个明确的象征性的过程;它不仅仅从我们的象征性环境中获取信息和指示,而且它本身在本质上就是一个象征性的过程,就如一门语言、一个音乐传统的发展或一个定理的证明过程,或如文化总体上的传播一样,它靠正式的符号或正式的符号媒介来运作。这就是为什么人们总是说思考依赖语言。思考只有在正式媒介存在的前提下存在,不管这正式媒介是音乐、数学、视觉艺术、还是语言或其他。我们思考的范围仅限于正式媒介可能运作的最大范围。

这给神经科学带来一个巨大的问题。我们如何从概念上解释人对纯粹符号性的刺激的感知、记忆和回忆?当符号性刺激进入心智后，人对它的感知、记忆和回忆仅需要借助最低程度上的相关肢体感觉。比如，只有当我思考后，我才能敲打出这些你正在阅读的文字；而你虽先通过视觉读到了这些字，但这些字的意义的产生只涉及你的心智，而不是你的肢体感觉。那么，到底什么是对一个想法的感知呢？什么被感知了？哪个器官感知到了？由于任何发生在心智里的过程都借助于大脑，把符号刺激转化为大脑里的有机过程是肯定发生了的。然而，这一过程是超乎目前神经科学的想象能力的。或许神经科学家还没真正意识到这个问题，因为即使他们经常讨论，他们也很少考虑到人类特有的大脑功能。①

但在我前文提出的将现实进行分层的理论框架里，这个问题却可以被轻易地解决。因此，我们完全有理由希望有关心智的科学可以像生物学里的基因分支学科那样向前发展。生物学上的发展是达尔文的进化论引起的，在引入达尔文提出进化论大约四十年后，生物基因分支学科开始发现生物物种通过自然选择的具体演变机制。类似于把有机的过程拆成这个过程中的物理化学因素（包括将感知的过程拆成过程中大脑的物理和化学反应），自上而下地把符号刺激拆解成它的有机组成元素（如把符号重新构建为可以通过感觉来感应的信号）必然能解释文化现实与有机现实之间的转化，只是这一转化比物理现实和生物现实之间的转化在量上相对更复杂一些。我们有能力感知、记忆并按意志回忆我们环境中的不同方面。我们会凭直觉预感（直觉会转变为感知），进而感知和回想一连串用形式符号表示的信息。也就是说，我们并不是靠感官感知和回想起一个字，我们是由于这个字所代表的声音、一个几何图形所代表的景象或一段旋律所代表的声音、一个标志所对应的景象进行感知的。我们真的在头脑里听到这些字和旋律了吗？它们是在我们的头脑里。但首先，我们的耳朵不会听到我们所知的大部分词汇，我们一般都只是通过

---

① 作者认为神经科学家基本上把人和动物等同起来，研究的是人类和动物共有的大脑功能。——译注

阅读认识这些词汇的；另外，就像那只会讲话的神奇人鸟（human bird），我们也会创造一些我们从没听过和从不知道的词汇。而一个作曲家可以在曲子被作出来和弹出来之前就通过想象听到音乐，就如耳聋了的贝多芬都可以作曲那样。把通过想象听到的声音和客观听觉听到的声音混淆起来的情况被称为"幻听"（auditory hallucination），并通常被视为严重精神功能性紊乱（特别是双重人格）的表征。这表示精神紊乱的个人分不清楚象征性和感官上的刺激，他们尤其分不清大脑里面（即没有感官成分的象征性刺激）和大脑外面（即有感官成分的象征性刺激）的文化。这也表示，精神功能正常的人实际上是在处理，即体验，没有实物的声音，也就是没有任何物质感官现实基础的声音（不过，在对外表达或声音在文化过程当中被当作客体的时候，他们同时可以有两种现实）。由于象征性意义可以自然地被分解成感官上的各种信号，这一体验才成为可能。

我们对没有感官成分的信息的有意识回想必然是一种显性的回想。在不同情景下隐性的因而无法观察的意志行为在回想起显性的象征性信息（即人类的语义记忆）时会通过"笛卡尔式的自我"进行自我观察，并变成自我意识的对象。我们有很多机会观察自我意识：我们可以回想储存起来的显性信息，将它与我们通过环境中的显性符号系统（即音乐、数学符号、视觉艺术，还有最重要的语言）学到的新信息作对比，然后可能再一次又一次地回想、演绎和再演绎这些信息。基于此，大多无意识的（即没有自我意识到和隐性的）意识和象征性想象的过程，以及思考的过程（即通过语言、数学符号、音乐和显性的视觉图像与自己对话），都可以自我延续、自我满足。我想这就是我们所说的"心智的生命"（life of the mind）。"笛卡尔式的自我"虽然在个人层次上并不必定参与日常的大脑活动（如象征性想象大部分是无自我意识的），但在思考的过程中，它却完美地融入并参与大脑活动。它有着思考的自我（thinking self）的功能，并成为心智，即人化了的文化——和个人的不可或缺的一部分。然而，要记住的是，思考并不是"笛卡尔式的自我"的核心功能。它的核心功能是维持和延续集体层次上的象征性过程。只要有一些人发展出活跃的"笛卡尔式的自我"就足以确保这一过程的延续和文化的存在。由于"笛卡尔式的自我"在个体层次上不是必须有的，思考的自我和所谓的"思考的人生"也就不可能人人皆有。

然而，在罕见的天才（genius）身上，"笛卡尔式的自我"恰恰就是那个必定要发生的过程。一个人之所以能成为天才，是因为他的心智与文化异常协调。个体层次上和集体层次上的象征性过程之间的高度协调表现为"笛卡尔式的自我"在个人层次上的完全实现，即它向思考的自我的转化，以及它与其他个人层次上的大脑活动的完整融合。这导致了天才有着异乎寻常的象征性想象力并可以跨越特定"逻辑"链之间的鸿沟。这也意味着非象征性的想象力是不足以让一个人成为天才的，即使他或她有着如狼群中最聪明的狼那样特别高的智力。同理，我要很遗憾地说，狗也是如此。狗的智力可以与人类相媲美，它们也有象征性想象力，但它们当中不可能有天才，因为天才的异乎寻常的高度象征性想象力必须借助于正规的象征性符号系统。在人类历史中，天才并不多，而且他们只能是一些领域里的毫无争议的天才，包括文学、数学、科学、音乐和视觉艺术。即使在这些领域，我们很多时候也是在含糊地使用"天才"这个词，只是为了刻意夸张才这么说。而在其他领域，我们则是有意或无意地拿这个词来做比喻。就像很多其他用来形容一个重要现实的概念，"天才"一词很少被定义，更多情况下，人们在使用它时并没有给它任何确切的含义。然而，在西方的传统里还是有着一个接近于普遍的共识，那就是只有少数的人是天才。这些人共有的特征可以说就是天才的特征。被毫无争议地称为天才的人包括：视觉艺术界的伦勃朗和文艺复兴三杰——达·芬奇、米开朗基罗和拉斐尔；文学界的莎士比亚；音乐界的莫扎特，也许还有巴赫；以及数学和科学领域的牛顿、达尔文和爱因斯坦。还有一些天才的地位也很少被争议，但他们并不为天下人皆知。另外，如果我们把天才定义为上面所提到的那九个或十个举世闻名的天才共有的特质，那么还有另一些很少被称为天才的人也必须被称为天才。但这不是重点。[①]

　　将这些在艺术、文学、音乐和数学或科学领域里无可争议的天才联系在一起的，是他们能在相对有限的学习经验的基础上，建立具有高度复杂性的特定"逻辑"的组织原理，然后将其明确地表达出来，即彻底地思考这些原理，或通过明确的符号媒介对其进行重构。我们所说的复杂"逻辑"可能是生物进化的逻辑（被达尔文通过语言来感知、重构或建构）。它也可能是被称为"现代性"的一种新的社会经验和组织形式的组织原则（莎士比亚用文字对其进行了感知和描述，后面的章节将会详细讨论）。它还可能是莫扎特不可复制的神作中完美体现和蕴含的音乐"逻辑"；或是被米开朗基罗、莱昂纳多和拉斐尔充分想象和清晰重构的完美人体形态，或被伦勃朗画得高贵优雅而实际随着年老而越来越不完美的人体形态的视觉表达逻辑；或者是通过数学原理（Principia Mathematica）的公式体现的牛顿物理学里的铁定的数学逻辑。

　　在所有这些极富创造力的例子中，个人层面上的象征性过程的成果，是集体层面上的文化发展的新篇章，是一个巨大的文化变革。天才要么把所处时代的符号系统里的所有信息用尽，将其全部实现，要么发现新的信息。这为特定领域的发展提供了一个指导框架，直至这个框架系统再无可用之处。也就是说，只有在莫扎特和伦勃朗之后，音乐和绘画才有可能朝着新的方向发展。莫扎特和伦勃朗的作品只能被技术性地模仿，其创造性是无法被模仿的。因此，文艺复兴时期之后，风格主义（Mannerism，即在风格上有意模仿或夸大）的出现不是偶然。在科学领域，牛顿定义了从他到 19 世纪末的物理学；爱因斯坦在之后扮演了同样的角色；达尔文则用进化论为当代生物学奠定了基础。至于莎士比亚，我们仍然生活在他所描绘和建构

----

① 　在这种语境下，可以参考这本书：Harold Bloom, *Genius: A Mosaic of One Hundred Exemplary Creative Minds*（New York: Warner Books, 2002），不过，该书只涉及文学。

的世界里，而他对构建我们的世界所作的贡献比任何其他个人或由很多人结合起来的社会力量所作的贡献可能还要多。天才这一现象使我们能够阐明心智和文化得以相互依赖的机制。在身份认同与意志（或社会关系中形成的自我与行为的自我）这两个心智结构中存在的个人层面和集体层面上的象征性过程的关系中，当"笛卡尔式的自我"转变为思考的自我时，二者的关系是反过来的。换句话说，很明显文化创造了心智里的身份认同和意志，但个人心智里的思考的自我却产生了文化。

显然，个人大脑的某些特征有助于天才的形成，也有助于其他寻常的艺术（广义的）和科学活动的创新。这些特征具体是什么不清楚。但可以确定的是，它们不是可以用 IQ 测试来测量的能力。在科学和数学领域可能涉及高等智力（即逻辑思考的能力），但这好像在音乐和文学领域就不是特别重要。毫无疑问，天才的确切特征是心智上的特征，而不是大脑的特征。这个特征是心智掌握并按意志回忆某一个文化领域的大量信息，即"笛卡尔式的自我"这一人类大脑功能结构的完全个人化，它与身份认同及意志功能结构完美整合，并且成为自我的一部分。这里的关键不是"笛卡尔式的自我"这一功能的发展和活跃程度，而是它与其他两个功能系统的整合，这反映了心智和文化超乎寻常的紧密协调。一个高度发达和活跃的"笛卡尔式的自我"，再加上顶尖的智力，既可能创造出疯子，也可能出现天才，而天才出现的条件比疯子出现的条件要更加不同寻常（即罕见），因而同样条件下疯子比天才更有可能出现。若是疯子出现，"笛卡尔式的自我"的功能必然发生改变。这时，按定义是"自我意识中的自我"的"笛卡尔式的自我"必定变成了"非意志下的自我意识的视角"（the eye of unwilled self-consciousness），即文化没有被个人化，相反，它像一个存在于自我中的异类，观察着自己的心智。

我们现在就可以开始尝试用一种新的文化观念来解释精神分裂症和躁狂抑郁症。让我们首先看看神经生物学、心理学和流行病学的临床描述和发现是否证明了它们背后的理论。

第二部分　心理学视角

第三章 形式相对纯粹的疯癫：
精神分裂症

虽然过去几十年间我们在对精神分裂症的了解方面取得了很大进步，但没有任何征兆能够让我们断言，其发病机理能在不久之后得到揭晓。

——诺曼·萨托瑞斯[1]

前沿 1：定义及分类现状

人们普遍认为，精神分裂症是各类心理疾病中最为严重，也是最为难以治愈的一种，因此将它称之为"心理癌症""形式最纯粹的疯癫""当今最典型的一种疯癫形式"。其发病原因至今没人知道，目前也没有任何医治良方。欧文·伊萨多尔·哥特斯曼是这一领域的世界顶级专家，他在 1999 年写道：

来自不同领域的科学家们对这种最令人困扰的疾病进行了近 20 年研究……针对严重精神紊乱症状提出了数十种不同疗法，从旋转椅到放血，再到精神分析，种种方法不一而足，但没有任何一种能达到持久的疗效。直到 20 世纪 50 年代，一些特定的抗精神病药物才得以成功运用，不过，这些药物并非根治良方，只能作

---

① "世界卫生组织 25 年精神分裂症研究探索史"，摘自《精神分裂症康复国际视野——世卫精神分裂症国际联合研究项目报告》，牛津大学出版社，2007。

为辅助手段，帮助缓解精神分裂症中最为恼人的某些症状，诸如妄想症、幻觉、思维紊乱等等。神经科学、社会科学领域的探索，一次次陷入死胡同，又一次次柳暗花明，在人体大脑及神经系统如何运行、药物对这些系统会产生何种影响等方面，收获了全新的见解。尽管如此，专家们至今仍未能就精神分裂症的发病原因（单一或多元因素）达成共识，也未能找到根治的良方。①

精神分裂症最典型的特征表现为神经错乱。就这点而言，它明显不同于精神性疾病"三大病种"中的另两种，即双相精神病（又称躁狂抑郁症）和重度单相抑郁症。后两者虽然也会表现出神经错乱的某些症状，但这些症状并不构成其典型特征。②根据最新版《精神紊乱诊断及统计手册》（第四版）（以下简称"诊断手册-4"）的描述，就连"神经错乱"一词本身的定义也是问题重重：

> 神经错乱一词历史上曾有多种不同定义，但没有任何一种定义能够得到普遍认同和接受。最狭义的定义将其仅仅局限于妄想症和严重幻觉，且幻觉产生时患者对其病态本质没有明显意识。略微宽泛的定义将另一种形式的严重幻觉也包括在内，即患者本人能够意识到其体验的虚幻性。更广义的定义还将精神分裂症的某些积极症状（如：语言混乱、行为严重混乱或紧张等）也囊括其中。③与这些基于症状的定义不同，早期分类体系中（如"诊断手册-2"及 ICD-9 等）所采用的定义或许过于宽泛，过于关注功能性受损的严重程度，乃至于只要某种心理紊乱现象"对当事人满足日常正常生活之需构成重大影响"，就会被认为

---

① Irving I. Gottesman(with D. L. Wolfgram), *Schizophrenia Genesis：The Origins of Madness*(New York：Freeman, 1990), 15—16, 着重号由本文作者添加；Daniel Nettle, *Strong Imagination：Madness, Creativity and Human Nature*(New York：Oxford University Press, 2001), 19; Louis A. Sass, *Madness and Modernism：Insanity in the Light of Modern Art, Literature, and Thought* (Cambridge：Harvard University Press, 1994), 13.

② T. M. Luhrmann, *Of Two Minds：An Anthropologist Looks at American Psychiatry*(New York：Vintage, 2001).

③ 这里的定义属于循环定义，也就是重言式。

属于"神经错乱"。最终，该词的定义被确定为"自我边界丧失"或"在接受现实生活考验时面临严重障碍"。

具体针对精神分裂症，"诊断手册-4"接着写道："神经错乱一词指妄想症、各种形式的严重幻觉、言语混乱、行为混乱或紧张。"但在其他某些形式的神经错乱病症中，"神经错乱等同于妄想症"。[1]精神分裂症本身则被定义如下："持续周期至少达 6 个月，且至少 1 个月内呈现出活跃期症状（即表现出以下症状中的两种或两种以上，妄想症、幻觉、言语错乱、严重行为混乱或紧张，其他负面症状）。"要符合确诊标准，上述错乱表现还需同步伴随有显著的社交或职业失能现象，且这一失能现象不能归因于"某种兴奋剂或用药整体状况所导致的直接生理影响"，换言之，必须排除这种错乱表现的有机性基础。精神分裂症是一种"没有明显脑部疾病"的心智紊乱现象。[2]正是由于这一特征，使得该疾病截然不同于其他各种各样的有机性心理病变。

正如作者在"绪论"中所言，精神分裂症诊断是 19 世纪晚期精神病学领域内分类体系革命的产物。这场革命发端于德国并不出人意料，其领导人便是时任海德堡大学教授的精神病学家埃米尔·克雷佩林（1856—1926），因为他坚信精神分裂症是一种脑疾，并终生致力于探究它究竟是一种什么性质的脑疾。同其他很多领域一样（经济学或许是最具代表性的一个例子），精神病学在德国兴起比英国约晚了 300 年，比法国至少晚半个世纪，且以纯理论研究和探讨的形式肇始。[3]在英国、法国同行们致力于设计出一种方案，以治疗和关爱他们在行医、律辩和决策过程中所遇到的心智失调病患的时候，德国早期的精神病学家们却孜孜于理论与概念方面的探讨，以对这一疾患作出理论的分析。因此，"精神病学"这一领域的学科名称以及其中的多数词汇、术语都源自德国。

---

[1]　*Diagnostic and Statistical Manual of Mental Disorders* 第 4 版（以下简称"DSM-IV"）中未对"妄想症"进行明确定义。

[2]　DSM-IV，273—274；Sass，Madness，155.

[3]　有关将经济学作为一门学科进行讨论的详细情况，参见格林菲尔德（Greenfeld）所著《资本主义精神》（*Spirit of Capitalism*），第 162—171 页。

　　具体就精神分裂症来说，克雷佩林最初使用的"标志性分类标识"是法语词 demence precoce（词源可进一步追溯到拉丁语中的 dementia praecox，意为"早期心智丧失"）。该词由本尼迪克·莫雷尔于 1860 年首创，以区别于常见的痴呆症，也就是因年龄老化原因导致的智力早衰和急剧恶化问题。[1]随后，克雷佩林进一步将 dementia praecox 与躁狂抑郁症（法语中表示为 folie circulaire 或 folie à double forme）区分开来。而在他发起的分类体系革命之前，人们一直将躁狂抑郁症视作各种疯癫问题（英语中最早称之为 madness 或 lunacy）的总称。克雷佩林从中细分出了一系列新的变体，如焦虑症、青春期精神分裂症、偏执狂（旧词新用，专指自大、遭到迫害等妄念）等等。他所诊断的精神分裂症（dementia praecox）中最核心的部分包括妄想症（偏执型及其他）和幻觉（意指"极度活跃的想象力"）。不过，他沿用的这一术语中也暗含了另一种不同性质的疾患，即：进行性心智昏眠，类似于老年痴呆的心智丧失。莫雷尔最先提出的概念和术语产生了极为深远的影响，乃至贯穿整个 20 世纪，虽然最初的名称后来逐渐被"精神分裂症"所取代，但精神病学界整体上仍继续认为，这一病变意味着心智能力的退化（莫雷尔曾明确如此表示），特别是认知和推理能力的退化。[2]克雷佩林本人也在很大程度上进一步强化了这一观点，因为他区分精神分裂症与躁狂抑郁症的基础恰恰就是这两类神经错乱疾患的发病过程及后果：前者被认为会持续恶化并无一例外地最终导致心智彻底丧失。极有可能，他不仅采纳了莫雷尔的术语，也采纳了后者的概念。

　　长期观察所见的事实证据与上述经典解释形成了鲜明反差，因为精神分裂症的标志性特征并不是患者智力持续退化或最终丧失思维能力，而在于性格显得怪异，不能正常思维，换而言之，不能按照人

---

① "标志性分类标识"这一说法最先由戈特斯曼在《精神分裂症源起》（Schizophrenia Genesis）一书中提出，参加具体参见第 7 页；Bénédict Augustin Morel, Traité des maladies mentales（Paris：Masson，1860）。

② Jean Christophe Coffin, La transmission de la folie：1850—1914（Paris：Editions L'Harmattan，2003）。

们通常认可的方式思维。实际上，同是德国人且几乎与克雷佩林同代的卡尔·雅斯贝尔斯(他之所以为人们所熟知，与其说是因为他是位精神病学家，不如说是因为他是位哲学家)将精神分裂症患者思维方式最显著的特点描述为：在他人看来"无法理解"，但其自身却表现出一种"细腻微妙的理解力"，且能够捕捉到某些"极为深奥的意义"。①继雅斯贝尔斯一个世纪以后，实验心理学家路易斯·A·萨斯专门撰写了一部鸿篇巨著，汇集了贯穿整个 20 世纪期间研究人员、临床医生在这一方面积累的大量数据，进而证明精神分裂症患者在智力方面的敏锐触觉。基于书中大量翔实的数据，萨斯认为精神分裂症病患在思维和表达方面具备"当今最优秀的文学、艺术作品中才拥有的情感和意识结构"。他坚信，精神分裂症"与其说跟知觉意识衰退有关，毋宁说跟知觉意识升华关系更大"，因此，不妨说，他们绝不是要逃避意识，而是因为意识太过敏锐。②20 世纪末期，虽然已有大量事实证据证明，但这一观点在精神分裂症研究圈却依然极为不同寻常。

　　克雷佩林最初定义中的另一部分表述(即精神分裂症患者的结局几乎无一例外都很糟糕)也与事实证据截然相悖。"自 20 世纪80 年代初以来，基于流行病学的大量证据对克雷佩林早期'精神分裂症长期预后几乎整体都很糟糕'这一观点提出了质疑。"世界卫生组织近期资助的一系列针对精神分裂症进行的跨文化流行病学研究(1973—1996)，构成了当前我们了解世界范围内这一疾病状况的主要资料来源。实际上，这一系列研究都发现，"发展中"国家无论是长期还是短期预后结果都多间于"好"与"极好"之间，"与相对悲观的预后判断之间的矛盾"令人咋舌。③然而，精神分裂症依然被普遍认为是

① 雅斯贝尔斯，由萨斯转引于《疯狂》(Madness)一书，第 17 页。

② 同上，第 4，7—8 页。

③ Kim Hopper et al., eds., *Recovery from Schizophrenia: An International Perspective; A Report from the WHO Collaborative Project*, *The International Study of Schizophrenia* (New York: Oxford University Press, 2007)，xi, 277, fn. 1. 也可参见 Alex Cohen 等编著的 "*Questioning an Axiom: Better Prognosis for Schizophrenia in the Developing World*," 刊载于 Schizophrenia Bulletin (2008)：第229—244 页。

一种痴呆症，即一种主要表现为心智能力持续衰退的疾病，人们依然倾向于认为"持续退化并导致认知能力缺陷日益加剧"这一点是它与躁狂抑郁症的主要区分标志。

虽然对一位不持成见的临床医生（即其所接受的教育不如此看待这一病变的医生）来说这一点再明显不过，但精神分裂症仍往往被错误地解读为"智力水平持续退化的一个过程"。为避免这种误判，同时也为了将关注焦点引向其症状（其中间或伴有妄想症、幻觉等），瑞士精神病学家尤金·布洛伊勒于1908年首次提出了精神分裂症（schizophrenia）一词，意为"心智处于分裂状态"。[①]布洛伊勒希望引起人们重视，关注到人类心智活动过程中各不同阶段，尤其是认知阶段与情感阶段之间的分野。在他看来，这一病变首先包括四个要素（他基于这四个要素英文表达中共同的首字母将其概括为4A）：非正常的思维联想、自闭（自我中心）、非正常情感、含糊其词（做决定时犹豫不决）。前两者可以界定为认知障碍，第三要素事关情感功能，第四要素属于意志力问题。在布洛伊勒看来，与克雷佩林所强调的妄想症、幻觉以及焦虑症等相比，上述四要素反在其次。[②]不过，由于布洛伊勒深受弗洛伊德影响，因此倾向于将心智失能视作是心智迟滞的一种表现，即：由于童年时代未能妥善解决的冲突所导致的高级智力功能失常状况。比如，他将"青春期精神分裂症患者对'重大问题'常表现出来的担忧"简单归结为"不过是自闭心理的外显表现而已"。[③]因此，布洛伊勒追随者中那些拥护心理分析方法的人士，也未能注意到精神分裂症患者身上往往会呈现出智力活动超级

① Paolo Fusar-Poli and Pierluigi Politi，"*Paul Eugen Bleuler and the Birth of Schizophrenia* (1908)," *American Journal of Psychiatry*，165(2008):1407.

② Michael Lyons, Lecture on Schizophrenia "*Schizophrenia: An Overview*"（作者在波士顿大学2007年1月召开的"现代性研讨会"上的讲话）；另见戈特斯曼，《精神分裂症源起》（*Genesis*）第15页。

③ Sass, *Madness*, 402 n.28.

活跃这一显著特征。

对精神分裂症的诊断持续演进，直至 20 世纪 30 年代。当时，曾师从雅斯贝尔斯的德国著名精神病学家库尔特·施奈德提出了所谓的"一级症状"，患者一旦具备这些症状，便可将之划归"典型精神分裂症病患"。这些症状包括：

1. 大声表达自己的思维过程。

2. 两个或两个以上不同声音（幻觉中的）以第三人称议论自己。

3. 有声音同步讲述自己的动作行为。

4. 外部力量强加于身的生理感觉。

5. 思维停顿，感觉有外力抽走了自己的思维。

6. 并不"真正"属于本人的思维被植入自己的思维中。

7. 思维被向外界广播，被所有人听到。

8. 外部力量强加的陌生感觉。

9. 外部力量强加的陌生冲动感。

10. 外部力量强加的"意志性"行为。

11. 虚妄、难以理解的感觉。[1]

"诊断手册-4"（另外还有与它遥相呼应的世卫组织 ICD-10）目前对精神分裂症的分类依然体现了这四位德国精神病学家的思想。直至临近 20 世纪末尾，美国和西欧精神病学研究及相应从业实践领域在关注重心方面依然存在很大分歧。由于心理分析在美国居于相对主导地位，因此，美国人更倾向于有心理分析背景的布洛伊勒方法，

---

[1] 戈特斯曼，《精神分裂症源起》(Genesis)，第 23 页；值得注意的是，尽管精神分裂症中的某几种、甚至某一种一级症状一旦出现就通常会立即引发危险信号，但它们对于诊断这种疾病既不充分也不必要，只有 58% 的确诊精神分裂症患者实际表现出这些症状；20% 的患者从未表现出这些症状 (Carpenter and Strauss, "Cross Cultural Evaluation of Schneider's First Rank Symptoms of Schizophrenia: A Report from the IPSS," American Journal of Psychiatry(1974):682—687)；另外，大约 10% 的被诊断为其他情况的患者也呈现出这些症状 (Mellor, "The Present Status of First-Rank Symptoms," Br J Psychiatry[1982]:423—424)。

而他们的欧洲同行却更倾向于克雷佩林"相对科学"的见解。此外，由于布洛伊勒的诊断标准相对宽泛，因此美国被确诊为精神分裂症的精神类失调病案数也多于欧洲。著名的 1972 年《英美诊断对比研究》对两国精神病诊疗实践情况作了比较，结果表明，大西洋此岸被明确界定为精神分裂症的病案，在旧大陆有 75% 的概率会被当作双相精神病（即躁狂抑郁症）来予以治疗。[①]近三十年以来，在很大程度上由于抗抑郁、抗精神病药物的意外发现，并且在部分病案中证明确有疗效[②]，心理分析流派在美国渐渐失宠，让位于新兴的神经生物学，因此，美国精神病学家们也开始转向欧洲同行所信奉的克雷佩林范式（如今称之为"新克雷佩林学派"）。

如今，精神分裂症的症状通常分为"正向症状"和"反向症状"两大类。前者指人类正常功能的扭曲或夸大，如：妄想症（推理—逻辑—思维能力的扭曲）、幻觉（感知能力的扭曲）、言语紊乱（正常语言思维能力受阻）、行为乖张（行为功能扭曲）；后者指人类正常功能的减损或弱化，如：失语症（言语不连贯，情感迟钝）、面无表情、意志力缺乏症（动机和动力不足）、快感缺乏症（无力感受快乐），以及逆社交性（无法与人沟通，不能很好适应社交需要），等等。这些反向、非神经紊乱性（与正常情况只是量的不同）症状显然会对患者日常生活带来障碍，至少不亚于正向、神经紊乱性（与正常情况存在质的不同）症状所带来的影响。此外，反向症状对药物治疗往往具有抗逆性。基于上述发现，研究人员划分出了两类精神分裂症：I 型和 II 型。前者主要对应正向症状，后者主要对应反向症状。I 型预后发展总体相对较好，因为它对药物治疗易产生反应，而且，发病前如果予以适当调节引导，效果将会更好。概而言之，似乎可以说，宁可受妄想狂之扰，

---

① J. E. Cooper, *Psychiatric Diagnosis in New York and London: A Comparative Study of Mental Hospital Admissions* (London: Oxford University Press, 1972).

② J. M. Davis et al., "*A Meta-Analysis of the Efficacy of Second-Generation Antipsychotics*," *Archives of General Psychiatry*, 60(2003), 553—564.

也千万不要受意志和交际情感紊乱之患。[1]

此外,"诊断手册-4"也确立了精神分裂症的五个亚类:偏执类、失序类、焦虑类,以及后遗类和无差类。偏执类精神分裂症典型表现为妄想症和幻觉,但不具有言语紊乱、焦虑、交际情感漠然等特征;失序类精神分裂症尤其表现为言语、行为错乱,且往往伴随有社交情感不足的情况,但尚未达到确诊为焦虑类精神分裂症的标准。确诊一个患者患有焦虑类精神分裂症,须具备以下表现中至少两项表征:1)懒于运动,肌肉僵硬,木讷迟滞;2)过于好动却没有明显目的;3)极端消极或缄默不语;4)行动怪异,行为刻板,仪态做作或表情诡异;5)机械回应或机械模仿。有必要强调,上述三个亚类均伴随有正向症状,而且如前所述,往往都被等同于神经错乱病症(虽然在其他类型的精神性疾病中只有妄想症符合神经错乱症的特征)。这让人不得不对 II 型精神分裂症的性质产生怀疑,毕竟精神分裂症自一开始就被定义为一种精神性疾病。

根据"诊断手册-4"的说法,精神分裂症初始发病期通常出现在将近二十或三十出头这一年龄段,男性群体年龄段为 18—25 岁,女性群体年龄段为 25—35 岁。有人认为,男性对该疾病相对更易感且预后相对较差。该疾病通常表现为慢性病,仅 22% 的患者只有一次发作期且不会留下后遗症,35% 的患者会反复发作,8% 的患者会反复发作且留下严重后遗症,另有 35% 的患者会反复发作且留下日益加重的后遗症。因此,也就是说 78% 的患者难以完全康复。相当高比例的患者终身未婚或无子女,大多数无法做到自食其力。确诊为精神分裂症的患者中约 13% 最终选择了自寻短见。[2]

复发性精神分裂症通常会经历以下三个代表性阶段:前驱期,患

---

[1]　Fenton and McGlashan,"*Natural History of Schizophrenia Subtypes*," *Archives of General Psychiatry* 48(1991):978—986.

[2]　Lyons,Lecture "*Schizophrenia: An Overview*";另据戈特斯曼《精神分裂症源起》(Genesis)第 37 页介绍,这一比例"至少达到 10%"。

者没有或很少表现出功能性障碍，只是在某些行为、情绪或认知方面略显异常（其中有些与反向症状相呼应），而且这些表现在确诊之前通常不会引起人们注意，只是事后回想起来时才会觉得非常严重。这一阶段患者身上没有明显是精神性病变的症状，有时甚至延续数月；第二阶段是活跃期；第三阶段是消退期，表现与前驱期非常相似，不过功能性障碍表现得相对明显些（不管其原因是因为问题的确更严重了，还是只是因为周围人特别留心了而相对更容易发现问题），病变症状持续。尤其值得注意的是，相比前驱期（潜伏期）较长的患者而言，突发性精神分裂症（也就是从一开始就表现出明显精神性病变特征的患者）预后相对较好。由于精神分裂症患者中预后较好的情况相对比较罕见，因此，这是否意味急性发作的精神分裂症与只发作一次且无后遗障碍的这一类非典型性精神分裂症之间存在对应关系呢？若果真如此，那么"发展中"国家关于精神分裂症的某些发现也就不免令人怀疑。因为在发展中国家，似乎某些、甚至多数确诊的病例都属于急性发作的病例，且治愈效果都相对较好。①会不会是因为这些病例中很多根本就不属于精神分裂症病例，或者说是完全不同于欧洲、北美地区所观察到的病例？不难理解，大多数关于病情症状的描述都主要聚焦于疾病活跃期，有些情况下对后遗期也予以了一定程度的关注。但对前驱期的详细讨论却相对罕见。②

前沿 2：病原学领域当前主流观点

尽管生物学，尤其是神经科学方面取得了突飞猛进的发展，但对精神分裂症的诊断却依然主要建立在精神病理学（观察到的言语和行为异常表现）的基础之上，与克雷佩林、布洛伊勒那个时代几乎没什么不同。哥特斯曼坚信突破已经近在眼前，但"迄今依然既没有血样化验、

①　Hopper et al., *Recovery*, 23—38.
②　路易斯·萨斯介绍了一个例外情况，并用好几个章节的篇幅详细讲述了相关情况。

尿样或脑脊髓液分析方法，也没有 CT、rCBF（大脑局部血流监测）、PET、MRI（核磁共振）等脑部影像扫描技术能够为诊断精神分裂症提供不容置疑的参数依据。"这是因为目前尚未发现任何一种生物异常指标与精神分裂症之间存在具体关联，或者在所有病例中都有明确体现。实际上，"诊断手册-4"重点指出："尚未有任何实验证据表明某种指标对诊断精神分裂症具有标志意义，[虽然]某些实验数据显示，与参照组相比，精神分裂症患者群体的某些指标确实不同于常。"[1]正是因为事关诊断标准的问题存在这种"科学意义"上的不确定性，才使得我们寻找一个有机的发病原因的诸多努力都归于徒劳，无论我们在这一方面做得有多么用心。同其他任何领域一样，在生物学领域，如果连问题究竟是什么也没搞清楚就试图去解释它，效果显然将无从谈起。

　　与生物学领域的很多研究类似，数据起着探照灯的作用。研究人员认为，有几组数据间的相关性可能具有某些启示意义，也对某些可能的因果关系进行了探索。比方说，有"相对可信的数据"显示，出生在冬春时节与患精神分裂症概率高两者之间存在关联。[2]通常将这种季节性差异解释为表观性遗传影响。然而，很难用表观性遗传观解释，在所有各个不同生日里，为什么偏偏 10 月 31 日万圣节那天出生的人风险最高。[3]因此，季节因素的重要性依然是个谜。同理，高跟鞋与心理疾病，某个社会所拥有的宠物数量与特定类型精神分裂症患者数量之间存在的关联性[4]，也都依然是个谜。后面这一组关联系数研究由当今精神分裂症研究领域的著名专家富勒·托里发

①　Gottesman, *Genesis*, 18—19；DSM-IV, 280.

②　A.Pulver, "*Risk Factors in Schizophrenia：Season of Birth, Gender, and Familial Risk,*" *British Journal of Psychiatry* 160(1992)：71.

③　Fuller Torrey et al., "*Seasonality of Schizophrenia and Stillbirths,*" *Schizophrenia Bulletin* 19(1993), 557—562.

④　Jarl Flensmark, "Is There an Association Between the Use of Heeled Footwear and Schizophrenia?" (*Medical Hypotheses*)63(2004)：740—747.

起，目的是证明其所提出的"精神分裂症是一种经宠物传播的传染性疾病"理论。[①]这一理论不无道理。的确有一种名为弓形虫（*Toxoplasma gondii*）的寄生虫是导致多种疾病（其中很多属于神经系统疾病）的罪魁祸首，而其确定无疑的宿主就是猫。然而，这种寄生虫在几乎半数人类身上都有携带，在宠物常见的区域反而相对较少，而且，室内环境、宠物、猫已经被彻底洗刷了人们强加在其头上的嫌疑：这些因素与弓形虫之间并无如影随形的关系。必须时刻牢记：坚信某个统计发现具有重要意义（不只是数理意义）恰恰正是从事统计研究的主要动因。某种相关性一旦得到确立，则更坚定了这一信念。我们往往忽略了一个事实：数理统计只是一种描述工具，而不是解释工具。毫无疑问，假如下定决心努力去做，就一定能发现精神分裂症与一个人眼睛的颜色（比如"眼睛呈绿色会让你的风险增加多少多少百分比"）、身高、体重，甚至与一个人是喜欢阿萨姆茶还是锡兰茶之间，也都存在某种统计意义上的高度关联。我们之所以不会真去检验这些可能性，是因为这些假设从根本上就显得荒唐。意外的统计发现或许常常具有高度启示价值，但统计发现自身却永远不可能解释任何事情。

为寻找精神分裂症的有机病因，研究人员付出了百余年的努力，其中最具"科学"前景的领域是遗传学。达尔文在其《人类的起源》一书中提出，好比动物具备遗传性一样，人类在心智能力、性格特征方面的某些特点很可能也具有遗传性。他的表哥弗朗西斯·高尔顿被誉为人类遗传学之父（后者将自己新确立并不久之后就获得了重要地位的学科称之为"优生学"），在 1869 年出版的《遗传的天才》中，他设计了一套计算性格特征遗传性的统计方法，并率先进行了这一方面的研究尝试，至今仍广泛应用于宏观遗传学研究方面。不过，最早

---

① 如欲了解简要概述，可参见富勒·托里所著"精神疾病的终结"（*The End of Psychiatric Illnesses*）一文，该文收录于《50 年后的我们：全世界 60 位最伟大的思想家对未来 50 年的展望》（*The Way We Will Be 50 Years From Now: 60 of the World's Greatest Minds Share Their Visions of the Next Half Century*），编者为 Mike Wallace（Dallas: Thomas Nelson, 2008），第 22—23 页。

进行精神病理学基因调查研究的却是埃米尔·克雷佩林。1915 年基本完成分类工作后，克雷佩林成立了一家研究所，并聘用一位名叫恩斯特·鲁丁的人担任所长，专注精神病患者家族谱系研究。鲁丁日后因在制订德国法西斯那部种族屠杀性质的《纳粹预防遗传性病患后代法》中的所作所为而臭名昭著。这部法案导致逾 10 万精神病患者死于毒气等酷刑。不过，在将其关注焦点转向所谓种族改良项目之前，他于 1916 年发表了首篇以"妥当的数理统计方法"系统研究精神分裂症遗传问题的论文，并得出结论：假如一个人父母或兄弟姐妹中有人患有精神分裂症，那么他患病风险可能会显著提高，因此，精神分裂症可以通过基因遗传传播（这一因果推论显然非常不合逻辑）。①

如今，精神病遗传学领域开展了大量类似于鲁丁那样的研究（即非分子式并建立在高尔顿关于亲属间基因结构重叠度计算方法基础上的研究），研究对象主要针对同一家族成员、收养儿童、双胞胎等，并得出了基本一致的结论。亲属中有精神分裂症患者的群体患病风险显著高于普通群体，风险度与基因结构重叠度大体成正比。这一发现一般依然被解读为这意味着从病原学或发病原因角度来看，精神分裂症"有很大的基因遗传因素"。不过这一解读目前尚没有足够充分的理据支撑。不要忘了，绝大多数精神分裂症患者体内并不产生所谓的精神分裂症致病基因（因而也就更谈不上选择性遗传），89％的患者父母中没有任何一方患有同类疾病，81％的患者一级亲属中没有任何人患有同类疾病。因此，我们所收集得到并高度关注的统计数字，其实只占极小一部分。②理想的研究方案是将环境作为

---

① Nettle, *Strong Imagination*, 48；另见 G. E. Schafft, *From Racism to Genocide*：*Anthropology in the Third Reich*（Chicago：University of Illinois Press，2004）.

② 参见 M. Avila 等人所著 "*Genetic Epidemiology and Schizophrenia*：*A Study of Reproductive Fitness*，"刊载于 *Schizophrenia Research* 47（2001）：第 233—241 页；亦可参见 J. Haukka 等所著"*Fertility of Patients with Schizophrenia*，*their Siblings*，*and the General Population*：*A Cohort Study from 1950 to 1959 in Finland*，"刊载于 *American Journal of Psychiatry* 160（2003）：第 460—463 页；还可参见戈特斯曼的《精神分裂症源起》（*Genesis*）一书第 102—103 页。

控制变量，找一对自出生那一刻就被分开并分别养大成人的同卵双胞胎，其中至少一方患有精神分裂症。可惜的是，生活并不总能遂统计学家的心愿，截至 2001 年，文献记载中所有这类案例总数不过就 14 例——"在如此小的样本基础上概括得出任何结论都是十分危险的"。（作者在文中如是感慨，不过紧接着却概括道："共同的基因类型似乎远比共同的经历更重要。"）①

在两种情况下，样本即使小点儿关系也不大。其一，假如能够明确识别出社会、文化环境中所有相关影响因素，并且像关注基因可能产生的影响一样密切关注所有这些因素的可能影响，由此得到的关于他们可能产生的影响发现，其结果与宏观精神病基因遗传学所得到的发现完全吻合；其二，假如能够通过分子基因遗传研究找到某一个特定基因，并确认这一特定基因的确导致了精神分裂症（就好比亨廷顿病、苯丙酮酸尿症等病症那样），或者能够确认，没有这一特定基因，该病变就没有发生的可能性（即便不是直接原因，也是必要条件）。然而，上述两种情况都根本不可能完全做到。对社会、文化环境因素的关注，无论怎么用心，能真正关注到的无非就是与当时主流精神病学理念相一致的有限几个因素。对全面了解在任何时间背景下可能存在的环境影响因素而言，这几个有限的因素显然局限性相当之高。截至 2000 年，世卫组织资助了一系列病原学研究。参与研究的人员一再发现，精神分裂症发病过程及愈后结果，存在显著的跨文化差异（比如，发作前症状不明显、病程周期长且愈后效果差的严重病变在西方富裕国家频频发生，令人担忧，但"发展中"国家在这一方面却似乎有相对更强的免疫力）。这一状况使得研究人员坚信自己"耗费巨大精力观察、监测并与之不懈斗争的这种疾患，绝不仅仅只是自然在作祟，文化也是其中一个重要影响因素"。然而，在《精神分裂症国际研究》等一系列开拓性研究的研究报告中，编者们却宣称，应鼓励探索"心理—社会因素在精神分裂症发展过程中的'上游'

---

① Nettle, *Strong Imagination*, 56.

（即主因）作用"。

　　　进行长期持续的研究、开发量身打造的专用研究工具，以考量"当地伦理道德世界"的影响，这点尤为重要，然而［早期的］研究中却鲜有这方面的工作……时隔15年［2006年］，我们在这一方面依然严重缺乏，甚至就连像［早期］子项研究中所收集得到的有限文化因素数据那样的资料都依然严重不足，以至于就连初步的比较分析研究也都难以开展。同样，在分析解决"语境困境"问题方面，我们也未能取得什么实质性进展……①

因此，环境以及其中众多很可能关系重大的因素都始终未有人予以分析研究。目前的一个普遍共识认为，根本不存在什么具体的、具有直接致病作用的"精神分裂症基因"。在没有"精神分裂症基因"这一情况下，基于现有的精神病学宏观研究结果，我们可以做出的结论就是："基因因素或许对精神分裂症易感性负有一定的责任。"换言之，所谓易感性，也就是一个人（与生俱来的、或在发病前获得的）罹患这一疾病的倾向性。

　　另有一个共识认为，这种易感性中约70％—80％应归因于基因。②这一数据貌似颇为引人瞩目，不过，我们不妨仔细审视一下其背后的逻辑。一个人的倾向性至多只是患上精神分裂症的条件，但不是直接致病原因，而且，我们也不确定这一条件是否就是必要条件。一个人或许先天不具备成为科学家、医生、律师、小提琴演奏家的心智素质，但如果迫于环境压力（如科学、医卫、法律或艺术领域的优越地位，父母的殷殷期望，等等），接受了合适的后天教育熏陶，终归还是能够养成相应的素养和习性。诚然，在这种情况下，他或许成不了一个卓越的科学家或才华横溢的音乐会独奏主角，但毫无疑问，可以成为某研究所某个项目团队的一员，或者当个音乐老师，抑或成为一

①　Hopper et al., *Recovery*, 280, xiv, 278—279.
②　M. J. Owen, M. C. O'Donovan, and I. I. Gottesman, "*Schizophrenia*," 刊载于 McGuffin, Owen, and Gottesman 等人编著的 *Psychiatric Genetics and Genomics* (New York: Oxford University Press, 2002), 第247—266页。

位成功的整容医生或律师。那么，在精神分裂症的心理模式（也可以说是心理习性）问题上，这又何尝不是一样的呢？

已经确认无疑，与大多数人类遗传特征一样，对精神分裂症的易感性也是多重基因共同作用的结果。哥特斯曼解释说：

> 与某种特定病变相关联的多重基因彼此相互作用，同时也与其他因素相互作用，进而导致某种特定病理特征……相比整体对该特征的影响而言，每一个单一基因所能产生的影响微乎其微[以我们现在的例子来看，对精神分裂症易感性的影响]。因此，与其说某种特征的表征取决于一个人某特定系统中某一个基因组，不如说是所有基因组共同的作用将他（她）推向了某个极端状态。精神分裂症及其他重大精神问题研究中尤为值得注意的一个特点是，这类基因组系统具有庞大的容载力，能够将导致该病变发作的基因元凶蕴涵并隐藏于其中。[1]

换言之，鉴于当前我们所讨论的这一特征只是患上精神分裂症的一个条件而不是致病原因，因此，除非另有其他因素实实在在导致了该病变，否则，这一特征便不会显露出来。即便假定易感性是患上精神分裂症的必要条件，其诱导作用也不过如肺结核、艾滋病等其他传染性疾病一样。虽然某种特定的基因构成是让一个人被某特定病毒（如结核分枝杆菌或 HIV 病毒）所携带的这些危险疾病所击垮的必要条件，但极有可能也只有在出现病毒的前提下，这一基因构成才会表现出易感性。换句话说，没有病毒，也就谈不上所谓的易感性。

也许，在精神分裂症这一例子中，我们之所以常常把"易感性"看得那么重要，原因在于我们把它本身看作是这一病变中潜伏的组成部分，因此，它本身就代表着一种"异常状况"，即人类群体中一小部分人身上存在的一种特征。然而，我们并没有充分的理由如此解释。到2007 年为止，"有研究开始指认某些"易感基因，又称脆弱基因。[2]一

---

[1] Gottesman, *Genesis*, 88.
[2] Lyons, Lecture "*Schizophrenia：An Overview.*"

种与血清胺系统相关的基因被分离了出来，其主要功能是调节另一个基因，生成负责将血清胺运离神经元突触的蛋白［抑郁症治疗中，百优解（Prozac）可使这种蛋白失活］。我们每个人都有两套这种调节基因，一种以长态存在，一种以短态存在。人类总体中，绝大多数（68％）至少拥有一套短态基因，而将近占三分之一的少数人群拥有两套长态基因。拥有两套长态基因属于异常情况，因为它是少数人身上表现出来的特征。然而，研究发现，"对精神疾病负有责任"的恰恰是上述短基因，也就是所谓的"正常类型基因"！[1]因此，是人类根本特征使得我们容易受到精神分裂症侵扰，这有绝对的可能性。如果说人类本性是由基因决定的，那么，这种易感性中的确有很大程度的基因成分。然而，这也就意味着，这种无处不在的易感性不是某种疾病的潜在因素，其解释价值几乎为零。

　　无论做多少基因研究，恐怕也无法帮助我们找到一种"精神分裂症病菌"，或者找到某种可以充当传播媒介的蚊子。诺曼·萨托瑞斯是世界精神病学会主席、世卫组织精神健康处前任主任，同时也是日内瓦大学的精神病学教授。他在 2007 年时曾发表如下声明："虽然过去几十年间我们在对精神分裂症的了解方面取得了很大进步，但没有任何征兆能够让我们断言，其发病机理能在不久之后得以揭晓。"[2]当然，所有这些并不意味我们所积累起来的，无论是解剖学、神经化学还是基因遗传学方面的知识毫无价值。在揭开精神分裂症之谜的完整解决方案中，它们自有其位置。这一价值很可能就在于帮助我们回答致病原因是如何导致该疾患各种不同表现的等问题。只是这些非常有用的知识中，无数的碎片尚未构成一个系统的体系来解释精神分裂症，揭开其病原学谜题。究竟是什么因素导致了这一病变，我们尚一无所知，而且，我们有限的所知也仍未能给我们明确指明下一步的探寻方向。正因如此，专家们警示我们，不要指望"预防这一疾病在不远的将来变成可能"，也不要指望"帮助精神分裂症患者的工作能够变得相对容易"。[①]我们必须去探寻环境性证据，即精神分裂症患者置身其侧、而不是置身其中的环境。由于数理统计——这里具体而言也就是流行病学研究方法——一直以来都是精神分裂症研究界普遍使用的研究工具，我们自然应该以流行病学领域的研究发现作为起点来考虑问题。

前沿 3：流行病学研究发现

《精神分裂症起源》一书是关于这一疾病"绝对的素材来源"。该书开篇写道："如果说发疯这一现象与人类历史一样古老，那么我们难免会以为，作为当今最常见，也最广为人知的疯癫形式之一，精神分裂症很可能自人类文明肇始之初就已经存在。然而目前并没有定论性的证据能够证明这一假设成立。"[②]富勒·托里是我们这个国家目前"最负盛名的精神病学专家"[③]，也是少数对"没有证据表明精神分裂症有史以来就一直随处可见"这一事实高度关注的学者之一。如前文所述，他认为，与躁狂抑郁症一样，精神分裂症实际上也是一种以前人们闻所未闻的新型病变，主要通过宠物身上携带的感染性载体传播，而且，这一疾病只是 18 世纪以来才变得相对常见（即不再是偶然、零星地感染个别人），并为人们所广泛知晓。前面我们说过，这一观点有其严重缺陷，托里的同事以及大多数人普遍对此不屑一顾，然而有一点还是颇为令人欣慰：一些精神分裂症研究人员开始严肃地对待一个事实，即没有证据表明精神分裂症至少在我们所称的"现代历史初期"之前就已经出现了。当然，情况也理应如此。精神

---

① Sartorius in *Recovery*，Hopper et al.

② Gottesman，*Genesis*，1.

③ P. Carlson，"*Thinking Outside the Box*，"刊载于 2001 年 4 月 9 日《华盛顿邮报》（*The Washington Post*）。

分裂症是历史近期才出现的现象（除非能够找到证据证伪，否则我们只能这么假定），基于这点我们可以进一步推论：这一疾病目前也只会感染某些特定人群。这一推论与我们所熟知的其他生理疾病的发病规律一致。可能影响我们的生理病变的种类发生了改变，这种情况并不稀奇（不妨想想艾滋病这例子）。而且，根据不同人群在饮食、化学、物理等方面条件的不同，可能出现的病变的种类自身也会发生变化。然而，尽管多数流行病学家都相信精神分裂症是一种脑部疾病，而且基因成分也是其中很重要的一个因素（即也是一种生理疾病），但精神分裂症流行病学却建立在下述假定基础上：从时间、空间角度来看，不同人群患精神分裂症的风险概率一定呈均匀分布的状态。

专家们有一个普遍共识，整体而言，人类寿命期内患精神分裂症的风险概率为1％，具体来说，每百人之中有一个人在55岁之前可能患上精神分裂症。这是世界范围内的一个"正常"概率。假如某个群体的实际发病率高于这一概率，那么，用哥特斯曼的话来说，"一定是因为某些风险因素有所增加"。至于实际概率可能相对低于正常的问题，却没有人予以解释。我曾有机会向精神分裂症流行病学研究领域声望卓著的专家迈克尔·莱昂斯请教，为什么将1％认定为寿命期风险的正常概率？他的回答是："你总得有一个数字作为起始点吧。"

这一假定数据真正赖以确立的基础似乎也不乏武断。哥特斯曼评论道："毕竟，目前普遍接受的这个数值其实跟拍脑袋凭空猜出来的'幸运'数没有多大实质性差别。"[1]这一数字是综合普查法和传记法两种统计方法计算得出来的结果。最早的普查法研究出现于1928年（源自德国并不令人意外），采用了一个"非常小的样本"，结果得出的数字是0.85％，或许可以说与1％不差多少。此外，尽管流行病学研究领域在很长一段时间里都基本满足于采信这一数字，但在斯堪的纳维亚半岛还是有人始终对此持一定的怀疑态度。他们于20世纪40年代末进行了两次经典的研究，一次采用的是普查法，另

---

[1]　Gottesman, *Genesis*, 4, 75.

一次是传记法，并最终确立了 1% 这个概率不容置疑的地位，或者换句话说，反正没人对此表示质疑。

1947 年，埃里克·爱森—默勒带领的研究团队对瑞典南部农村两个教区的全部居民进行了一次普查性研究，对象包括成年男女及儿童，共 2 550 人。哥斯特曼写道："几乎每一个人都接受了访谈，并根据从官方（如学校、税务主管机构、酒精饮品主管机构、精神病院、罪犯收容机构等）及家庭医生处所得到的数据对访谈所收集的数据进行了补充。这些数据堪称一座数据金矿。"研究得出的寿命期精神分裂症患病风险率为 1.12%，如果将 4 名疑似患者也算在内，则风险率为 1.39%。

根据 1951 年发表的一份研究文献显示，丹麦精神病学家库尔特·弗雷明开展了一项采用传记法的精神卫生研究，同类研究迄今仅有 3 项。"与爱森—默勒的普查法相比，弗雷明研究的主要不同在于，后者将后续研究期内死亡及存活的精神分裂症患者也统计在内。受试最大年龄为 59 岁。研究伊始，科研小组选择丹麦与瑞典交界处波罗的海博恩霍姆岛上 1883—1887 年间出生的人口为受试对象，并一直跟踪追访至 1940 年……这次传记法研究得出的寿命期精神分裂症患病风险率接近 1%。"哥特斯曼总结道："显然，将死亡及因故无法继续追踪的受试对象统计在内的做法，使得风险评估相对更准确，由此得到的基准值也相对更准确。通过对比传记法研究所得到的整体风险概率（1%）与普查法所得到的整体风险概率（1.12% 或 1.39%），我们基本上可以得出结论：两者数值大体接近。因此，我们基本可以依靠可行度相对较高的普查法。"[1]

鉴于它们在设计及分析方面堪称典范的品质（也就是说，其信度、效度均达到了流行病学研究所能得到的最高水平），上述两项研究被普遍誉为经典。但即便如此，有什么理由将他们用来估测斯堪的纳维亚半岛两个农村社区寿命期精神分裂症患病风险率的这个数

---

[1] Gottesman, *Genesis*, 73—75.

值（1%），当作是适用于全世界的"正常"概率呢？唯一能为采用这一基准数值自圆其说的理据，就是假定全世界所有人类群体精神疾病发病概率分布基本均匀。然而，这一假定不仅没有实证证据支持，而且还与我们所了解的生理疾病发病规律大相径庭。比方说，没人会想当然地认为世界各地人们在寿命期内患肺结核病的概率相同，因为我们清楚地知道环境因素对染上这一传染性疾病的概率影响程度有多么大。同样，我们也不会想当然地认为，不同社会中基因遗传性疾病的发病概率会均衡分布，比如，家族黑蒙性白痴病（Tay-Sachs）就没有所谓的"正常"概率。至于"糖尿病、缺血性心脏病、癌症等多因性疾病，不同人群间相差高达 10 倍，乃至 30 倍的情况并非罕见"。流行病学专家约翰·麦克格拉斯说："某些意见领袖似乎坚定地认为，精神分裂症与其他一切人类疾患就是不同。"[1]会不会是因为，虽然承认不同社会对生理性病变易感程度不同（不管是因为遗传还是环境因素所致）没什么不妥，但要说精神分裂症（"形式最纯粹的一类疯病"）侵扰不同人群的概率存在差异，从意识形态角度来看却万万不可接受？我们之所以坚持认为这种精神性疾病均匀分布，莫非是因为若不这样认为就得背负上"道德人品值得怀疑"的骂名？

迄今为止，只有少数国家开展过流行病学研究，且其中绝大多数都是建立在一神论传统基础上（这一特点此前从不曾有人注意过），并且多数都属于相对富裕的发达民主国家。奥地利一批流行病学家 2005 年发表了题为《精神分裂症流行状况系统研究》的文章，对 1965—2002 年间所进行的全部包含原创数据的相关研究（共 188 项）进行了系统梳理。据该文报告，这类国家的总数仅为 46 个。[2]其

---

[1]　J. McGrath, "A Systematic Review of the Incidence of Schizophrenia: The Distribution of Rates and the Influence of Sex, Urbanicity, Migrant status and Methodology," BMC Medicine 2(2004):13.

[2]　约占联合国会员国总数的四分之一；参见 S. Saha et al., "A Systematic Review of the Prevalence of Schizophrenia," PLoS Medicine 2(2005):0413—0433.

中 22 个(或 127 项研究,占比 62％)属于"西方社会",也就是西欧、盎格鲁美洲各国及澳大利亚、新西兰和以色列等国。另外 7 个国家属于上述富裕、自由世界的穷亲戚。具体而言,东欧及苏联解体后独立出来的部分国家开展了 13 项,阿根廷开展了 1 项。这样使得这些国家的总数达到 29 个。非洲 4 个国家开展了 6 项,加拉比海 2 个国家开展了 2 项,中东 2 个国家开展了 2 项,巴布亚新几内亚开展了 1 项。最后,共计 43 项研究(多数为对比性研究,且由西方研究团队实施)探讨了东亚广阔地域、庞大人口群体的问题,其中 19 项针对印度,7 项针对中国,6 项针对日本。由此可见,我们关于精神分裂症传播的大多数知识都建立在对"发达"世界相对富裕、自由的国家情况的了解之上,而对"发展中"国家的情况则了解非常少。同样,对宗教传统不是一神教的社会(如中国、印度、日本等)的情况,我们也了解甚少。

2004 年,世卫组织精神卫生调查联合会发布了一篇针对普遍意义上的心理疾病的报告,报告着重指出了一些"基本一致的发现":亚洲国家(无论其发展程度如何)发病率相对较低。虽然致残类严重病案(其中包括所有类型的神经紊乱症及其他)在世界各地都属少数,但美国这类病案在报告总数中的占比高达 29％,而在所比较的国家中,最贫穷、发展程度最低的尼日利亚占比却只有 8％。①

具体到精神分裂症这种疾病来说,研究人员同样经常发现在发病频率、过程以及愈后结果方面,都存在显著差异。杰布伦斯基 1997 年曾指出,已有文献记录显示,不同寻常的群体的确存在。1953 年在瑞典北部地区开展的一项研究结果发现,寿命期精神分裂症患病风险率为 2.66％(也就是说,几乎是爱森—默勒在南部地区所做研究结果的 2 倍,后者结果值为 1.39％,我们通常把它看成一个证据,来证明 1％这个概率符合"正常"值)。1978 年又进行了一次上述

---

① World Health Organization World Mental Health Survey Consortium, R. C. Kessler et al., "Prevalence, Severity, and Unmet Need for Treatment of Mental Disorders in the World Health Organization World Mental Health Surveys," *JAMA* 291(2004):2581—2590.

研究,结果同样发现发病率比通常情况高出很多,每 1 000 人中患病人数为 17 人。研究人员当时将这一较高的概率归结为相对闭塞的人群中固有的奠基者效应,但血统研究却未能为这种解释提供充分的支撑依据。此外,在瑞典另外几个地区,在克罗地亚、爱尔兰,还有美国,也都发现了显著高于寻常的发病率。这些结果显然都比 1972 年"英—美诊断性研究项目"得出的"美国精神分裂症确诊人数是英国的 4 倍"这个结论还要早。时间相对更近些,1994 年的研究也得出了相似的结果。①研究人员也观察到了一些对精神分裂症几乎完全免疫的群体,但这些发现多数建立在不被普遍认可的流行病学研究方法之上,因而在"受过良好教育的公众"中遭到了"粗暴的质疑"。2005 年,萨哈及其团队得出结论,认为存在显著的国际差异,引发广泛关注。他们仔细分析了 188 项相关研究中约 1 721 个发病案例(得出这个预估数字的依据是这些研究中提到的,大约 154 140 个病案中很可能有很多重复),并根据时间节点、阶段、寿命期、寿命期患病风险概率等的分布情况,计算出了每千人中的病案数,具体如下:时间节点 1.9—10.0,中数值为 4.6;阶段 1.3—8.2,中数值为 3.3;寿命期 1.6—12.1,中数值为 4.0;寿命期患病风险概率 3.1—27.1,中数值为 7.2。他们在报告中还认为:"相比土生土长的人来说,移民中患精神分裂症的比例相对较高,两者中数比率为 1.8(百分位,10%—90%)(0.9—6.4)。按照经济状况分类,'最不发达'国家的预估病案数显著低于'新兴国家'和'发达国家'。"②

　　针对不同国家内精神分裂症发病数量、病症特征、发病过程,以及愈后结果等方面的所有研究中,最系统、最全面的当数前文提及的"精神分裂症国际研究(ISoS)"。该项研究由世界卫生组织于 1967 年发起,时间跨度长达 25 年,其中既包括 2 年、5 年、个别地区

①　Assen Jablensky,*"The 100-Year Epidemiology of Schizophrenia,"Schizophre-*
　　nia Research 28(1997):111—125.
②　Saha,*"Review."*

甚至长达 10 年的短期后续研究，也包括 20 世纪最后十年间进行的长期后续研究。这一系列研究持续一致地发现，无论从哪个角度看，"发展中"国家的情况都显著好于富裕的"发达"国家。前者中不仅精神分裂症出现情况很可能相对低（虽然研究人员并未强调这点），而且，即便出现了病变，也往往局限于单次发作、不会留下后遗缺陷的类型，总体上严重程度相对较低，呈现愈后效果相对更好，致残致死率相对较低的特点。[1]早期有人曾从人类学角度分析，认为西方以外的其他地区存在"不受神经紊乱疾患困扰的社会"。虽然这些观点被指责为"无视"流行病学基本原理、研究方法令人怀疑，但上述一系列研究结果却为这些人类学观点提供了有力支持，强烈表明了文化的重要性，"就算不够精确，[这些影响]也仍无处不在、难以分割"。然而，如前文所述，尚无人对文化因素进行过认真研究。总体来看，文化的影响被想当然地认为仅仅局限于对发病过程及愈后效果的解释方面，与精神分裂症自身的病原机理无关。在整个精神分裂症研究界，"发达国家"与"发展中国家"之间这种始终存在的差异被笼统地概括为"难解的谜团"，"不符合常理但却始终存在的非正常现象"，进而引发了"究竟是什么原因让西方的康复情况打了折扣"这一疑问，却始终没有人对"精神分裂症是一种基因遗传性脑部疾病，世界各地所有人群的寿命期间患病风险概率'正常'值都是 1％"这一先入为主的假定提出过质疑。[2]

所有严谨的流行病学研究结果、所有发病情况足以促使该国展开严谨的流行病学研究的国家，基本都发现了超出假定的"正常"概

---

[1] Hopper et al., *Recovery*, 277—282.

[2] T. J. Craig et al., "Outcome in Schizophrenia and Related Disorders Compared Between Developing and Developed Countries. A Recursive Partitioning Reanalysis of the WHO DOSMD Data," *The British Journal of Psychiatry* 170 (1997): 229—233；另见 Kim Hopper and J. Wanderling "Revisiting the Developed Versus Developing Country Distinction in Course and Outcome in Schizophrenia: Results from ISoS, the WHO Collaborative Followup Project," *Schizophrenia Bulletin* 26(2000):835—846.

率的情况。对此，通常的解释是：这些数字肯定是过度诊断的结果。不过，美国国家精神卫生研究所全国共病调查复测（NCS-R）的研究团队认为，前期研究都系统性地低估了重大精神疾病的发病数量。有关精神分裂症给美国、加拿大以及英国等带来的代价方面的统计数字也显示，寿命期患病风险概率高于1%。[1]

反对精神分裂症发病率和流行情况极低的相关报告的声音似乎更加根深蒂固。这类报告通常涉及相对贫困、传统的社会，往往被无一例外地解释为"不过是些奇闻轶事般的零星报道"，或被归结为诊断率低的结果。[2]俗话说有志者事竟成，除了要有合理的数理统计方法之外，要想得出准确的流行病学研究结论，还有赖于一套清晰明确、可靠有效的诊断标准，但在精神分裂症问题上，这套清晰可靠的标准目前依然遥不可及。吊诡的是，这也就意味着人们往往极容易误将精神分裂症证据缺乏当作"正常"概率的证据。不像早期有关"不受神经紊乱疾患困扰的社会"，并被"粗暴地"弃之于不顾的人类学报道那样，精神病学方面人类学家们作为证据讲述的一些奇闻轶事却被认为高度可靠，而且很少有专家会对这些极为擅长讲故事的人在洞察精神分裂症方面的能力表示怀疑，即使并无明确征兆，他们也能发现问题。这一自相矛盾的现象并不完全出人意外。当然，其症状有时可能很难区别于因感染性疾病、滥用毒品等原因引发的神经紊乱症的症状，或是由于患者身上表现出来的症状接近于传统上巫魔附体时的表现。假如我们能够观察到的仅仅只是某一次急性发作时的状况，而且其原因很可能归结于上述情形中的任何一种情况，

---

① A. Blomqvist 等，"*The cost of Schizophrenia：Lessons from an International Comparison*"，刊载于 *Journal of Mental Health Policy* 9(2006)：第 177—83 页；另外，据 Ronald Kessler 写道：NCS 和 NCS-R 结果是保守的患病率估计值，对"几个重要的人群群体"代表性不足，详见 Kessler 等所著"Prevalence, Severity, and Comorbidity of 12-Month DSM-IV Disorders in the National Comorbidity Survey Replication，" *Archives of General Psychiatry*，62(2005)：617—627。

② World Heath Organization World Mental Health Survey Consortium，*JAMA* 291(2004).

那么我们的确会感觉无从判断。然而，我们这些西方学者们宽容如斯，自然知道各种疾病在不同文化中会有不同体验、不同表现，也会对这类极具当地色彩的细枝末节感觉见怪不怪。凭借我们高深的知识和"先入为主的感觉（praecox feeling）"，我们透过他们表面荒诞怪异的妄想表现，清楚地看到了背后隐藏的精神分裂症。在没有明确、清晰的定义的情况下，任何与精神分裂症稍有类似的表现都会被定义为精神分裂症，没有证据则被归咎于非西式医疗机构不够可靠等原因。但是，鉴于精神分裂症完全是根据其具体的体验和表现方式作为基础来予以诊断的，那么，假如选择性地依赖世界各地精神分裂症人类学证据，其后果将几乎无异于全然否认这种疾病的存在。①

在精神分裂症发病频率方面，研究人员所发现的差异无人提出异议，事实上，根本就鲜有人对此予以评论。比如，与移民（尤其是跨国移民）相类似，在城市出生和长大会增加患病风险，这方面的证据目前普遍被认为"相当有力"。②由此我们似乎可以推断，相比农业主导的社会而言，城市化程度较高的社会群体所面临的风险将相对较高，也就是说，这两个群体的"正常"风险率应该有所不同。然而这一观点目前却实在称不上普遍。同理，关于移民因素的所谓"相当有力"的证据，虽然与基因遗传论观点格格不入，但似乎并没有人在意这一点。比如，出生于英国的非裔加拉比海国家人口精神分裂症发病率出奇地高（如果与在这些移民的母国几乎没有发现存在精神分裂症的证据这一现状相比，更是如此）。针对这一研究发现，杰布伦斯基只是轻描淡写地说道，这并不是什么新发现，因为 1967 年的文献中早有记载。这似乎不能不让人得出结论：因为结果可以复制，所以也就变得不再重要。③

"如今，我们发现所有社会以及社会上各个不同社会经济层次的

---

① Linde，*Spirits and Madness*.

② J. J. McGrath，"Myths and Plain Truths about Schizophrenia Epidemiology—the NAPE lecture 2004，" *Acta Psychiatrica Scandinavica* 111(2005):9.

③ Jablensky，*Schizophrenia Research*，117.

人,都在饱受精神分裂症之苦。"哥特斯曼总结出了这样相互矛盾的结论,"总体来说,每百人中有一人大约 55 岁之前会患上这一疾病。尽管有时我们观察到不同时间、不同空间(文化、亚文化)背景下患病概率有所不同,但似乎很难解释其成因……报道的差异中有很多极可能是由于报道不准确等因素(观察人员经验不足、样本过小、诊断模式各不相同等)所致,而且,或许简单从预期寿命、社会流动性变化等方面的因素出发就足够解释这一现象。"①

对处于精神分裂症流行病学研究领域前沿的人士来说,人类预期寿命增加的确是一个堪忧的因素。鉴于我们目前尚不了解这一疾病,治疗方法更是无从谈起。萨托瑞斯写道:"多数国家不同年龄段人口的预期寿命都在增加,继而导致年龄相对较低的成人(也就是精神分裂症高危群体)数量相应增加,以致有人预计未来几十年内精神分裂症发病率或将显著增加。"②但是,预期寿命及年龄相对较低的成人数量急剧增长的情况,主要发生在精神分裂症发病率相对低的"发展中"国家,并且这些国家的预期寿命尚未达到发病率相对较高的"发达"国家的典型水平,而我们所谓的"正常"风险概率是基于后者的情况确定的。换句话说,跨文化证据与"预期寿命增加"这一论据相互矛盾。至于说到社会流动性因素,难免又将我们带回到社会文化环境影响这个话题上来,而这一话题本身仍然悬而未决、问题重重。

将不同文化、亚文化下精神分裂症发病率不同这一事实如此"简单地解释",其背后的理据似乎如下:社会流动性将导致寿命期患病风险增加,原因可能在于流动性意味着经历社会不稳定,而社会不稳定被认为是环境压力的一种衡量标志。最起码,这恰恰正是参与世卫组织国际研究的团队所得出的谨慎结论。针对"文化黑匣子"对精神分裂症发病过程(依据患者在两次发病间隔期内病情的性质来确定)及愈后情况有数据证实、不容置疑但却神秘难解的影响,研究团

---

① Gottesman, *Genesis*, 4.
② Sartorius in *Recovery*, Hopper et al., 3.

队得出了如上谨慎推论。他们接着写道：

> 对某些患者，包括某些医疗条件相对不利的患者而言，居住在某些特定地区（或国家）有助于提升其康复概率。本研究只是粗略地考量了某些特定地区的特征，但这些地区的稳定性似乎与患者愈后是否会落下残疾两者之间存在关联。我们依然对基于 CART（分类—回归树）模型和"发展中国家—发达国家二元对立观"计算所得结果的预估价值表示质疑：假定两者的短期愈后效果都良好，生活在［印度］昌迪加尔城区的受试长期愈后效果却不如生活在农村地区的受试。进一步揭开文化黑匣子的奥秘依然是我们所面临的挑战……①

从上述引文模棱两可、底气不足的语气可见，对于流行病学家而言，即使面对在自己看来显而易见的情形，要想解释社会文化因素的特点及其影响也绝非易事。在他们看来，这一解释背后并没有什么逻辑依据，尽管作出这一解释的就是他们自己。假如他们对某一现象的本质没有足够的理解，而手头的数据却又如此强烈地显示这一现象的影响的确存在，那么，怎么能指望他们的解释符合逻辑呢？② 黑匣子（这就是他们眼中文化的本质）自然成了他们赖以解释的托辞：一片漆黑之中，如何指望他们甄别出背后的运行原理？ 由此有了"稳定性"这一说法。能摇动的黑匣子和不能摇动的黑匣子，两者总可以区别开来吧！

　　显然，就好比"发展中""发达"曾被用作"非西方""西方"的代名词一样，稳定性/不稳定性一开始也是被用来指代"发展中""发达"国家的两个概念。印度被认为是一个发展中国家，正因如此，才使得研究人员对昌迪加尔城市和农村地区所表现出来的差别感到困惑不

---

① Carole Siegel 等，"*Predictors of Long-Term Course and Outcome for the DOSMed Cohort,*"刊载于 *Recovery*，第 39—49 页。稳定性等级按照从 1（高）到 3（低）的顺序排列。有关其定义的具体情况，我们所了解的仅有这么多。

② 这些评论绝对没有对所涉流行病学家批评的意思。为他们提供文化分析的概念是社会科学的责任。因此，失职的是我们，不是他们。

已，毕竟，两者都同样属于印度，同属"发展中"状态，因而顾名思义也都稳定。不过，稳定性评级却又不完全相同，昌迪加尔农村地区的评级远高于城市（在最低为1、最高为3的评级体系中，两者的评分分别为1.9和1）。这里又是一个很好的例子，说明我们在解释时所选用的语言是如何掩盖了所观察到的现实。20世纪初，西方观察家们曾将世界人口划分为"文明"（积极活跃、工业昌明、日新月异）和"原始"（幼稚无知、昏昏欲睡、一成不变）两大群体。他们将自己所在的社会划归"文明"世界，其余所有的地方统统属于"原始"范畴。尽管命名时的态度变了，但总体视角未必也会相应改变。因此，当"原始"一词被诟病有居高临下之嫌时，这组二元对立的概念也便被赋予了新的称谓，于是，"文明"（也即"我们"）变成了"发达"，"原始"（也即"他们"）成了"发展中"。顾名思义，"发达""发展中"两个概念的逻辑内涵分别如下，前者意指"不再处于发展变化进程之中"，因而显得"稳定"；后者意指"处于发展变化进程之中"，也就是说总是在不断变化，因而显得"不稳定"。显然，无论具体是什么体系，一个发展中的体制肯定不如一个完全成型完善的体制稳定。但由于"发达"不过是"西方"的委婉表达，"发展中"是"原始"的避讳辞令，因此，"发展中"国家相对较低的长期精神分裂症及疾病所致残疾率，显然只能解释为是因为这些国家理应具有稳定性。的确，不这样便很难解释为什么研究人员要将印度阿格拉地区的特点概括为"稳定"，贯穿世卫组织跨文化系列研究整个过程期间，这一地区在各方面的评价得分都表现极佳。[①]研究小组对该地区的描写如下：

> 北方邦位于印度北部，为全印最大州，人口逾1.6亿，而阿格拉则是该州第三大城市（人口约120万）……自精神分裂症国际研究试点项目（IPSS，1973年）启动以来的25年间，该城市及

---

① 第二年的随访例外，当时阿格拉排第二名，尼日利亚的伊巴丹结果最好，不过，该城没有被纳入随后的研究中。该段信息出自萨托瑞斯（Sartorius），具体参见Hopper等人编著的 *Recovery*，第5页。

流域内周边地区经历了突飞猛进的发展，工业化程度日益增高，1981—1991 年十年间增长率达 25％。因此，阿格拉人口密度极高，狭窄的道路上挤满了各种各样的交通工具，汽车、人力车、轻型摩托、自行车、牛车、马车，甚至偶尔还有走失的牛……附近的马图拉镇拥有印度最大的一座炼油厂。该地区的农业正经历一场绿色革命，农民们开始转向现代化作业方式。阿格拉有 2 所大学、好几十家学院，业已成为著名的旅游中心。

该地区 25 年间经历了诸多重大历史事件，其中包括：两位前总理（英迪拉·甘地及其儿子拉吉夫）遇刺身亡；巴布里清真寺遭印度教信徒摧毁，致使全国穆斯林与印度教徒关系紧张。政治意识已普及到村庄一级，村委领导职位约 30％由女性担任。①

显然，社会文化环境稳定性无从解释阿格拉地区精神分裂症确诊患者康复率相对较高的现象。这一解释同样也不适用于其他被界定为"发展中"地区的项目区或中心（印度的昌迪加尔城区及乡村、马德拉斯；哥伦比亚加里区；尼日利亚伊巴丹；香港、北京等）。所有这些地方都呈现出"一种相对有利的趋势"，胜过其他"发达"项目区（都柏林、檀香山、莫斯科、长崎、诺丁汉、布拉格、罗切斯特、纽约、格罗宁根、曼海姆、索菲亚以及华盛顿特区等）。世卫组织首次跨文化研究所发现的规律一再得到进一步验证："发展中区域无论在发病过程还是愈后效果方面均呈现显著优势。"②

很难理解为什么研究人员将 20 世纪 90 年代末期的索菲亚看得比北京更发达。不过，索菲亚及东欧的另一个中心（也就是布拉格）的确在促使研究人员将"不稳定性"重新定义为"政局变化"方面起了推动作用。其背后的理据如下：

---

① K. C. Dube and Narendar Kumar, "IPSS: Agra, India," in Hopper et al., *Recovery*, 77.

② Kim Hopper et al., "An Overview of Course and Outcome in ISoS," *Recovery*, 23—38.

随后两年的后续研究中,针对 DOSMeD 受试的研究报道显示,布拉格地区的受试呈现出与发展中中心受试一样有利的愈后结果……十三年之后,布拉格受试群体在因病致残方面表现持续偏差。众所周知,布拉格(及其他东欧国家)经历了显著社会和政治动荡。在针对保加利亚 ISoS 研究受试群体状况的报告中,[研究人员]反映,相比金奈(旧称马德拉斯)、格罗宁根、诺丁汉等地样本人群,保加利亚样本群在社交性残障及症状方面表现相对较差。由于保加利亚比这些地区经历了更严峻的社会动荡,因此也就进一步增强了"一个地区的社会稳定性对患者功能恢复具有影响"这一假设的可信度。

遗憾的是,即使研究人员努力把"不稳定性"的意义限定得相对更精确,也仍未能让"稳定性论据"变得更能令人信服,因为"尽管莫斯科在社会不稳定性方面排行靠前,但无论从症状表现还是致残性愈后状况角度来看,该中心的受试总体表现都相对较好"。[1]莫斯科相对"好"的状况,或许可通过如下令人悲伤的事实得到解释:患者中很多人不幸离世,或因生活无以为继离开了莫斯科,从而使得后续研究难以继续追踪到他们。但是,东欧共产主义国家的崩溃,依然还是无法解释都柏林、罗切斯特、纽约等地极低的康复率,与当地大多数精神分裂症患者发病前期症状都比较隐蔽、很多病人都长期持续表现出精神病变这一趋势高度吻合。

截至 2007 年,世界范围内精神分裂症发病状况研究中最具影响力的,当数"国际精神分裂症系列研究(ISOS)"中的结项研究,也就是所谓的"世卫组织 10 国国别研究"。项目名称多少有点儿令人疑惑,毕竟该项目所进行的调查仅涉及 7 个国家的 8 个项目点。[2]对"正

① Siegel,"... DOSMed Cohort," Recovery,48—49.

② Assen Jablensky, Norman Sartorius et al.,"Schizophrenia: Manifestations, Incidence and Course in Different Cultures: A World Health Organization Ten-Country Study," in Psychological Medicine Monograph Supplement 20(1992):1—97; M. Lyons 将该研究当作是最具影响力的一项研究成果而进行了引用。

常"风险率的那些热心拥护者来说，研究结果算不上十分鼓舞人心。虽然 8 个项目点所采用的研究方法基本统一，但结果却发现，无论根据广义还是狭义的定义来看，风险最高项目点与风险最低项目点之间存在至少 2 倍的差异，且广义定义的结果具有统计显著性。以狭义标准（CATEGO S+）衡量，每十万人中精神分裂症的发病率（即既定时间段内新发病案数）为：丹麦奥尔胡斯 7 人、英国诺丁汉 14 人。以广义标准（IDC 9 精神分裂症）衡量，每十万人发病率为：檀香山 16 人、印度昌迪加尔城区 42 人。相比高发病率往往对应于相对较好的发病过程及愈后效果（不免让人怀疑自己观察到的是否真的是同一种疾病）这一事实而言，上述发现的重要性或许反倒在其次。然而，无论这些发现的实际重要意义如何，J. J. 麦克格拉斯 2004 年在其《精神分裂症流行病学的迷思及简明事实》NAPE 讲座中曾如此评价："这一研究结果常被引用，以证明不同国家之间在典型精神分裂症（按照 PSE/CATEGO 体系定义）发病率方面不存在显著差异。然而，准确地说，该研究不具备足够能力检测到显著差异……如果从精神分裂症的广义概念来分析，发病率差别甚至达到 4 倍。引用《10 国国别研究》作为证据来说明精神分裂症发病率及症状表现在世界范围内基本一致，这一做法很可能本身就是一个错误。"[1]这一研究本身的初始报告总结道："结果提供了有力的证据，表明精神分裂症这一疾病在不同人群中的发病概率基本具有可比性。"[2]麦克格拉斯说道。时隔将近 20 年，这一论断的声音依然在精神分裂症研究圈子里回荡。

归结所有这一切，我们目前处于一个什么样的状态呢？鉴于精神分裂症这类精神紊乱病变具有长期困扰、难以根除、反复发作等特性，完全有理由称之为"心理癌症"。没有证据表明这一疾患"存在于各个不同社会、不同社会经济阶层"，也没有证据表明存在什么影响

---

① McGrath, "Myths", 4—11.

② Norman Sartorius, "Early Manifestations and First-Contact Incidence of Schizophrenia in Different Cultures: A Preliminary Report on the Initial Evaluation Phase of the WHO Collaborative Study on Determinants of Outcome of Severe Mental Disorders," in *Psychological Medicine* 16(1986):909—928.

世界各个人口群体的所谓"正常"寿命期患病风险概率。有相当充分的证据显示事实恰恰相反：受这一疾病影响的，几乎完全是所谓"现代化"社会，顾名思义，也就是从经济角度来看高度发达、增长持续稳定，因而相对殷实富足的国家，至少也是不再受传统（马尔萨斯）增长—衰落周期困扰的国家。无论其平等理念、主权意识的具体表现形式如何，这些国家都自诩平等、民主之邦。尽管本质上保持着世俗的世界观，这些国家基本都深深植根于一神教宗教传统。当然，这一疾病也会波及某些受现代化社会影响的其他国家中的某些特定群体，但波及程度相对要低很多。同时也有证据显示，现代化社会受其影响的程度，远远超出了人们通常假定的那个"正常"寿命期患病风险率。在这些证据中，有些由来已久，只是长期以来一直都被"精神分裂症研究圈内人士"以不符合科学为由而置之不理。随后几章中我们将继续阐释这些证据。如前文所见，还有些则来自近年来的流行病学研究领域，研究人员多声誉甚高，研究内容涉及不同社会里所观察到的精神分裂症的发病率、类型、严重程度，以及愈后效果等诸多方面。此外，还有部分极具启发意义的证据则出自针对精神分裂症社会阶层发布状况的研究。

　　从针对生理性疾病的流行病学研究可知，种族、职业、婚姻状况、宗教、移民，以及社会阶层等广为关注的社会要素，与寿命期患病风险率之间始终存在高度关联。因此，精神分裂症流行病学家也对经典社会学中所定义的社会经济地位（如收入、教育、职业等）要素予以了特别的关注。早在 1939 年，由芝加哥社会学家罗伯特·法瑞斯及 H·沃伦·邓汉姆在这一方面所做的首例研究就已显示，在城市中心贫民窟居民中，精神分裂症患者的数量（以首次接诊为准统计）比相对富裕的芝加哥郊区的发病人口高出 4 倍。[1]其后，人们普遍开始

---

① 　R. Faris and H. Dunham, H. W., *Mental Disorders in Urban Areas : An Ecological Study of Schizophrenia and Other Psychoses* (Chicago : University Chicago Press, 1939).

相信处于社会底层会增加患精神分裂症的风险，而且后续的很多研究结果也普遍支持这一理论。针对其他一些城市的研究也得出了与芝加哥相类似的差异（即城中贫困区与郊区间的差异）。1996 年，另一位著名社会学家威廉·伊顿进一步证明，与某一个特定社区的社会经济概貌一样，职业也可作为一个有力的指标：男性蓝领工人患病率比专业、技工群体高 5 倍。[①]针对观察到的这一规律性现象，最显而易见的解释便是贫困（因为这是西方社会对一切"社会问题"最具代表性的解释原因）。贫困导致人不开心，犯罪、家庭破裂、虐待儿童等统统应该归咎于它。所有这些压力因素相叠加，进而加剧了底层人群患上精神分裂症的风险——此即所谓"出身决定论"假说。在有证据显示慢性精神分裂症发病率低于"正常"概率的那些国家里，饥饿泛滥、儿童流落街头等都是绝对贫困的典型表现。不同于此，美国继"经济大萧条"之后出现的并非绝对贫困，而是相对贫困，换而言之，这种贫困只是相对于某个特定的富裕程度标准而言的。但这点不足以驳倒上述解释。同理，如果假定蓝领工人（水暖工、电工、建筑工、汽车维修工等）就一定一贫如洗，就一定郁郁寡欢，假定这类工作就一定与家庭破裂之间有密不可分的关系（就好像律师、大学教授、精神病学家等群体中离婚率一定会低似的），恐怕这些想当然的假定也很难令人信服。

　　然而，只有当患者在确诊那一刻能够被确定属于某个特定社会阶层的情况下，"出身决定论"假说才能够成立。如果将社会阶层划分、社会流动性研究中更常用的"原生阶层"（或者精神分裂症患者的原生家庭）作为变量考量，则与"出身决定论"假说刚好相反的观点才能成立，由此产生了当今更广为接受的"身世沦落论"观点。1963年，伦敦"社会医学研究小组"将男性精神分裂症患者的社会流动趋势模式，与男性亲属（包括患者的兄弟、父亲、叔伯、祖父等）的流动趋

---

① W. Eaton, "Social class and chronicity of schizophrenia," *Journal of Chronic Diseases* 28(1975):191—198.

势进行了对比。结果发现,仅 4% 的患者属于在社会总人口中占比 16% 的上流社会经济阶层,而患者兄弟中约 21%、父亲中约 29% 属于这一阶层,这也就意味着,上流社会所贡献的精神分裂症患者比例,远高于该阶层在社会总人口中相应所占比例(超过精神分裂症患者总数的 20%)。中产阶层、底层人口所贡献的精神分裂症患者数量均低于相应阶层在社会总人口中的占比。虽然社会总人口中约 58%、精神分裂症患者的兄弟中约 56% 属于中产阶层,但其父辈中属于这一阶层的比例仅 48%(也就意味着,精神分裂症患者中,至多 48% 成长于中产阶层家庭)。研究进行期间,底层人口在社会总人口中的占比约为 27%,但患者中却有 48% 在确诊时属于这一阶层,而其兄弟、父辈中仅 23% 属于该阶层,这也就意味着,至多同等比例的精神分裂症患者成长于社会底层家庭。如果按照一个人所处的收入群体确定其社会阶层,那么老年人尤为易受身世沦落遭遇影响。由于受从上层或中产阶层沦落的影响,相比孩子们成长期而言,精神分裂症患者的父辈中相对高比例的群体,会在其 25—34 岁年龄段的孩子确诊为精神分裂症患者时落入社会中、下层。当然,也不排除某些人的收入可能在年届通常的退休年龄之后反而达到最高点,但这种情况肯定属于少数。至于患者本人,上流社会阶层几乎没有他们的身影(4%);中产阶层中他们则广泛存在(48%),不过,假如说精神分裂症在不同社会阶层中呈均匀分布态势,这一比例却又远低于预期(即占比应达 58%,而不是只有 48%);而在社会底层群体中,他们的占比却不成比例地高度集中(48%),且其中只有极少一部分原生家庭属于这一阶层。毫无疑问,这一分布状况只能通过患者因病致残所导致的阶层滑坡得到解释。在美国的数项研究中,伦敦这项研究的结果得到了验证,目前,精神病学圈内(研究者及实践从业者均包含在内)对"身世沦落论"观点总体持赞成态度。[1]

---

[1] Gottesman, *Genesis*; Goodwin and Jamison, *Manic Depressive Illness* (Oxford University Press, 2007), 182.

如某些人所坚信，支持"身世沦落论"假说，未必能排除压力因素在增加精神分裂症患病风险方面的作用，但却肯定可以排除绝对贫困在这一方面的作用。这一假说也与下列说法截然不同：精神分裂症存在"正常"风险值，它对各不同社会、社会内各不同社会阶层影响一致，最重要的是，该疾病在很大程度上有基因遗传的成分。显然，在美国、英国这些高度流动、开放的社会里，顾名思义，所谓最成功的群体，也就是物质方面致病风险因素（如营养不足、生活条件差、缺少必要的医疗服务等）最低的群体，假如偏偏正是这些最成功的群体患精神分裂症的风险比其他群体高出数倍，那么，即便的确存在基因遗传因素，其影响也一定不会太大。与此同时，"身世沦落论"假说言外之意认为，精神分裂症是物质条件富足殷实、消费和就业方面有诸多选择的阶层特有的问题，这点与现实证据完全吻合。因为，无论有人对这些证据如何心存质疑，事实都表明，这种疾病是某些类型的社会所特有的问题，而这些社会所指的，也正是那些能够为其居民提供诸多这类选择的"现代化"、繁荣富裕的西方社会。

前沿 4：基础心理结构方面的当前观点

临床及试验心理学家路易斯·萨斯曾说过，尽管精神分裂症"一直以来都是精神病学关注的核心……大量投入在这一方面的精力却似乎……未能让我们洞察其诸多谜团"。我们似乎找不到理由对他的这番言论提出疑义。的确，如前文所述，"迄今我们依然对其发病机理基本一无所知……甚至对如何准确诊断这一离奇、重要的精神疾病也都一无所知"。针对这些难解之谜，萨斯又提出了"基础心理结构"这一概念，试图对该疾病作出解释。①

读懂精神分裂症，也就意味能够将其所有特征统一整合成为一

---

① Sass, *Madness*, 13.

个可以理解的整体，即便不能准确把握其因果由来，至少也要基本弄
清楚其本质究竟是个什么样子。事实证明，与试图揭开这一谜团其
他各方面的诸多努力一样，我们在这一方面的尝试也同样步履艰难
且徒劳无果。不同于艾滋病、心脏病、癫痫或其他某些发展性精神紊
乱疾病，目前我们所认识的精神分裂症完完全全是一团乱麻。迄今
为止，我们还没能找到一种方法，可以将其积极症状与消极症状联系
起来，也无法理解施耐德所归纳的一级症状中存在的自我紊乱（共性
特征），与精神分裂症患者言语中诸多独特个性特征有着何种关联，
也不清楚"听得见声音"与"漠视'不自相矛盾'原则"两者之间有何共
同点。我们永远也无法预计接下来将发生什么。甚至有人宣称，精
神分裂症唯一不变的特征就是其表征总是千变万化。《心理医学》杂
志中一篇论文的联合作者们写道："虽然精神分裂症患者的表现都显
得乖张、怪异、不合时宜，但每个人具体的表现却又独一无二。除此
之外，我们似乎根本无法作出更多详尽的阐释。"①

　　然而，如此局面并不是因为鲜有人尝试。至少可以说，自精神分
裂症这一名称问世以来，人们试图把它搞明白的努力也便已经开始。
把问题搞明白是一种知性训练，它不同于因果分析，而且还构成了后
者的一个必要条件。究其本质，"读懂"可以理解为是对某种复杂现
象的详尽描绘，旨在阐明为什么这种现象构成一个自成一体的独特
整体，找出将其各个组成部分连接成为一体的组织原理。从这个意
义上看来，这一过程类似于对某一相对简单的现象进行定义，与通
常解释某一具体事件或表征、分析其因果由来同等重要。如果意
欲尝试就某件事作出解释，就必须首先搞清楚这件事本质如何。
针对某一相对复杂的现象，人们所希望厘清的，大概也便是其背后

---

① S. S. Reich and J. Cutting, "Picture Perception and Abstract Thought in Schizo-
phrenia," 刊载于 *Psychological Medicine* 12(1982)：第 96 页；转引出处同上，第
133 页；也可参见 G. E. Berrios, "Positive and Negative Symptoms and Jackson：
A Conceptual History," *Arch Gen Psychiatry* 42(1995)：95—97；T. R. Insel,
"Rethinking Schizophrenia," *Nature* 468(2010)：187—193.

的组织原理。①对于专攻精神分裂症的学子们而言，就算从来不曾明确强调弄清问题在他们整个学术求索过程中所处的地位，潜意识里也一定隐约懂得"什么""为什么"这两个问题之间的逻辑优先顺序，也一定会尽最大程度的努力找准是哪种核心要素将各种不同症状整合成为这一经典综合症，又将这一综合症与其他相对不那么常见的表征整合成为同一类疾病，进而去判断和辨识其背后的基础心理结构。

正如社会学家涂尔干（Durkheim）教导所说，在人文学科领域，下定义最好不要持有任何先入为主的成见。假如不能明确定义一种现象，也便不可能对其作出解释。同理，假如未曾不带成见地对某一复杂现象予以仔细分析，也便不可能了解其背后的组织原理。在解释的整个进程中，下定义，或者说详尽描绘，也就是读懂问题本质，乃是第一步。组织原理需要用心去发现，不能指望他人赐予。而这一点恰恰正是精神分裂症研究领域的阿喀琉斯之踵。未等明确确定精神分裂症的本质究竟是什么，就已经想当然地假定了其病原学本性。了解精神分裂症所依赖的成见有两类，分别反映了当代精神病学学科的"两种思维"体系：生物学体系及心理分析体系，而这两种体系的理念分别可以追溯到克雷佩林和弗洛伊德。

克雷佩林的阐释假定精神分裂症是一种大脑失调状态，可导致大脑一项基本功能（通常为感知或认知功能）丧失。比如，20 世纪上半叶，著名的神经学家肯特·戈尔茨坦对脑部损伤尤其感兴趣，认为精神分裂症患者缺少抽象概括的能力。之所以得出这一结论，是因为他注意到自己所治疗的脑损伤患者在行为方面的表现，与俄罗斯（这里精神病学从一开始就有很浓厚的生物学倾向）、德国等地一些精神病学

---

① 像杰夫·库尔特（Jeff Coulter）那样宣称"精神分裂症"一词多态显然无助于解决这个问题。Coulter，"The Grammar of Schizophrenia"，该文刊载于 W. Flack, D. Miller and M. Wiener 等所编著的 *What is Schizophrenia* 一书（New York: Springer-Verlag，1991）。

家分类实验中精神分裂症患者的表现具有相似性。基于这一发现，他写道："毫无疑问，高度具体化是精神分裂症患者非常典型的一个特征。"在他看来，这一"临床现象"完全支持脑部损伤的观点。[1]戈尔茨坦坚信，"抽象态度"缺失是精神分裂症"最核心的障碍"，而这一能力是一切高级心智功能赖以建立的基础。这一观点与将精神分裂症定义为一种早发性痴呆或心智软弱表现的看法基本一致。遗憾的是，尽管戈尔茨坦的"具体假说"仍然是（至少到 20 世纪 90 年代仍然是）"对精神分裂症患者思维最著名的阐释"，但它却忽略了临床实践中经常看见的其他很多现象，其中包括一种我们只能称之为异常活跃的"抽象态度"的倾向。这一倾向的显著性至少不亚于患者趋于"高度具体化"的倾向（只不过精神分裂症患者在后面这一方面的表现，与大脑有机损伤患者的表现刚好相同而已）。实际上，在某些研究者看来，密切关注"（精神分裂症患者）反应同时趋于极端抽象化和极端具体化两个极端"这一特征，与关注趋于其中任何一个极端的特征同样不容忽视。[2]

其他从认知或感知缺陷角度看问题的学派，还包括将精神分裂症归因于格式塔感知能力的丧失，即不能见木又见林。同样，这种观点虽然强调患者身上某种代表性倾向，却往往容易忽略另一种同样显著的倾向，也就是说，患者往往对人人都能看得见的细节视而不见，但对没人留意的宏观图景却非常敏感；或将精神分裂症归因于"选择性注意力"不足，也就是说，患者会情不自禁地对周围环境、心理进程的每一个细节、每一个侧面都高度关注，不管这些细节是否确实有关系；或者，将精神分裂症归因于逻辑能力（不妨假定这是人类大脑与生俱来的能力）的丧失，具体来说，也就是对思维中的矛盾之处不够敏感，进而导致冯·多马罗斯（von Domarus）所称的"副逻辑推理"现象。

---

[1]　Irving B. Weiner, *Psychodiagnosis in Schizophrenia* (Mahwah, NJ: Lawrence Erlbaum, 1996), 85—86.

[2]　Sass, *Madness*, 122—125, 164.

　　相比偏向于生物学视角的精神病学家而言，亲心理分析流派的精神病学家的理解只有一点不同。也就是说，在后者看来，导致精神分裂症患者其他所有问题的根源在于能力不足或功能瑕疵，而这些问题都可归咎于心理发育受阻，或归咎于意识能力退化回到了"胎儿"水平，以致无力区分自我与周围世界之间的界限，或者说，退化到了"高级动物、儿童、脑部损伤者、未教化之人"的水平。正因如此，西尔瓦诺·阿瑞提就曾感慨道："精神分裂症患者思维方式中的不正常现象实在太过千差万别，不可能仅仅归咎于某个单一原因，其具体表现也实在太过于千奇百怪，不能简单归结为疏误或心理退化的结果。"[①]

从旁观者及亲历者的不同视角看待精神分裂症

　　以下部分中，笔者将从将心理视作一种文化现象（亦即心理是人类大脑中个性化的文化）这一理论出发，尝试对精神分裂症略作分析解读。分析将以患者本人或主治医师关于精神分裂症发病情况的详细描述为基础。依据绝大多数描述中的内容分析可知，从表现几乎难以觉察，到疾病全面暴发，精神分裂症发病过程通常会经历如下几个不同阶段：

全面暴发期	1. 妄想症
	2. 严重心理紊乱；严重自我迷失；幻觉
中间期/布洛伊勒所提出的"根本特点"	3. 形式思维紊乱；语言不正常
前兆期	4. 迷惑；自我的重新评价；现实感发生改变

　　上述各阶段中，精神分裂症的消极症状都有所体现。

---

① Sass，*Madness*，124.

妄想症代表性案例

妄想症是精神分裂症最广为人知的一个特征,至少在外行人看来如此。很多情况下,其表现形式为患者坚信存在一种"精神操控机器"。实际上,世界上首部关于妄想症的临床记录便属于这一类型。[①]该文献最早见于约翰·哈斯拉姆 1810 年发表的杰作《解析疯病》,所涉患者名为杰姆斯·提莉·马休斯。直到 2001 年,该案例仍被学者广泛引用,作为这类疯病的典型例子。应他所在教会堂区官员的要求,杰姆斯·马休斯于 1797 年 1 月被收进贝瑟莱姆(又名贝德莱姆)医院,次年 1 月被安排住进绝症病房,随后十多年内一直住在那里。1809 年,时任该医院药剂师的哈斯拉姆医生对其病情作了详细回顾复审。整个住院期间,马休斯及其家人一直要求医院允许他出院,坚持认为他要么从一开始就完全正常,要么就是已经完全康复。于是,这事一直闹到法院,医院和家属分别聘请了专家为己方作证。哈斯拉姆之所以公开发表马休斯的病案,正是为了满足法庭要求再次就患者的心理健康状况作出裁决这一需要。[②]

马休斯本是伦敦一名茶叶经销商,在巴黎住过一段时间,法语讲得相当流利,显然接受过良好的教育。从随后的讲述中可见,他同时也非常聪明,十分能言善辩。他妄想的情景如下:伦敦有许多法国特工,他们拥有先进的科学知识,特别擅于技术运用,目的在于通过各种手段削弱英国,尤其是通过向敌国披露英国的军事、外交机密等手段共和化其国民,以此达到其目的。这些特工根据气体化学原理设计制造了一种高度发达的机器,名叫"空中飞梭"。只要放在距目标对象不超过 1 000 英尺的范围之内(不管中间有没有墙阻隔),这种机器就能发射出阵阵磁气流,对其目标产生几乎难以抗拒的心理影响,进而控制该目标的思维、情绪乃至行为。这种通过气流发挥影响作

[①] Nettle, *Strong Imagination*, 3.

[②] John Haslam, *Illustrations of Madness*, ed. Roy Porter(New York: Routledge, 1988).

用的方式多种多样，统称为"袭击"。要想让袭击发挥作用，必须首先用磁气流将被袭对象完全环绕，具体方法叫做"点指致孕"：特工帮中的每一位下层员工都"装备有一只充满磁气流的瓶子，只要一按阀门，就能发射出气流。比方说，假如袭击对象坐在咖啡馆里，袭击者将在附近徘徊，有时甚至还会与前者攀谈，并趁对方不注意的当口，打开阀门，听任磁气流泻出，被受袭对象吸入肺中。人体与这种磁气流之间有强大的引力，因此被攻击对象毫无疑问会'受孕'，中了魔咒一样无法动弹，就好比无辜的飞虫被铺天盖地的蛛网覆盖一般"。[①]一旦"受孕"，被袭对象也便成了法国特工手中茫然无助的工具，不知不觉沦落为摧毁大不列颠的帮凶。马休斯还画了详尽的插图，来说明本人遇袭时特工使用的空中飞梭的样貌，这证明他尤为擅于绘画，而且娴熟掌握当代机械学知识。另外，在附注的说明中，他还解释了"袭击者是如何恣意影响被袭对象的：好比辛辣的气体阀门被打开一般，遇袭者饱受吸入体内的气流折磨。随着气流在身体里弥漫扩散，不断腐蚀其躯壳，遭遇袭击的人会变得越来越亢奋。他们折磨人身心的手段多种多样，不一而足，或让人兴奋不已，或让人一动不动；或凭空捏造想法，或大肆偷窃想法；或迷惑，或欺瞒，进而致使遭袭者或勃然大怒，或绝望中孤注一掷，或倒地身亡。如此等等"。[②]

　　磁气流是各种矿物、有机物及压缩气体组成的混合物，很多气味都十分难闻，而且根据情况不同，他们还备有不同的配方，用于不同类型的袭击。袭击本身的类别不计其数，类别之多丝毫不亚于世界上最先进的审讯机构的种种酷刑，给受害者身心均带来无限痛苦。其中有两种最重要的方法，即"意念语"和"有声语"。之所以说这两种方法最重要，是因为这是法国特工邪恶地攻击被他们用磁气流控制了的英国人的主要方法。所谓"意念语"，就是"一种主打感情牌的

---

① 有关马修斯的分析，详见 Haslam 所编著的 *Illustrations of Madness*，第 53—54 页。
② 同上，第 48—49 页。

思想交流方式，交流双方都受了磁气流的'孕'。这种气流极为罕见，且可以通过一台电动机器频繁调整而随时增强功率。这种交流不需要听觉，更像是通过一条无声的传送带将情报源源不断输往大脑中主管智力的那一部分区域，就好比电流通过精密的电子计量表一般无声无息。但遇袭者（假如他的智力水平足够强）却能意识到，自己所感知的意念并不是本人正常思维中固有的内容"。与此不同，"有声语"指的是"不像我们通常所了解的那样，声音不需要借助空气振动便可直接进入听觉神经系统。因此，信息可以悄无声息地被装进遇袭者耳内，而旁边的人却丝毫不会察觉"。①其他的袭击方式还包括：气流锁定，即"将舌根肌肉纤维锁死或紧压"；灵魂与理智分离，即"从鼻根处散布磁气流，气流在扩散过程中迅速冷却并充斥大脑基部区域，就仿佛形成了一层罩纱，从而阻断感性的心脏与知性的大脑之间的交通"；股语，即特工通过"有声语"发出的信号会被传送到"遇袭者大腿外侧，让后者感觉自己的听觉器官仿佛就长在那里。大腿部位可以分明地感觉到声音的刺激，对内容的理解却依然在大脑中发生"；放风筝，即将某些特殊的想法抬升到大脑中，"就好比孩子们放风筝那样……借助'空中飞梭'和'磁受孕'等方式，这些特殊的想法会在大脑中主管知性的区域持续萦绕盘旋，时间长达数小时。无论遇袭者如何努力将意念引向其他物体，好将这些强加给自己的想法驱逐出去，都会发现统统无济于事。这些风筝般升起来的想法始终会在他的脑海中翻滚，将其他一切想法都统统排斥在注意力之外。自始至终整个过程中，遇袭者都十分清楚这些想法来自外部，与自己本人的思维和意识格格不入"；猝死，又称爆龙虾，即"通过外力挤压遇袭者周围的磁力场，致使其体内循环僵滞、精气流动受阻，从而引发猝死"。除此之外，还有抻脑袋，就好比人的五官面容在哈哈镜中扭曲拉长一样。"这一过程所产生的后果是大脑中的一切想法都会

---

① 有关马修斯的分析，详见 Haslam 所编著的 *Illustrations of Madness*，第 38—40 页。

发生畸变扭曲，致使即使原本极度严肃的事情也变得荒诞不已。一切的思想，统统都罩上了一层怪异的色彩。遇袭者惊讶地发现，自己曾经坚信不疑、严肃对待的观点，此刻都变得如此陌生，让自己不得不对自身的身份产生怀疑，对至关重要的事物满心讥诮。理性似乎变成了疯狂，真理沦为蜚语，文明社会最明智的制度变成了野蛮人的行径，圣经惨遭亵渎，被讥为庸论闲言。"杜撰思想，即特工帮中的某一成员"从遇袭者大脑中吸取其思想情感"，与此同时，为唆使吸脑者走上歧途（因为在他们的系统内，尔虞我诈、相互欺瞒乃是家常便饭；流氓小偷堆里，何谈荣誉信用），帮派中另一名成员将在前者的思想意识流中强行植入全然不同的想法观念，而前者也将把这些想法视作求之不得的信息迫不及待地加以接收。*强笑*，即将遇袭者的面部肌肉强行扭曲，定型成为一张恒久的鬼脸；[1]*扎银针*，即通过调整磁气流强度逼迫意志坚定、意欲反抗的遇袭者快速就范，绝对顺从；*充气泡*，即切除受害人部分大脑，以最终达到削弱其意志的目的；*转移注意*，即让受害人放松戒备，进而丧失控制自己思想的能力；电击轰炸，即用专门量身定制的高压电池电击受害人生理及神经系统。总之，他们的袭击手段数不胜数。[2]

遭遇特工帮袭击的对象多为英国国家大臣或其他高官。不过，杰姆斯·马休斯之所以被特别锁定为攻击对象，一是因为他特别智力超群（也正因此，他才得以发现了法国特工的机器原理，揭开了他们所使用的气体化学成分之谜）；二是因为他愿意为了英国的国家利益不懈奋斗（受这一强烈动机驱使，他多次以书信或面对面的方式向英国高官们发出预警，以免他们落入电磁受孕或空中飞梭的陷阱）；三是因为他有坚不可摧的意志（虽然遭受了诸多磨难和痛苦，始终都没让自己完全屈服于法国特工气流的淫威）。根据马休斯自述，

---

[1] "著名的空洞微笑（famous empty smile）"这一概念最早由吕姆克（Rümke）于1941年提出，用于特指情绪异常者（漠无表情者）身上所呈现出来的典型的消极症状。随后，萨斯在其《疯狂》（*Madness*）一书第112页中也引用了这一表述。

[2] Haslam，*Illustrations of Madness*，30—38.

1798 年，也就是住进贝瑟莱姆医院一年多之后，"袭击者们曾通过声音向自己公开承认了身份"。不过，据其书面记录，早在 1793 年自己还在法国期间，他就已经"掌握了充分的情报"，知道法国阴谋计划监视并共和化大不列颠及爱尔兰，尤其是瓦解破坏英国海军。在他向"1796 年那届政府中每位官员"发出预警之后，特工帮"知道我掌握了于他们不利的证据，于是启动了'幕后操纵'计划（他们如此命名该计划），开始物色合适人选来诬陷说我发疯了，以便将我扔进疯人院，让我所说的话没人相信，同时也为了将我囚禁在贝德莱姆空中飞梭覆盖的范围内。借此设施，再加上各种有毒臭气，他们希望确保我处于'受孕'状态，并可恣意更新、加强'孕态'，达到征服我的语言、推理能力，并最终摧毁我整个人的目的，让所有人都以为置我于死地的原因是发疯"。令他欣慰的是，自己的努力没有白费。他"不断大声疾呼，几乎每天都给大臣们写信，或轮流登门拜访，敦促他们采取措施，避免英国海军遭到瓦解。结果，在我尚能自由活动的那段时间里，（特工帮）始终都未能渗透进入英国海军内部，而唯一的原因就在于他们没能兑现与法国人的约定，即在指定时间之前让英国舰队陷入混乱"。不幸的是，继将他"牢牢关起来之后，专家们又一次毫无顾忌地行动起来，于是，不到三个月时间，英国海军陷入那场火海，导致三支伟大的舰队在 1797 年复活节前后哗变……"[1]

让马休斯彻底丧失了反抗力之后，邪恶的特工们变得肆无忌惮，对他毫不隐瞒自己的行动计划，将他称之为己方的"财产、护身符"，而且还明确地告诉了他打算要让哪几位英国大臣成为傀儡，成为刺杀共谋，等等。除了通过贝德莱姆附近安装的空中飞梭直接发射，用"意念语""有声语"与马休斯沟通之外，奉命专门负责袭击他的特工还会选择用代码传递信息，隐晦地向他解释意念语所传信息的重要意义。比方说，每每看到报纸上每天刊登的、由威廉·卢德拉姆签名的慈善保险广告，马休斯便可以领会，那实际上指的是某位身处高职

---

[1] Haslam, *Illustrations of Madness*, 59—67.

的勋爵（与"卢德"谐音），如厄斯金、格伦维尔或威廉·格伦维尔勋爵；同时"意念语"也会用法语传递"胜利"（Voilà la Victime）的欢呼。后来，卢德拉姆被捕，手持手枪从伦敦旅社窗口跳下，并经厄斯金勋爵授命由精神病学家门罗博士照料，得知此事后，马休斯写道：

> 我提到了他们的托词并发出了备忘札记，表明虽然他们尽力阻碍，不让我了解他们的全部动向，但我担心他们有意把厄斯金勋爵搞疯；因为他们常常肯定地声称，只要用一半孕植在他体内的磁气流，就足以让他变得智力低下。因为这封备忘札记是写给妻子的，因此我忍不住说："别看他 1797 年给我做顾问时表现得那么积极，这一点是厄斯金先生自己说的，但现在你要是去找他，让他在下院替我说几句话，说说我的病情以及被关在贝德莱姆医院的情况，他十有八九不会这么做；因为袭击者们曾跟我吹嘘，说他们曾经在下院离他不算太远的地方用空中飞梭控制了他，而且事后完全可以把他弄死，想以此为幌子，威胁我要是敢揭露他们不光彩的行为会有什么后果；现在，他对我的关心还不如对街上一条流浪狗的关心多。""够了（他们吼道），我们会让你看到的。"后来有一次，提到上院大法官和霍尔本一起在街上看到几个人追着说一条狗是疯狗、想要打死他时，"嘿，（他们吼道），你说对了，我们就是要撵你、弄死你、扒你的皮。"可是他并不觉得狗真疯了，他分开人群，冲过去把他抱起来，从那几个愤怒的人手下把他救了出来，并让人把他送到马厩里精心照料。"对，（他们冷嘲热讽说道），这出戏好看就好看在这里，我们让你说的兑现了；他的确在意那条狗，可是你，只能躺在这马厩里（他们用这个词来指贝德莱姆不治之症病房），听凭捉弄。"①

马休斯也亲眼见过那些袭击他的人，不过受磁气流场作用影响，多数情况下都只是隐约一瞥而过。因此，他能够比较详细地描绘出袭击者所在房间的样貌，比如，空中飞梭、其他家具摆放的位置，有哪

---

① Haslam, *Illustrations of Madness*, 72, 74.

些人（一共有 7 个，4 男 3 女），每个人在帮派中的作用（其中一个人的任务是用速记方法记下团队所讨论内容摘要，速记那时才刚刚发明出来，可见他们这个网络技术手段之高），每个人的习惯、衣着，还有他们彼此间的关系。这些人中间有个别人他比较喜欢，有些则不太喜欢，对有些甚至还颇感同情（比方说其中那个叫夏洛蒂的女人，帮派中其他人对她都很不友好）。

　　总体来看，他的这些妄想堪称一段引人入胜的故事，情节构架不见得比一般谍战小说更离谱。尽管由于篇幅限制，我的这段概述对情节有所删减略缩，但从中依然不难看出一个非常完整的人设概貌：学识渊博、深谙政治、赤胆忠心，甘愿为国家及公共利益慷慨赴险。显然，马休斯的问题不在于他显得神态懒散或智力下降，相反，他的心智状况不仅不能用"弱"来形容，反倒应该说是"才智爆棚"。妄想的内容充分证明他具备与众不同的想象力和细腻入微的洞察力，智力水平明显高于常人（从理解所观察到的内容角度来看尤其如此）。他所幻想的世界，简直就是我们所处现实世界的平行空间，组织得井井有条。这个虚幻的世界之所以感觉那么真实，原因恰恰在于它与他所在的当代社会契合得是那么完美。他所构想的世界，完全就是工业革命开始前十年里英国社会的一幅精准描绘：新兴科学无处不至，技术发展方兴未艾，还有速记技术。虽然并不存在一门叫作气体化学的学科，但要说有这门科学也不算为过，毕竟，电动飞梭曾引发当时社会的普遍兴奋之情，阀门、管道等新奇设备曾一度是当时社会生活的核心，只需轻轻一开一合，便可让蒸汽变成强大的动力，即使从远处也能产生物理性影响。鉴于这一背景，无需太丰富的想象力，设想出空中飞梭也应该不算太难。①

　　那时，英国与法国交战正酣，马休斯对政治及时局的担忧，恰恰

---

① 事实上，化学这门学科当时才刚刚问世。更重要的是：虽然伊恩·弗莱明（Ian Flemming）发明的那些小玩意儿看似异想天开却又似乎合情合理，虽然电影大咖们拍出的《美丽心灵的永恒阳光》《黑客帝国》等大片往往令人几乎惊掉下巴，但我们丝毫不会怀疑这些伟大的科学家、导演等人精神方面存在任何问题。

也正是当时英国爱国民众心情的写照。如果说 20 世纪 50—80 年代的冷战曾奠定了美国国民的心态，那么拿破仑一系列战争则塑造了 18 世纪末、19 世纪初的英国国民心理。他的忧心忡忡，对邪恶的特工帮坏人的强烈愤慨，一切都不难理解。在 21 世纪的我们看来，他关于催眠术心理影响力的想法或许天真得有些傻。但倘若果真如此，那么毫无疑问，对于下个世纪的读者，乃至对于当下一代读者而言，充斥于当今通俗冷战谍战小说中那些心理分析技术遭到坏人滥用之类的情节，将同样显得荒诞不经。马休斯故事中的坏人有血有肉、十分丰满，让有意向法国出卖大不列颠国家机密的坏人形象跃然纸上（比如，丝毫不亚于狄更斯笔下的坏人），关于特工帮内部人物关系的描写也同样精彩；在他的世界里，特工们邪恶的动机刻画得如此逼真，从各自喜欢的衣着风格，到每个人的方言口音，每一个角色都呈现得那么鲜活逼真。

关于马休斯自身病况的那段引人入胜的描述写得相当精准翔实。显然，他十分擅长于自我检视和自我分析，在很大程度上超出常人。他也是一个还算入流的作家，长于运用新颖、逼真、意蕴十足的描写（比方说"放风筝"一词的使用）。他关于遭遇空中飞梭袭击后本人心理状态的那段解释略显不合常情，不过，从接受过不同教育的人的角度来看，相比神经生物学派将精神分裂症等同于大脑认知、感知技能缺陷，或相比精神分析学派将精神分裂症归因于自我意识退化到胎儿水平这些观点来说，他的解释并不显得更怪异难信（与临床观察及体验所见情况之间的不一致性反而相对更弱）。实际上，马休斯的幻想之所以显得诡异，之所以称之为妄想症，唯一的原因在于他并不知道自己是在杜撰，在于他对自己落入法国特工及其炼狱般的科学机器陷阱这段遭遇深信不疑，在于他未能将自己置身于所创作的故事情节之外，而误以为这就是所谓的"置身事外"。

将主观心理过程与客观现实相混淆，仅凭这一点，便足以让原本可能是一段扣人心弦的虚构故事的东西脱胎换骨，蜕变成为精神分裂症紊乱思路的典型表征。所谓妄想症，就是指没有能力将大脑中的心智文化与外部世界的文化区分开来，即：无力区分个体层面和群体层面的文化进程。只有从这个意义上来说，我们才能从精神分裂症患者身上看到"自我边界的迷失"。这一概念最初由弗洛伊德早期圈子中的一位成员维克多·陶斯克于 1919 年提出，用来描写与马休斯的经历非常相似的一种妄想症症状，其中也提到了一台"意念控制机器"。①对于精神分裂症患者来说，自我意识迷失（即所谓的"自我紊乱"，又称"本我迷失综合症"）的问题非常明显：对这一问题的感知，恰恰正是"早发性痴呆"感的源头，而且，在《诊疗手册》问世之前，这在很多情况下也往往被当成是确诊精神分裂症依据的唯一标准。此外，施耐德"一级症状"中所捕捉到的也正是自我体验过程中出现的这一问题。比如，萨斯曾有如下评述："所有这些症状都非常具体，都包括正常意志力、内趋性、隐私感等变得被动或出现其他根本性扭曲的问题。"然而，如果将这一经验过程等同于心智功能欠缺（"自我反省的能力差"，或者说缺乏"负责观察的自我"），或者，如安娜·弗洛伊德那样，将其归因于"［心智］退化到了原始阶段的水平，无法甄别自我与环境之间的界限"，那么，其后果与其说有助于揭开问题本质，毋宁说将会使得问题更加含糊不清。②总之，假如不认真区分自我和心智这两个概念，也就无助于准确了解问题的本质究竟是什么。同时，假如不充分关注心智本身就是一种经验现实，也就是象征性现实，不将注意力完全聚焦于大脑，那么也便无从定义妄想症，进而也将无从定义心理紊乱。假如不能清楚意识到精神分裂症的这一核心症状是一种征兆，表明心智作为象征性现实的功能出现了根本性问题，那么，也便不大可能去探索心智究竟包含了哪些因素，进而得出

---

① 陶斯克去世之后，《国际精神分析时代杂志》(the Internationale Zeitschrift für Psychoanalyse) 于 1919 年发表了其遗作 "On the Origin of the Influencing Machine in Schizophrenia" 一文。据普遍认为，是他在该文中首次提出了"自我边界限丧失(the loss of ego boundaries)"这一概念；另可参见萨斯 Madness 一书第 217 页。

② 同上，第 241、216—218 页；安娜·弗洛伊德在其作品第 218 页也引用了这部分内容。

一个意义分明的概念。因此，精神分裂症既不能被当作为一种实质性的存在，也无法从因果角度对其作出解释。

马休斯的情况几乎很好地代表了施耐德"一级症状"中的方方面面。他的思想被特工帮"抽吸"出来，大声宣读并予以点评讨论，与此同时，他本人也可以听到（而且非常真切地听到）他们的讨论，不管是确实通过耳朵听到，还是通过被移位至大腿部位的听觉器官听到。这些都属于"有声语"，施耐德称之为"幻觉"。"意念语""放风筝""杜撰思想"等手段则是将外源想法植入大脑中，而他自己也能清楚地感觉到这些被植入的想法不属于自己。他的脑袋被"抻长"，观点想法因此扭曲变形。自身并不愿意经历体验的感觉（如对自己向来坚信不疑的事物及其意义心生怀疑、对圣经或英国国家制度不屑一顾等），还有生理方面的楚痛感，统统都被强加到了他的身上。他感觉自己变得思维紊乱、言语僵滞、茫然无助，全然成为邪恶特工的玩物，而特工们则以折磨他为乐，时而让他亢奋不已，时而又让他动弹不得；时而凭空杜撰些新点子，时而又肆无忌惮地剽窃拿走他的思想；时而让他迷惘无助，时而又对他欺瞒利诱；最终逼迫他在愤怒的驱使下要么破罐破摔、不管不顾，要么猝然毙亡。针对马休斯的情况，约翰·哈斯拉姆在其总结评语中写道："虽然这件事听起来或许很好玩，但从道义角度来看却危害极大。一系列的袭击及折磨彻底磨灭了人的意志，致使受害人完全丧失了对其行为负责的责任意识。以作者本人浅薄的意见来看，一个基本丧失了责任意识的人，似乎不应听任他逍遥在外。"[1]因此，换句话说，不应将马休斯从贝瑟莱姆医院给放出来，因为无论对他本人还是其他人而言，这都将是一个重要威胁。他的妄想症症状清晰地向哈斯拉姆医生表明，该名患者并非一名可以无拘无束行动的自由人。[2]

借用当今理论体系下的术语来说，马休斯的经历就相当于丧失

---

① 用马修斯的话来说，所谓"成事（To work events）"，意思也就是"诱导受害者，使他们按照自己所希望的方式来行事"。

② Haslam, *Illustrations of Madness*, 80；斜体字为本文作者所加。

了"行为的自我"，即"意志力"。其感知力、观察力、推理力均未受损，而且能够清醒地意识到自己丧失了对本人思想和行为的控制能力。这一经历显然会令人感觉痛苦万分，无所适从，进而对无论任何东西都表现得来者不拒。马休斯的"思考的自我"完全集中在这一点上。显然，虽然他将自己幻想的世界当成了客观现实世界，而且坚称人们从伦敦街头、从 1783 年版的《钱伯斯词典》中处处都可以找到其证据，但同时他也清楚知道自己作为作者的这一身份，是自己撰写了关于这一世界的相关笔记，由此可以得出结论，他知道自己的"思考的自我"。此外，从他所记录的这些笔记中，从他对自己生活于其中的那个妄想世界的讲述中可见，他对本人的"关联自我"也有清晰的认识；他知道自己是一名英国公民、一名茶叶经销商，是自己妻子的丈夫；能记得自己当年客居巴黎时的情形；对自己被关进贝德莱姆医院前后那段时期里国内、国际局势也都十分熟悉。另外我们也可以清晰地发现，在书面记录或讲述特工们所发起的一系列气体袭击时，他本人并不处于被袭击的状态中；相反，他是站在过来人讲述往事的角度来讲的。他表现得从容不迫，条理清晰，就连当时应邀来裁定其精神状况的著名医生之中，也有不少专家都觉得他心智正常。正如哈斯拉姆医生所说，他有妄想倾向，因此处于精神病病变期，不过又不属于严重精神病变。不过，他的讲述中也包含了某些属于严重精神病变期的情况，即发病过程中患者能够清楚地感觉到"行为的自我"丧失所带来的痛苦的阶段（在他冷静地回顾讲述这些阶段时，他并不感觉这是种疾病）。用弗洛伊德学派的说法，他的妄想症表现相当于他在努力分析和厘清那段时间的经历。他的意志力依然处于受损状态，但从主观角度来说，所有这些对自己而言都已经不再是个问题，也不再是痛苦的根源。他凭借周密自洽的妄想（elaborate delusion），为自己自圆其说，（暂时性地）解决了主观意识中存在的问题。

严重急性发作阶段
假如我们回过头来看，将视角投向精神病严重急性发作阶段，那么，马休斯所描绘的、由法国特工飞梭和磁气流袭击给遇袭者带来的后患和影响便将成为问题核心。就马休斯自己的切身经历而言，除了哈斯拉姆医生在其小册子中所记录的有限信息之外，我们其实知之甚少。显然，在这一阶段，他的"关联自我"也已丧失：他不再清楚知道自己的身份，相反，借用哈斯拉姆的话来说，他宣称自己是"普世之王，有权向不听话的臣民发号施令，对觊觎自己王位、意欲颠覆自己统治的篡权者予以回击"。①这时，他给自己的完整封号是"詹姆斯——独一无二、至尊至圣、无所不在、绝对尊崇、绝对无敌的大大大大主权君王"。其中一份圣谕结尾的签名便是如此。他君临"寰宇大帝国"，疆域虽然或许并未真的涵盖整个世界，却也基本囊括了当时英国人所知道的绝大多数国家的名字。②此外还有一点也很显然，在精神病严重急性发作阶段，马休斯能够感受到一种由外界强加于身的思想，自己仿佛"任由特工及其飞梭驱使的傀儡"。及至妄想症发作，思路变得清晰时刻，他会把所有这一切（当时的意识、特工等等）讲述出来。他关于袭击情况的那一套繁复冗杂的词语，如*抻脑袋*、*放风筝*、*灵意分离*、*密集轰炸*、*气流锁定*，等等，目的都是为了捕捉和刻画这一阶段中所感到的痛苦。因此，他可以说彻底丧失了自我意识，既没有"行为的自我""思考的自我"，也对自己的身份处于完全混沌状态。

严重急性精神紊乱的经历，在临床医生对精神分裂症患者的访谈记录中多有描述。不过有一点我们必须注意，那就是，这类访谈很少发生在严重急性精神紊乱症发作的过程当中，通常都发生在症状结束之后，需要靠患者虚幻的想象才能完成，虽然这时候患者未必总是处于相对能够自控（self-possession）状态（即"关联自我"和"思考的自我"意识已经恢复的状态）。严重急性精神紊乱发作期间，你没有办法与精神分裂症患者（此处我指的是该词的本义，即"受苦的

---

① Haslam, *Illustrations of Madness*, 2.
② Roy Porter 为 *Illustrations of Madness* 所撰写的导读，详见该书附录 3，第 lvii—lxiv 页。

人")交流——他完全不在与人沟通的状态——相反，你得设法控制住他，给他用药。正如很多访谈记录中所述，在被急性严重精神紊乱症状完全控制的那一刻，患者"往往表现出所谓的'我是'迹象——即反反复复强调自己身份的习惯，就好比念经祈祷一般，绝望地重复着'我就是我''我就是我''我就是我'等内容"。[①]他们在努力将分裂得七零八落的各种"自我"重新拼接起来。"思考的自我"通常是最后丢失的一个、同时也是最先找回的那一个"自我"。特别需要注意的是，通过精神分裂症患者对急性严重发病过程细腻入微的分析，我们可以清楚地知道，"思考的自我"其实一刻都不曾丢失；它一直都在，自始至终都在密切地观察着自己，并会一丝不苟地将观察所见保留在记忆之中。它只是改变了自己的功能：由"思考的自我"或"自我意识的自我"转变成了"旁观者的眼睛"。用前面第二章所述理论中的术语来说，[患者的]心智丢失了其"个性化"特征，退化回到了"普遍文化"的特征。精神紊乱严重急性发作期间，起作用的不再是以"个性化的大脑"形式存在的"个性化的文化"（即"心智"），而是普遍意义上所讲的"文化"。观察、记忆等过程赖以发生的大脑或许处于完全健康的状态。出问题的地方不是大脑，而是心智的文化性、比喻性结构。在急性发作期结束、"思考的自我"重回其正常状态之后，患者可以（有意识地）唤起记忆，讲述自己"丢了自我"时的那段经历，比如下例："我彻底懵了，不知道自己到底是谁。这件事发生时我感觉不只有一个人。我成了四分五裂的碎片……我害怕极了，一个字都不敢说，生怕一切都离我而去，意识中只留下一片空白。我陷入了恍恍惚惚的状态，简直比死还可怕。"（福柯或者沙茨的拥趸们，在断言精神疾病乃是一种社会结构之前，或许该仔细研读一下这些证言。）

　　此外，"思考的自我"剥离状态下所观察到的内容也会被存储在

----

① Sass, *Madness*, 215. 在接下来的文章中，我将主要借鉴萨斯在该著作中所汇编的文献。毫无疑问，在所有关于精神分裂症的研究文献之中，这些文献都堪称是这方面质量最佳、内容"最为厚重的"资料。

记忆中。很多情况下，在患者的记忆中，严重急性发作的过程也是一个自己被旁观、被审视的过程。因此，患者事后经常有如下讲述："有一个'审视的自我'让我不得安宁"；"外面有个人"不断提醒，让她"感觉仿佛成了一名脱离了躯壳的旁观者：注视着我的一举一动，就好像我已经不再是自己"。类似的讲述还有很多："我躺下身，试图去思考，可是杂乱的声音不停打断我，时而抛过来一句评论或批评。"急性发病过程中，患者在出现典型的幻听症时所听到的这些声音（因为文化通常以多种不同的声音讲话），就来自被抽离的"思考的自我"，它现在充当了"旁观者的眼睛"这一角色。萨斯写道："迄今为止，精神分裂症最常见的幻觉中，听到的声音实际上都高度清晰可辨（酒精中毒是另一种可能导致幻听的情形，与这类幻听症不同）；上面所提到的声音与其说有感官性或感知性的特性，不如说通常都更多呈现出概念性、认知性特征，就好比听这些声音靠的是意念，而不是耳朵。[这类声音]很少出现在发病初期；当患者处于消极被动、与社会隔绝状态时，情况往往会恶化，一旦患者开始与他人交往，情况就会有所缓解。"①顾名思义，急性发病期间，与患者交流几乎不可能。交流可以减缓幻听。这一事实表明，指向性文化（directed culture）对"思考的自我""旁观者的眼睛"心智功能的正常发挥具有重要作用。文化本质上通常具有"个性化"特征，因而具有明确指向性：心智意念是一种功能机制，借助其帮助，一个人可以不断调整自己，去适应周围比喻意义上的环境；它（准确来讲也就是"意志结构"，或称"行为的自我"）能够引导包括"思考的自我"在内的诸多文化资源，帮助解决一个人在调适过程中所遇到的各种问题。如果将意念视作一种个性化的文化，那么，正常人精神结构中的每一面将形成一个有机整体，使其整体功能得以正常发挥。换言之，受意志主导的思想（又称"受意志主导的意识"）始终处于正常状态，帮助每个人发挥其功能，去调整和适应周围比喻意义上的环境。也正因此，如果怀疑是这种状态的自我意识导致了精神紊乱，那将是一个错误。精神紊乱（心智功能丧

---

① Sass, *Madness*, 229, 232, 233.

失）的元凶在于心智瓦解，尤其是意志力遭到破坏，进而阻碍了它在调控其他心智活动过程中正常发挥作用。不受意志主导的思维，也就是独立于"行为的自我"、不受自己控制的思维，变成了一种没有指向性的过程（没有引导主体），让人感觉仿佛变成了一种"外来意识"。于是，"思考的自我"变成了"旁观者的眼睛"。不过，文化也可能确确实实来自外部，也就是说，来自一个实体，人能够清楚无误地意识到这个实体不是自己，是另外一个人。这种实实在在外来的引导可以让"旁观者的眼睛"重新回到"思考的自我"，与意念重新结合，恢复到原初状态。

　　精神分裂症患者本人非常敏感，能够清晰地意识到存在于大脑中的无指向性普遍文化，也就是我所说的"散漫式"文化；意识到自身意念错综复杂、彼此交织的特点；意识到自我中"思想一面"与"行为一面"之间，也就是"意志"结构与"笛卡尔式的自我"结构之间的关联（尽管，他们显然不会如此称呼后者）。一位口才非常好的患者"如此描述，自己基本与'动作感官活动'完全绝缘，醒着的时候完全被'意识活动'控制，也就是被高度寓意化、有声化的思想所控制……常常感觉自己十分被动，沦为一个单纯的旁观者，看着'一个个的概念从一个层面滑向另一个层面'……他说自己'幻象中的意识层源自于作者经历的大声思维中的异质内容'。换句话说，这些念头通过幻觉里简洁、情不自禁、半有声的话语表达出来，作者本人把它划归异质"。另一位患者说道"'二维辩证'分裂，两个相互割裂的'自我'面对着面，彼此审视着对方"。这些内心活动的过程她能够体会，能够描述，能够分析，却无力阻止，因此让她倍感痛苦："然后，结合投映在另一个人身上的我自己的影子以及另一个人自身，我的每一个反应都处在监视之下，都在预料之中。一切发生得是那么快，就算我有心，也根本没有能力阻止。再后来，只剩下了我自己一个人，感觉非常孤独。""行为的自我"的丢失，加上随之丢失的目标，使得即便再简单不过的动作执行起来也变得困难重重，迫使"思考的自我"不得不取代了意志，就好比一个人刻意让自己去想自己想要做什么一样。还有一位患者描述如下："我不再对自己的动作有把握。这很难用语言形容……挥之不去的不是想到要做什么，而是将之付诸行动的动作本身……我近来发现，自己总是在还没有行动之前就已经在想象行动的样子了。比方说，假如我有意想要坐下，就会情不自禁地想象这个动作，还没坐，脑海里就几乎已经出现了坐下来时的情形……"他接着满怀怅惘地说道："做事时要是能让自己停下来，不再去想，肯定能做得快很多。"问题在于，他所关注的不是已经付诸行动的动作。无论做什么，行动之前都必须首先有意识地构建一幅蓝图。据萨斯所述，在有些患者身上，意志衰减、功能性混淆的程度会相当高，甚至达到再也无力感受本能欲望的程度，具体来说，"渐渐地，就连性快感都根本不能再体会到"。[①]

布洛伊勒所说的"根本特点"

自我丧失，或者说个人心智丧失问题在严重急性精神紊乱阶段达到骇人的巅峰。这一问题主要表现为患者的直接体验既不是通过依然在发挥作用的"思考的自我"观察所见，也不像其他某些疾病那样需要借助周密自洽的妄想（elaborate delusions）来予以体现。然而，问题在更早的时候就已经初有端倪，并且可以通过布洛伊勒所说的精神分裂症根本特征有所察觉，即形式思维混乱、不正常的语言表达。相比这两种特征，妄想症、幻觉等表现反倒其次。形式思维混乱不同于思想内容方面的混乱（妄想症、偏狂，后者又称"价值被高估的观点"），主要特征表现为"非联想性思维"，也就是说，思维过程中无法优先关注正常（即常规、普遍、为社会习俗所接受的）联想形式。按照本书的理论体系来说，还有另外一个术语可以清晰地概括患者比喻性想象力结构方面的偏常性特征，那就是保尔·米尔所提出的"认知闪失"。正是这种认知闪失"造成了精神分裂症患者思维方式漫无方向、游移不定的特征"。[②]与他后面的很多学者一样，布洛伊勒也特

---

① Sass，*Madness*，234—237.
② Sass，*Madness*，121.

别强调指出,对患者来说,这种混乱的思路似乎没有任何目的,没有任何目标导向。因此,如前文所述,其根源又一次被指向"意志损伤",因为,顾名思义,意志主导的思维一定是有明确方向的。精神分裂症思维方面漫无方向、游移不定的特点,同样将人们注意的视线引向这一方面的损伤。

在我们的逻辑文明体系中,所谓正常联想,指的也就是绝大多数人的联想,其首要特征是联想过程遵循亚里士多德逻辑中固有的规则。[①]正如所见,精神分裂症患者的思维往往被认为存在逻辑上的缺陷,具有"逆逻辑性"特征。此外,根据观察角度不同,神经生物学家、心理分析学家分别将原因归结为脑部缺陷或心理不够成熟。然而,逻辑并非一种普遍的、与生俱来的人类能力,而是一种历史现象,因而也是文化现象。我们想当然地以为亚里士多德逻辑是形式思维过程中绝对不可或缺的要素。然而,世界上根本不存在什么"绝对不可或缺的要素"。在一个不像我们如此重视逻辑的文明体系里,正常联想未必也一定非遵循其规则不可。固然,他们或许会遵循其中的某些规则,但一旦意志的开关缺位,那么多种不同规则体系将相互交织,且其中没有哪一个具体体系能够脱颖而出,被摆在最优先的地位。精神分裂症患者由于意志受损,不再将逻辑视作思想框架所必须遵循的范式,因此,在我们看来,他们的思想也便呈现出一种多元观点相互交织、令人眼花缭乱的特征。由于意志受损,他们的比喻性想象力不再固定在任何一个特定的点上,因此自然变得游移不定。心智发达程度越高,受教育程度越高(也就是说,其正常活动记忆中存在的比喻性资源越多),漫无方向、游移不定的特征也就越明显,在我们看来也就显得越怪异难解。

---

① DSM-IIIR 将精神分裂症患者"不合逻辑的思维"定义为"包含明显内在矛盾的思维,或在给定初始前提的情况下得出明显错误结论的思维"。(152)虽然这是一个很重要的问题,但手册却并未给出详细的说明,阐明这一内在矛盾对何人而言是显而易见的。

　　我们也可以换种不同说法对此解释。精神分裂症患者的思维首先不受逻辑的约束，只受相关广义文化习俗的限制。也就是说，它实际上是自由的，我们必然觉得这种自由具有"逆逻辑性"。①之所以说它是自由的，是因为广义的文化包含了多种不同可能性，其规模和重要性超出了任何一个群体的具体文化，也超出了任何一种个性化文化，即"心智"。文化具有个性化特征，它通过身份、意志共同影响形成特定的心智结构，进而变得适合于某一个相关的特定个人。但在"笛卡尔式的自我"体系中，这种个性化的文化以一种非人化的形式存在，因而也不具实用性。"笛卡尔式的自我"能够观察心智中的其他方面，因为从某种意义而言它时刻都独立于外，因而具有一种外人的视角。心智瓦解的过程中，"思考的自我"意图接管失能的意志本应承担的功能，其履行这些功能的方式必然不同，会显得没有焦点、没有目的、没有明确的目标指向。布洛伊勒的一名患者早已说过："每当你想要表达某个思想时，看到的却总是相反的想法。这问题变得越来越严重，速度越来越快，让你说不清楚到底哪一个在先。"②这种经历一定令人感觉晕头转向、无所适从。精神分裂症患者思维过程中这种"病态的自由"不受与相关个体现实世界中的身份、意志机制所制约，因此在其分裂瓦解的心智活动过程中的某些时刻很可能有所反应，表现出一种唯我论式的行为表现。本书第一章中我们对此曾有所论述。由于他们不同于我们，缺乏意志力，不能强迫自己远

---

①　这是苏联科学家波利亚科夫和费根伯格对它的称呼（详见萨斯所著《疯狂》第127页）。精神分裂症患者对文化刺激的反应不同于该环境中其他人常见的反应方式，恰恰相反，它通常是其他人完全不可能采用的一种方式。这并不意味着他们的反应是错误的——他们的显著特点只在于：在这种特定的环境下，这种反应极不可能发生。如果换作其他不同情况，这种性质的反应反而也许是首选的反应类型。例如，对于某一特定学科领域局内的人而言完全没有可能发生的某种情况，局外人却完全有能力感知到其中蕴含的可能性。也正因如此，才使得科学界中那些独具创新能力的人，往往都显得如此与众不同。

②　Richard Noll，"Ambivalence，" *Encyclopedia of Schizophrenia and other Psychotic Disorders*，3rd ed.（New York：InfoBase Publishing，2007），15.

离这种可能性（我们每个正常人通常都会这么做），因而只能听任这种可能性"袭击主宰自己"，几乎陷入瘫痪状态。洛夏墨迹测验中，被诊断为精神分裂症的患者有时会表现出"污染感知"，而这一现象在其他类型的精神性疾病患者身上从未观察到。多种不同可能性同时呈现于脑子中，患者将墨迹理解为"狗狗用的垫子"，"血淋淋的小岛"，或"一只维持世界不分裂成碎片的蝴蝶"，等等。

在由原本的"思考的自我"功能向"旁观者的眼睛"功能转变的过程中，"笛卡尔式的自我"会获得一种非常怪异的分析力。回忆起这一段自我疏离期的经历时，患者们往往将其特点归纳如下："你能分明感觉到意志力逐渐走向瘫痪状态。"说起自己处于失去交际力状态（实际上，其至连续数日始终沉默不语，也几乎一动不动）下的行为时，萨斯的一位患者说道："感觉无力'支配自己的意志'，因为，有那么多不同的'现实层面'需要应对，有那么多'影射含义需要考虑'。"患者们内心里也分明知道，自己所提出来的各种可能性并不是来自本人，在解释其源起出处时，他们甚至认为是一种普遍的创意力激发自己提出了这些建议。当有人问及他为什么能从洛夏墨迹测验卡片上看到"疣猪胚胎"时，一位患者回答说："人格化。我给它照了张快照。大脑就是台相机。在其中一张快照里，他们被人格化了。一半是人，一半是疣猪。"他的话颇有些机械论学说的味道，让人不禁想起神经生物学中一个很常见的观点，即：大脑就是一台相机，是一种给现实世界拍照的机器。不过在患者的公式里，相机不仅仅是台机器，而是位艺术家，能够创造现实。另一位患者受访时说："对呀，我们都有多个视角，每个人都有，然后你让视角精神给你找一个能住的家。假如你没有，于是……"就在这个关键节点，采访人打断了患者的话！"视角精神"——精神居然有多元视角——向患者建议了种种可能性，而且这些建议无论对患者还是对跟患者交谈的人来说都同样出人意料，它假借患者之口说话。栖居在患者体内的不是患者的自我，而是视角精神；患者自己却被驱逐了出来，无家可归，于是向视角精神求助，好给自己的自我找个可以居住的家。自我理应安居于中的"视角精神"就是文化。在精神分裂症患者紊乱无序的大脑里，文化会自己处理自己。自我的家园也就是个性化的文化。要是采访人当时稍微耐心些，患者很可能说完这一段极度具有启示意义的思想过程，进而得到恰当的帮助。[①]

"认知闪失"，或称"病态的自由"，显然有多种不同表现形式。除此之外，精神分裂症患者思维过程中还常表现出一种特有的非常态现象。其思维中缺少时间维——他们似乎生活在一个没有时间概念、只有空间概念的世界里。他们所经历的现实世界实际上无始无终。在精神紊乱发作、尚未被其周密自洽的妄想症全面主宰的时刻，他们的心智（也就是大脑运行过程）呈现出一种在大脑中自由萦绕的文化形式，完全不受自己支配。因此，他们以文化形式存在，其心智体验就是一种非人性、非个性化的文化。不言而喻，完整统一的自我，或者说有条不紊的心智，只有在时间体系中才能存在，因而也就不可避免地染上文化空间、约束、限制等的色彩，从而成为个性化的文化。我们每一个人，每一个精神健康的人，都栖居在某一个绝对的文化时间范畴中，而这一文化时间范畴需要通过我们的心智得以反映出来。然而，我们之中很少有人真正意识到了文化的历史属性。在我们的群体意识中，文化于多数人而言似乎无始无终，每个时代的文化一层一层不断累积，融合成为一个看不出时间的整体，就好比东方的漆器。作为一个整体，文化不可避免地超出任何一个人所占据和代表的时间/空间疆界。精神分裂症患者在其经历中丧失了时间（文化）维，而空间维却基本保持完整（他们的空间方向感总体相当不错）。这一事实充分证明了其紊乱症状的文化属性，因为这些症状未必会对他们的大脑（动物性）产生影响。正是由于比喻性信息处理过程（意义随着比喻性环境的变化而相应变化）的存在，才使得我们的

---

① Sass, *Madness*, 130、144、139.

经历中有了时间概念，进而使我们清楚地意识到过去—现在—未来之间不可逆转的关系。反过来说，正是因为有了心智，过去—现在—未来三者关系之中才有了时间。外部文化进程（也就是历史）反映了这一点，因此，人们可以通过历史了解这一点。尽管如此，辨识所感知的现象，为之提供组织原理，并因此提供时间维的要素，依然是心智。假如我们在比喻性信息处理过程中丧失了对所处具体位置的意识（值得关注的一点是，我们必须借助表示空间概念的语言，才能捕捉对时间概念的体验），这也是自我意识中不可分割的一部分，那么，时间也便将不复存在，或者完全改变了其感觉。

　　这一改变在精神分裂症患者事后回忆起来的经历中具有非常显著的地位。雅斯贝尔斯的一位患者想起其精神紊乱的经历时说道："跟时间玩是那么诡异……就好像开启了一种完全陌生的时间。"时隔将近一百年，又有另一位患者抱怨道："我感觉仿佛丢掉了过往经历中每件事之间的联系。构成我过往的不是一系列彼此相接的事件，而是一个个彼此脱节的片段。我感觉好像置身于没有尽头的现在之中。"[1]还有一位患者讲述了自己盯着表针走动时的感觉："表针每时每刻都不一样：它时而在这里，时而又会跳一下、转一转。难道不是说每次都是一个新表针吗？可能墙后面藏着一个人，不停地拿一个新的换掉旧的，每一次都换到不同的位置。你盯着表看，完全沉醉于其中，丢掉了将你跟自己联系起来的那根纽带。"[2]

　　萨斯从"一本关于诊断测试的重要教材"中引用了一个例子，以说明患者在接受主题统觉测验时的反应。测试过程中，要求受试观察图片并说出以下内容：(1)图片所描绘场景中正在发生什么事？

---

① 事实上，一些专家认为，"序列功能"（西尔瓦诺·阿瑞提）丧失——即无法将经历的事件按照时间序列组织整理，因而无从分清因果关系的情况——是精神分裂症患者所表现出来的另一个根本性特征。然而，他们对此缺乏解释。转引自萨斯《疯狂》一书中有关雅斯贝尔斯所负责患者相关症状的描述，第148页。
② 引用同上，第158页。

（2）是什么引起了这件事？（3）可能产生什么样的结果？（4）画中人物角色的想法和感受。所引用的例子中，研究人员要求一名住院的年轻男子观看一张图片并作答。图片上显示的是面对面的两个人，身体有密切接触。受试回答说："在这张画之前，这两个人，嗯，相互恨对方……然后，他们在某一个情境下意外碰到了一起，就在这张画前不久，发生了一件我无法形容的、很神奇的变化。画面中的他们——感觉他们是一张画——是一个完整的东西。他们清楚自己的局限，也接受这些局限，画面后面他们分开了——嗯，这张画。[什么局限？负责测试的心理学家问道。患者回答说]这张画的边框。"显然，患者不仅拿（物理）空间维取代了（比喻性的）时间维，而且完全模糊了符号与所指之间的不同，不懂得符号只是表达意义的人为决定的载体，而这一点构成了文化经验的根本基础。在精神分裂症患者眼中，符号本身变成了所指对象。萨斯着重指出了患者在符号关系方面的混淆感，并评论道："在没有明显脑部疾病的患者之中……只有精神分裂症患者会严重偏离［过去、现在、未来间的正常叙事顺序］，以致让人感觉他们经历的根本结构上存在重大差异。"[①]也就是说，其心智运行的方式存在重大差异。患者本人也注意到，自己在对时间的感觉方面的变化与大脑活动增强（"笛卡尔式的自我"活动超级活跃，在"思考的自我"与"旁观者的眼睛"两种功能间频繁游移）、不能脚踏实地的严重不安全感之间存在关联。随着本应具有心理、比喻性属性的经验被取代，换成了来自自我外部的经验，并且被当成是不容置疑，也独一无二的现实，心智所提供的那种连贯感也相继消失，因此，一个人必然会感觉仿佛自己每一刻所遇到的都是一个不同的世界。一位患者说：

> 我总是在寻找一种静止、一动不动的状态。我往往选择安静地坐着，不愿动弹。内心里也总是希望让周围的生命都处于静止不动状态……石头就静止不动。相反，地球总是在运

①　Sass, *Madness*, 155.

动；它无法在我心里激起信心。我只重视稳固的东西。一列火车沿河堤驶过，火车于我来说根本不存在；我只希望修筑起河堤。过去是悬崖峭壁。未来是大山。因此，我有一个想法，在过去和未来之间竖起一个隔离日。这一整天里我尽量什么也不做，我会48个小时不撒尿。我会努力唤起十五年前的印象，让时间倒流，带着与出生时一样的印象死去，做一些周而复始的运动，确保不离开根据地太远，以免被连根拔起。这就是我所希望的。①

如我们所见，精神分裂症患者思维中唯一不变的特点就是其反常性表现得极度千变万化。比方说，它既可能表现得极端具体，也可能表现得极端抽象。无论他们在心—身二元本体论体系（中的这种或那种解释）范围内感觉如何得心应手、从容不迫，精神分裂症专家们不经意间都不得不承认，除非参照文化，否则，就连简单描述清楚这种疾病都根本不可能。

萨斯写道：

> 最显著的特点似乎在于，他们在进行概括、分类等行为时所表现出来的特征完全独一无二，所遵循的原则高度个性化、个人化，也可以说高度奇怪，很难与人共享，也很难让同一文化背景中的其他人轻易理解……实际上，[精神分裂症患者对各种心理测试题]的反应似乎来源于一种高超的感知能力，他们能够洞察到事物之间常人看来并不明显的相似性……[他们]尤为显著且不容置疑的一点就在于，他们完全不合常规……究其原因，与其说是因为选择性注意力欠缺[人们常常将注意力欠缺归咎于精神分裂症]，不如说是因为他们分配注意力的方式与众不同，而

---

① Sass, *Madness*, 160. 因此，萨斯将现代主义艺术和文学中标志性的"透视主义"态度归因于精神分裂症是错误的。对于精神分裂症患者而言，我们所含蓄地提出来的诸多视角其实都是现实中客观存在的不同侧面；他们无力支配这些不同侧面，也并不清楚恰恰正是他们自己的大脑导致了这些视角的出现——事实上，他们业已瓦解的大脑根本不具备这一能力。

> 这种与众不同的方式很可能源于他们看待世界的方式往往显得怪异、不切实际、漫无目标。①

上述说法似有车轱辘话之嫌，但却有助于突显一个两难的境地，在精神分裂症研究圈内，即便观察力最为敏锐的研究人员也不得不面对这一两难境地：只要我们不摒弃心—身两元对立的观点，就永远不可能找到走出这一迷宫的出口；除非将心视作一种临时衍生、且本质上具有文化属性的现象，否则，没有其他任何途径可以解开精神分裂症这一令人悲伤的谜团。

与其他一切思想一样，紊乱的思想也通常需要借助语言才能得以表达；因此，精神分裂症患者语言反常这一特征与其思维反常的特征相互呼应。我们再看看萨斯是怎么写的：

> 精神分裂症患者语言怪诞……这点尽管显而易见，但却向来很难归纳出一种标志性特征，更别说对它予以解释。原因之一是，每个患者的表现都各不相同，种类之多令人目不暇接，且往往相互冲突……不难预期，用来描述精神分裂症患者语言的词语几乎清一色都是负面词汇，如：难以理喻、不合常规、标新立异，等等。当然，这些不过是人们强调某些事物不合常规、出人意料时惯用的表达方式而已，对帮助人们了解所观察到的内容的本质、缘由等，其实并没有什么积极贡献。②

本书作者想要做的正在于此。与前文围绕精神分裂症患者思想展开的探讨一样，本人将参照"心智意念是一种个性化的文化"这一理论，就精神分裂症患者语言的本质、缘由等予以阐释。

萨斯认为，精神分裂症患者语言方面的一切反常性都可以归结为以下三大总体趋势之一：逆社交化、自治化、贫乏化。根据他的定义，所谓"逆社交化"，指的也就是"（讲话人）未能根据社交对话约定俗成的规范要求对所讲内容予以实时监测"［提请读者再次注意，他

---

① Sass，*Madness*，125—126（斜体为本文作者所添加）。
② 同上，第175—176页。

没有就"表现症状取决于文化语境"这一点予以评价]，比方说，患者讲话中往往缺少指示性词汇（与一切语境都有关系）。换句话说（换用我们的话说），精神分裂症患者的语言往往没有具体、特定的（亦即"依存于时间的"）语境，也不具备人本指向性。这一点也可以归咎于患者丧失了自我，具体而言，也就是丧失了"行为的自我"和"关联自我"——即负责将文化个性化并创造语境的意志及身份。萨斯坚信，患者经常使用的新撰词汇、不同寻常的暗喻性新词语搭配方式等等，都可以视作"逆社交化"的典型例子。前者在精神分裂症非常态语言中发生概率虽然相对较低，但却十分显著；后者主要指患者用一种十分陌生、高度"个性化"（萨斯语）的方式使用普通常见词汇，进而新创出一种让人感觉耳目一新、栩栩如生、寓意丰富的词组（比如，前文中马休斯用来形容"袭击"的那一系列词汇）。之所以如此，是因为这些用法使患者想要向交际对方传递的意义变得模糊晦涩，与指示词使用出现失误时可能发生的情况类似。不过，精神分裂症患者并无意向他人传递意义。如多数专家一致同意，抛开压根就没有想要与人交往的意向不说，他们往往感觉自己没有能力支配所生产出来的意义（思想），身处在一种极度困厄的境况之中，他们最在意的首先是搞清楚自己内心的经历体验。他们嘴里吐出来的新撰词汇、新词组，可以通过萨斯提出的第二大趋势性术语予以更清晰的解释：语言自治化。

　　所谓语言自治化，指的也就是"一种倾向，语言丧失了其意义透明、地位从属的特征，失去了其作为交际工具的功能；相反，变成了注意力关注的一个独立焦点，或者说成了支配言语和理解力的自治源头"。如前文所述，将语言总体上视作一种交际工具，或者从根子上说将它视作工具，这种观点本身就是个错误。语言是文化进程中的一个核心要素；因此，无论在任何情况下，它都具有自主自治的特征。此外，它也是思想的媒介，而且至少在一定程度上可以说，对于心智未受到任何损伤的人来说，思维也是语言的功能之一。精神健全者与精神分裂症患者之间的差别并不在于后者的语言具有自主自治性而前者没有，而在于后者的心智意念丧失了自治性，前者却保持了其自治性。因此，在精神健全者的体验里，不仅自己的言语完全由自己支配控制，而且别人讲（或写）给自己的语言也具有明确具体、合情易晓的意义。实际上，这一观点只说对了一部分，因为作为个性化进程中的一个要素，语言本身就是一个有机整体，旨在对其使用者有所用途、有所价值。与此形成鲜明对照，在精神分裂症患者的体验里，由于深陷自我丧失、心智瓦解所导致的困扰之中，言语完全超出了他们自己所能掌控和支配的范围（情况的确如此），是一种彻头彻尾的外来之物。精神分裂症患者思想混乱，往往给旁观者留下一种类似于"早发性痴呆"的印象，其联想过程呈现一种"病态的自由"，显得视角多元、怪诞；负责思想的不再是自己本人，而是文化。同理，在精神分裂症患者非常态的言语行为中，负责讲话的也不再是自己本人，而是语言。恰恰因为这一点，才可以解释为什么精神分裂症患者在语言方面会表现出高超的创造性和敏锐性：他们往往拥有"敏锐的语言洞察力"和"卓越的能力"，常常语出惊人，可以杜撰出各种新词或者令人眼前一亮的词组搭配，再或杜撰出各种意蕴深邃的双关语，恰如其分地描述和分析与众不同的经历体验（很多人误将这点理解为对意义的"支配"）。由于丧失了自我，精神分裂症患者事实上成了传声筒，成了语言自身多元创造力的传感器。萨斯说道，至少在精神病学和认知心理学领域，非常普遍的态度是将精神分裂症患者的言语简单归结为功能紊乱的产物，根本没必要去尝试理解，意图解释它们更是纯粹浪费时间。然而，假如真的是语言本身在通过它们讲话，那么，研究精神分裂症患者所表现出来的语言学特征，无疑将对语言研究整个领域具有十分重大的意义，深入、审慎分析和解读这些言语素材，其价值甚至胜过分析解读其他任何语言素材。

据萨斯看来，语言自治化的表现形式为"格啰嗦式躁狂（glosso-mania）"。这一名称起得十分形象，他给下的定义是："主要靠声音特征或彼此毫不相关的语义内涵驱动的语流串。"不过，我宁愿把它转述成"漫无方向的话语激流"。请看下面的例子：医生让一位患者辨别一张色卡的色泽时，他回答说："看着土灰，听着暗灰，带你到草堆，滚一身灰，草堆灰灰，五月灰灰。救命呀！"萨斯分析认为，"引领这类话语走向的主要是音韵节奏，至少可以说，音韵节奏的驱动作用不亚于任何主题或意义的作用"。的确，就这一点而言，这恰恰正是原创文学的本质所在——比方拿狄更斯来说，他在散文中尤其喜欢玩文字游戏，此外诗歌更是如此。[①]"话语"一词或许不太适用于下面的行为过程：作者采取完全放任的态度，听凭语言进程沿着自己的方向蔓延展开。按这里所介绍的概念体系中的说法，创作的过程就好比作者刻意关闭了意志的开关，以便脑海中储备的比喻意象可以充分展开无羁的想象。艺术家与精神分裂症病患之间显著的差别在于，后者语言自治化的过程不是由意志刻意支配的。与其说精神分裂症病患是刻意放飞自我，听任语言自由流淌，不如说是因受外力压迫而情不自禁地吐出了由他人意志支配的词、句。一位患者说道："我总是不断重复同样的词语，但它们每次的意思又都不一样……我对所说的内容完全一无所知……之所以停下来，只是因为句子刚好结束了。"萨斯在文中引述了这位患者的话，感觉十分困惑：

> 在这种"格啰嗦式躁狂（glossomania）"性质的讲话过程中，似乎存在讲话人置责任意识于不顾的情况。引领话语走向的不是讲话人总体想要表达的意思，而是语言体系中内在且通常彼此毫无关系的某种特征。其后果之一就是，事后回忆所写过、所讲过内容时，当事人会发现，如读者和听众一样，自己也会觉得它们语义隐晦、模糊不清……或许是丢失了主动发起讲话的那种感觉……这一经历体验过程中，[患者或许]感觉其言语、文字都是某种外来的东西，而不是自己拥有并赋予意义的媒介。

他思忖道，就好比"患者也跟听众一样一头雾水，不知道该如何理解自己刚刚说过的话"。[②]话说回来，他当然不可能比听众更清楚。他缺少目的性。目的性受意志主导，而其意志遭到了破坏，甚至彻底丧

---

① Sass, *Madness*, 178、206.
② 同上，第179页。

失。精神分裂症患者的"行为的自我"不复存在。

最后还有精神分裂症患者语言的"贫乏化"趋势。萨斯将这一趋势最显著的特征归纳为"三大特征中表现形式差异最大的一个"。其中既包括自发性语言数量受限——如马休斯所说的"气流锁定"，也包括语言内容贫乏，即"尽管单纯从用词的数量角度来看的话，话语的量还算基本合理，但传递的实质性信息却似乎很少，因为所使用的语言'语义模糊，往往过于抽象或过于具体，重复甚多，而且千篇一律'"。"贫乏化"还有另两种表现形式：其一，使用"高度玄奥、做作的辞藻"来表达无关紧要的思想。对此，布洛伊勒先前早有认识；其二，语塞——因思路无法继续而导致语言突然中断。这些表现很可能与精神分裂症患者的下述特征有关，他们往往感觉语言力有不逮，无法解释——首先就无法向自己解释——身上所发生的事情，无法捕捉到不断交互出现、甚至同时出现的各种感觉，觉得世界失去了其所有意义，而每一个细节却又那么意蕴丰富，几乎触手可及。这往往正是精神分裂症来临的征兆。患者意图通过玄奥的辞藻表达的思想在他（她）自己看来并非无关紧要，因为精神分裂症患者对意义其实相当平凡的话题也非同寻常地在意。与前文萨斯所述"逆社交化"过程中语言指示维度功能（指向某一个具体的语境）丧失相类似，这一点也与精神分裂症患者心理进程中的特征相吻合，由于个性化文化瓦解、自我丧失，心理进程变成了一个不关乎人的文化进程。不过，这里更准确的表达或许应该用"逆个性化"，而不是"逆社交化"；萨斯及其他人所理解的语言"贫乏化"问题，实际上所反映出来的很可能是因为语言过于丰富而引发的尴尬，由于没有了身份和意志闸门的甄别筛选，没有了心智意念功能结构的引导，语言、文化中蕴含的巨大财富雪崩般倾覆而下，以致冲垮、淹没了患者的大脑。

精神分裂症前兆期

精神紊乱全面爆发期包括两个阶段，即急性精神紊乱阶段、周密自洽的妄想症阶段。这一时期的典型特征在于，"自我丢失"的症状已经表现得非常清楚，患者本人（急性精神紊乱情况下）或周围其他人（周密自洽的妄想症情况下）已能分明感觉到其症状。与此不同，精神分裂症发作期的预兆通常表现为患者能够感觉到现实的本质发生了改变。在这一前兆期里，患者似乎更多关注的不是"自我"或者自己的内心世界，而是身体之外的世界。在旁观者看来，因患者态度变化而导致的一切非正常行为（假如说这些非正常行为能够被察觉的话）往往不过被认为是患者"行为怪诞"的具体表现方式而已，其原因往往被归结为"患者智力水平超强"。以下几个术语（均源自德语）均很好地反映了患者在对待外部世界的态度方面的变化：摄取真理般的凝视，即全神贯注地盯着周围现实世界中的某一个方面看，就仿佛以前从没见过似的；怯场（*Trema*），演艺界的一个行话，专指演员临登场时刻表现出来的那种紧张与兴奋相互交织的恐惧心理；惊颠（*Stimmung*），关于这一情形，萨斯有如下描写：

> 患者疑心重重，焦虑不安，其间还夹杂着几许期待或惧怕。喜悦、悲伤这些人类正常的情感全都消失了，取而代之的是间于焦虑与欣喜若狂之间的一种莫名的情绪。总体来说，当事人往往有一种与周围事物脱节的感觉，或者感觉身边一切似乎都经历了某种微妙却又无所不包的变化。现实世界仿佛被揭开了面纱，呈现出一幅前所未有的面貌，独特却又怪诞——美丽无比却极不真实、悠远深邃却令人心生焦虑，抑或触目惊心却又难以言喻。眼前的景象，往往致患者陷入忘我的境地，出神地凝视着这个世界……（有时他也会对着镜中的自己静静凝望，仿佛被镜中那个奇异的影子施了魔法，也就是人们常说的"魔镜附体"。）当事人通常离群索居，沉默寡言，虽然偶尔也会突然表现出某些离经悖俗、不合时宜的惊人之举。有时，这些情绪之后随之而至的便是妄想症，尤其是人们通常所称之的"妄觉"症候，即，原本相对正常的感知经历，却被赋予了某种特殊的意义，而这种特殊意义并非这一感知过程本身所固有，只是感知者自己赋予了它某种特殊的关联……

　　这是一种神秘莫测的氛围，一种弥漫周遭却难以捕捉的情绪，简直难以言述。借用患者自己的话来看，从某种意义上说，世界似乎一切如常。至少从初期来看，他们既无幻觉，又无妄想症，甚至连思维和行为方式也并未表现出严重混乱的迹象和征兆。尽管如此，一切又都在不知不觉中已然彻底改变：空间构成不经意间已经变得不同往昔；对现实的感觉要么在某种神秘莫测的力量推动之下变得极度张扬，要么莫名地萎缩瓦解，再或，一切都呈现出一种自相矛盾的状况……"不真实，同时却又极度真实"。

　　在这些时刻，患者们似乎感觉"目光如炬，能够洞悉事物本质"，然而，通常的情况是，"内容真切、条理清晰的沟通几乎不可能出现"。这种经历让人不免产生一种自相矛盾、极度分裂的感觉，一切都既意蕴深远又了无意义，既宏博辽旷又微不足道，不妨将其称之为"逆顿悟"——熟悉变得陌生，陌生却显得熟悉，令人既有"醍醐灌顶"之欣喜，又有"茫然莫辨"的困惑，两种相互矛盾的感觉，往往紧紧相随，有时甚至全然同步而至。[1]

这些经历虽然是精神分裂症发作前兆期的典型特征，但在该疾病整个过程中也都会有所表现。此外，在症状相对温和的类分裂症、情感分裂症两种患者身上也可观察到这些特征。萨斯坚信这些特征代表了精神分裂症最根本的特征，是"著名的'早衰症'"的罪魁祸首，同时也是"人们熟知的其他某些心理疾病的源头，如妄想症、参照中心症等（患有后面这种病症的人往往认为自己是关注的焦点，所有目光、所有信息都是针对自己来的）"。他虽然不曾明确言说，但总体上认为精神分裂症是患者与客观、自然及社会现实相脱节的结果。按照这一思路，他认为惊颤（Stimmung）是"患者脱离人类共同社交世界"[2]的开端。然而，从他所引用的患者回忆自述来看，似乎更有利于

---

[1]　Sass, *Madness*, 43—44.
[2]　同上，第45页。

第三章　形式相对纯粹的疯癫：精神分裂症

支持本文所提出的解释假说，即精神分裂症是心智文化资源逆个性化过程以及自我丧失过程（这一过程在该疾病早期仅仅只能勉强察觉到）的产物。以下是一位名叫蕾妮的患者对自己处于惊颠（*Stimmung*）期时的经历的讲述：

> 对我来说，发疯绝对不算是一种病，我不相信自己病了。我宁愿相信那是一种与"现实"相对应的"境界"：一个被炫目、耀眼的强光主宰的境界，令人感觉无处遁迹；一个旷远辽阔、无边无际的境界；一个荒凉寂寞、寒若北极的境界。在这样一个空旷辽阔的世界里，一切仿佛都已经结晶凝固，千篇一律，一动不动。人们走来走去，神情怪异，时而发出一些毫无意义的动作和手势，仿佛幽灵一般，在一架巨大的飞机中来回舞动，一道道强烈的电光，无情地将他们碾压。而我自己……也迷失在强光里，孤独失落，寒冷彻骨，浑身赤裸，漫无目的……当时的情形就是这样，这就是发疯时的样子，最大的"开化"就是意识到了一切都那么不真实。所谓发疯，就是发现自己陷入了一种无休无止、无所不在的"非现实"世界。我管这个不真实的世界叫"光之乡"，因为强烈的光线是那么璀璨耀眼，那么寒气逼人，一切，包括我自己，都处在一种极度紧张的状态之中。①

这幅封冻凝固的画面已充分体现了时间感的变化："非现实"的世界里没有时间概念，实际上，它只是一连串彼此毫无关联的空间感的集合，每一个感觉都无比清晰，但却没有相应背景语境，因而显得毫无意义。之所以是"非现实"，是因为只有大脑还在工作，还在尽心尽职地履行其感知职能。但负责构建相关背景语境以及意义的"自我"却已丧失，借用蕾妮的话来说，已经迷失在茫无目的、无边无际、失去了个性的空间里。"光之乡"里没有生命，一切都陷入停滞，因为蕾妮心智的活力已然终止：感知事物—逻辑推断—结论三者之间的连贯过程不复存在。中间的代理载体不复存在。与急性严重精神紊乱不

———————

① Sass, *Madness*, 47.

同，前兆期"行为的自我"的丧失只能间接地感受到，通过外部世界所发生的情形间接感受。与此同时，"思考的自我"已经开始行动，以补偿受损的意志。据蕾妮自己回忆，一次有朋友来访时，她"努力想要建立起一种联系来……感觉到朋友就真真切切地站在那里，有生命，有情感。可无论她如何努力，也都是徒劳。尽管我确定认识这位朋友，但她却变成了不真实的世界中的一部分。我知道她的名字，知道她的一切，但她看起来仍然还是显得陌生、不真实，仿佛一尊雕塑"。

蕾妮所面临的正是事物只是"机械存在"这一问题，具体而言，东西（或人）的确就摆在那里，但却全然没有任何意义。这让她心中充满恐惧，她写道：

> 比方说，我看到一个缸子或一把椅子，心里想到的不是它们的用途或功能——缸子是用来盛水或牛奶的，椅子是用来让人坐的。这些东西完全失去了名字、功能及意义，变成了某种"东西"，被赋予了生命、成了一种独立的存在。
>
> 这种"独立存在"构成了我恐惧的最大根源。在不真实的世界里，在我意识混沌的状态下，某一种"东西"突然跳了出来。一个装饰着蓝色花朵的石头缸子面对面看着我，其存在构成一种对我的挑衅。为克服恐惧，我只能移开视线，然而迎面又看到一把椅子、一张桌子。所有的东西都活生生地摆在那里，宣示着自己的存在。为摆脱它们的控制，我试着喊出它们的名字。"椅子、缸子、桌子。这是把椅子。"我对自己说，但声音只是在耳边空洞地回响，被剥夺了一切意义。词汇与物体相互脱离，彼此分割。一方面，是一个实实在在的物体，嘲弄似的看着我，另一方面，又是一个被剥夺了意义的名字，一个掏光了里面所有东西的空空如也的信封。我无法将两者拼凑起来，只能呆呆地站在这些东西面前，脚底仿佛生了根，心中满是恐惧，无能为力。[1]

---

[1] Sass, *Madness*, 49.

在心智正常活动的过程中,独立于感知者而存在的物体固然也存在于感知者的意识中,但我们的注意力有选择性,只会感知那些于我们而言有意义的部分。在蕾妮看来,物体拥有了生命,它们将自己不加甄别地强加于她的感知系统。(从某种意义而言,也可以认为是感知力和记忆力得到了进一步完善:有能力可以接收一切,不会出现注意力不足的问题。)蕾妮的知觉意识(通过显性思维获得)也表现得惊人的敏锐。埃米尔·涂尔干意识到"物体"与"单纯概念"两者之间的不同,将前者定义为一种可以作用于我们的外部强加力量,同时他还提议,文化事实固然也是"概念",也就是一种仅存在于心智中的意义,但社会学家也应将之等同于"物体"予以对待。这点堪称了不起的伟大洞见。智力超群的精神分裂症女孩蕾妮(尽管精神分析医生认为她的心智功能只达到婴儿水平!)也同样洞察到了两者间的不同:她意识到,失去了意义的缸子、椅子之所以变成了"物体",恰恰正是因为它们拥有了能够强加于自己的力量。它们与她"沉默、混沌的感知力"两相对峙——虽然心智已丧失,但大脑功能依然完好。她试图摆脱物体对自己的控制,通过叫出它们的名字来宣示自己的主宰地位(对自我、自我载体的主宰)。只是,文字同样也逃脱了她的掌控而获得了自己的生命,以致她"只能呆呆地站……,脚底仿佛生了根,心中满是恐惧,无能为力"。(好比我家的狗狗比尔,看到一台不熟悉型号的割草机在面前轰然启动时,它能够感觉到,却搞不明白究竟发生了什么。)至此,她所能看到的只是客观现实,而相对更重要的主观世界却已彻底消失。

蕾妮清楚地知道,物体的生命仅仅在于"它们就摆在那里的事实,在于其存在本身"。然而,她既不处于妄想状态,也没有出现幻觉。她的病因并不是感知能力受到了损伤,她不会以为家具、杯碟能够改变其无灵属性变成有机生命体。只不过,她所体验的不再是自己与周围世界间、文化与心智间惯有的那种施与—收受关系。自我已经丢失,无法继续参与这种施与—收受过程,因此,文化开始将自己强加于她。此外,除非她的"自我"能够重构物体之间的关联性,赋予其意义，否则，物体将继续保持割裂、无意义的状态，她所体验的世界也将继续呈现碎片化状态。

不过，萨斯所记录的另一名患者脑子中却感觉需要"将物体联系起来"。当然，人们总是在这么做，只不过这个过程是在下意识状态下完成的；与此截然不同，精神分裂症患者只能在有意识状态下刻意去完成这一过程。他们丧失了心智结构中负责隐性、下意识、自发性知觉的那一部分功能，丧失了"行为的自我"、意志，同时也丧失了需要通过自发性知觉才能感知到的那个"我"。心智结构中留存的那一部分，也就是主管显性思维、言语自我以及"笛卡尔式的自我"的那一部分，此时有意接管了原本应由另一部分主管的功能，也注意到了"行为的自我"的缺位。自我意识变成了对"无我"状态的意识。患者知道"自我"已经死亡，实际上，他亲眼看见了"自我"的死亡。萨斯援引一位患者的话："我感觉无名无姓，没有自我。我目光呆滞僵化，如同僵尸；我的意识变得模糊、笼统空洞，既像什么都没有，又像什么都很绝对；我变得虚无缥缈，感觉自己根本不存在。"萨斯接着评论道："似乎可以说，困扰患者的与其说是知觉意识和注意力弱化了，不如说是知觉意识超级活跃，时刻都感觉有种想要发挥行使自己意识的冲动……由此滋生了一种令人不安的自我意识和选择意识，一种有意识且受限制的功能模式，进而干扰了自动、自发处理信息的进程。"①

萨斯将精神分裂症患者惊颠（Stimmung）期症状的最后一点称之为"关联紊乱情绪"（apophanous，该词源自希腊语，意为"显化"）。就效果而论，这一过程实际上等于从心理学角度来解决意义丢失问题，即无法将所感知到的内容看作是有意义的东西，因而心中有种强烈恐惧感。进而这种恐惧感让感知事物这一原本熟悉的体验过程发生了显著改变。借助"关联紊乱"这一过程，世界重新恢复了意义。骤然间，一切的事物都变得意义深远，原本"了无意义的感觉"被一种全新的感觉取代——"（患者）莫名地意识到，世界的一切都充满了意

①　Sass，*Madness*，68.

义"。那是一种全新的意义，一开始时，很难将之付诸文字表述。在《普通心理病理学》一书中，雅斯贝尔斯曾提到过处于这一阶段的患者："这些患者常常提到的一句话是'我特别注意到'，尽管他们也说不清楚为什么会特别注意，也说不清楚自己怀疑的到底是什么。他们特别希望自己能够把事情梳理清楚。"恢复意义所带来的那种如释重负的感觉并不等同于自我放松。现实世界中的一切都意蕴深远，而自己却无从对其作出解释；确信事物具有重大意义，而其本质却充满不确定性。这种自相矛盾的体验极为压抑，因而导致一种性质极为特殊的焦虑感，即"妄想型焦虑"。萨斯写道："在关联紊乱这种体验发生的过程中，（患者）周围弥漫着一种浓浓的、几乎令人难以承受的紧张氛围（有些情况下还伴随着强烈的兴奋感）。在这样一种意义膨胀的状态下，一切都显得那么不可言表，那么神秘莫测，那么精准无误，几乎到了令人无法忍受的地步，仿佛人类对意义以及条理的渴求已在最大程度上被激发，结果却功败垂成，在即将如愿以偿的关键时刻遭遇了挫折。"一位患者这样描述："每一件单独的物体都有其'意蕴'……这种寓相性思维令人精疲力竭……我有一种感觉，每一件事都栩栩如生、都至关重要……所发生的每一件事之间都有关联——根本不存在所谓的'偶然巧合'。"[①]因此，也难怪精神分裂症患者常常会抱怨语言苍白无力：首先，文字已然失去了其意义，变成了不能表达任何意义的"东西"；其次，它们不足以完全捕捉和反映人们所感知的意义。同样也难怪"关联紊乱情绪"与妄想症全面爆发期两者之间几乎可以说是无缝对接：以极具创意性的方式解释所感知的意义；"妄想型焦虑"不知不觉间演化成为一种显性的精神错乱病症。

从病变最早期至发病，整个过程中精神分裂症的根本症结在于自我出了问题，特别是"行为的自我"出了问题，亦即"意志瓦解"。患者在初期、中期、急性发作、周密自洽的妄想症爆发期等各个不同阶

---

① Sass, *Madness*, 60—61.（关于雅斯贝尔斯的引用部分，也同样出自于此）。

段的差异表现如下：在前兆期，"行为的自我"的丧失是一种间接体验，主要表现为外部世界体验的变化；中期阶段，这一体验过程日渐变得直接；及至急性发作期，心智丧失（关系中的自我、思考的自我二者均包含在内）症状达到顶峰；等到深度妄想症爆发期，症状持续，但患者的身份意识及"思考的自我"开始局部恢复，"世界中的自我"通过深度妄想得以重构。在发病过程中的每一个阶段，自我意识结构（亦即"笛卡尔式的自我"）均牵涉其中，但其功能角色却频频发生改变，先是由"思考的自我"转向"旁观者的眼睛"，然后再回归前者；换而言之，先是由意念角色（个性化的文化）转向广义文化，然后又回归前者，致使心智认知及比喻性进程两者发生混淆。显然，发病过程中的各个不同阶段之间很难严格区分划界，由一个阶段过渡到另一个阶段的过程通常都是潜移默化的渐变过程。

在此，我需要特别提请读者注意两点。（1）如果将精神分裂症视作一种心智方面而不是大脑方面的疾病，当作一种心智失调的表现，继而视之为一种文化现象，那么，精神分裂症各种表现本质上将具备一致性。其所有症状（无论在其他体系中来看它们是何等相互冲突、相互矛盾）都可以归结为"行为的自我"的丧失，都与意志受损相关，因而，也都可以通过这一条贯穿始终的主线彼此关联起来。如此一来，人们也就没必要再不得已得出一条牵强的结论：千差万别的种种不正常表现，才是精神分裂症唯一不变的特点。毕竟，还是有一个总体的组织原则，可以将所有各种特点归纳整合成一个完全可以理喻的整体。（2）假如我们如此解释精神分裂症，如此描述其背后的根本心理学结构，那么，也就不再需要越过我们在第二章所提出的关于健康心理的理论框架。任何一种非正常表现，都不会再被解释为一种"偶发性临时现象"，进而证明该理论的合理性。我们不妨推断，精神分裂症分析为其关于心智结构的假设提供了强有力的支撑依据。

当然，从发病原因角度解释精神分裂症，依然是我们所面临的挑战。如"绪论"中所言，我提议的解释是：基于国家主义原理建立的现代社会极易导致人类心理失范，进而使得个人身份意识（即"关系中的自我")形成过程变得问题重重。不健全的个人身份意识势必继而导致意志受损。这一假说可以通过两步得到验证：首先，详细剖析一起有着翔实文字记载的当代个案（纳什的例子）；其次，对现代文化中的相关方面进行深入透彻的比较性—历时性分析研究。

心理失范—身份意识—疯癫：约翰·纳什个案分析

数学家约翰·纳什是 1994 年诺贝尔经济学奖得主。西尔维娅·娜莎日后基于其生平撰写的传记作品《美丽心灵》曾获传记文学大奖，同名电影也颇受好评。能够获得诺贝尔大奖是份显赫的荣耀，但很少有得主也曾获得过如此广泛的关注。约翰·纳什之所以成为关注焦点，是因为他在成名前曾有过长达 34 年的偏执性精神分裂症病史。

30 岁那年，纳什遭遇了人生第一次心理疾病困扰。基于严谨翔实的考证，娜莎在其传记前半部分中勾勒了他在被"严重妄想症、幻觉、思想及思绪紊乱、意志崩溃"[①]等症状击垮之前的生活。因此，从约翰·纳什这起个案中，我们可以罕见地得到一笔丰富的素材，了解患者发病前的相关情况。可悲的是，大多数精神分裂症案例文献中，这类资料实在少之又少。

纳什病情的症状非常典型，同样，早在青春期初期就已经表现出来的易感倾向也非常典型。其性格特征显然属于典型的分裂型人格，"对新颖独到的点子有种强烈的执念""漠视权威""对其独立性心怀嫉妒"。他"渴望一鸣惊人，时刻都在警觉地寻找着真正重大的问题"。他"对理性及纯粹思维的信念达到惊人的程度……对于生活中的一切抉择，无论是坐这趟电梯还是等下一趟，或者是把钱存在哪家银行，干什么工作，再到要不要结婚，他都将之视作一场利弊的权衡，

---

① Sylvia Nasar, *A Beautiful Mind*: *The Life of Mathematical Genius and Nobel Laureate John Nash* (New York: Simon & Schuster, 2001), 16.

一场不受人类情感、成规以及传统约束的算法或数学法则。总体来说，同辈大多数人都觉得他极端奇怪，常用'冷淡''傲慢''漠无表情''疏远''阴郁''孤僻''怪异'等一系列词汇来形容他的性格。他沉醉在自己的世界里，对旁人的俗事毫不在意。行为举止给人'神秘莫测、极不自然'的感觉。间或，他会突然打破疏离、沉默的状态，或开始滔滔不绝讲述外太空、地缘政治趋势等问题，或做些孩子般的恶作剧，再或突然表现得躁狂暴怒"。

疾病真正开始发作之后，纳什自认是"救世主一般的人物，肩负着某种神秘却伟大的使命"，是"和平王子"，同时也是政治及宇宙迫害的受害者（而迫害者则分别是美国这个代表邪恶化身的战争贩子和犹太人）。他思绪狂奔，耳朵里总能听到神秘的声音，给相识与不相识的人写"潮水般奔流激越的信件"。所有这一切，无论是用周密严谨的理论包裹起来的辉煌或迫害妄想，还是幻听、怪异表现、低落情绪，再或自我沉醉的现实，读起来统统都好比从《精神分裂症诊疗手册》中选取出来的章节。而滔滔不绝的大段演讲、情绪反复无常、不期而至的暴怒、狂奔的思绪，不断给人写信等症状，让人不由联想到躁狂症的表现。用我们的行话来说，尤为显著的一点便是：笛卡尔式的自我（亦即难以言喻的寓相性思维）主导了无意识、情绪化的意念进程，更具体而言，也就是主导了其意志；对自我及身份界定表现得不同寻常的在意。

在两个方面，纳什的精神分裂症看起来似乎不算典型。基于他在陷入疯癫之前的心智运行状况以及在纯数学领域所作贡献，娜莎总结认为，他实质上是个天才，虽然疯子之中极具创造性的人（由此不妨假定也是天才）的确在数量上超出正常人群体，但精神分裂症患者中堪称天才的却不多。此外，纳什在将近 70 岁的时候表面上看似完全康复，而精神分裂症患者之中仅 8％可康复到这一程度。[①]吊诡的是，这点或许并不像乍一看上去那么独特，因为就在他康复之前，

---

① 根据 Nasar 著作的第 353 页。

发生了一件极不寻常的事件:66 岁那年,因其 21 岁时撰写的一篇长达 27 页的博士论文,纳什被授予了诺贝尔经济学奖。经济学本是一门专注于研究人类行为动机的学科,其诺贝尔奖却颁发给了一位"与他人情感如此脱节,更别提自己的情感"之人,毕竟,顾名思义,就其疾病本质来看,纳什压根不可能对人们行为的动机有过任何体验,甚至压根不会对人们的行为动机有任何兴趣。从这个角度来看,不能不让人对经济学这门学科的地位心生质疑:它究竟能不能算得上是一门理性思维的学科,更别说是一门实证科学? 不过,这丝毫无损于纳什作为一位数学家及抽象思维思想家的天赋。无论如何,娜莎特别提到了诺贝尔奖的面子价值,她写道:

> 他的确有所贡献,而且贡献不菲……纳什关于人类矛盾动机方面的洞见,也就是他关于理性分歧与合作问题的理论,成为 20 世纪最具影响力的观点之一,它给经济学这门年轻学科带来的剧变,丝毫不亚于孟德尔遗传理论、达尔文自然选择模型以及牛顿天体力学理论等对当时的生物学及物理学领域所造成的革命性影响。[1]

背景

纳什的父母都不是那种安于现状的人:现实生活与他们希望的样子相差甚远,因此他们总是努力想让它变成自己所希望的样子。父亲老纳什出生于教师世家,由于其父生活放浪、性格极不稳定,到最后甚至抛妻弃子,以致家道中落,丧失了本应享有的社会地位。老纳什在一个相对贫寒的家庭中长大,在他看来,这是一个教育之家的耻辱,在别人看来,如果一个家里父亲缺位,那将是一件非常耻辱的事情。正因如此,他"内心里对赢得他人的尊敬总是有种强烈、深刻的愿望"。正如他女儿,也就是纳什的姐姐玛莎回忆所言,他"对自己的形象十分在意……希望一切都体体面面"。老纳什自幼就对科学、

---

[1] 根据 Nasar 著作的第 13、14 页。

技术表现出了强烈兴趣，获德克萨斯农业与机械大学电力工程学位，曾在通用电气公司短暂就业，在美国加入第一次世界大战后应征入伍。战争结束后，他没再继续到通用电气公司上班，而是回到母校，成为教师中的一员。据娜莎推测，他很可能本想走一条学术之路，但在这条路上做了一年之后，又转行到西弗吉尼亚州布鲁菲尔德一家公用事业公司，并在这一岗位上度过了生命中剩余的时光。

在布鲁菲尔德，老纳什娶了"当地最有教养、最美貌的一个姑娘"，妻子娘家是"当地一个家境优渥、声势显赫的家族"。弗吉尼娅·纳什共有四位姐妹，都上过大学，妈妈也接受过大学教育。二十八岁结婚之前，她还在哥伦比亚、伯克利等名校额外修读过其他课程，并教过六年书。婚后，小夫妻一开始住在新娘父母家辉煌气派的大宅里，与岳母、小姨子同住。不过，四年以后，也就是 1928 年，随着大儿子约翰出生，两人搬进了弗吉尼娅妈妈所有的一栋出租房里。娜莎写道：

> 抛开其他一切不说，新婚的纳什夫妇都是争强好胜之人。跻身于美国朝气蓬勃、冉冉升起的中产职业家庭之列的他们……全身心地投入工作，渴望在财务上安之无虞，地位上受到尊敬，成为邻里社会金字塔顶端的人物。

为支持自己的说法，传记作家娜莎罗列了大批翔实的例证，结果却让人不免生疑。纳什夫妇的生活经历似乎不仅没处在向上流动的轨道上，反而深陷社会下层，相对于老纳什和弗吉尼娅的原生家庭而言，地位都要更低。而且，两人奋斗的主要目的似乎也不是为了在财务上安全无虞，反而是为了赢回失落的地位。具体而言，不是为了在布鲁菲尔德的社会等级体系中赢得一个"体面"的位置，而是要跻身于其顶层。为了能够宣称，也为了证明自己拥有这一地位，两人在花钱方面精打细算，渴望过得更好，却时时不得不为眼前的现实发愁，因而对自己总是不满意。

虽然"与布鲁菲尔德很多飞黄腾达的市民一样，摆脱了年轻时所隶属的原教旨教派，成功加入了圣公会教派"，虽然加入了"渐有取代新教教会成为布鲁菲尔德社会生活中心之势的新兴乡村俱乐部"，虽然弗吉尼娅勤勤恳恳，积极参与"读书会、桥牌会、园艺会等各种各样的妇女社团"，虽然与其他很多人不同，20 世纪 30 年代大萧条期间纳什夫妇在经济方面始终保持着稳定，但他们的奋斗之路仍然算不上成功。他们勉强在当地最好的社区购置了一处房产。但"与周围众多煤炭大鳄们富丽堂皇的豪宅"相比，他们那套三居室之家实在显得"普通"。此外，邻里间的交往也必不可少（毕竟，之所以选择这里，目的就是为了这点）。交往过程与其说遮掩了局面，不如说更彰显了他们鸡立鹤群式的尴尬。尽管如此，娜莎写道："不得已时刻都得精打细算、能省则省，纳什夫妇面子上总算还能维持得下去。"①

正是在这样一种地位极不稳定、经济拮据、时刻都不得不努力奋斗的氛围中，约翰·纳什来到了人世，并在这样的环境中一天天长大。想必早在婴儿时期，他就切身体会到了丰满的理想与骨感的现实两者之间的分裂。保住面子，换句话说，就是明明不是却不得已假装是，这一必要性想必在他刚开始蹒跚学步的时候就已深深灌输进了他幼小的心灵。父母郁郁不得志时的种种沮丧懊恼，想必也一定随着母亲的乳汁不经意间潜移默化地传进了他的意识深处。小约翰童年早期大部分时间都在姥姥姥爷的家里度过，即便算不上真正舒适安逸，但这里富足优渥的条件也一定与父母的家形成了触目惊心的对照。虽然外人看不到，但私下在家里，妈妈始终坚持着一种近似苦行僧的生活，因为约翰对家里（人为强加的）贫寒状态再清楚不过，并因此感觉苦恼和羞耻，进而对金钱滋生了一种极不理性的崇拜。金钱只是商品交换的媒介，并非财富的标志。终其一生，他都将金钱视作一种几乎具有魔力的东西，一分一厘都膜拜有加。据女儿玛莎回忆，弗吉尼娅"不仅仅只是家庭主妇"，还将大儿子的教育看成"自己无限精力中的核心焦点"。她"积极参与家长会，四岁时就教会了小约翰阅读，送他上私立幼儿园，千方百计让他在小学开始就跳过了半级，在家里还要给他额外负担。后来高中时，又让他到布鲁菲尔德

---

① 根据 Nasar 著作的第 26—30 页。

大学修读了英语、科学、数学等课程"。从某种意义上来说，与众多人生不得意的父母一样，她将希望寄托在小约翰身上，渴望通过他间接达到自己所渴望的地位。因此，虽然从表面上看像是一位慈爱的妈妈，但一旦儿子偏离了自己理想中的形象，便不免变得焦灼急躁。不管有意还是无意，老约翰同样将自己的兴趣和失望寄托到了儿子身上。一位邻居回忆说："他从没给小约翰买过一本图画书，只给他看科学书籍。"

显然，面对这种完全不和谐的环境，小约翰过得并不舒服。他深切地感觉到真实的自己与想象中的自己两者间的差距，因此显得极不合群，不善与人交往。毫无疑问，要是在今天，他上小学时候的种种表现一定会被诊断为注意力缺陷多动障碍。"他要么尽做白日梦，要么说起话来没完没了，总是听不懂指令，因此总是和妈妈发生冲突。"就因为这样，老师认定他是个差等生，未能发现他"不成熟、不善交往"的表象背后所蕴含的巨大潜力。他自然也乐得一个人清静，很少与别的孩子一块儿玩，经常沉醉在自己的科学读物世界里。然而，"纳什夫妇不光在学业上把小约翰逼得很紧，在人际交往方面也总是给他很大压力"。他对儿童游戏没有什么兴趣（虽然从另一角度来看，父母其实也并不鼓励他玩），这点成了"他父母的一大心病。不断努力，意图让他变得'更全面'点儿，这俨然成了全家的一个执念"。随着孩子们渐渐长大，妹妹玛莎显示了她相对更活泛、更善于灵活变通的优势（原因首先在于父母对她的关注相对少些，因而受后者不断干扰的影响相应也较少），于是父母便让玛莎参加各种社交活动时带上约翰。尽管哥哥拙劣的社交情商让她很难为情，但玛莎还是尽了自己最大努力，不过也并没收获多大成效。

虽然约翰并不喜欢周围的人，不管是同龄孩子还是成人，但却需要一帮听众，因此"很喜欢在其他孩子面前表现"，以显得自己高人一头。他充分发挥了爸爸给买的各类科学书籍的作用，十二岁时便掌握了相当广泛的自然知识。不过，他卖弄的不是自己丰富的知识。"有一次，他手里握着一个通电的巨大磁铁，向人夸耀自己有勇气承受多大强度的电流。还有一次，他从书里看到意大利一种古老的方法，能让人对毒藤的毒性产生免疫力，于是便用其他叶子包裹住毒藤叶，当着其他几个孩子的面把它吞进了嘴里。"①他需要一种优越感来掩盖内心的不自信，这点从他所用的各种各样吓人的方法中就可以看出来。一位邻居回忆说：

> 我比小约翰小几岁。有一天，我从他家门前路过……他坐在门口的台阶上。他把我叫过去，让我握住他的手。我于是走了上去，一碰他的手，便被狠狠地电了一下，我一辈子都没被那么狠地电过。他不知怎么在身后绑上了电池和电线，自己不会触电，但我一碰他的手，立马就触电了，把我吓得着实不轻。事后，他只是呵呵一笑，我赶紧走开了。

据其传记作家介绍，纳什"从不愿意放过任何一次机会，来证明自己比别人更聪明、更强大"，哪怕说只是和一个小小孩比起来更聪明强大，也绝不放过。此外，从书中我们还得知，他"喜欢虐待动物"。想想就令人不寒而栗：连证明自己比一个小小孩更聪明、更强大，居然都能给他带来莫大的自我满足感！可见他是多么需要自我安慰，对自我的价值是何其没有把握！换个角度来看，通过折磨他人来让自己快乐，在这十二年里，他的内心究竟积聚了对这个世界多少的愤懑和怨怼！在一个动荡、无序的社会里，缺乏身份安全感究竟是怎样的一种体验？19世纪虚构作品中不乏针对这一问题的探讨。虽然娜莎丝毫没有这方面的影射，但熟悉这一阶段文学的读者一定不会忽略：她笔下关于这位未来诺奖得主事迹的描写，与狄更斯、福楼拜作品中所描述的情形何其相似。事实上，早在"心理剖析小说"的开山之作，也就是 K. P. 莫利兹（K. P. Moritz）的虚构自传体小说《安顿·雷瑟尔》（*Anton Reiser*）这部作品中，作者就深刻剖析了自我怀疑、身份不确定性与人物性格残暴两者之间的联系。主人公安顿深陷在社会夹层之间，在18世纪德国社会的任何一个阶层中都没有稳定的归属感，同样沦落成为"坏孩

---

① 根据 Nasar 著作的第 32—33 页。

子"，只能靠虐狗来平息自己心中的苦恼与沮丧。[①]

十五岁那年，纳什与同样来自他们那个高尚精英社区的另两个孩子开始试验自制炸药。显然，他实在是个超级狂热的实验爱好者，有一次，甚至将满满一烧杯自制的硝化甘油从水晶岩（Crystal Rock）悬崖顶上径直扔了出去。幸存下来的一位共同参加试验的同伴几十年以后回忆说："当时要是真炸了，整面山崖都会给崩掉。所幸试验没成功。"另一位试验伙伴则没那么幸运，一枚炸弹在他怀里意外引爆。毫无疑问，这事如果发生在今天，我们看待少年约翰·纳什的态度，一定会像对待因哥伦比亚惨剧而出名的两位少年埃里克·哈里斯、迪伦·克利博德那样。确实，这三位郁郁不得志的少年的经历在很多方面都十分相像。那次事故之后，幸存下来的另一位小伙伴被父母送进了一所寄宿学校，不过，当时纳什的父母究竟是什么反应我们不得而知。

虽然小约翰的炸弹试验发生在 1943—44 年期间，但却跟爱国主义的动机丝毫没有关联。据娜莎书中写道："战争让布鲁菲尔德的众多孩子急切地希望快快长大，生怕没等到法定参军年龄战争就已宣告结束。但小约翰却不这么想。"如果说有跟这场大规模战争有关的什么东西能引起他关注的话，那便是战争给布鲁菲尔德带来的经济繁荣，以及那些因战争而一夜暴富的新贵。对于这些新贵，纳什丝毫没有羡慕。他发明了一套神秘的代码，里头尽是些"小动物或人一样的奇怪文字"，中间"偶尔夹杂着一些神谕般晦涩难解的句段：莫看他财富满仓，莫看他家室堂皇。兹庄严宣誓，我毫不艳羡"。由此可以清楚看出，嫉妒心理不能不说是其背后一个强烈的动机。[②]对于祖国正卷入其间的这场重大冲突纷争，他心里并不怎么在意。早自那时起，这孩子身上就已明显地暴露出了冷漠、疏离的性格特征。

---

① Karl P. Morritz, *Anton Reiser: A Psychological Novel*（Oxford: Penguin Books, 1997）.

② Nasar, *Beautiful Mind*, 37, 36.

如果一个人所处的社会不能赋予他合适的身份地位，那么他就一定会主动给自己选一个。我们这位主人公所面临的，恰恰就是这种情况。大约在他十三或十四岁的时候，一个极为诱人的选择摆在了纳什面前：机缘巧合，他接触到了 E. T. 贝尔 1937 年所著的《数学大家》。据娜莎介绍，书中关于著名数学家们生平事迹的"简洁、生动却未必完全准确"的描绘，让纳什"第一次品尝到了数学这枚苹果的美味"，也让他第一次领略到了"这个神秘的符号王国中令人惊喜、令人感觉刺激的一面，与学校里算术、几何课上那些枯燥无味、僵化武断的规则定律完全不一样，甚至与自己在化学、电学实验过程中所做的那些趣味盎然但终归微不足道的各种计算也完全不同"。贝尔总体上呈现了这些数学家迷人的人格魅力，但书中强调最多的却是他们的天赋——即完全超出常人所能企及范围的智识水平和成就。贝尔在书中还列举了这些天才数学家们曾经推演或证明过的很多难题，为年轻的读者提供了挑战和检验自我的机会。书中介绍费马（数字理论是其重点研究领域）的那一部分内容"牢牢锁住了纳什的眼球……对纳什而言，能够证明'费马定理'关于质数的论断……那种灵光闪现的快乐几乎无以复加"。娜莎认为，这一经历堪与"其他数学天才们如获天启的经历相比拟"，为此，她特地从爱因斯坦的《自传札记》中摘录了一段这位天才科学家讲述自己十二岁与欧几里得不期而遇时的感受："其中的某些论断，比如'三角形的三个高在某点一定相交'，这些论断虽然并不明显，但却完全可以确定无疑地得到证明，不容丝毫置疑。这种清晰透彻、不容置疑的特性在我心目中留下了永不磨灭的印象。"[①]然而，两位少年的经历完全不可同日而语。让爱因斯坦兴奋不已的是无意间发现了几何学的某种特点——清晰透彻、不容置疑的特性；与此相反，纳什觉得欧几里得几何无聊透顶，而且，如娜莎所写，"发现自己居然拥有，并能支配如此强大的智识能

---

① Albert Einstein, *Autobiographical Notes*, trans. P. A. Schilpp(La Salle: Open Court, 1979), 9.

力，他简直欣喜若狂"。换句话说，让他开心不已的是，他发现自己有可能属于天才中的一员。

打那以后，数学便取代了科学与工学，成为纳什最主要的兴趣点。由于担心数学不大可能给自己带来一份安全稳定的工作，保证能像爸爸那样，即便在经济状况最糟糕的时候也能让一家吃饱穿暖，他最终还是打算成为一名电力工程师。不过，跟爸爸一样，他内心也希望走一条学术之路，而不是到一家公用事业公司任职。随着战争"让科学家们成为英雄"，电力工程师为从业人员提供了无数的机遇来证明自己卓越的智识和才华。显然，自打上高中起，出人头地、证明自己才华过人，就早已成了纳什人生中的头等要务。他给自己选择的身份定位是"天才"。他曾向自己、也向布鲁菲尔德学院教授子弟中几位常听自己滔滔不绝演说的同学吹嘘，自己不用刻苦读书也能登上光荣榜，不过并没能兑现。"小约翰参加了乔治·威斯汀豪斯竞赛，赢得了全额奖学金。每年全国只有十个人能够获此殊荣。那一年，哈佛大学著名天文学家哈罗·沙佩利之子罗伊德·沙佩利也获得同一奖项，这件事使得这一成就在纳什一家看来尤为珍贵。"①随后，他辞别布鲁菲尔德，前往卡耐基理工学院求学。

为自己选好了理想的身份定位之后，纳什必然开始将全部精力投入到一个特定的社交圈子之中，以便所选定的身份（即天才地位）能够最大程度体现其价值。不幸的是，事实证明，卡耐基理工并非实现其理想的福地。它依然"好比专供电工、砖瓦匠子女们上学的职业学校"，"当地居主宰地位的精英们对它根本不屑一顾，因为他们的子女上的都是哈佛、普林斯顿等名校"。对渴望在美国学术世界中赢得一席之地的所有人来说，哈佛俨然就是一个神奇的名字。纳什也将它当成了梦寐以求的目标，而且还得到了教他的数学教授们殷殷鼓励。在卡耐基理工的经历，不久之后便不容置疑地证明，无论是在工科，还是在随后转到的化学领域，他都算不上什么天才。不过，

---

① Nasar, *Beautiful Mind*, 34—35, 38—39.

这段经历也让他看清楚了一件事:自己的未来在于数学。对这一点,没有人比纳什本人心里更清楚。这一点也从侧面证明了他对自己所选择的身份定位是何等缺乏安全感——仿佛一套崭新的衣装,穿在体形匀称的模特身上是那么让人艳羡不已,然而在内心深处,却忍不住怀疑。他甚至清清楚楚知道,穿在自己身上则显得那么滑稽。实际上,他迫切需要向自己证明,自己就是个天才。打心底说,他甚至怀疑,做一名数学家能不能成功,或者说,能不能养活自己。反而是数学教授们一再鼓励,说服他相信一定可以成功。于是,他再一次改变了自己的专业方向。

转入新系后,纳什生平第一次发现周围全部被犹太人包围。或许是命中注定,他注定要被犹太人包围,至少在他发疯之前是如此(同样也是命中注定,发疯后,对他体恤同情、关照有加的还是犹太人)。求学期间,以及随后在兰德、麻省理工、高等研究院、纽约库朗数学科学研究所工作期间,犹太同事及犹太老同学始终都是他最牢靠的挚友。正是在这些犹太朋友坚持不懈的努力之下,才将他从发疯的黑暗世界中拉回,为他安排找到了临时工作,保证一定的收入来源,让他不必忍受医院的屈辱,得到体面的治疗。而所有这些,都绝不是他妈妈及妹妹能够承受的负担。最终,又是阿里尔·鲁宾斯坦坚定不移地帮助他融入数理经济学的奥林匹克殿堂,并不辞辛劳地确保他拿到了诺贝尔大奖。所有这一切,只是因为他坚信,让一位如纳什般才华横溢的思想家沦为精神分裂症的牺牲品实在不公。仅仅因为三十年的患病经历、在行业内三十年的缺位,就将伟大如他的人才本该享受的荣耀剥夺,那将完全无法令人接受。这有悖于这位以色列教授的正义和良知。

纳什在卡耐基理工学院就读那段时间,来自欧洲的犹太难民洪水一般涌入昏昏欲睡的美国数学界,凭借他们杰出的才华和天赋,将众多数学系的地位提升到了先前做梦都不曾想象的高度,同时也让这一学科领域变得空前活跃起来。这一现状吸引了大批学生,虽然来自欧洲的犹太教授最后进入普林斯顿的概率与进入卡耐基理工学院的概率一样高，甚至可能更高，但出生于美国的犹太裔学生却往往只能无奈地选择二流技工类学校。纳什那些热情接纳了他的犹太同学虽然在成长过程中不可避免地遭受了种种歧视，但对于在布鲁菲尔德优雅自信的上流社会与仅次于这一阶层之后的"奋斗者"阶层夹缝无人地带长大的纳什来说，这些人却更有修养，社交、社会生活方面也相对更成熟圆润，而且，丰富的科学杂志，科技、科幻图书等也为他们提供了充沛的滋养。"'他就是一个乡下孩子，即便按照我们的标准来衡量，也完全不谙世故。'罗伯特·西格尔回忆道……"

与纳什交往较多的犹太孩子之中，十五岁的天才神童保罗·齐维菲尔就是其中一个。娜莎在传记中写道："纳什突然发现，自己被其他孩子深深吸引了。感恩节假期期间，在四下无人的宿舍里，他趁齐维菲尔熟睡的工夫钻进后者被窝并非礼了他。"这件事让纳什成为大家的笑柄。"虽然教授们对他另眼相看，觉得他是个前途无限的新星，但同学们却认为他怪异乖张、拙于交往……'这就是个人际交往方面发育迟滞的伙计，行为与其年龄极不相称。你可以随心所欲逗他，让他不好过。'齐维菲尔坦然承认说，'……我们的确有点坏，觉得他脑子有问题。'"由于对自己的地位严重缺乏安全感，身份定位又很模糊，纳什做事时总是有着强烈的自卑感，同学们的调侃和嘲弄很可能更进一步加剧了这种自卑。所有这些，使得他证明自己智力上高人一等的心愿愈加执着。"纳什总是拿他唯一懂的方式来自我防御……像孩子似的摆出一副轻蔑的神情。据西格尔回忆，'你个蠢货'是他的口头禅，对认为智力不如自己的人经常公然侮辱。他对我们大家都流露出过这种不屑。"

然而，毫无疑问，纳什并不知道自己其实聪慧过人：他们之中谁都可能是个天才，就他自己不是。这很可能是对他最致命的一击。事实上，他和同学乔治·海曼 1946 年一起参加了著名的威廉·洛威尔·普特南本科生数学竞赛，后者进入前十名，而他却没拿到什么好名次。前五名基本确定无疑会被哈佛大学数学系录取接收。第二年，纳什再次参赛，并且，跟海曼一年前一样，也挤进了前十名。这对他来说几乎就是个不堪忍受的失望：他终究不比海曼更优秀。娜莎写道："几十年之后，纳什成了纯数学领域国际著名大师，还获得了诺贝尔经济学大奖，但在其诺贝尔奖自我介绍中，他仍含沙射影地说普特南数学竞赛依然是自己心头的痛，并暗示说那次参赛失利对自己研究生阶段的经历产生了至关重要的影响。时至今日（2001年），提到某位数学家时，纳什依然常常会说：'那谁谁，他曾三次获普特南大奖。'"然而，从来没有人将他的疾病与这件事联系在一起。

虽然对自己满心怀疑，纳什还是收到了全美四大顶级研究生院的录取通知，其中包括哈佛和普林斯顿。当时，普林斯顿被誉为"全宇宙的数学中心"，而与此相反，哈佛因为拒绝"乘人之危，利用从纳粹德国移民而来的优秀犹太数学家"，已然呈现"颓靡之势"。即便如此，纳什还是希望选择哈佛。据其传记作家写道：

> 哈佛的威望和社会声誉强烈吸引着他。作为一所大学，哈佛在全国享有极高的声望，而普林斯顿的教师队伍以欧洲背景（言外之意即犹太难民）为主，声望则相形见绌。在他的心目中，哈佛是当之无愧的头牌，成为一名哈佛人的前景看起来着实诱人。不过，问题在于哈佛给的奖学金略低于普林斯顿。由于认定哈佛之所以相对吝啬是因为自己在普特南竞赛中表现不够惊艳。纳什于是得出结论，哈佛其实并不是真心想要自己。他给了回复……把哈佛给拒了。时隔五十年之后，在其诺贝尔奖自我介绍中，哈佛当时对自己不温不火的态度似乎依然令他耿耿于怀……

因此，由于担心名实不符，够不上自己一心想要成为的天才，纳什给自己选择了一个"人虽未至但心已有隔膜"的环境。他选择了一个内心里并不愿接受的团队。毋庸置疑，对于一位未来的数学家而言，当时的普林斯顿绝对堪称最刺激的热土，但"关于这所大学，纳什唯一的了解就是阿尔伯特·爱因斯坦、约翰·冯·诺依曼以及其他一大批欧洲移民都在那里……至于犹太人扎堆、外国味浓重、左倾意识明显、语言杂多的普林斯顿数学圈子，在他看来不过是退而求其次的无奈之选"。

他本不是那种崇尚本土（或其他类型）的爱国人士，因此普林斯顿教师队伍中有很多外国人这一点于他而言其实并无多大妨碍，而且，由于对政治意识形态的东西丝毫不感兴趣，他当时也压根儿不知道那里存在左翼倾向。在一位壮志凌云的数学未来之星眼里，认定普林斯顿比哈佛略逊一筹的原因似乎只有一点：虽然普林斯顿数学系录取选拔竞争相当激烈，"每年都只招收十位精挑细选的人选，而哈佛招生规模却在二十五人左右"，但哈佛却依然代表了另外一种不同类型的专享特权。犹太人密集的普林斯顿大学虽然人才云集，却无法赋予他查尔斯河上那所古老的大学能够赋予的社会地位，让他跻身于种族血统纯正、举止优雅（公开反犹）的上流社会之列。"天才"是纳什为自己选择的通往上流地位的门票，他担心哈佛并不认同自己的"天才"；另一方面，普林斯顿虽然承认其"天才"，却不能赋予自己以地位。"意识到纳什犹豫不定之后"，时任普林斯顿大学数学系主任的所罗门·莱夫谢茨又在原先答应的条件基础上追加了系里所能提供的最高荣誉奖学金。"这点让纳什下定了决心。"出于对金钱的膜拜，纳什把每一小笔数目都看得很重，也蒙蔽了他对现实的认知。他揣测，"普林斯顿慷慨大方的奖学金体现了学校更重视自己的价值"。

就在同一时间，他日后可能发病的另一个预兆症状也开始显现：

> 他越发担心被征召入伍。他推测美国可能再次卷入战争，特别怕最后沦为步兵。第二次世界大战结束后的三年里，军队规模一直在持续缩减，因各种目的征召士兵的工作早已全面停止。但尽管如此，纳什仍然还是感觉不安全……他几乎陷入一种偏执状态，总是想尽一切办法自我防卫，不让任何事情威胁到自己的自主权及既定计划。

1948年秋，二十一岁的约翰·纳什踏进普林斯顿大学校园。跟那时的他相处，想必一定是种极不愉快的经历。"大一新生多是一帮不知天高地厚、牛气哄哄的家伙，不过纳什很快便脱

颖而出,比谁都更不可一世、牛气冲天。"他长得英俊帅气,总是
摆出一副英伦贵族的派头;额前蓄着蓬松飘逸的刘海,时不时伸
手缕一下;指甲留得很长,让人情不自禁注意到他修长瘦削的两
只手⋯⋯此外,他的脸上总是挂着一副不可一世的神情,时常趾
高气扬地独自微笑⋯⋯他强烈渴望得到别人注意,仿佛要昭示
众人,自己比在场的任何人都更聪颖⋯⋯一逮着机会就不失时
机吹嘘自己的成就,自诩是个思想开明的人士。申请进入普林
斯顿大学时,面对"你的宗教信仰是什么"这个问题,他答道:"神
道教。"他含沙射影地表示自己的家族谱系比其他同学都高贵,
尤其是比犹太学生更高贵⋯⋯据一位出身于纽约布朗克斯一个
贫困家庭的同学回忆,有一次碰巧听到纳什围绕血统、天生贵族
问题侃侃而谈⋯⋯"他反对种族融合,认为跨种族通婚将败坏种
族血统。纳什的言外之意是自己的血统相当纯正(有别于布朗
克斯出身的同学)。"

面对犹太同学发表的这种言论就发生在纳粹大屠杀仅仅三年之后,
其中所流露出来的冷酷,虽有别于少年纳什恶作剧时表现出来的那
种,但背后的动机却十分相似,都是为了通过折磨他人来彰显自己的
优越性。这不能不让人深思:要是这位很有才气的数学家早出生十
年,而且不是出生在美国,而是出生在德国,那将会产生什么样的后
果? 他会不会跻身于法西斯党卫军之列,以抵消自己在身份地位方
面的焦虑? 同时也不能不让人深思:不健全的自我认识与邪恶的本
性之间,究竟是否存在某种广义的关联? 是否可以认为,邪恶的根源
其实并没有那么神秘? 有没有一种可能,在美国以自我毁灭、关进医
院而收场的问题,如果换个时间、换个地点,则可能通过参与种族灭
绝运动而得到宣泄?

竭尽全力让周围所有人承认自己的优越性,这一点本身便足以
充分证明,纳什内心其实十分焦虑,对自己极度不自信。在普林斯
顿,想要证明自己比周围其他人更聪明尤其是难上加难。固然,他很
聪明,但周围每一个人也都是精挑细选出来、正冉冉上升的数学新

星，聪慧程度至少不亚于他，而且他们中的很多人日后在数学方面取得的建树远胜于纳什，成名也远早于他。说起这一时期的纳什，这些人印象最深的还是他"多得惊人的雄心和抱负"。尤其值得一提的是，与我们所知的众多伟大科学家、数学家不同，纳什虽然也很有志向，但驱动他的却不是发自内心的、渴望去洞悉或解决某个特定问题的强烈愿望，而是证明自己有能力解决任何艰深问题的欲望。数学并不是他的所爱，只不过是一个能够满足他所爱的秀场。因此，他"在就某些至关重要的问题与人讨论时，俨然就像审讯犯人一般"。毕竟，徒劳地将才华浪费在没人赏识的问题上实在没有道理。与自己未来的老师交往过程中，纳什也表现出类似的态度：他唯一需要老师们做的，就是承认自己超常的智识才华。他并不是为求学才来到普林斯顿。没有任何事情能够让他偏离自己唯一的目标，即牢牢守住自己选定的身份地位。纳什"书读得惊人地少……所持的态度是：二手知识学得太多只能阻滞一个人的创造力和才华"。出于同样的理由，他不愿成为任何人的弟子，始终没有选择任何一位教授做他严格意义上的导师。与内心迫切的愿望相比，通过考试、撰写论文，进而赢得认可，这类循序渐进的常规路径于他而言实在太过漫长。

爱因斯坦这位"天才中的天才"的存在似乎为他提供了一条捷径。要是爱因斯坦宣布说纳什是个天才，那么毫无疑问，整个世界都会立即附和着承认这一点。这位二十出头的小伙天天都在梦想，"如何才能跟爱因斯坦搭上话，在路上跟他偶遇，一鸣惊人，凭借某一惊世骇俗的观点让他对自己刮目相看"。对他来说，这一梦想俨然已经成了不容置疑的既成事实。娜莎写道："这反映了纳什初生牛犊不怕虎的莽撞，也反映了他臆想的强大力量……刚到普林斯顿第一学期没过几周，他便着手约见爱因斯坦……他跟后者的助理说，自己有一个想法希望能跟爱因斯坦教授讨论讨论。"这个所谓想法，其实就是他在物理方面的一种直觉预感，"关于这一直觉预感，纳什的确花了不少时间琢磨，见面过程中相当大一部分时间里，都是他在黑板上写写画画各种计算方程式。"爱因斯坦抽了一个小时的时间，饶有兴致地听他讲解，不过，最后却只说了一句话："年轻人，建议你还是再多读些物理书吧。"

随后，纳什开始试图接近普林斯顿排名第二的天才——同是犹太移民的约翰·冯·诺依曼。诺依曼 20 世纪 20 年代起着手，尝试"通过一系列简单的游戏场景来探讨人类理性能力的发挥模式，以建立一套关于理性人行为模式的系统理论"。1940 年代末期，其努力有了结果，一门新兴的数学分支应运而生，即"博弈理论"。在与奥斯卡·莫根施特恩一道发表于 1944 年的《博弈理论与经济行为》一书中，冯·诺依曼提出，根据这一理论框架，"经济行为方面的典型问题与相应策略运用游戏中的数学理念之间高度相似"，一时成为经济学家中的大热话题。一位书评人兴奋地惊呼："再有十部类似的书籍，经济学的未来也就有保障了。"（这一观点扎根于个体心理学相关理论，是对"经济学主流范式以及凯恩斯经典经济学观点的一场'惨烈进攻'"。如今这一观点再度流行，诺贝尔奖委员会将奖项授予所谓"行为经济学家"。这一事实不免让人心生浓烈怀旧情愫。）虽然战争期间海军广泛借鉴了博弈论，并为普林斯顿的博弈理论研究人员提供了丰厚的经费资助，但纯数学派数学家却将它视作一门无关紧要、甚至"不值一提"的应用学分支。"但对当时就读于普林斯顿大学的很多学生而言，与一切跟冯·诺依曼有关的事一样，这一理论着实是一种相当炫酷、令人血脉偾张的成果。"[1]

冯·诺依曼的博弈理论不够完整，其中论述最完善的一部分涉及只有两个人参与、且利益完全冲突的零和博弈。人们普遍认为，相比于参与人超过两名的博弈，这一理论在经济学领域的适用度稍逊。冯·诺依曼"未能证明所有这类博弈存在一个最终解决方案"。纳什下定决心，证明这一点值得自己为之付出。在普林斯顿的第二学期，他完成了"他的第一篇论文，也就是日后成了现代经济学领域中最伟大的经典论述之一的那一篇"。娜莎写道：

---

[1]　Nasar, *Beautiful Mind*, 49, 50, 40—48, 67—68, 68—71, 83—85.

　　对于一位数学家，尤其是初出茅庐的年轻数学家而言，"讨价问题"绝对是一份最脚踏实地的基础研究内容。然而，也只有一位才华绝对过人的数学家才能想到这个点子。虽说纳什全部的经济学知识加起来也只限于本科阶段在卡耐基理工学院选修过的一门课程，但他在论文中采用了"一种全然不同的视角"来研究这一最古老的经济学问题……通过这一过程，他向人们证明，经济学家们长期以来一直认为是人类心理中的一部分，因而也无法通过理性经济分析得到解决的行为，其实可以通过系统分析而得到解释。[①]

该篇论文 1950 年在《计量经济学》（Econometrica）上发表之后，纳什在致谢中感谢冯·诺依曼和莫根施特恩阅读了论文初稿，并提出了相应意见建议，但后来却又声称，早在参加普林斯顿大学的博弈论研修课程之前，自己就已经对这一问题产生了兴趣。冯·诺依曼当时是高级研究所的高级研究员，并不负责指导研究生，很可能也并不负责评阅学生的论文。博弈论研修课程由阿尔伯特·塔克尔负责，将冯·诺依曼的著作奉为"圣经"，因此，冯·诺依曼在这门课程中的角色，估计最多也就是做了一两场讲座而已。据娜莎推测，"纳什很可能是在塔克尔的研讨课上提出了关于讨价问题的大体构思，然后莫根施特恩鼓励他把想法撰写成文。"

　　1949 年夏，纳什突然提出申请，希望塔克尔当他的论文导师。因为课外跟这个学生交往并不多，塔克尔问他为什么。纳什的回答是自己"在博弈论相关问题上取得了很不错的结果"，塔克尔于是表示同意，说在这一问题方面，自己的确是合适的学业导师人选。纳什开始不断打磨自己的想法，及至第二学年开初，基本形成了"关于人类行为的深入洞察，那就是'纳什均衡论'"。正是这一点子，四十五

---

① 值得注意的是，娜莎在书中写道："1881 年首先提出交易问题的经济学家是……弗朗西斯·伊西德罗·埃奇沃思。埃奇沃思与其他几个同属维多利亚时代的人首先抛弃了史密斯、里卡多和马克思的历史及哲学传统，并试图用物理学中的数学传统来取代它。"Nasar, Beautiful Mind, 第 88 页。

年之后为他赢得了诺贝尔经济学奖。然而，同一年秋天，纳什去见冯·诺依曼。"他趾高气扬地跟秘书说自己有个点子，冯·诺依曼教授或许有兴趣一起探讨探讨。"冯·诺依曼并没兴趣。由于他当时正忙于研发氢弹的事务，因此只是礼节性地让纳什说来听听。于是，这位年轻人开始"介绍自己关于多人游戏中也可得到均衡的相关证据。不过，没等他断断续续说完几句，冯·诺依曼便打断了他，提前说出了纳什还没来得及说出的结论，并下了定论，'你看，这观点其实不值一提。这只是个固定点理论而已。'""不值一提！"这个词以前可是纳什常常使用、形容那些聪明程度不及自己的同学的想法的啊！娜莎写道："纳什渴望得到关注和认可，可冯·诺依曼居然拒绝了他。这一定让他感觉深深受到了伤害。我们不妨猜想，其伤害程度，甚至比早些时候爱因斯坦相对温和的否定更加严重。自那以后，他再也没有走近过冯·诺依曼。"

不管怎样，几个月后，正是这一篇论文作为纳什的博士论文获得通过。纳什名义上的导师，也就是阿尔伯特·塔克尔，虽然对他能在如此短的时间内完成论文感到意外，但据他事后回忆，当时对这一成果并没感觉特别意义重大，毕竟"经济学家对此是否感兴趣还不得而知"。因此，研究生毕业时，纳什仍不过只是一名前途看好的年轻数学家，"天才"的身份地位仍有待验证，他内心依然充满不确定感。他是如此渴望得到承认，承认自己就是名副其实的理想中想要成为的人物。可这个世界就是固执地不予认可。至此，想必这已经成了他心头沉重的负担。虽然才刚刚二十一岁，但对他而言，很可能已经太晚。

然而，周围没有人意识到他所承受的压力，没有人猜测他已经染病在身。虽然任何略有心理学常识的人都能看出，他怪异的表现分明就是"精神分裂症"的代表性特征，但这一怪异行为的根由却总体被归结于数学：显然，举止怪诞才是才华卓著的数学家本该有的特征。普林斯顿不乏聪明绝顶的数学家，有些还是公认的不容置疑的天才，但他们的行为也绝不像纳什那么怪诞得离谱。这一事实，居然没有引起任何人的疑心！人们对他显而易见的才华敬重有加，但对他本人却并不待见，只是拿他当一个烦人的家伙看待而已。教授们对他倒是青睐有加，但同学们却与他几乎完全没有交集。他与多数同龄人之间的交往似乎只有一个动机：自利、冷血、咄咄逼人的竞争。同学们都认定，对于一切哪怕一丝一毫类似于爱、友谊、发自内心的同情心等情感性的东西，纳什都完全感觉不到；但就大家所能感觉到的而言，对于这种几乎完全与情感绝缘的状态，纳什本人却似乎显得恰然自得。

与此同时，他们也意识到纳什特别容易"一见倾心"，也就是像孩子似的对人产生强烈的依恋感，尤其是对"其他男人，特别是数学才华可与自己匹敌的男人的依恋"。与其他各方面一样，他示爱的方式也特别奇葩，除了滔滔不绝谈论数学之外，最常用的还有不断纠缠、恶作剧等，而且通常还非常冷酷，偶尔甚至相当危险。这方面的例子多得不胜枚举，在此不再赘述。一开始被纳什在数学方面出人意料、几近完美的天赋所吸引（他的想象总是天马行空，不受任何成规束缚。他似乎总是跳过常人看来必不可少的步骤，但绝大多数情况下却能得出正确的结果），这些男人们一个个相继与他成为朋友，但这份友谊几乎没有一次能够长久。

极有可能纳什的确不清楚自己的同性恋倾向。自然，同性恋绝不符合他给自己量身定制的"人设"，即他希望自己以及他人看到的理想样子。根据他给自己界定的人设，必须娶妻生子，而且必须在毕业之后十年内完成。在找到一位生理、才华方面都符合自己对理想妻子要求的女子并与对方正式确立关系之前，他已经有了一位明显与理想不相符的情妇，并跟她生了一个孩子（这一点他对所有同事都保密）。与这两位女士交往的过程中，他都表现得极为不近人情，常常刻意冷酷地对待她们。他对这两个人以及她们各自的处境都毫不在意，对她们的艰难处境毫无恻隐之心，对自己给她们带来的痛苦和问题完全不负责任，经常厚颜无耻地公然利用她们。显然，对自己的行为表现，他也丝毫不认为有任何不妥。

最令人惊讶，同时对这两位女士来说也是伤害最深的一点在于他对金钱的态度。得知情妇怀孕之后，他非常高兴，但整个孕期里，却没有给她任何经济方面的帮助，孩子出生之后也没给过孩子任何经济上的帮助。他甚至建议她把孩子让人领养。遭到拒绝之后，他居然心安理得，眼睁睁看着她带着自己的亲生儿子在一家家的托养之家来回辗转，全然不顾她靠自己微薄的薪水根本无法养活自己和孩子，甚至就连这微薄的薪水都很难得到。因为鉴于当时的社会氛围，未婚单亲妈妈往往遭遇歧视，被当成不道德、不值得同情的对象。得知他打算与另一位女士结婚后，这位可怜的女人要求他支付孩子抚养费。最终，还是纳什的父母因不愿强迫他屈尊娶地位低于自己的女人，才出面支付了这笔抚养费。尽管如此，纳什的大儿子约翰·斯蒂尔童年仍过得十分悲惨、严重缺乏安全感，而真真切切的贫困、绝不是假想的贫困，构成了他童年生活中持久的困扰。即便在与妻子艾丽西娅相处的过程中，纳什也保留着自己的独立账户，哪怕小到餐馆吃饭的开支，他都要求两人均摊，并要求她自付日常生活用度。贯穿整个这一过程期间，他先后都在麻省理工、兰德等声望卓著、待遇优渥的机构供职，经济收入方面堪称丰厚无忧。

纳什对男人的"一见倾心"，还有他对金钱的态度，与其说跟人们对这位20世纪末诺贝尔经济学奖得主思维方式的预期相符，不如说更类似于17世纪莫里哀笔下那位可怜、可悲、荒唐可笑的吝啬鬼。在与女人相处的问题上，这一特征表现得尤为突出。对于一位终生苛求精确无误、纯粹理性的人来说，唯一的例外是他居然会同时与两位女人有染。事实上，似乎纳什根本没有能力执行比喻性、非显性的思维进程：其意识只能执行显性思维。这也就是说，除非将事情明明白白展示出来，不管是以白纸黑字、言之凿凿或思路明晰的形式展示出来，否则他压根就不会明白。我们生活中绝大多数的东西都很难直白无误地表达出来。抛开少数几本礼仪教程之外，很少有白纸黑字的规则条文来告诉我们在社会交往中该如何行事；对他人的情绪如何反应、如何理解与领悟，并没有多少正式的原则可以依靠。社交及/或情绪方面白痴一般的表现，加之极为敏锐的推理性知性能力，实际上构成了精神分裂症最普遍的一个特征。纳什拙于技巧性事务、冷酷无情，这代表了他无所不在的理性意识的另一面。对于哪些东西会让人蹙眉，他绝对茫无头绪，因为他根本无法读懂以非显性方式表达出来的讯息。

娜莎文中讲述的一件小事很具代表性，反映了纳什在普林斯顿的生活。有一次，纳什和几个朋友聚在一起，其中包括一位当时他正一见倾心的对象。后者有意引导，希望让这位意乱情迷的仰慕者把他"怪诞的行为"用到"知性、有建设性的地方"。纳什设计了个游戏，并且沿袭他惯常的思路，将这一游戏命名为"搞死你的兄弟"：

> 纳什和其他几个人设计了一套繁杂的规则，旨在逼迫玩家开始时若想要取得进步，就必须相互合作，但若想要赢到最后，则不得不相互竞争角逐。该游戏的核心在于制造一种心理悬疑和恐慌，而且，显然很多情况下这一目的的确达到了。据其中一个人回忆，有一次发现纳什在倒数第二轮时冷血地抛弃了自己之后，他忍不住大发脾气，可纳什完全不能领会对方为什么会突然发作，而是一遍又一遍不停地唠叨，"可是我不再需要你了呀！"

更令人印象深刻的是几年以后纳什在得知有人做"囚徒困境"实验结果后的反应。"囚徒困境"是"社会科学领域最有名的一项策略运用游戏"。听说"纳什均衡"这一概念后的当天，兰德研究所两位数学家做了一次试验，以验证纳什的预言在现实生活中是否经得起检验：

> 其结果很难说符合"纳什均衡"推断的情况……参与游戏的玩家往往并没有选择纳什均衡策略，反而更倾向于"分解分歧"。……他们更多选择相互合作，而不是相互欺骗。试验要求每位游戏参与人在自己已经选好了策略但还不知道对方选择了什么策略的时候，简要评述一下理由。根据记录下来的理由显示，（其中一位玩家）意识到，要想将胜算最大化，参加人理应选择合作。假如第二位玩家不合作，那么第一位便会惩罚他，然后在下一轮游戏时继续选择合作。纳什从塔克尔口里得知这一实

验后给试验参与人写了个小纸条，对他们的解释表示不认同："用这个试验来检验均衡点理论的不足之处在于它实际上相等于让玩家们玩一个大型、多步骤游戏……双方的互动过多……但玩家得到回报的效率非常之低，这点尤其值得关注。'还以为他们会更理性的呢'。"①

纳什是个数学家，不是科学家。实证证据于他而言根本不算证据，此外，他也基本不能理解，理性既可以揭露、也完全可以掩盖人类行为的真实动机。

尽管如此，从其传记中可见，最能反映纳什心智混乱特征的例子不是游戏，也不是博弈理论，而是他对性这件严肃的事情的态度。1954 年夏季，纳什遭桑塔莫妮卡警方扫黄缉捕队逮捕。警方在一家公园的男厕所抓了他，指控其行为不检、不当暴露，随后将他释放。事情发生在一大清早。遭逮捕这件事显然对纳什没有丝毫影响，甚至都不值他花上一分钟时间去反思。事实上，事后他径直去了兰德研究所自己的办公室，一头埋进自己的数学问题里。然而，兰德研究所的数学家们能够接触绝密情报，纳什本人也受高级机密安全许可条款制约，而当时的安全规章"明确禁止任何有同性恋行为嫌疑的人持有安全许可"。几个小时以后，纳什遭遇逮捕的事便被通知了兰德研究所，研究所只好当场取消了他的顾问协议。据娜莎写道，安保部经理理查德·贝斯特及其老板史蒂夫·杰弗里斯

> 亲自走进纳什办公室，与他当面对质这条糟糕的消息……纳什没有丝毫的惊慌或难为情……事实上，他似乎很难相信贝斯特和杰弗里斯是认真的。"纳什没觉得那有什么难以接受。"贝斯特说道。他矢口否认与警察搭讪，对认为自己是同性恋的说法嗤之以鼻。据贝斯特援引他的话："我不是同性恋，我喜欢女人。"随后，他紧接着的举动让贝斯特很困惑，甚至有点吃惊。他从钱包里掏出一张照片，上面有个女人和一个小男孩。"我马

---

① Nasar, *Beautiful Mind*，92—94，99，102，118—119，斜体字为娜莎所加。

上就要跟这个女人结婚，这是我们的孩子。"

在寄给父母的一张明信片里，纳什将安保许可被撤销这件事归咎于自己在麻省理工学院时的导师内森·列文森，说是因为后者以前参加共产党的经历牵连了自己。①显然，他对这点坚信不疑，而且也的确没有意识到自己对男人的兴趣可以理解为同性恋倾向：毕竟，照片就摆在那里——证明自己是异性恋的再明显不过的有力证据。显然，同性恋问题不在那时候的数学家们讨论的问题之列，因此，对纳什而言也压根不存在。

丢了兰德研究所的工作之后，纳什将接下来几年的时间主要用于研究解决纯数学领域的一些问题：想要问鼎数学王国最高荣誉菲尔兹奖，或是在哈佛赢得终身职位，最不济也在普林斯顿赢得一职，除此之外别无他途。库朗数学科学研究所被誉为"全国应用数学分析之都"，在短暂工作期间，他解决了非线性理论研究领域一个重大问题。一如往常，他获得这一成就的方式同样也是全然不走寻常路。这一成就让周围很多人认定他的确是个天才，其解决方案吸引了众多关注。简短来说，纳什突然间名噪一时，库朗研究所向他提出了"一份相当不错的工作邀约"（但他却拒绝了，宁愿继续留在麻省理工学院，"因为相比纽约而言，在麻省可以享受更有利的税收待遇"）。然而不久之后，他得知一位全然名不见经传的意大利年轻数学家，也就是恩尼奥·德·乔吉也解决了这一定理，而且还比他早几个月。这件事让二十九岁的他甚感不安。娜莎写道：

> 纳什三十岁那一年总体看来十分辉煌……他取得了一项重大成就，得到了前所未有的尊崇和膜拜。《财富》杂志将他誉为最有前途的数学新星，有意在即将出版的《新数学》系列中为他做一次专题报道。他结了婚，带着美貌娇妻载誉而归，又一次回到剑桥镇。然而，所有这些荣光和好事，有时却似乎只是更彰显了他的理想与既得成就之间的差距。如果说有什么感觉的话，

---

① Nasar, *Beautiful Mind*, 184—187.

> 那就是他比以往任何时候都更不满意，更苦恼。他本希望能够在哈佛或普林斯顿谋得一个职位，因为在麻省理工学院他还不是真正意义上的教授，而且也没有得到终身教职……仅仅工作五年之后就得到所有这一切本就十分不同寻常，但纳什感觉所有这些都是自己理所应得的东西。然而系主任马丁早已明确表示，不愿意这么短时间内就给他晋升。纳什的候选人资格饱受质疑……一开始决定聘用他时就曾引发诸多争议。系里多位人士都觉得他当老师很糟糕，作为一名同事更是糟上加糟……纳什给气得怒火中烧。

所有这些让他本来就绝望的心情雪上加霜。"在德·乔吉一事上，于他而言，得知德·乔吉让自己输得很惨这件事最致命的重创还不在于他将不得不与人共享这一重大发现带来的荣耀，而在于这件事更坚定了他的想法，即突然冒出来的这一位联合发明人，将让自己失去最最渴望的荣誉，也就是说他将与菲尔兹奖失之交臂。"八月份，1958 年度菲尔兹奖如期颁出，获奖者却不是纳什。几个月后，他便疯了。

发病进程

早在少年时期开始，纳什身上便已表现出了精神分裂症典型的消极症状。开始时，人们只是觉得禀赋聪颖的孩子天生或多或少都有些令人感觉不快的怪异特征，他身上这些症状不过就是这些怪异特征的表现而已；后来，人们又把它归咎于他作为一名杰出数学家的才华。如事实所示，典型的积极症状（如：思维方式怪异、不遵守约定俗成的逻辑规范、异想天开等）也同样早有表现，但同样也基本被归咎于以下原因：如天生就是一副讨人嫌弃的性格、天才本多乖张，抑或归结于"龙生龙凤生凤"的传统观念，毕竟这也是现实生活中极为常见的情况。比如，他对犹太人近乎偏执的迷恋就常被归结于最后这个原因。（说到底，与纳什同代或近代的人之中，好几百万也都曾表现出过类似的迷恋，但并没有人怀疑它就是精神分裂症。这也不免让人纳闷，为什么会如此呢？）不能不说，对于纳什所属的数学家圈子而言，发疯、失去理智等并不是完全陌生新鲜的事。娜莎在书中曾提及、在人生不同阶段与他有过密切交集的百余位数学家之中，至少已知十五位曾受到过某种形式的重大精神紊乱症困扰，或者近亲中有人曾因精神性疾病住过院，其中有些人被诊断为精神分裂症。尽管如此，在纳什精神明显出了问题、而且已经到了让人不得不注意的程度之前，没有人认识到他的心智已经陷入病变。

精神病变特征明显表露出来是在几个月之后。用精神病学家们的话说，这段时间就好比"火情爆燃之前的隐火"。1958 年夏天，纳什变得一天比一天焦躁，总担心自己太老了，于是下定决心要证明"纯数学领域圣杯式的难题"——黎曼猜想。在此之前的百年间，无数人曾尝试解决这一难题，但无人成功。纳什公开承诺，誓言将解开该领域这一最具挑战性的难题。与此同时，

> 纳什对待金钱强迫症一般的态度也开始进入全盛期，着了魔似的醉心于股票和债券市场。麻省理工学院的经济学家索洛回忆道：
>
> "他似乎认定股市上存在某个秘密，倒不是说什么阴谋，而是某种定律，一旦掌握了这个定律，你就能战胜市场。他总是盯着报上的财经版问：'为什么会这样？为什么会那样？'就好像股市的涨涨落落一定得有个理由一样。"……听到纳什把他妈妈的积蓄全都投进了股市时，索洛简直惊呆了……（当时与纳什交往较密切的）塞缪尔森说："还有一件事，那就是虚荣心。就好比声称你能够驾驭潮流，感觉自己能赌赢老天。这种想法在数学家中间并不罕见……是一场'我'与世界的较量……是一场证明自我的游戏。"

塞缪尔森可谓一针见血，将纳什关于"辉煌伟业"的妄想比作"自认能够驾驭潮流"。文学史上有一个关于疯病的著名例子（即塞缪尔·约翰逊的《拉塞拉斯》），与这一种妄想症表现颇有相似之处。不过，他仍认为这对数学家来说也很正常。这一妄想情况也表现在其他方面。与他交往较多的人之中，除了才华横溢的年轻犹太数学家

之外，多数都是星光般熠熠生辉的人物，如：犹太裔经济学家索洛、塞缪尔森、D. J.纽曼（纳什一边笑话他长得"太过犹太脸"，一边却又对他"一见倾心"）、保罗·科恩（日后的菲尔兹奖得主，纳什一方面很可能对他也"一见倾心"，一方面又与他激烈角逐着"最伟大天才"这项桂冠）；地位较高的同事之中，犹太裔的维纳、莱文森·诺曼两位还是他的导师。纳什尽管迫切渴望得到终身教职，但心底里却"更加认定自己不属于麻省理工学院"。不像其他很多机构，麻省理工学院多年来对犹太裔人才始终敞开大门，因此已经形成了一个生机勃勃的数学中心。但截至 1958 年秋天，纳什却并不这么认为。"在寄给塔克尔的信中，他写道：'长远来看，我觉得这对我来说不是个好职位……我宁愿与一小群地位相对更接近的同事相处。'妹妹玛莎回忆说：'他无意在麻省理工学院待下去。鉴于哈佛的名气，他更想去那里。'"

及至同年 12 月，"纳什已跨过了一道无形的门槛"。随后的两个月时间里，又经历了"一场奇怪且非常可怕的质变"。他开始逢人便说，来自外太空以及某些外国政府的神秘力量正在通过《纽约时报》向他发送密码信息。一开初，人们把这当作笑话一笑置之。他用四种不同颜色的墨水给一位法国数学家写信，诉说"来自外太空的外星人正在毁了他的事业"。他递给自己的研究生一张纸，说是"星际驾照"，也是他"掌管亚洲"的授权文件，其实那不过是他自己过期的驾照而已。他给华盛顿所有外国大使馆写信，并放在系里的邮箱里，宣称自己将组建一个世界政府。莱文森（他女儿曾因躁狂抑郁症住院治疗，本人也曾有过严重抑郁症经历）判断"纳什精神垮了"。基于纳什本人对她讲述这段时间的经历时所说的情况，娜莎写道："回忆起这几周时，纳什重点提到的内容包括：感觉精神疲惫、思想枯竭；有影子在脑海里反反复复出现，并日益挥之不去；越来越强烈地感觉到有个神秘的世界存在，但自己周围的人却都毫不知情。"与此同时，不仅麻省理工学院数学系已经同意提升纳什并赋予他终身教职，芝加哥大学也向他伸出了橄榄枝，有意聘请他担任讲席教授。对此纳什客气地表达了谢意并婉言拒绝，说"自己已有了安排，打算赴任南极洲皇帝"。此外，他还说麻省理工学院数学系主任泰德·马丁正在蓄谋剽窃自己的观点。

然而，虽然发生了这么多事，但整个数学圈却依然认为，纳什不过是因为太过聪明绝顶、太过我行我素而显得尤其怪异而已，而且还对他寄予厚望，盼着他有一天能够证明黎曼猜想。受美国数学学会赞助，二月底在哥伦比亚大学召开的学术会议安排了他的一场讲座，介绍其研究成果。

> 开始时，这一切似乎不过是另一场典型的纳什式表演，云山雾罩、语无伦次，天马行空却不知所云。但过了一阵子，情况却突然发生了改变。据唐纳德·纽曼 1996 年回忆："词和词之间出现脱节……那是纳什第一次崩溃。谁都看得出来他有点不对劲。他倒是没有卡壳，反而显得滔滔不绝，但所讲的数学内容却完全就是疯话……很多人都感觉不知所云。参加这类会议时，人们通常都是听听演讲，然后中场休息时在大厅里拉住某个人，一起聊聊刚刚听过的内容。纳什所讲的说不上是好，也说不上是坏，简直就是'糟糕透顶'。"①

只有一场着实糟糕的数学讲座，才足以让对所讨论话题再熟悉不过的数学家们意识到，站在他们面前的是一个处于严重急性精神紊乱状态的病人。要是对所讨论的内容稍微生疏些，这些数学家们恐怕到了这时候都未必能意识到这点。

随之而至的是长达三十年的梦魇。病发初期那段躁狂的日子里，纳什辞掉了在麻省理工学院的工作。他坚信自己在美国会遭遇危险，曾几度离开这个国家，希望放弃美国国籍，并持之不懈地向各个国家政府提出申请，寻求政治庇护，但均未获批准。他臆想自己是"和平王子""大地之神的左脚""位高权重但却不能透露身份的宗教人物"。他从国外寄回了无数封装帧华美的信件，信里"充斥着类似数理占卜一般的内容"，有时还会包括一些小诗，其中有些使用的语

---

① Nasar, *Beautiful Mind*, 233, 235, 242—244, 246.

言相当华丽,完全出人意料。在美国期间,他基本也沿袭了大体相似的路数,总是显得焦躁不安,无法长期待在一个地方,常常在波士顿、普林斯顿、西弗吉尼亚各地之间搬来搬去,抑或到其他地方走访亲戚熟人。他有时住在别人家里,对自己的样貌完全失去了兴趣,常常四处走动,长发蓬着、胡须凌乱、衣着破旧,而且毫不搭调。到三十多岁的时候,"他已经明显枯槁得不成样子"。在他神志清醒的短暂间隙里,往日的同事会一次又一次设法帮他找到一个临时职位,但每次新病发作,这份临时工作也便随之失去。他贫病交加,20世纪60年代末期与妈妈在弗吉尼亚罗诺克同住。妻子艾丽西娅虽然1963年与他离了婚,但却一直持续照顾他。1969年母亲过世后不久,他又搬了回来,与前妻和儿子在普林斯顿同住。

即便身在某地,他的心思也不知在何处云游:

> 在意念里,他常常神游于世界最最遥远的边陲,埃及的开罗、底比斯,阿富汗的泽巴克、喀布尔,中非的班吉,圭亚那、蒙古国,等等。在这些遥远的国度里,他在难民营、外国使馆、监狱、炮弹掩体里等环境下生活。有的时候,他感觉生活在"炼狱"之中,或者说生活在"被污染的天堂"之中("颓败、腐朽的房子,里面充斥着耗子、白蚁及其他各种害虫")。至于他的身份,则如同剥洋葱一般,每剥开一层,下面又将露出新的一层。这点从他写好的回寄信封上便可见一斑:他是 C.O.R.P.S.E.(一名巴勒斯坦阿拉伯难民);是一位伟大的日本将军;是 C1423;是以扫;是勒—霍姆—德—奥尔(L'homme d'Or);是金祥(Chin Hsiang);是约伯、乔拉普·卡斯特罗(Jorap Castro)、雅诺斯·诺西斯(Janos Norses),等等,甚至有时是"老鼠"。与他同行的伴侣包括日本武士、魔鬼、预言师、纳粹党徒、牧师、法官,等等。各种骇人的神祇,如拿破仑、伊比利斯、魔拉、撒旦、铂金人、巨人、纳西波特利安(Nahipotleeron)和拿破仑·锡克格鲁伯(Napoleon Shickelgruber)等,统统都在威胁着他。他时时刻刻生活在惊恐之中,担心遭遇彻底毁灭,毁灭的对象既包括这个世界(如种族灭绝、世界末日、末世大劫、终极裁判

日、清算日等等），也包括他自己（如死亡、破产等等）。某些日子
于他而言尤其充满不祥的预兆，5 月 29 日便是其中之一。①

这一种疯病背后隐藏着一个方法问题。有某一条主旨线索始终
常在，如同一缕红线，将他发病过程中所有这些貌似彼此脱节的臆想
连接起来，形成一套体系化的世界观。这条主旨线索便是"犹太人是
邪恶的化身"。娜莎写道：

> 据他本人解释，1967 年阿——以战争爆发之前，他是个左倾
> 的巴勒斯坦难民，巴勒斯坦解放组织的一员，在以色列边境搞
> "曲线渗透（g-indent）"，同时向阿拉伯国家寻求保护，以免自己
> "落到以色列人的手里"。之后不久，他臆想自己是张围棋棋盘，
> 四面分别标着洛杉矶、波士顿、西雅图和布鲁菲尔德，密密麻麻
> 摆在身上的白子代表着孔子，黑子代表着默罕默德。参与"一级
> 主场游戏"的是他的两个儿子，约翰·大卫和约翰·查尔斯，"二
> 级衍生游戏"则代表着"我本人与犹太人整体之间在意识形态方
> 面的冲突"。……他似乎还认为，某些真理"明明白白地写在群
> 星之上"。他意识到，土星与以扫、亚当相关，而这两个人就是自
> 己，另一方面，土星的第二颗卫星泰坦则既代表着雅各，也代表
> 着伊比利斯，而后者是佛祖的敌人。"我发现了土星的 B 理
> 论……所谓 B 理论很简单，那就是杰克·布里克尔（纳什早年在
> 麻省理工学院时曾一度'一见倾心'的年轻犹太裔数学家）是撒
> 旦。'伊比利斯主义'是个可怕的问题，与终极裁判日有
> 关。"……这一主旨成为其迫害妄想症的核心内容。他察悉，"就
> 我本人的人生经历而言，一切邪恶的根源都在于犹太人，尤其是
> 杰克·布里克尔，他就是希特勒，是魔拉、伊比利斯以及拿破仑
> 三位一体的化身。"他说，这就是"杰克·布里克尔跟我的关系"。
> 曾有一度，每次一提到布里克里，他总是说："你不妨假想有这么
> 一个人，他一边拍着另一个人的后背，极尽赞美和褒奖，另一边

---

① Nasar, *Beautiful Mind*, 299, 324.

却将一柄用来叉兔子的致命武器狠狠地插进对方腹部。"这幅画面如此栩栩如生,他于是得出结论,他必须向犹太人、数学家以及阿拉伯人请求,"以便他们能够有机会补偿错误。这点必须要做,但又不能做得'过于明目张胆'"。他同时有个想法,必须向教会、外国政府以及民权组织求助。

纳什认为,圣经中以扫和雅各的故事对他个人而言尤其具有重大意义,他对以扫产生了强烈情感共鸣:弟弟雅各(在纳什看来,他代表的就是犹太人)天性狡黠,使诈骗哥哥以扫卖掉了自己作为长子的权利,继而丧失了继承权。据他本人说:"我生来便处在一个不得宠的地位。不妨假设,如果一个人将自己的账户交给某人托管,而这位托管人却缺乏'持续稳定的理性',因此显得有他就跟没他一样,……那么,这位账户持有人便好比掉进了炼狱,永远也别指望能得到任何资金回报,因为银行办事处会把他们当成是炼狱来客,横加盘剥。但凡想要有一线希望,从自己的账户中得到些许回报,就必须首先发起一场革命,终结炼狱般的盘剥。"①

　　一个人即便算不上聪慧过人,也不难看出这段疯话连篇、晦涩怪诞的议论背后所掩盖着的那则人们再熟悉不过的寓言。透过犹太长老制的历史,这一则寓言清晰可辨:邪恶的犹太人一方面漫不经心地战胜了原本完全有理由获胜的对手,另一方面却又假装自己是遭遇迫害、饱受歧视的少数派。发动革命,推翻世界上没有合法地位的统治者这一行为完全合情合理,因此,一个人最起码可以做的便是向教会、民权组织发起呼吁,以终结以色列国令人难以置信,因而背后显然一定有某种邪恶势力支撑的行径(即负隅顽抗、抵抗毁灭的行径)。纳什偏执的精神分裂症式妄想不算多么荒诞,毕竟,至少其背后的心理和逻辑思路清晰可辨,而且也完全合乎常规,一如罗森伯格种族主

---

① Nasar, *Beautiful Mind*, 326—327.请读者朋友特别注意:获得诺贝尔奖之后,在与其传记作者进行本次交谈时(可以推断,当时他正处于病情缓解期),纳什使用了不同的动词时态。

义理论背后的逻辑，也一如"常春藤大学"校园里同情巴勒斯坦解放事业的呼声背后的逻辑。究其本质，这是"重估一切价值"思潮的典型案例，其根源在于怨愤心理。而且，与所有类似案例一样，它突出折射出了一种深深的自卑感。固然，他的犹太裔朋友、同事们或许都仰慕和纵容着他，面对他冷不防突然亲吻自己当前"心仪"的犹太人目标嘴唇的行为，他们或许只是耸耸肩一笑而过，他们或许的确投了票支持提拔他，对他申请著名研究员资格的努力也都曾鼎力相助，但他们却拿走了他最最渴望得到的奖牌，得到了百里挑一的好职位。此外，他认定，他们并不是那么真心地佩服自己，而且，内心里一定随时都在盘算着如何冲自己的腹部突然发起致命一击。

他多次被医院收治，而且，与精神分裂症患者通常所表现出来的典型特征相似，他住院治疗的经历也呈现出明显"每况愈下"的趋势。他先后住进多家不同精神病院寻求救治，但从所住医院的地位和声誉来看，却是一家不如一家，因而，也使得他第一次就医时本就十分严重的紊乱症状更加恶化。1959 年 4—5 月首家收诊他的是麦克利恩医院。警察先是在麻省理工学院校园接到了他，一通折腾以后，将他送到了贝尔蒙特"留观"。麦克利恩大概是全美最负盛名的精神病医院，甚至被誉为真正意义上的波士顿婆罗门派人士的专属特权，除非以前有至少一位亲属曾住过，否则根本别想住进去（这就好比，你如果没有一位亲属葬在奥本山地公墓，就别指望能入葬其间，两者之间是同样的道理）。直到前不久，情况仍大体这样。这所医院是全国历史最悠久的"疯人庇护所"，专为最尊贵家庭的疯病患者而成立，在直到这种称呼已经显得不合礼仪之后很长一段时间里，它仍主要服务于"富豪、显要、名流"。医院建筑风格类似于"一所得到精心呵护的 19 世纪晚期新英格兰著名大学校园"，包括多座精巧漂亮的楼房，有些还配有套房，供私家佣人使用，其中的一座便是"阿潘姆楼"。据以前在这里工作的一位住院医师回忆："这栋楼每层都有四套边户套房，其中有一层住的四名患者刚巧都是哈佛俱乐部会员。"纳什在麦克利恩住院期间多数时间都住在鲍蒂奇厅。这是一间男性患者隔离病房，随后诗人罗伯特·洛威尔也住了进来。后者"患的是躁狂抑郁症，不到十年时间里已是第五次住院，属于彻彻底底的精神疾病典型病例"。两人"经常待在一起"。其他病友"都很有礼貌，满心关切，都希望结识他，经常把自己的书借给他，并时常提醒他'医院的常规'。他们都是年轻的哈佛'牛人'，大量注射氯丙嗪让他们变得行动迟缓，但'却远比医生们聪明、有趣'，纳什私下里说……此外也有一些相对年长的哈佛人，'坐在电视机屏幕前，无聊地按着遥控按钮换来换去，手里的面包渣直往下掉'。"还有些人"浑身一丝不挂，大半夜仍在鲍蒂奇厅里四处游荡"。因此，就在身份的不确定性让他再也不堪忍受之后短短几周的时间里，他发现自己终于真真切切地融进了自己坚定地以为本该属于其中的圈子——哈佛人：跻身于贵族圈子里的贵族。麦克利恩医院虽然隶属于哈佛医学院，但雇用的却是来自波士顿大学的护士，对患者中状况稍微好些的尊重有加。她们"临睡之前会给他送来巧克力牛奶，关切地询问他的兴趣、爱好、亲友等，并尊称他为教授"。然而不管怎么说，这里归根结底只是疯人院而已。

纳什得的究竟是精神分裂症还是躁狂抑郁症？这在当时曾引发诸多争论。患者所处的社会阶层对诊断结果有显著影响，麦克利恩医院是一家专门针对上流社会阶层开设的机构。除非可以证明情况相反，否则，住这里的患者通常被人们理所当然地认为是双相分裂症。正如娜莎所写：

> 一开始，纳什刚住进麦克利恩医院时，精神病学家们基本达成共识，他的精神显然出现了严重紊乱，于是很快得出了偏执型精神分裂症的诊断结果……关于他早期怪诞表现的种种报告，很可能更进一步增强了这一结论正确的可能性。当然，针对这一诊断结果是否合适，也引发了一些其他讨论。鉴于纳什的年龄、成就以及他的天分，很可能也的确曾让医生们怀疑，猜测他得的会不会是跟洛威尔一样的躁郁症。"你总感觉拿不准，无法作出确定无疑的判断，"约瑟夫·布雷纳尔说。纳什入院不久之后，布雷纳尔便开始担任住院部助理主管。然而，纳什身上表现

出来的所有症状，比如，他怪异却严谨周全、时而浮夸时而又感觉遭遇迫害的思维方式，紧张、疑心重重、高度戒备的行为表现，相对清晰有条理的话语，茫然的面部表情，极度疏远的讲话语气，还有几近聋哑人的保守内敛表现，所有这一切，无一不将问题的症结指向精神分裂症。

病发期间，纳什常常表现出躁郁症的某些典型症状。一方面，随着躁狂的精神紊乱症状经药物治疗得到初步抑制，另一方面，由于清楚知道自身所面临的凄凉处境，他的情绪会变得十分低落抑郁。再后随之而至的是轻度躁狂期。这段时间里他会重返工作，有时甚至还能写篇论文，情绪也相应变得乐观，对"美好的未来"充满憧憬。然而结果却往往是严重的失望，要么再度陷入抑郁，要么变得极度躁狂，具体表现包括：思维跳跃、言辞凌乱无序（在他身上则具体表现为书信内容凌乱无序），随即再次陷入严重急性精神紊乱状态。每一周期里，虽然躁狂、轻度躁狂、抑郁等各种表现出现的顺序不同，但只要不服药（有时他会擅自把药给停掉，因为他想要听听自己的声音），这些症状却始终都在那里。因此，即使在所谓的清醒期，其实也只是表现得相对清醒而已。尽管妄想症状会暂时隐藏，但病情却依然十分严重。然而，入住麦克利恩之后，偏执型精神分裂症的诊断结果已是不容置疑的事实。纳什不如罗伯特·洛威尔那么幸运：他在麦克利恩医院只住了一次院。作为一所专门面向名流显贵的医院，麦克利恩的费用相当高昂，远远超出了纳什母亲、妹妹以及前妻艾丽西娅等人的经济承受能力。他后来住的那些医院，如特伦顿州立医院、凯丽尔诊所等，充其量也只能算是面向中产阶层的医疗机构，而且通常都会把患者当作精神分裂症病人来予以治疗。

在特伦顿州立住院期间，护士称呼纳什为"强尼"：地位已经低得不能再低。尽管如此，一旦病情经药物治疗稍稍得到控制，或者说病情进入轻度躁狂期（相比发病前的情况，这已是他能恢复得到的最佳状况），一种强烈的沮丧便会无可阻遏地向他袭来：他憎恨以往的同事都已功成名就，对自己的处境和地位耿耿于怀。1966 年从凯丽尔诊所出院后,受诺曼·莱文森国家科学基金及海军拨款项目资助,他在布兰迪斯大学短暂任职。当时,有人提议是否可以考虑让他到东北大学任教。针对这一提议,他在寄给妹妹玛莎的信中写道:"我还是希望能去一个名气大点儿的地方。"据娜莎传记中所写:"他觉得自己应该向麻省理工学院申请一个职位。他写信给玛莎,说觉得麻省理工学院理应重新起用自己,并补充说,'当然了,麻省理工学院名气算不上很高……哈佛的地位要高很多。'整整一个春天里,他始终都郁郁寡欢,抱怨自己只能屈尊委身于一个二流的院校中:'我希望避免让自己的社会地位下滑,因为一旦降低,再想上来恐怕很难。'"①到了夏天,他的病情又一次出现了严重恶化。

　　据西尔维娅·娜莎介绍,1994 年获诺贝尔奖之后,纳什的病情出现了明显好转。2001 年,娜莎的传记已经写至尾声,纳什的状态仍然较好。②这究竟只是一种巧合,是一种假象和误解(如马修斯的病案一样,只是妄想症转入平稳期的表现)? 还是说诺贝尔奖本身就是一剂良药,足以让原本无药可医的偏执型精神分裂症得以治愈? 毕竟,诺贝尔奖是份至高无上的赞誉,是对其天赋才华的最高嘉许,它抹除了任何人对他那无与伦比的聪明智慧可能存在的一切怀疑,也让他跻身于全世界顶级人才专享俱乐部之列。分析成长于不同环境下的同卵双胞胎的健康资料,可以为研究心理疾病提供重要素材,可惜这样的例子极为罕见。世界总人口之中,有机会荣膺诺奖者同样

---

① Nasar, *Beautiful Mind*, 255—256, 258, 318.

② 2010 年 3 月 19 日,西尔维娅·娜莎在波士顿大学哲学系名人传记系列讲座活动中做过一场演讲。那次,我曾向她询问约翰·纳什当时的情况,她回答说他很好。(我预料到了这一点:据她所述,纳什已经完全康复,因为只有这样,她的作品才能有机会得以问世。)而根据其他来源的消息(或许命运安排的巧合,我家就住在离麦克莱恩医院附近不远的地方,邻居们之间的流言蜚语可不会恪守什么职业道德),纳什的精神病仍然间有发作。我的这些消息来源可信吗? 对此我不敢肯定。但是,相比娜莎所言,邻居们之间风传的这些信息似乎更符合绝大多数精神分裂症病例的发病过程,结果也相对更趋于一致。究竟谁的说法可信度更高? 本人在此无意继续深究。

罕见，数量少到几乎可以忽略不计。从统计学角度来看，获得诺贝尔奖与从精神分裂症中恢复两者间的关联性想必不具太大显著意义。

然而，约翰·纳什生平经历的启示意义并不因此而有丝毫削弱。当然，其最大的启示意义不在于究竟什么东西能够、或者说什么东西不能够治愈他的疾病：即便有确凿证据证明诺贝尔奖确有疗效，这一良方也远非绝大多数患者所能企及，因而也便失去了其普遍意义。相反，其最大启示意义在于，它无可辩驳地揭示了他发病的根本原因——心理失范以及由此导致的身份认同问题。所有这些问题，在他饱经煎熬的人生里每一个阶段表现得都是那么显而易见，尽管娜莎并未意识到这些问题在其传记中的关键作用。假如我们果真能够证明诺贝尔奖的确对治愈他的疾病发挥了作用，那也将只是提供了额外证据，进一步证明其间的因果关联，而丝毫无损于其说服力。显然，自从出生之日起，纳什便被放置在了一个极度不正常的环境氛围之中；贯穿整个童年期间，他得到的与人生有关系的所有寓相性信息，都是以一种情绪上相互矛盾的形式传递给了他；早年间的每一次经历，都带有一份令人焦虑沮丧的意味：他无法轻松享受来自妈妈的爱，因为这份爱中沾染了几缕焦虑，唯恐自己辜负了妈妈的殷殷期待，也唯恐妈妈本人感觉也并不轻松；他无法安享爸妈家里舒适宜人的环境氛围，因为爸妈本人也并不满足；更无缘安享爸妈的父母家中舒适宜人的环境，因为外公外婆家条件虽相对优越，但爸妈却总是在为所有这些优越的条件并不属于自己而懊恼不已。在与周围人交往中，他从来没有机会认识真正的自己：与表兄弟、表姐妹、邻家孩子等相攀比，既是父母快乐的诱因，也是他们烦恼的根源。由于这一原因，与这些人相处时他总是手足无措，享受共处的时光自然更是无从谈起。为此，他的情感、情绪储备势必受限，进而导致情感障碍；因为情感障碍，其"关联自我"发育自然相应受挫。他的身份地位意识从一开始就已是问题重重。因此，自从婴儿时期起，他便表现得更善于接受那些不带情感色彩负载的非人际信息，"思维自我"发育超常，从很小时起就开始承担身份、意志等心理机制的功能，因为后者在较大程度上有赖于情感意识，而他在这一方面发育却相对欠缺。早在少年时期，他就已对显性心理进程形成了强烈依赖，尤其擅长于用脑的、自我反射式的思考。疾病载体（比喻意义的"病毒"或"精神分裂症菌株"）的袭击是如此来势汹汹，而且无情的袭击刚好发生在他心智发育过程中防御能力最为脆弱的阶段，因此，沦为精神分裂症患者似乎完全就是命中注定。事实上，感染病变的过程也一定只能如此。要想证明情况的确如此，我们就必须证明严重心理失范与严重精神紊乱两者之间的关联（从约翰·纳什的例子中，这点再显然不过）具有体系性。关于这一任务，我们暂且留待后文从历史角度进行探讨的相关章节中再予讨论。

第四章　扑朔迷离、因由莫辨的疯癫：躁狂抑郁症

专家前沿视点

以下讨论均以弗雷德里克·K·古德温及凯·雷德菲尔德·贾米森最新出版（2007）的权威专著《躁狂抑郁症》第二版（以下简称《躁郁症》）为基础。[①]该专著长逾千页，全面概括了迄今为止关于该疾病的所有信息，被医生、精神病学家普遍视作一部权威度非常高的培训参考教材。在这部作品问世之前，充当精神病学领域重量级培训参考教材的则是 1990 年出版的该专著第一版。第二版不仅囊括了十七年以来该领域的最新研究成果及探讨焦点，还增加了一个副标题《双相紊乱及反复性抑郁症》，以彰显当前已知的各类反复性重大情绪障碍之间其实具有统一性这一观点，强调作者并不认同自《诊断手册-3》问世以来圈内普遍采用的疾病分类体系，进而将双相精神紊乱与单相抑郁症区分为两种截然不同的病变。因此，该专著再次重申了对埃米尔·克雷佩林[②]最早分类体系的认同。不过，与 1994 年出版的《诊断手册-4》相似，第二版对躁狂抑郁症中病情相对温和的双相紊乱症（亦即"频谱诊断"），尤其是 II 型双相紊乱症予以了更多关

[①]　F. K. Goodwin and K. R. Jamison, *Manic-Depressive Illness*, *Bipolar Disorders and Recurrent Depression*, 2nd ed., vols.1 and 2(New York: Oxford University Press, 2007).

[②]　同上，第 19—20 页。

注，认为抑郁期与轻度躁狂期之间存在关联性，而不是与躁狂期之间存在关联性。

对于当今精神病学领域而言，这一作品的重要地位无论如何强调都不过分。两位作者都是精神病学教授，兼具临床实践经验及学术背景，普遍被誉为业界翘楚。弗雷德里克·古德温拥有医学博士学位，凯·贾米森拥有哲学博士学位。《躁郁症》第一、第二两版问世之间那些年里，头顶"麦克阿瑟研究员"荣誉光环的贾米森博士出版了两部与这一话题相关的畅销书，其中《躁动不安的灵魂》这一部是基于她本人与这一疾病作斗争的经历撰写的回忆录。《躁郁症》收录了上述自传体性作品中的部分内容，以描述患者发病时的经历体验。固然，这一巨著究竟在多大程度上能够准确反映精神病学研究及实践领域当前的状况仍存有疑问，但不容置疑的是：凡是它没有提及的内容，肯定也不是该行业当前所关心和理解的内容。因此，我们完全有充分的理由认为，这部鸿篇巨著的内容足以代表当今人们对这一领域的全部认知。

与精神分裂症类似，躁狂抑郁症也是一种高度致残性病变，而且往往也是不可医治的绝症，是一个极为严重的公共卫生问题。其发病率比精神分裂症至少高出十倍，而且这一比率似乎还在持续攀升；然而，虽然可以通过某些药物手段对某些个别病人的病情严重程度予以控制或管理①，但对这一病变的本质我们依然缺乏足够的了解，依然无法遏制这一仍在不断高企的发病率，进而预防和治愈这一疾病。与精神分裂症类似，精神病学研究及治疗机构在与这一疾病作斗争的过程中普遍表现出来的无助状态，显然与很难从概念上准确

---

① 根据凯斯勒等人所著"全国共病调查中 DSM-Ⅳ 疾病有生之年患病率和发病年龄分布报告（*Lifetime Prevalance and Age-of-Onset Distributions of DSM-Ⅳ Disorders in the National Comorbidity Survey Replication*）"，（《普通精神病学档案》62（2005）），美国所有成年人之中，重度抑郁症和双相情感障碍的患病率分别为 16.6％和 3.9％。此外，NCS-R 统计结果还显示："各类情绪障碍"的总计患病率为 20.4％。

界定这一疾病这一事实有关，因为首先躁狂抑郁症这一表述本身就很含糊，其次，也找不到任何证据，可以证明将它假定为一种"属于医学范畴"的情况（也就是说是一种因生理原因引发的病变）这一假设成立。在"引言"开篇第一页，两位作者便写道：

> 躁狂抑郁症在折磨着数量极为庞大的人群，至于这个群体的准确数字，则取决于如何鉴定这一疾病，也取决于诊断的准确程度……对忍受这一病痛的人来说，那种痛苦简直难以承受，就仿佛说只有自寻短见才是唯一的解脱途径；事实上，躁狂抑郁症也的确是导致人们自杀的最常见原因。我们认为，躁狂抑郁症是属于医学研究范畴的一种状况，有必要将它放在医学的大背景下来进行诊断、治疗、研究和探索。无论是纵观历史，还是从当下来看，这一立场都是居主流地位的观点。①

在开篇首页，在承认了如何定义这一状况存在多种可能之后，作者紧接着却直白无讳地说出了这一观点。这件事本身就不免令人对这一论断的可信度心生质疑。比方说，如果一部关于心脏病的权威专著里出现了类似论断，一定会显得格格不入，不合时宜，因为这样的权威性论断必须具备不言自明的特点，容不得丝毫质疑。然而，在这里它却没有做到容不得丝毫质疑。关于躁狂抑郁症的权威巨著，开篇却是一则观点立场疑虑重重的论断，而这一论断进一步构成了其后所有论断的基础！

躁狂抑郁症概念模棱两可的责任当归咎于克雷佩林。因为正是他首先提出，法国同行中的前辈们自 19 世纪 50 年代中期以来一直称之为 *folie circulaire* 或 *folie à double forme* 的病状理应被视作一种独立的心理疾病来对待，具体而言，应将它区别于"早发性痴呆（*dementia praecox*）"，也就是后来所称的"精神分裂症"。两者同样都是功能性失智症状（亦即"找不到有机诱因的失智症状"）的变体，但法国精神病学家们将它们看作是同一病理（与同一个有机或其他

---

① Goodwin and Jamison, *MDI*, xix.

某种诱因有关，随着相关知识积累，这一诱因一定能够找到）的不同表征。与此相反，克雷佩林则认为，不同的表现形式一定反映了不同的本质，因此两者各自都代表了一种不同的病理（*sui generis*），首先，也是最重要的一点是，有着不同的诱因（尽管他当时写下这些时对这一切都仍一无所知）。《躁郁症》的两位作者特别强调了他们对克雷佩林的依赖。在 2007 版开篇第一页，他们写道：

> ……我们的概念源自"伟大的分类学家"克雷佩林，其中大体囊括了与欧洲使用语境下躁狂抑郁症这个术语所包括的彼此类似的各种失调症状……克雷佩林将自己的观察建立在……欧洲精神病学家工作的基础上……将人类的反常行为归类列入数百种不同类项之下。与其他任何一个人相比，克雷佩林都贡献更大，把原先芜杂繁多的分类整理得更具条理、更易理解。在精心描述的基础上，他建立了一套分类体系，将心理紊乱分为两类：躁狂抑郁症及早发性痴呆，后者日后被重新命名为精神分裂症。
>
> 我们关于躁狂抑郁症的很多理解都归功于与弗洛伊德同年出生的克雷佩林。同样是在他的启迪之下，我们侧重观察记录了该疾病的纵向发展过程，详细界定了混合状态的界线以及躁狂症的不同阶段，同时我们也观察发现：每一次病情发作周期会相应缩短；治疗效果差通常与发作周期变化激剧、混合状态比较多以及相应的药物滥用现象等因素有关；基因在该病变的病理生理因素中具有核心作用；躁狂抑郁症的各种症状表现及相关情绪构成一个渐变谱系。
>
> 克雷佩林分类模式将各种主要情感障碍中的大多数都归于同一大类，因为它们之间存在以下相似之处：核心症状；存在家族病史；特别是患者有生之年再次复发的模式，其中有缓减期，也有恶化期，而且后果相对温和，没有显著严重恶化的情况。①

---

① Goodwin and Jamison，*MDI*，xix—xx.

这段初步概述上方笼罩着一片混沌的云团：各要素间缺乏逻辑关联。首先，依照克雷佩林的分类体系，假如不能明确界定精神分裂症，也便无法明确界定躁狂抑郁症，因为对两者的界定都同时有赖于将它与同属一个心理失常大类下的另一病变区分开来。由于精神分裂症没有一个清楚明晰的定义，因此也便不大可能给躁郁症下一个明确的定义，无论这些重大情感障碍的核心症状中有哪些相似之处。实际上，问题的关键不在于像克雷佩林所说的那样，躁郁症区别于精神分裂症的一点是它属于情感障碍，而在于如《躁郁症》作者所强调的那样，"没有显著严重恶化迹象的相对温和的后果"，也就是说：精神分裂症的根本本质在于其恶性后果及持续退化的特征。问题也恰恰出在这里：如果仅仅依靠患者有生之年病情再次发作的规律，那么，该如何来界定像精神分裂症那样具有典型特性的某种病变后果呈相对良性呢？显然不能。而且事实上，克雷佩林本人也不曾强调过躁郁症的长期慢性特征，因为这点无助于将它与早发性痴呆区分开来。将重点放在某种心理紊乱病变的发病过程，特别是放在其后果方面（这也是克雷佩林区分精神分裂症与躁郁症的主要依据），这一做法的言外之意就是：疾病的症状（除了精神紊乱这一症状之外）反倒相对没那么重要，包括躁郁症在情感方面引起的各种障碍都相对不那么重要。而坚持将家族病史作为定义其性质的一个要素这种做法则使得问题更进一步复杂化。无论患者家族里是否有冠心病发病史，我们都不会把冠心病的典型特征归结为冠心病之外的其他任何疾病。家族史或许可以被当成是我们所以为的某种致病诱因中的一个征兆（克雷佩林坚信心理疾病根本上而言具有遗传性），但却无法用来诊断疾病。实际上，在不能百分百确定躁郁症具有遗传性，也不了解具体的致病基因的情况下，如果贸然作出诊断，那便无异于首先假设这一确定性存在，然后落入循环论证的陷阱，绕来绕去却不合科学道理。按照克雷佩林所提出的基本病例分类学原理，想要明晰无误地给躁郁症下个定义几乎是不可能完成的任务，而如果没有明晰无误的定义，就不可能指望对躁郁症作出准确无误的诊断，真正弄清楚并治愈这一疾病更是无从谈起。

　　然而，人们却寄望于精神病学相关机构能够做到这一点，更不可思议的是，人们居然相信这也正是它们当前所做的事。躁郁症包含了当今精神病学领域"三大病"中的两种，即：重度抑郁症和双相（抑郁）症（另一种是精神分裂症）。而且，虽然目前重度抑郁症尚没有一个确定无疑的定义，而且围绕它的误解也颇多，但却代表了当今社会所面临的一个最为严重的公众健康问题，至少从它所造成的经济负担角度而言情况如此。[①]

　　时刻都要面对公然违背逻辑情理的尴尬局面想必是个令人头疼的问题，而克雷佩林基于发病过程及疾病后果将各种心理紊乱症状划分为早发性痴呆和躁郁症两种疾病的做法恰恰就属于公然违背逻辑情理的例证之一。正因如此，与精神分裂症的情况类似，在对待躁郁症问题上，相关人员将关注重心由强调后果转移到了强调陈述症状，具体来说，也就是转移到了强调患者情感方面表现出来的反常性特征，从而使得这一公然违背逻辑情理的现象被掩盖了起来。与精神分裂症的情况类似，从潜意识里回避昭然若揭的逻辑问题而不设法对其予以解决，这一做法（实际相等于一种逻辑粉饰行为）还会进一步导致其他逻辑问题。时至今日，经过基于这一具有明显逻辑瑕疵的框架进行的百余年研究及实践之后，我们在这一主题上所积累起来的所谓"知识"已然成了一个缠结不清的矛盾死结，如不果断实施亚历山大式的彻底手术，恐怕将很难解开，进而使我们的认识陷入僵局，止步不前。

　　在克雷佩林的革命性分类学体系提出之前，一切没有明确有机诱因的心理病变都普遍被视作是同一病理状况的不同表现形式，充

[①]　有关全球疾病负担状况研究的详细情况，可参见 *Goodwin and Jamison*，*MDI*，178—180。亦可参见世卫组织发布的《全球疾病负担状况统计报告：2004 年更新版》（*The Global Burden of Disease*：*2004 update*）第 4 部分。http://www.who.int/healthinfo/global_burden_disease/2004_report_update/en/index.html（访问日期：2012 年 7 月 9 日）。

其量也只是根据患者的主观感受以及生理机能受损程度划分为等级不同的类型。鉴于这一事实，在很长一段时间里，人们对躁郁症的理解也基本沿袭了与精神分裂症大体类似的思路。因此，又是尤金·布洛伊勒率先进行了尝试，意图解决其极负盛名的前辈所提出的分类体系中存在的某些矛盾。他虽然沿袭了克雷佩林的两分法，但也再次引入了连续序列体这一概念，认为躁郁症和精神分裂症同处于一个连续序列体中，只是所处的具体位置不同，躁郁症偏向首端，精神分裂症偏向末端，中间还有其他多种过渡状态，因此，很难说两者之间存在质性区别。"某一位具体患者在这一连续序列谱系中所处的位置取决于他身上所表现出来的精神分裂症特征数量。"[1]此外，布洛伊勒也是首位将"心境障碍"这一表述用于躁郁症的人。这并不是因为精神分裂症患者身上不会呈现情感性反常特征（据布洛伊勒认为，这其实是这类病变的核心特征），而是因为相比精神分裂症而言，情绪剧烈波动是躁郁症患者身上"最为显著的特征"。[2]克雷佩林精神病学学派之中（具体而言，在各个历史阶段的欧洲精神病学学派、美国的后心理分析时代及当代精神病学学派之中），布洛伊勒将躁郁症看作"心境障碍"的观点是唯一保留下来的传统，而其他两种观点，即精神问题连续序列体、情感因素在精神分裂症中的重要性这两点，则早已被人遗忘。因此，克雷佩林将早发性痴呆和躁郁症视作两种不同病变、主要以发病过程及病情后果为区分依据的分类体系经过改头换面以后再次卷土重来，只不过在新体系下，精神分裂症基本被定义为思想紊乱的一种表现，而躁郁症则被定义为情感紊乱的一种表现。由此开始，"情感反常表现"也由一切精神失常问题的症状演化成了解释躁郁症的核心指征：精神病学圈的关注焦点落在了情绪调控方面。

躁郁症的各个子类主要依据患者身上所表现出来的不同类型的

---

① Goodwin and Jamison, *MDI*, 8.
② "诊断手册-4"，第317页。

情感反常性特征来区分。由于情绪(包括极度低落的情绪、极度高涨的情绪,间于两者之间的各种情绪,还有情绪间的相互转化等)本质上是人类正常心智功能中的一个要素,因此这些反常性特征势必只能是一个程度上的差别,很难划出一条清晰的界线来区分哪种情况属于健康状态,哪种情况属于病变状态。这本身就使得诊断躁郁症的过程变得十分棘手,因为它往往既牵涉到医师的主观感受和判断,更重要也更根本的是,还牵涉到患者本人寻求帮助的意愿。躁郁症包括各种形式的反复性情感障碍,但最主要表现为单相、双相两种情绪失调问题。单相情感障碍又称抑郁症,指的是患者情绪极端低落的一种反常状态,同时也是各类重大心理病变中最为常见的一种。

抑郁症

依据《诊断手册-4》确定的标准,只有当一个人极端低落的情绪持续至少达两周,且诱因不是因为他刚刚经历了亲友亡故等重大变故,并且日常生活中伴随出现了行为、认知或情绪方面的显著改变时,才可以被认定为重度抑郁症:

> 重度抑郁症的根本特征为:持续至少两周,表现出或者情绪严重压抑低落,或者几乎对一切活动都提不起兴趣,或无法从中获取任何乐趣。对于儿童及青春期少年而言,其情绪与其说是显得很悲伤,毋宁说显得更暴躁易怒。疑似患者还需表现出以下列表中至少四项额外症状:食欲、体重、睡眠以及心理行为等方面显著改变;精力锐减;感觉自己一无是处或有沉重的负疚感;思考问题、集中精力或决策过程出现困难;频繁想到死亡,或经常有自寻短见的想法、计划或实际行动。[①]

《躁郁症》中关于抑郁症的描述则更为丰富和详尽:

> 人在处于抑郁症的各种状态下时,情绪会变得极为黯淡、悲观、绝望。患者有一种"什么都没意义"的强烈感觉,而且往往还

---

① "诊断手册-4",第320页。

> 伴随有"体验快乐的能力已经彻底、永久丧失"的执念，偶尔，这
> 一执念会先于"没用感"出现。无论物理还是心智世界都呈现出
> 单一的色调，以灰、黑为主。脾气暴躁、愤怒、偏执、情绪剧烈波
> 动、焦虑等都是极为常见的表现。[①]

导言中还摘录了大量来自医师、患者讲述的内容。其中某些引语中
重点提及的特征与精神分裂症患者身上呈现出来的特征惊人地相
似。举例来说，一位医师于 1953 年写道：

> 情感机能整体受损是处于抑郁期的躁狂抑郁症患者经常提
> 到的另一症状。除了如怪异、离奇、不真实感等感知印象扭曲现
> 象之外，患者往往还会抱怨情感基调整体变得黯淡。与不真实
> 感一样，这一症状令患者感觉恐惧，因为它往往倾向于将他与周
> 围环境相割裂。实际上，这是患者担心丧失心智能力的心理中
> 一个非常重要的因素。与周围其他人讲不一样的语言本身就已
> 经相当糟糕，要是所体会到的情感也不同于人，无疑会让问题雪
> 上加霜。[②]

这一点与精神分裂症患者所讲的惊颤（Stimmung）、"感情淡漠"等经
历十分相似。20 世纪 60 年代，某躁郁症专家团队也曾重点提及后
者："对悲伤以及快乐事件作出相应情感反应的正常能力似乎发生了
退化，而这一现象只是所有心智活动能力都普遍变得不能胜任的一
个侧面……一切经历、体验，似乎都成了一个痛苦的历程……情感的
深度很难通过外在的表情得以衡量。你可能会发现，原本漠无表情
的面庞上会突然有眼泪默默流下；另有一位患者，会突然用阴森、轻
蔑却出人意料的幽默语气嘲弄自己，嘲弄自己总是抱怨，或称自己是
个骗子或傻子；再有时，患者脸上会莫名露出一丝微笑或兴奋的神
色，并因此误导医生，让后者无法对其背后隐藏的严重情感问题作出
准确判断。"[③]

---

① Goodwin and Jamison, *MDI*, 66.
② 转引 Campbell；出处同上，第 66 页（着重号为本文作者所添加）。
③ 转引 Mayer-Groll 等；出处同上，第 66 页。

另外一些患者则重点讲道，抑郁情绪发作时，自己的思维意识及行为举止都受到影响，一切都变得非常缓慢，甚至陷入瘫痪状态。早在1913年，卡尔·雅斯贝尔斯就曾强调认为抑郁症患者的典型特征是"意志严重受损"。他写道："究其根本，抑郁表现为一种莫名而来的巨大悲伤，另外还有心理功能变得迟滞。这种现象对当事人而言极度痛苦，对旁观者而言显而易见。一切人类本能的活动均受其影响。患者几乎没有心思做任何事情，不愿动、不愿做事，最后陷入彻彻底底的无动于衷状态。他无力做出任何决定，也无力将任何想法付诸行动。"与此同时，患者对自己也表现出强烈的不满意情绪，总是"抱怨自己做得不好……为以往的过失和歉疚而自责……感觉自己一无是处……"这种对自己不满意的情绪与深深的悲观感觉密切相关，几乎接近于对未来的一种深重恐惧，至于当下的经历，起码也可以说根本不值得付出任何努力。这种经历是生理性的，在患者自己看来，"就仿佛胸腔里或身体里一种触手可及的感觉"。

这一状况在外貌及行为上也有所体现。坎贝尔写道：

抑郁的情绪往往可以通过患者的仪态、走路姿势以及外表总体特征有所流露。抑郁的人通常走路缓慢，反应迟钝，似乎是在使劲推着自己往前走，就仿佛失去了正常人的活力和敏捷，遭到了什么东西阻碍。除非迫不得已，他的手、脚基本不会有任何动作，经常慵懒无力地坐在那里，但坐姿却一点儿也不安宁。他两肩下垂，耷拉着脑袋，整个身子似乎蜷缩在一起；松松垮垮的衣服表明，患者体重可能有所下降，这也是情绪忧伤的人身上通常共有的特征。几乎人人都知道，人在情绪悲伤低落时，嘴角往往会下垂。因此，即使患者偶尔露出笑容，也一定是强颜欢笑，总给人一种病恹恹或面目扭曲的感觉。

眼睛是心灵的窗户，正常人的眼睛通常炯炯有神，代表其主人的活力和好奇心。而抑郁症患者的眼睛却往往显得呆滞，黯淡无光。某些人的眼光总给人一种遥远、不真切的感觉，即便是不懂行的人也不难看出，这是有严重心事或心理疾病的标志。[①]

毫无疑问，抑郁最显著的特征是"特别强烈的自杀倾向"。古德温和贾米森援引克雷佩林的话说："根据患者频频提到的一种说法，抑郁症所带来的煎熬令人难以忍受，几乎每一位患者都曾有过（至少是偶尔有过）厌世的想法，不惜一切代价一了百了的强烈冲动绝对不是不常见……"这一冲动很可能持续贯穿于整个发病过程，"之所以没有真正把它付诸实施，只是因为患者没有能力下定决心"。但也有其他情况，"自寻短见的冲动会突然席卷而来，患者本人也无法解释其背后的根由"。[②]

由于某些原因，偏执一般地频频想到死亡，感觉让自己一了百了绝对是事出必然，这些现象通常不被认为是抑郁患者出现妄想症或思维紊乱的标志。古德温和贾米森写道："顾名思义，没有精神性抑郁症的患者身上不会出现意识混沌的表现，也不会有诸如妄想、幻想之类的体验。但有寻短见想法者的比例却往往高到极为危险的程度，病态式的沉思和忧郁非常普遍。"[③]他们认为，精神性抑郁症往往与非精神性抑郁呈现相同的症状，不过"其通常形式更糟糕，并往往伴随有妄想、幻觉等体验"。抑郁性妄想症的核心内容是生理性的（又称忧郁性的，即坚信自己染上了某种可怕、难以根治的身体疾病）、宗教性的，或者与财务问题有关。布洛伊勒写道：

> 病情严重的病例中，妄想表现几乎无一例外地都存在，而且可能还表现得非常突出。与此同时，幻觉有时会加剧，但并不总是如此……魔鬼会在窗户上隐现，冲患者做鬼脸。
>
> 他们会听见自己遭到谴责，听到为处决自己而搭建的断头台已然竖起，听到亲人们的哭泣。由于自己的原因，让亲人们不得不承受痛苦、忍受饥饿，或遭遇其他形式的悲惨结局。

---

① 转引 Jaspers(1913)，campbell(1953)，出处为 Goodwin and Jamison, MDI, 第67页。
② 转引 Kraepelin(1921)，出处同上。
③ 同上，第66页。

特别值得注意的是，在极为严重的病例中，妄想表现从来不会缺席，而且总是与财务、身体或精神世界的崩塌有关。患者以为自己沦落成了穷人，即使给他看自己所拥有的贵重物品或银行账户余额，也往往于事无补；这些东西对他们而言无关紧要。无论如何，债务都摆在那里，再或，肯定会有人提出要求，逼迫他们把一切都抹掉。

上述描写（除了窗户上有鬼那一条之外）用来形容约翰·纳什精神紊乱的经历也同样很适合。

《躁郁症》援引克雷佩林的一段话，来描述精神性抑郁症中一种极为严重的症状：

还有另外一组综合性极高的病例，其标志性特征就是妄想症表现得相对更加严重。我们不妨将它称之为"荒诞式的忧郁症"。幻觉会大量出现……即便对于真实感知的信息，也会有各种各样妄想症式的解读。患者会听到谋杀就要发生；有人在床前时隐时现；一个男子躺在床底，手里拿着一把上了膛的枪……森林中的树木、岩石都显得那么不真实，假的一般，就仿佛是专门为患者而打造的一样。事实上，就连太阳、月亮、天气，都变得不同于以往……

在这种情况下，意识经常变得模糊难辨。患者往往抱怨自己什么样正常的想法都无法捕捉到，抱怨自己"畜生一样的蠢"，脑子里一团糟，以至于不辨方向；也有可能是因为他们脑子里想的实在太多，以至一切都成了一团乱麻……

有时也会出现极度狂喜、亢奋的情形。患者会大呼小叫，突然躺倒在地板上，不管不顾地使劲往外冲，拍打自己的脑袋，躲在床底，绝望地攻击身边的一切……实打实寻短见的现象在这一情况下出现得非常非常频繁。

"荒诞式的忧郁症"渐渐演化为精神性抑郁中最为严重的一种，即"谵妄性抑郁症"。关于这种疾病，克雷佩林有如下描述：

其典型特征为视觉意识变得模糊难辨。频频出现、令人恐怖、变幻无定的幻觉，以及茫然的妄想症这种情况下也会出现……

在这一变幻无定的视角体验过程中，患者表面上来看大多数情况下都表现得极为拘谨，几乎说不出一个完整的字词。他们感觉迷茫、困惑，无法理清自己的想法，对所有东西都变得陌生，给出的回答往往自相矛盾、支离破碎、无法理解，偶尔，他们也会将某个时刻无意间听到的字词用在自己的话语中，说出来的话显得慢吞吞、漠无表情，就仿佛这声音让他自己都感到吃惊……绝大多数情况下，患者则躺在床上，对任何事情都毫不关心。[1]

将上面的描述与有关精神分裂症的描述略作对比显然就会发现，精神性抑郁症，尤其是处于"荒诞式的忧郁症"及"谵妄性抑郁症"阶段的抑郁症，从症状表现上来看，很难与后者明确区分开。

以下是凯·贾米森在《躁动不安的灵魂》中对本人切身经历的描述：

每一次令人亢奋的躁狂之后，随之而至的便是漫长、黯淡、绝望到令人想要自杀的抑郁期……从清早醒来直至夜晚上床之间的每一个时刻，我都处在极度痛苦之中，似乎感受不到一丝的快乐或热情。一切（每一个想法、每一个字词、每一个举动）都仿佛需要付出巨大努力。曾经熠熠生辉的一切，如今都变得黯淡无光。在我看来，自己愚钝木讷、一无是处、头脑僵化、反应迟钝，皮肤冰凉、面无血色，俨如麻雀一般胆小。我怀疑自己什么事都做不了，大脑仿佛变得迟缓，脑汁已然耗尽，几乎到了毫无用处的边缘。唯一尚存的功能，便是让我意识到自己的无能及性格方面的不足，带给我无尽的煎熬、痛苦和嘲讽。一切都是那么无助、无望、无力！如此继续下去意义何在？我不停地问自己……活着到底是为了什么？

---

[1] Bleuler(1924)，Kraepelin(1921)，参见 Goodwin and Jamison 在 *MDI* 中所引用文本。

我心理病态的程度令人吃惊:死神及其众亲成了我无时不在的伴侣,我随时都会与死神不期而遇……身边的一切仿佛都在提示,在这阴森恐怖的房间里,一切都已走到尽头。黑色成了大脑记忆系统中的主基调,思绪总是从过往生活中的一个痛苦时刻跳跃到另一个痛苦时刻,每一站都比上一站更糟、更悲惨……

那时候,尽管得到了良好的医疗关爱,但似乎一切都无济于事,我一心渴望死掉,一了百了。我下定决心,打算自我了断。①

双相精神紊乱症亚类

双相精神紊乱症状态下,患者情绪会在极端低落和极端亢奋之间循环反复,抑郁与躁狂或轻度躁狂两种症状交替出现。《躁郁症》的两位作者对此有过专门强调。他们特别提到,双相症状具有明显异质性。

多数研究,尤其是最早采用这一区分方法的研究都仅仅提到了"躁狂史",除此之外,并未对其标准明确说明。在多数研究中,双相症仅仅包括那些具有明显需要住院治疗的躁狂症病史的患者;此外也有一些研究将症状相对轻微(轻度躁狂)的患者也划归这类疾病之列。后来(也就是20世纪70年代末期),古德温和他在全国精神卫生研究院工作的同事提出,如果将双相症患者进一步细分为Ⅰ型双相症和Ⅱ型双相症,这种做法或许更有意义。他们的这一建议基于他们针对住院抑郁症患者中符合初次重大情感紊乱症标准(即先前无精神疾病病史)的那些患者所进行的研究得出。依据他们的分类法,Ⅰ型双相症患者指先前有躁狂症病史,且病情严重到需要接受住院治疗程度的患者。这类全面发作的躁狂症通常都伴随有某些心理病变特征。与此相反,Ⅱ型双相症患者除了严重到需要接受住院治疗程度的重大抑郁症之外,还曾有过轻度躁狂症病史——具体而言,他既往

---

① K. R. Jamison, *An Unquiet Mind* (New York: Vintage, 1996), 66—70.

的某些具体症状表现程度虽足以让患者本人或家人意识到明显属于不正常，并且在一定程度上影响到了患者日常生活正常开展，但并未严重到需要住院治疗的程度。[1]

随后开展的一系列基于Ⅰ型、Ⅱ型双相症分类体系的研究中，这种诊断方法的可靠性进一步降低。上文提到的20世纪70年代末期开展的全国精神卫生研究院《抑郁症心理生理临床研究项目》中，研究人员将他们的建议建立在"针对住院患者中没有被诊断出其他精神性疾病的患者所进行的观察基础上，但近年进行的研究中，多数研究对象均属于抑郁症、轻度躁狂症发病症状未严重到需要接受住院治疗程度的患者，而且这些患者中被诊断患有其他并发症（主要包括临界人格紊乱症、药物滥用紊乱症等）的情况并不罕见"。由此开始，躁郁症（又称"心境障碍"）这一名称的内涵进一步得到扩展。一开始，提出这一名称只是为了能够更好地界定没有明显有机生理原因（因而病原特征也未知）的严重心理性疾病，现在又包括了以下两类情况：一方面，轻度情绪反常；另一方面，有有机生理原因的精神紊乱症状（顾名思义，也就是说有机生理原因已知的疾病）。最后的结果就是，某些与受孕、生产（产后精神病）、绝经等原因相关的心理问题也被划归到了同一大类。《躁郁症》作者们写道：这一"放宽了的定义体系"并未得到普遍认同，有些精神病学家指出，"很多精神性紊乱症，甚至可以说绝大多数精神性紊乱症中都存在情绪波动，并对不断拓宽双相症诊断适用范围这一做法表示担忧，认为这么做很可能导致双相症核心概念反而被削弱的风险"。[2]

　　说到这一方面的研究，朱尔斯·昂斯特这位研究者的名字可谓再恰当不过（译注：Angst在英文中的意思为"焦虑、紧张"等），其作品影响长达好几十年。1978年，他"意识到Ⅱ型双相症包含的意义过于宽泛，很可能导致该词运用出现混乱，于是提出了一套术语，专

---

[1]　Goodwin and Jamison, *MDI*, 9.

[2]　同上，第9—11页。

门用来表示抑郁、躁狂两种疾病中相对轻微的症状。他将双相症患者分为两类，即 Md 和 mD，大写英文字母 M、D 分别指严重到需要住院治疗的躁狂和抑郁症，小写英文字母 m、d 分别指明显区别于正常状态但尚未严重到非住院不可程度的病情"。换而言之，昂斯特是根据症状的严重程度来划分双相症的，最严重的是 MD，最轻的是 md，Md 和 mD 则间于两者之间。古德温和贾米森在报告中写道："最近，昂斯特对其 1956—1963 年研究项目的研究对象做了一次长期后续跟踪研究。"正如大家可能已经预料到的，"他得出的结论如下：相比 MD 群体而言，Md 群体的发病过程相对有利，需要长期服用药物维持的概率相对较低"。具体来说，病情形式越是相对温和，其影响程度也便相对越轻。《躁郁症》作者们评论认为："不管抑郁程度多么严重，II 型双相症患者都代表了一个重要群体。尤其是因为无论从家族史还是从对药物反应情况来看，统计数据均表明，虽然在某些方面可以认为 II 型双相症是间于 I 型双相症与单相症之间的一种疾病形式，但也有一些数据更支持将它划分为一个独立的亚类。"他们接着写道，然而令人遗憾的是，受"诊断可靠度较低"[①]这一问题影响，关于 II 型双相症的研究始终举步维艰。

显然，将症状相对柔和、性质不是十分确定的双相紊乱症划归 II 型双相症将使得双相症显得很常见，因为如果将这一名称的适用范围仅仅局限于病情严重且往往可能导致残疾的那一类（即 I 型双相症），那么这一疾病的发病概率显然就不会有那么高。这也更进一步加剧了公众对双相症这一健康隐患的担忧，认为值得投入更多的公共资金进行这一方面的研究。《躁郁症》作者认为这点"非常重要"。他们写道："这点非常重要。根据现有数据显示，有必要对认为双相精神紊乱症远不及单相精神紊乱症普遍的这一传统观点予以修正。"某些研究"将循环性精神病（即情绪波动频繁，时而高亢、时而低落，但并不影响日常生活正常发挥的病变）、I 型、II 型双相症相提并论"，

---

① 　Goodwin and Jamison, *MDI*, 12.

进而发现"双相症与单相症发病概率大体相同，也就是说在所有重大情感性障碍中所占比例达 50％"。[①]如此一来，我们也便进入了一个堪比《爱丽丝漫游仙境》的混乱境地。循环性精神病充其量也不过是一种轻微疾病。根据《诊断手册-4》所下的定义，它显然不符合任何一类重大情感性病变的诊断标准。正如古德温、贾米森所强调，双相症是一种程度较轻的躁郁症，偶尔可能达到重度抑郁症的判断标准，但从不曾达到严重躁狂症的判断标准。换而言之，即便在病情最为严重的情况下，也只符合诊断为单相情感性紊乱症状的标准。那么，"双相症在各类严重情感性障碍中占比达 50％"这一结论从何而来呢？唯一的解释只能是相关概念本身就非常混乱，各种讹误越传越多，最终致使情况益发混乱。

躁狂症

顾名思义，"双相症"一词意味着躁狂是一种情感性障碍，其症状刚好与抑郁相反。也就是说，如果说抑郁指的是情绪极端低落的状态，躁狂则指的是情绪极度高亢的状态。借用日常生活中的说法，"高昂的情绪"意味着开心快乐，"低落的情绪"意味着伤心失落。从上文引用的有关抑郁症患者的临床及个人讲述中可以清楚地发现，"伤心失落"一词显然不足以描述其特征：不仅仅因为无论从程度之强弱、影响幅度之广狭角度来看，还是从它对患者影响的持久度（孩童天真的笑容、小猫轻盈的跳跃、生理的快感等任何外部刺激都不能将它击穿）角度来看，它都属于一种截然不同的经历体验，还因为它与"伤心失落"之间存在质性的差别，传递的是一种全然不一样的情感症结——活着没意义、感觉不真实、自我嫌弃、心理慵懒，等等，所有这些都是抑郁症患者身上最核心的症状，但却不是"伤心失落"这种情感的标志性特征。与此类似，躁狂症爆发时患者所表现出来的亢奋也基本与"开心快乐"没有多少关系。尽管如此，很多文献都仍

---

① Goodwin and Jamison, *MDI*, 12.

只是简单将躁郁症中存在的这两种具有天壤之别的情绪描述为"正常的悲伤及欢乐感受，只是表现形式相对夸张而已"。[①]

依照《诊断手册-4》确定的躁狂症诊断标准，情绪中欢乐的特征并不是核心要素：

> 躁狂症发作期可以定义为一个特征鲜明的时段，其间患者会反复、持续地表现出反常高涨、弥散或易怒的情绪。这一反常周期须延续至少一周（如需住院治疗可略短）。这一剧烈的情绪波动还须伴随以下列表中至少三种不同症状：自视甚高或夸夸其谈；睡眠需求减少；讲话过程中感觉有压力；思绪飞扬；易受干扰；乐于参与有明确目的性的活动或心理活动亢奋；乐于参与快感度高但极有可能导致痛苦后果的活动。假如情绪呈现易怒特征（区别于高涨、弥散性特征），则须至少表现出上述症状中的四种……情绪波动程度必须剧烈到足以对患者的社交、工作等功能正常发挥造成明显不利影响，或达到须住院治疗的程度，再或伴随有其他明显的精神紊乱特征。此外，还需排除其他生理因素直接影响的可能性，如滥用毒品、服药，抑郁症物理治疗（如电击疗、光疗等），以及毒素摄入，等等。因普通医疗状况引发的直接生理影响也必须排除在外……
>
> 躁狂症发作期高涨的情绪可以描述如下：极度狂喜、不同寻常的愉悦感或好兴致。虽然患者的情绪一开始可能对周围萍水相逢的旁观者有一定感染力，但熟悉他的人能够立马意识到这种情绪有点过头。情绪的弥漫性特征最显著的标志就是患者对人际、性事以及工作中的交往流露出一种没完没了、不加甄别的兴趣……虽然高涨的情绪被认为是最典型的症状，但真正居主导地位的却很可能是易怒性……情绪不稳定性（即狂喜与易怒之间反复交替出现的现象）极为常见。
>
> 自我评价过高是一种典型的表现，具体类型包括毫无保留

---

① Goodwin and Jamison, *MDI*, xix.

的自信、极度张扬，甚至达到妄想的程度……自大式妄想（如自诩与上帝有着特殊的关系，或吹嘘与政界、宗教界或娱乐圈公众人物关系不凡等）极为常见。①

《躁郁症》作者注意到，相比"百余年前乃至古代时所采用的概念"，《诊断手册-4》给躁狂症下的定义十分狭窄，因为以前人们所说的"躁狂症"涵盖了"几乎所有形式的兴奋或焦躁不安"。他们介绍说，现在某些思想前卫的人士主张恢复这一广义概念。焦躁不安当然不等同于"情绪高亢"，采纳这一主张很可能导致躁狂症这一概念改变其作为一种心境障碍的属性，进而导致关注中心偏离情绪这一核心。《躁郁症》中所引述的来自医生、患者的描述均提到了发病过程中病人表现出来的欢喜的一面，但同时也强调了这一经历极具欺骗性，因而也极具破坏性的特征。比方说，克雷佩林坚持认为：躁狂症患者的情绪"极为易变，时而焦虑绝望（寻死的念头）、怯懦好哭、心神不宁，时而欢欣雀跃、情欲高涨、喜不自禁，时而却又敏感易怒、不通情理、态度冷漠"。雅斯贝尔斯补充说道：

> 继对生命的强烈喜悦之情之后，接踵而至的是各种本能性活动的频度也相应增加：性欲增强；渴望四处游走；讲话、动作的冲动加剧，轻则手舞足蹈、表情活灵活现，重则呈现极度亢奋的状态。心理活动的显著表现是想法天马行空，不管做什么，开初时都表现出极大的热情和兴致，但缺乏持之以恒的耐力，非常善变。一切外来的刺激、任何新的可能，都会让患者的注意力发生转移。联想力极为丰富，且大多数都具有高度自发性，往往不期而至。丰富的联想力一方面让患者显得机智聪颖、熠熠生辉；另一方面又使得他很难长时间保持同一种倾向，因而显得轻薄肤浅、茫然无措。②

---

① *DSM-IV*，328.

② 古德温和贾米森在其《躁郁症》中转引克雷佩林、雅斯贝尔斯的观点，详见第36、32页。

第四章　扑朔迷离、因由莫辨的疯癫：躁狂抑郁症

躁狂症患者一开始时对任何事都表现出来的益然兴致，他丰富的联想力，还有貌似聪明机智、熠熠生辉的外表，往往都给人一种极具创意力的印象，而且实际上也的确常听人（甚至包括患者本人，如凯·贾米森）赞美双相症患者想象力激越飞扬、极具艺术家气质，等等。然而不幸的是，这些描述仅适用于症状相对温和的轻度躁狂症患者。而躁狂症患者虽然表面上看总是风风火火、忙个不停，但活动产出效率却是惊人地低下，因而很难说有什么创造力。对此，布洛伊勒解释如下：

> 躁狂症患者的思绪通常天马行空、飘忽不定。他总是没来由地从一个话题跳到另一个话题，做任何事情都不能有长性。想法总是那么情不自禁，不知不觉间突然涌现，其漫无边际程度之甚，甚至让患者本人也感觉不舒服……因为他的点子总是来去如风，特别是因为自我抑制力功能有所减弱，因此助长了其艺术性行为展开，尽管说只有在病情症状极为温和的情况下，或者说患者在这一方面具备某些其他形式的天赋的情况下，才偶然能有一点真正有价值的成果创作出来。

躁狂症患者这种极度亢奋但产出力却很低的活动呈现出一个很特别，而且也很引人注目的特征，那就是"写作狂"，克雷佩林曾说道："由躁狂症患者创作出来的文献数量有时多得令人吃惊……唯一的动机便是写作过程自身的乐趣。"其后，另一位医生，也就是坎贝尔，在 1953 年也写道：

> 躁狂症患者会将很大一部分精力用在以书面形式记录自己脑子中挥之不去的想法和点子方面。其文字风格通常绘声绘色、辞藻华丽，行文间充斥着华而不实、空洞浮夸的内容。他会坚持让医生逐字阅读自己写下来的东西，尽管其内容往往偏执片面，语言冗余反复、絮絮叨叨且不知所云。即使毫无必要，他也会频繁使用大写字母，给句子添加下划线强调，天马行空的想法，时而插入进来的无关信息，往往会严重破坏整体主题的连贯性。就内容而言，躁狂症患者所写的东西往往都与纠正错误、宗

教信仰改变、争取自由、司法诉讼机构等主题相关。①
这点让人不免想到马休斯和纳什。两人都是典型的精神分裂症患者，同时也都是写作狂。

与躁狂症患者亢奋的行为中其他表征相类似，写作狂往往也同样伴随有自我高度膨胀的表现。"自大妄想症"是躁狂性妄想症的标志性特征。《躁郁症》援引一位患者的话写道：

> 持续好几个月里，我的脑子都始终处在一种难以言述的状态中。想法总是不由自主地由一个主题跳到另一个主题，闪电一般猝不及防。我自视甚高，感觉自己无比重要。仿佛宇宙间所有的问题都一股脑涌进了我的脑海，迫不及待地要求讨论并得到解决……我甚至还设计出了一套方案，可以衡量出人类灵魂的重量……

另一位患者的经历颇有几分相似：

> 我必须把一切都记录下来，日后我要写一本关于心理医院的书。我还要写本精神病学理论、写本神学书。我还要写小说。我脑子里已经构思好了一部歌剧剧本。没事任何东西是我力所不能及的……不管白天还是黑夜，我给所发生的一切都作了笔记。我打的草稿除了自己之外没有任何人能够读懂。我写了一部童话故事；一部白衣女巫的日记；同样地，我把当时身边说过、做过的每一件事都用神秘的符号记录了下来，并把它们跟广播节目中播出的相关新闻、笑话等逐一联系起来……基于所有这些素材写出来的大作品一定会准确、新颖、发人深思、意义非凡。我所经历的一切，此刻看起来都完全值得。

如上文描述清晰所示，躁狂症、抑郁症对患者情绪方面的影响非常相似。不同之处在于，躁狂症患者身上最典型的特征是自我意识膨胀，而抑郁症患者身上最典型的特征是自觉一无是处，两者恰恰形成截然对照。尽管如此，有一点我们必须注意到，对自我的关注（或

---

① 布莱勒，克雷佩林，坎贝尔，转引自 Goodwin and Jamison，MDI，第 33、34—35 页。

者说自我出了问题)固然是躁狂症、抑郁症的核心特征,但这一特征在精神分裂症患者身上也同样表现得非常引人注目。躁狂症与精神分裂症症状的另一共同点在于,两者都往往表现出天马行空的思想,尽管在后者中这一点往往被患者妄想表现中所体现出来的周密严谨性所掩盖。这一症状似乎与抑郁症患者慵懒迟滞的典型心理特征刚好相反,但其实也只是患者对自我心理活动失去控制的另一种表现形式,换而言之,是患者意志力受损的一种表现。关于这一点,一位患者曾有如下描述:

> 思绪一段接着一段,闪电一般在我的脑海里竞相追逐。我感觉自己好比一位操着脆弱缰绳的骑手,骑在一匹疯狂的野马背上,我不敢用力,只是听任它顺着阻力最小的路线驰骋。疯狂的冲动在脑海中奔涌突击,将我带往一个方向,随后又是另一个方向……我无法长时间将自己的思绪集中在一个问题上以便形成具体清晰的计划。[①]

这一失控状况还会波及外在行为表现。据《躁郁症》作者所写:"严重躁狂症患者临床表现中尤其引人注意,尤其极端的特征便是他狂乱、貌似漫无目的、有时又暴力倾向十分明显的行为。怪诞、受到驱使一般、偏执多疑、冲动、不合时宜等,都是这类患者行为表现中最常见的特征。"作者继续援引克雷佩林的话写道:"患者无法长时间静坐或躺卧,常常会突然从床上跳起来,四处走动,时而蹦蹦跳跳、手舞足蹈,时而又会跳上桌椅把墙上的画摘下来。他总是横冲直撞地往外冲,脱衣服、调侃病友,还时常做出跳水、划水、吐痰、吹口哨、打响指等各种各样的动作。"[②]

　　与抑郁症患者感觉不真实这一特点截然相反,躁狂症患者代表性的特征是"意识高度彰显"。正如一位患者所说,这一特征与人们正常生活中"情绪特别强烈,尤其是恐惧感特别强烈时"的表现相类

---

① 布莱勒,克雷佩林,坎贝尔,转引自 Goodwin and Jamison, MDI,第 37、39 页及第 37—38 页。

② 同上,第 35 页。

似，"我们会发现自己对周围外部世界的感受比平时更加清醒"，就仿佛周围每一个元素都被赋予了某种更加深邃的意义。针对"躁狂症发作初期阶段"的情形，另一位患者回忆道：

> 我最早注意到的是光线开始呈现出一种非常独特的样子——就是病房里那种普通的灯光。说不上是更亮了，但却给人感觉更深邃、更强烈，或许可以说比平时要显得相对偏红一点……我的其他各种感官似乎都比平时更加敏锐……我的听觉似乎变得更加灵敏，能够同时捕捉到并接收多种不同的声音，它们相互间不会有任何干扰或影响。[1]

这种"意识高度彰显"的特点让人不免联想到精神分裂症前兆期的"关联紊乱"现象。在这一阶段，认为现实世界毫无意义的感觉渐渐开始被另一种感觉所取代，一切似乎都突然有了某种特别的意义，笼罩在一种神秘的光环之中。那种感觉是如此难以驱逐，以至于最终导致"妄想式紧张状态"，继而标志患者病情恶化，进入严重急性精神紊乱阶段。这里有一点特别值得注意，尽管人们普遍相信躁狂抑郁症总是骤然（而不是潜移默化）发作，不会有前兆期，但古德温及贾米森在这里却提出了"躁狂症发作初期阶段"这一说法。

就其"妄想式"特点而言，严重躁狂症通常是一种心理紊乱症状。与精神分裂症患者一样，这里的妄想通常呈现出偏执、狂妄自大等特征。据克雷佩林介绍，病情严重的情况下，"他们会达到一种高度周密严谨的程度，让人不禁联想到偏执症（即精神分裂症）的症状。在患者看来，周围一切都变了；他能看见圣·奥古斯丁……恺撒大帝、精灵、上帝……妄想的内容……往往多与宗教场景有关……他会假借圣主的名义讲经布道，会向世人宣布重大消息，会基于圣谕发号施令"。严重的妄想式躁狂症甚至还可能达到"精神严重错乱"的谵妄性躁狂症阶段。据《躁郁症》一书显示，"精神严重错乱"是描写"狂妄躁狂症（raving maniac）"这个概念时的常用表述。这里，他们再次援

---

[1] 布莱勒，克雷佩林，坎贝尔，转引自 Goodwin and Jamison，MDI，第 38 页。

引克雷佩林的观点：

> 患者常常表现出狂妄躁狂症意识不清的征兆，他们四处舞来跳去，做出种种奇怪的动作，摇头晃脑，将床单扔得七零八落；有时还极具破坏性，会逮着什么摔什么、常有自杀企图、猝不及防脱掉衣服，等等。一位患者被发现浑身赤裸裸躺在公园里；另一位患者赤裸着半身冲出走廊跑到大街上，一手拿着左轮手枪，另一手拿着十字架……他们讲话时常口齿不清、变化莫测，时而祈祷、诅咒、恳求，时而又结结巴巴、语无伦次。这一过程中，生硬联想（clang-associations）、毫无意义的韵语、受外因干扰而跑题、坚持反复使用同一句话等，都是常见的表现……优柔多变、鹦鹉学舌、机械的动作模仿等，也都是常常观察到的情形。①

所引用的其他近期作者的观点也与克雷佩林遥相呼应。有关心理性躁狂症与精神分裂症的描述存在如此多相似之处其实不足为奇，因为据我们所知，克雷佩林并不是依据这两类精神疾病在症状表现方面的差异来区分两者的，而无论是《躁郁症》一书，还是书中所援引的当代专家们，对这一点却大都完全认同和接受。

临界症状的困扰

双相紊乱症中频繁存在的"混合状态"（即：抑郁和躁狂因素并列存在的情况），以及单相抑郁症中广泛存在的"非典型性抑郁"（例如，是抑郁症，但却呈现出躁狂症的症状），所有这些都使准确甄别和鉴定躁狂症变得更加复杂。古德温、贾米森写道，双相症、单相症诊断过程中的这种不一致性"起码使得我们很难作出任何一概而论的结论"。躁郁症这个大类下不同病症之间的区分界线非常模糊，因此，它对治疗是否有用自然也就不免令人心存疑问。迄今为止，尝试对既有分类体系进行更多澄清说明的努力似乎反而更加剧了混乱的局面。据《躁郁症》两位作者介绍："实际上，有人甚至认为，如果将 II 型

---

① 布莱勒，克雷佩林，坎贝尔，转引自 Goodwin and Jamison，MDI，第 33、36 页。

双相症排除出去，那么双相症与单相症之间的区别将相对更加明朗。大量经过重复验证的研究表明，I 型双相症中情绪低落抑郁的患者通常都具有下述特征：情绪易波动、精神性疾病特征明显、心理运动机能滞后、共病性药物滥用，等等。与此相反，上述诸多研究也同时显示，典型的单相症患者往往伴有下列表现：焦虑、亢奋、失眠、生理疼痛、厌食症、体重减轻等。"①

这一点自然将我们再次带回到躁郁症是个渐变序列体这一观点上来，序列的一端是单相抑郁症，中间经过 II 型双相紊乱，最后过渡至 I 型双相症（就好比人从 2 岁长至 4 岁必须经过中间的 3 岁这个过程一样，假如我们略过中间 3 岁这个阶段来对比，那么 2 岁与 4 岁之间的差别就显然醒目很多）。不仅如此，似乎所有各种形式的躁郁症所处的位置，在这一渐变序列体里所占的都只不过是中间的一小部分，其中一端包括饮食紊乱症，另一端包括精神分裂症。厌食症在很大程度上与单相抑郁症重叠，单相抑郁症与跟 I 型、II 型双相症有关的情绪低落表现之间存在很难甄别的相似性；此外，II 型双相症中的轻度躁狂期与单相抑郁症中的缓减期相重叠，与 I 型双相症中的非精神性躁狂症之间的区别仅限于程度不同，而精神性躁狂症与精神分裂症两者之间也存在难以甄别的相似性。

渐变序列体的线状意象自然不免让人将它理解为一种沿着某一量化维度渐变的过程。就当前我们所讨论的问题而言，大脑心智受损程度似乎刚好可以充当这一量化维度的角色。这一阐释其实在"躁狂—抑郁光谱"这一概念中早已可见一斑。古德温和贾米森将这一概念的源头归功于克雷佩林，并从后者的文章中引述如下：

> 克雷佩林是首位正式提出精神性疾病与程度相对较轻微的心境障碍之间构成一个渐变序列体的人，他认为上述各种疾病与正常精神状态之间几乎没有明显能够察觉的界线……"躁狂抑郁症……（包含）某些轻微和极度轻微的情绪反常状态，有些

---

① 布莱勒、克雷佩林、坎贝尔，转引自 Goodwin and Jamison，MDI，第 17 页。

是阶段性的,有些则持续相对更久,一方面,可以将它们视作是
更严重紊乱症状的后遗表现,另一方面,又可以不知不觉间越过
一条并不明显的界线进入人物性格特征的范畴。多年以来,我
越来越开始坚信,上述所有各种状态不过是同一种疾病在不同
阶段的不同表现而已。"①

尽管如此,有一点非常清楚,躁狂—抑郁渐变序列体并不是一个严重
程度逐步增加的序列体:厌食症往往能够致死;重度抑郁症,而且很
多情况下还是与躁狂症压根没有任何关联性的抑郁症,构成了自杀
人口统计数据中占比极高的一个因素;毫无疑问,抑郁症是所有心理
疾病中最致命的一种,而且单凭这一点也可以说是最严重的一种。
《躁郁症》两位作者似乎也同意这一点。在"概念化躁狂抑郁症疾病"
一章结尾部分,他们写道:"躁狂—抑郁光谱这一概念似乎重构了一
种全新范式,其中很多内容延伸到了传统抑郁性疾病的领域。的确,
如果我们仔细研究一下双相症的谱系……双相症患者的后代……流
行病学样本……或者Ⅰ型、Ⅱ型双相症发病过程的微观结构……,便
可以发现双相症疾病中大多都以抑郁性症状为主。从这一角度来
看,Ⅰ型、Ⅱ型双相症似乎非常相似……与这类疾病相关的残疾、致残
因素中,相当大一部分似乎都寓居在这里(也就是抑郁症)……"

　　躁郁症中的单相症、双相症两者之间几乎无法准确区分。除此
之外,诊断这类疾病"最大的问题"仍然还是在躁郁症和精神分裂症
两种疾病之间如何区分。《躁郁症》作者一再强调,精神性躁狂症与
精神分裂症之间的界限比较模糊,精神病学研究人员圈内往往尝试
用混合式、分裂式情感障碍、分裂式双相症等类型来填补相互重叠的
灰色区域。依据导致疾病的有机病理基础,大多数精神性疾病可以
通过病原学予以区别。但是,即便是基因遗传研究——在精神分裂
症、躁郁症有机原因研究方面最领先、最具前景的研究——"也表明,
精神紊乱是双相症及精神分裂症间相互重叠的一个特征"。古德温

---

① 　布莱勒,克雷佩林,坎贝尔,转引自 Goodwin and Jamison, MDI,第17、19页。

和贾米森也意识到，这点使得"对比研究这两种疾病在精神表征（亦即各自症状）方面的相似性、不同性"尤为有意义。问题在于，功能性精神紊乱的定义多是仅仅依靠其症状来确定的，顾名思义，两者的表征方式往往也都高度相同，因此，这方面的研究者所面对的绝大多数都是相似性，几乎很少有差异性。正如我们在前文关于精神分裂症的讨论中所指出，"精神紊乱"这一概念本身的定义就非常不理想，因此，在探讨相关问题时，他们只能尝试用一种"临时性机制"，根据需要随时解释和修正这个概念。[①]

比如说，"什么是思想紊乱？目前仍没有一个唯一，或者说系统全面的定义（如果我们没记错的话，这一概念应该特指精神分裂症中心理紊乱问题的一个方面）。然而，思想紊乱长期以来一直被当成一个广义通用词汇，用来指与注意力、抽象力、概念化、表达、连续有条理思维能力等相关的一切问题。思维及语言能力欠缺曾经一度被当成通用词汇，但如今有了专门的、具体化的测量指标来定义……专门针对性得到了进一步改进，这就使得我们有可能将思想紊乱与语言或言语紊乱区分开来，至少是部分地区分开来……思想紊乱多数情况下都具有非言语性特征……"《躁郁症》两位作者选择了一个相对模棱两可的定义："思想紊乱一词并非旨在专指某一个单一的维度或进程，而是指思维各个层面上可能出现的中断、欠缺或失误，比如精力集中程度、注意力、推理力或抽象力，等等。"紧接着，他们又将思想紊乱一词与精神分裂症中关于"精神紊乱"的定义中所包含的其他部分进行了区分，并分析道："躁狂症、双相抑郁症中的某些精神性特征（如妄想、幻觉等）与思想紊乱这一概念相关，但却并不是后者中的核心特质。"（事实上，这三个定义模糊的术语指的都是精神紊乱症不同侧面的表现，因此，虽然彼此相关，但哪一个都跟如何理解其他两个关系不大，更不必说起核心作用了。）随后，他们就一系列意在证明

---

①　布莱勒，克雷佩林，坎贝尔，转引自 Goodwin and Jamison, MDI, 第 23—24 页，xxii，第 22、44 页。

"思想紊乱是躁狂症、精神分裂症这两种重大精神性疾病专有特征"这一观点的研究进行了讨论。这一系列研究都沿用了 1985 年版的"思想障碍指数"，其中"包括根据严重程度不同分为四个等级的23 类思维障碍……程度最轻的一级包括含糊不清、独特怪异的话语方式；程度最严重的一级包括思维污染、自创新词等"。以下是古德温及贾米森所得出的结论：

> 几乎所有关于躁狂症和精神分裂症中思想紊乱问题的研究……在两类群体中都发现了属于相对较高等级的症状。事实上，尽管雷斯尼克及欧特曼（1984 年）的研究发现精神分裂症患者中思想紊乱问题出现频次相对更多，但哈罗及同事（1982年）的研究却发现躁狂症患者的问题往往属于相对更高的等级。因此，没有迹象表明思想紊乱本质上是精神分裂症患者的特有表现。这一发现与已有证据基本吻合，因为证据表明，在躁狂症、精神分裂症患者中，幻觉、妄想等精神性问题广泛存在……针对躁狂症、精神分裂症患者中思想紊乱问题的质性研究结果一致性相对较差，但讲话压力增大似乎是躁狂症患者相对更典型的特征，其他主要特征还包括思路脱节、目标丧失、离题等等……据（1984 年）研究报告显示，语言贫乏及其他消极症状在精神分裂症患者中存在比较典型，不过这一结论在（1987 年）同等规模的另一项研究中并未得到证实。更近的一些研究结果显示，相比躁狂症患者而言，精神分裂症患者更多表现出思想贫乏、语言复杂度低、语言总体质量差等特征。

有一个事实不容忽视，那就是上述各研究中的受试均为分别被诊断为躁狂症或精神分裂症并按照相应治疗方案接受治疗的患者；两组群体在思想紊乱方面存在的轻微差异或许与所接受的不同药物治疗效果有关。[①]

针对两组患者在思维方式方面独特性和（或）怪诞度差异的研究

---

① 布莱勒、克雷佩林、坎贝尔，转引自 Goodwin and Jamison，MDI，第 43—45 页。

同样没有得出十分肯定的结论：

> 虽然有些研究者发现躁狂症患者紊乱程度级别相对较高，另一些研究者发现精神分裂症患者紊乱程度级别相对较高……但总体而言，多数研究者一致发现，躁狂症患者使用的语言比精神分裂症患者的相对复杂……辛普森及戴维斯（1985）做了一项非常有用的区分，躁狂症患者的思想结构似乎相对更紊乱，而精神分裂症患者的思想内容则相对更紊乱。贾姆帕拉及同事（1989）认为，伴有思想紊乱症状的躁狂症患者或许"只是比没有这些症状的躁狂症患者严重程度更高些，两者实质并无不同……"在使用混合式思维，也就是"不加甄别地将感觉、想法或者图像等糅杂在一起使用的习惯"方面，躁狂症与精神分裂症患者思想紊乱表现本质上的差异比较明显……索罗威及同事（1987）参照"思想障碍指数"进行了研究，发现躁狂症与精神分裂症患者思想紊乱表现在量上没有显著差异，但他们也注意到，躁狂症患者的紊乱表现"高度复合糅杂，往往还夹杂着几分幽默、轻俏和戏谑的意味"。与此相反，精神分裂症患者的紊乱表现则"无序、混乱，流畅得近乎完美，频繁使用很多稀奇、独特的词汇和表达"。[1]

1972—2002 年间所进行的全部 14 项针对躁狂症与精神分裂症患者在思想紊乱特征方面差异性的对比研究结果差异甚大，莫衷一是，几乎不能为从这一方面区分两种疾病提供任何可能性。尽管如此，古德温及贾米森却在"总结"部分写道："虽然通过思想紊乱状况的总体数量不能将躁狂症与精神分裂症患者区分开来，但质性差别的确存在。相比精神分裂症患者而言，躁狂症患者更倾向于使用复杂、紧凑的语言结构；好用华而不实的辞藻；想法奔放跳跃；频繁使用高度糅杂、概括性强的思维方式；思想中涉及情绪的内容呈现出幽默、轻俏和戏谑的特点。"对于精神分裂症专家通常也将这些特征视

---

[1] 布莱勒，克雷佩林，坎贝尔，转引自 Goodwin and Jamison，MDI，第 45 页。

作精神分裂症标志性症状这一事实，两位躁郁症专家似乎并不感觉难为情，不过他们也承认："躁狂症与精神分裂症中，思想紊乱表现背后的情绪、心理运动机制、各自表征上惊人的差异等要素之间的因果关系依然很不清楚。"①

有些研究者将关注焦点放在躁狂症思想紊乱问题的发病过程方面，安卓森便是其中之一。在其 1984 年的研究中，"（他）发现，与精神分裂症患者不同，躁狂症患者多数表现出一种可以逆转的思想紊乱症状，随着时间推移，几乎可以完全恢复"。这一发现原本与克雷佩林最早根据病情长期结果来区别这两种疾病的做法不谋而合，因为对躁狂症患者治愈情况的预后判断远比精神分裂症患者乐观得多。但 20 世纪 80 年代的其他一些研究结果却与安卓森的结果相矛盾，因为他们发现，从长远情况来看，"躁狂症患者的思想紊乱状况并不比精神分裂症患者更好，有时甚至还可能要更糟糕些"。

另外还有一系列研究调查了躁狂症及精神分裂症患者语言模式的不同，其中部分研究发现，"相比精神分裂症患者来说，躁狂症患者的整体语言变化及语言长度相对要长点儿"。霍夫曼及其同事（1986）"总结认为，'躁狂症患者讲话困难是因为话语结构发生了改变，而精神分裂症患者则是因为在组织话语结构时缺乏基本的审辨思维能力'"。拉金及欧特曼团队 1983 年做了一项研究。他们让正常受试群体来阅读患者讲话文字记录的样本，以受试能否猜出讲话人意思作为衡量其可理解度/怪异度的标准，从而对双相症及精神分裂症患者的语言交际模式进行了分析。他们的研究发现，"抑郁症患者的语言最好预测，精神分裂症患者最难预测，躁狂症患者居中"。②

起码可以这样认为，围绕躁狂症和精神分裂症患者思想紊乱表现的对比研究并未能就这两大类精神性疾病之间的差异给出多少有

---

① 布莱勒，克雷佩林，坎贝尔，转引自 Goodwin and Jamison，MDI，第 46—48 页中的表 2—4；第 49 页。
② 同上，第 49—52 页。

明确标志意义的结论。大多数研究发现，躁狂症与精神分裂症两者之间很难区分，而研究中所发现的那些细微的、质性的差异也不免让人心生怀疑，因为这些差异恰恰也正是人们在区分低端社会阶层（精神分裂症）与精英社会阶层（躁郁症）的心理问题时往往倾向于采纳的判断依据：语言贫乏 VS 语言丰富；思想内容贫乏、组织紊乱 VS 思想及意象高度连贯、表达幽默诙谐。然而，尽管围绕思想紊乱问题的研究结论令人无所适从，但很显然，与其说这方面的研究揭示的是妄想症、幻觉等精神性疾病特征之间的差别，不如说更多揭示的是躁郁症与精神分裂症之间的差别，而后者对证明现有精神病学组织体系的合理性绝对是个必要条件。

从一开始，在就对比研究这一前景并不看好的领域展开探讨之前，《躁郁症》两位作者就已发出警告："在关于如何评估妄想症、幻觉等方面，存在的问题很多，令人困扰。"[①]困扰之一就在于，如果按照这一典型的心理维度比较研究躁狂症及精神分裂症，势必导致一条结论，认为躁郁症和精神分裂症其实同属一种疾病，充其量不过是病情阶段不同、严重程度不同而已。换句话说，如果将躁郁症视作一种精神性疾病，而且妄想症、幻觉等现象广泛存在这一事实也证明了它符合这一类疾病的典型特征，那么，它其实也就是精神分裂症。事实上，近期某些研究者甚至论断认为"躁狂症基本上属于一种精神性疾病"；[②]这一点正是人们普遍认为的精神分裂症的特征。与此相反，躁郁症通常被认定基本上属于一种心境疾病。这点各位读者或许还记得。《躁郁症》两位作者写道："某些证据显示，精神性疾病的症状与病情的严重程度有关"，具体而言，躁狂综合征严重程度与妄想、幻觉等"精神分裂症特征"之间存在一种相关性。[③]"尽管数项研究未发现（躁狂症）心理紊乱与相对较差的预后结果之间存在关联，但更多的研究均证实存在相关性。（有一种共识认为）与情绪不相协调的心理特征（在精神分裂症话语体系中，这一现

[①②③] 布莱勒，克雷佩林，坎贝尔，转引自 Goodwin and Jamison，MDI，第 53 页。

象通常称之为'能够带来不良情感影响的心理紊乱')通常预示着相对消极的发病过程。"[1]换句话说,比起未伴有心理性症状的情况来,心理性躁郁症致残性、破坏性相对更强。顾名思义,心理性症状属于精神分裂症的范畴。事实上,一旦出现心理性症状,也就意味着躁郁症已经开始转向程度更为严重的精神分裂症。或许我们可以得出这样的结论,躁郁症不过是尚处于发病初期、破坏性相对较轻的精神分裂症。

　　然而,希望将躁郁症和精神分裂症分别划归两种不同心理疾病的想法绵延不绝,于是,古德温和贾米森写道:"与思想紊乱相类似,妄想症在严重程度、持续度、内容以及对显性行为的影响等方面千差万别。"显然,早在 1913 年、1921 年时,雅斯贝尔斯、克雷佩林就分别提出过类似的观点。我们一再被告知,躁狂性妄想症"本质上通常浮夸、虚靡,经常具有宗教信仰一般的特点,偏执的情况并不罕见"。也就是说,正如我们从关于精神分裂症的讨论中所知,与精神分裂症患者中某些形式的妄想症表现刚好如出一辙。但"这类妄想症从本质上看,往往是对患者意愿的寄托和补偿,患者更倾向于与人交往而不愿意隔离。通过这点可将他们与精神分裂式妄想症区别开来"。[2]不管这一说法究竟意味着什么,但它所赖以建立的依据无疑可以追溯到勒纳 1980 年所做的一项研究。为进一步强化这一观点,古德温和贾米森又援引了威诺克及其同事1969 年论著中所述:

　　　　精神分裂症患者身上常见的妄想症通常延续达数月甚至数年,而且往往都是原发性的;也就是说,它们并不能解释某种真实的或紊乱性的感觉。它们属于一种相对固定的错误信念,就这点而言符合妄想症的定义。而躁狂症的妄想表现却截然不同。这类妄想症通常转瞬即逝,同一天内、甚至同一次谈话期间都可能随时出现或消失。此外,它还与患者的整体状态有关,当患者处于活跃状态时,症状出现相对更频繁,飞扬的思绪更明

---

① ②　布莱勒,克雷佩林,坎贝尔,转引自 Goodwin and Jamison，MDI，第 57 页。

显，安静下来后会渐渐减弱。很多情况下，妄想症表现是患者夸夸其谈的浮夸表现的延伸。

有时候，你可以说服患者走出妄想，还有些时候，他给你的印象是自己只是在开玩笑，并不是真的有妄想。在我们的实验群体中，妄想只是患者亢奋情绪的衍生表现。对于那些将自己的情绪描述为一种宗教体验的患者来说，这点尤其如此。

患者频繁表现出来的夸夸其谈、妄自夸大自我形象等行为，是现实遭到扭曲最微妙、也是最早的显性证据。[①]

根据这一说法，将精神分裂症区别于躁狂妄想症的主要标志在于前者经常根深蒂固、特征相对稳定，后者却往往飘忽不定、转瞬即逝。至于躁狂妄想症内容中所关注的问题（"妄自夸大自我形象以及宗教情结"），这同时也是精神分裂症的标志特征。这里的问题在于，精神分裂症专家从他们的患者身上发现，患者虽然对其妄想的依附程度各有不同，但除此之外并无什么与众不同之处。抛开这一事实不说，问题还在于，我们无法将妄想表现定义为"根深蒂固的错误信念"（而根据上述说法，这一点是精神分裂症患者妄想症表现的核心特征）。在积极拥趸达尔文人类进化论观点的人士看来，圣经故事中"上帝创造亚当"的说法就是一种错误信念。在数千年的历史发展过程中，这一信念已经如此根深蒂固地根植在千百万人的心目之中，我们显然不能据此就说这千百万的人都患有妄想症。一种文化中认为是错误的信念，如果换到另一种文化语境下，则很可能完全正确。如果妄断一种文化因为其根深蒂固的信仰不同于我们的信仰就是精神分裂症，那么，往最低里说，我们恐怕也很难摆脱"妄自尊大、愚昧自负"的嫌疑。在对"妄想症究竟是什么"这一问题缺乏清晰理解的情况下，我们确实无法划出一条截然的界线，以此区别不同妄想症患者群体各自的妄想表现有哪些鲜明的特征。我们唯一可以做到的，不过是采取一种量化区别的方式，就像躁郁症专家经常做的那样，得出"躁

---

① 布莱勒，克雷佩林，坎贝尔，转引自 Goodwin and Jamison，MDI，第 57 页。

狂症患者的妄想程度低于精神分裂症患者"这一相对谨慎的论断。这也就意味着,我们又一次不得不承认,这两种不同疾病之间的差别其实只是严重程度方面的差别,归根结底,两者本质上是同一种疾病。

就幻觉症状而言,这实际上也正是古德温和贾米森所得出的结论。他们在报告中写道,幻觉表现仅见于躁郁症患者中"错乱程度最为严重的人身上",被视作是精神性躁郁症中"最不常见的症状",同时也是"躁狂症发作期后恢复阶段里最先消失的症状,随之而来的表现依次包括妄想症、臆想症、抢话、精力无法集中,等等"。"为数不多的具有重大影响意义的研究之中",其中一项便是1971年针对二十八位患者(其中七位是双相症患者)开展的研究。古德温写道:"(1)患者在不同发作阶段表现出来的幻想模态(如幻听、幻视等)并不连续一贯;(2)只有在没有其他人在场的情况下,心境性疾病患者才会比精神分裂症患者更容易出现幻觉;(3)对颜色的判断通常正常;(4)幻觉中出现的人物体型大小、面貌特征通常正常;(5)幻觉通常具有阶段性;(6)通常涉及多种不同感官模态;(7)指责性语气不仅限于心境性疾病患者,实际上,精神分裂症患者中这一情况更常见。"上述各特征之中,第3—6项在心境性疾病与精神分裂症之间没有截然区别,而第1项只有在将精神分裂症视作一种双相心境性疾病(也就是在抑郁或躁狂症发作期)的情况下才适用,但以前从来没有人按照这样的思路来分析它。第2和第7项可以在心境性疾病和精神分裂症之间进行量化对比分析,这也就预示着精神分裂症是一种比躁郁症更严重、更复杂的情感性障碍。其他研究人员发现,躁狂性幻觉与其说与精神分裂症相类似,不如说与器质性精神病相似度更高,后者的例子一方面包括(因梅毒感染)引发的一般麻痹性痴呆,另一方面包括因药物滥用引发的症状。通过后面这一种对比研究所观察得到的结果与古德温早期发现的结果似乎略显矛盾,他们注意到:"躁狂性幻觉多属于幻视一类;通常特别栩栩如生,也多与鲜亮、明艳的色彩相关;与之相伴的往往还包括极度愉悦或狂喜等感情,有点类似于人在服用了迷幻剂之后的那种情形。"总之,《躁郁症》一书两位作者写道："幻觉似乎代表了（躁郁症）中最极端的一种症状表现，在抑郁及躁狂症病况表现得相对温和的阶段里基本不会发生，而在患者情绪极度亢奋、错乱的阶段里却表现得最为显著……就其质性特征而言，与其说它类似于精神分裂症，不如说与因器质性原因引发的精神病相似度更高，至少在专门针对它进行研究的少数几项研究中结论如此。"[①]

阶段性结论

因此，专家们目前关于躁郁症（被诊断为这种病的情况）特征的描述仍不足以让我们明确辨识躁郁症与精神分裂症两者之间的区别。正如读者朋友们可能已经发现的，关于躁郁症的相关文献虽然已有大幅增加，但在《躁郁症》第一版和第二版发布之间的十七年里，其基本概念并无多少实质性进展，第二版中我们可以赖以诊断这一疾病的绝大多数引文其实早在 20 世纪 90 年代就已经存在。基于既有的文献积累，我们不能不认为，上一章所得出的结论同样适用于躁郁症，即躁郁症是精神分裂症这个大类下的一个（或多个不同）子类，换言之，它们都是"意志病变"这一广义病症下的不同变种。同时，我们也无法像支持光谱式分布概念的研究者们所坚持的那样，将这些不同变种视作是根据症状严重程度不同而像光谱一样序列分布的，因为抑郁症引发的病情负担（即因病早亡或致残而致使患者损失掉的寿命年数）远远超过精神分裂症所引发的，而按照这些研究者的说法，精神分裂症却位于光谱中症状最为严重的顶端位置。

但是，我们却可以根据病症的复杂程度将所有这些精神分裂症的不同变种排列成一个连续序列体，其中单相抑郁症（巧合的是，这一变种的严重程度也最高）复杂程度最低，精神分裂症最高，而各种双相紊乱症（既包括躁狂症，也包括抑郁症）则分别处在两者之间的

---

① 布莱勒，克雷佩林，坎贝尔，转引自 Goodwin and Jamison，MDI，第 58—59、66 页；关于临床症状的描述，可另参考第 66—87 页。

不同位置。在单相抑郁症中,受到损伤的是大脑意志中主管激励功能的部分,即患者无法支配自己的思想意识或动作行为,无法逼迫或激励自己按照想要的某种方式去思考或行动。思想陷入偏执状态,死亡、无用感等挥之不去地萦绕在患者脑海中;其动作行为似乎也超出了自己所能掌控的范围。患者似乎不能自拔地陷入了精神分裂症初期那种惊颠(Stimmung)(无意义)状态,对外部世界的认识发生了明显变化(无论是精神分裂症患者还是抑郁症患者,都声称这一阶段的感觉特别"不真实")。透过这一变化,隐约可以感觉到患者的行动自我已经丧失。在这一阶段,患者的心智依然保持着鲜明的个性特征,对自我依然保持着非常清晰,甚至非常敏锐的认识。然而,其"关联性自我"意识已经发生了扭曲异变,"意识自我"会认定自己一无是处,甚至更糟糕,因而陷入一种极度痛苦的体验过程。患者会认定无法忍受自己,因此,死亡似乎成了获得解脱的唯一办法。与诊断为精神分裂症的患者一样,抑郁症患者的"思想自我"开始尝试担当起"受损的意志"的功能。具体而言,也就是每看到一个东西,都要情不自禁地逼迫自己把它的名字喊出来,以便让混乱的外部世界以及臆想出来的内心世界恢复其意义,就好像前一章提到的精神分裂症患者蕾妮一样,每每看见一个杯子、一把椅子、一位朋友,都要情不自禁却徒劳地向自己强调,这些都是独立于自己而存在的东西。由于这一原因,当然也还有其他因素,诗人(尤其是现代自由体诗人)之中会有那么高比例的人都有抑郁表现:抑郁哺育了自由体诗歌。受损的行动自我让现实世界变得了无意义,而它却可以借助语言让无意义的世界恢复意义。(出于同样的原因,对于生在尘世的我们来说,由于不能理解死亡,因此,经历了丧亲之痛的人往往也会诉诸诗歌,寄望通过写诗、读诗等方式来寻找意义,同时也获得慰藉。)

在双相紊乱症情况下,除了抑郁导致患者大脑意志中的激励功能失活之外,躁狂还将导致自我约束力受损。患者既无法激励自己朝想要的方向行动,也无法控制自己的思想和行为漫无方向地狂奔。

由抑郁向躁狂过渡的过程几乎是精神分裂症由前兆期向"关联紊乱期"过渡过程的翻版，一方面对概念指称意义的意识高度彰显，另一方面表现出妄自尊大的妄想。在这一个节点上，躁狂的表现既可能再次循环回归到抑郁，也可能在妄想张力的作用下进一步发展成为严重心理紊乱，进而表现出自我意识丧失、形式思维混乱、完全无所适从等症状。一旦到了不仅思维（及言语）的内容不再受自己支配，而且其结构也不再受自己支配的地步，那么精神分裂症的复杂程度也就达到了极端。

必须谨记，无论是"精神性躁狂"，还是"精神性抑郁"，其典型特征都是形式思维出现紊乱，因此与处于急性、全面发作期的精神分裂症本质上完全相同。两者在诊断方面完全无从区分，而且表现出来的症状也完全相同。一方面，确诊这三种病情都不需要借助形式思维紊乱这一表面症状：精神分裂症的消极症状最难治疗，而且整个发病周期里都可以观察到，同时它也是各种形式的躁郁症病变中最为代表性的症状；此外，II型精神分裂症主要的症状就是消极症状，无法与躁郁症的症状相区分。不过，双相紊乱症（不可避免地也包括了抑郁症）、单相抑郁症在复杂程度方面与精神分裂症之间存在明显区别。实践证明，如果发展到了最高级阶段，也就是最终、最复杂的阶段，精神紊乱症最典型的特征将不是妄想症，而是形式思维紊乱。妄想症所表现出来的只是思想内容的混乱；在躁狂症中，它表现为情绪极度夸张、自信心极度膨胀（妄自尊大的典型表现）；在抑郁症中，它表现为强烈的无望感、无用感以及几乎难以抑制的自杀念头。在前一章讨论精神分裂症时，我们曾给妄想症下了一个定义——所谓妄想症，就是指（患者）没有能力将主观现实与客观现实区分开来，因而往往用内心里臆想出来的体验来代替源自外部世界的真实体验。既然躁郁症专家们的话语体系中并未为我们提供一个关于妄想症的确切定义来取代我们的这一定义，那么，就没有任何理由认为抑郁症患者心目中"对死亡挥之不去的执念，觉得生活无助无望，完全无法忍受的感觉"等心理就不是妄想症的表现。因此，抑郁症始终都呈现出一种妄想性的特征，也因此完全可以说属于一种心理性紊乱病症。

发展到最高级、最典型的程度，精神分裂性失能表现得非常复杂。患者不仅无法支配其思想的内容，因而也就缺乏去思想、去行动的动力（与相对简单的抑郁症、躁狂—抑郁症类似），而且也无法支配其思想的结构。这一相对复杂的特征与心智受损状况的综合性特征有关，因为受损的不仅包括意志的结构（即"行动自我"），还包括"思想自我"，进而导致了整体自我意识的完全丧失。从上文所列描述中可以清楚看出，无论是在常见的单相抑郁症还是相对更严重的双相紊乱症中，都有可能、而且的的确确会表现出这种综合、复杂的损伤情况。精神分裂性疾病各类不同形式之间的主要差别在于持久的抑郁以及形式思维紊乱之间的差别，换言之，也就是抑郁表现特征方面的差别。在经典的精神分裂症（以及无法与之截然区分的某些类型的躁郁症）里，在病变发展成为严重急性心理紊乱症的过程中，抑郁只是其中的一个过渡阶段，而且往往很快就会过去，而这个阶段也标志着这一疾病里最为痛苦、最为生死攸关的一段。与此不同，在重度抑郁症（无论是单相或双相的）中，抑郁表现并不只是一个阶段，而是病变本身，持续时间越久，其痛苦程度和危险程度也越高。此外，严重的单相抑郁症本质上是一种"无解的难题"（也就是说，它不包含有内在的缓减机制），与双相紊乱症形成一种鲜明的对比，因为后者中抑郁表现与急性心理紊乱往往周期性地交替出现，因此，至少痛苦的性质会有所变化；与精神分裂症也形成鲜明对比，因为后者发展到"周密自洽的妄想症（elaborate delusions，亦即仅思想内容出现异常）"阶段时，实际上相当于获得了一种自我缓解的能力。因此，这种比较罕见的"纯粹的疯病"似乎具备某些能够自我救赎的特征，同时也是真正堪称"精神癌症"的病变中最为普通的一种，甚至可以说是最接近正常状态的一种。极有可能，病情的严重程度刚好与其复杂程度成反比。

意志性疾病：复杂程度分布状况

抑郁症	躁狂症/急性心理紊乱症	妄想式（全面爆发）精神分裂症
行动及思想内容方面丧失了积极（激励性）控制力	行动及思想内容方面丧失了积极及消极（抑制性）控制力	行动自我完全异化；文化自我丧失；对行动、思想形式及内容的积极、消极控制力均丧失

"分子医学革命"及"街灯"方法

可以说，自 20 世纪初的"分类革命"以来，我们对于躁郁症这一概念以及其本质的了解并未取得什么实质性进步。因此，在将精神分裂症研究方面所取得的结论运用于这一大类下的抑郁及双相症这两个变种之后，我完全有充分理由就此结束我的论述，给本章画上一个尾声。但我清楚，无论从逻辑理据上来说多么合情合理，要是真这么做了，读者肯定不会原谅我。大家一定会指责我孤陋寡闻，对千禧年之交以来出现的另一场革命一无所知，因为，自这场革命爆发以来，直至现在我写作本书的过程中，几乎每天都会带给我们令人惊讶的重大新发现。这一场"分子医学革命"得益于 20 世纪 90 年代以来分子及细胞生物学领域一日千里的巨大突破，也得益于神经影像等了不起的前沿技术的重大飞跃。《躁郁症》两位作者写道："因此，同医学领域的其他每一个分支一样，精神病学也迈入了一个令人欣喜的全新时代。"[①]诚然，对于躁郁症的理解不可能不受这些重大进步影响。有人或许会认为，我之所以不愿意展开论述，唯一的解释要么就是因为懒惰，要么就是因为能力不够，无法领会这些重大进步的意义所在（毕竟，众所周知，社会学家不是脑外科医生）。因此，为了打消大家心中这种合情合理的怀疑，怀疑我是由于对专业知识了解不足导致了对这一领域的误解，我将就此展开论述，广泛援引古德温及贾

---

① 布莱勒，克雷佩林，坎贝尔，转引自 Goodwin and Jamison，MDI，第 463 页。

米森普遍被奉为圭臬的 2007 年版手册中的内容。如果说到了最后读者朋友们依然得出一个结论，即相比克雷佩林当初首次将它确认为一种独特的病种时的情况，我们当前对躁郁症的理解和解释并未取得多大明显进步，找到治愈方法依然遥遥无期，预防更是几乎渺无希望，那么，原因也并不是因为我向读者朋友们隐藏了任何信息，没有将这一全新的生物学知识在这一问题上迄今所取得的成就向读者朋友们予以介绍。下文中，我将引用参与者自己的话，概述近年来生物革命在精神病学领域所取得的成就。

必须强调一点，我在下文中所说的任何一点，目的都并不是为了诋毁这些新知识，也不是为了指出其中内在的，或者获取方法方面存在的瑕疵和不足。它并未能圆满地回答事关躁郁症的任何重大、根本性问题，我之所以指出这点（就如同先前我也曾指出它未能回答精神分裂症方面的重大、根本性问题一样），绝不是为了对生物学家们所做的精密细致的专业工作妄加评论。我相信他们的生物学体系完美无瑕（即便真有谬误，也绝不应该由我这样的非专业人士来揭露）。无论如何，假如从根子上就出了问题，那么任你如何修修补补，恐怕都将于事无补。之所以未能圆满解释，原因不在于生物学本身，而在于专家们所依赖的逻辑。无论分子生物学家们的概念体系及可用的方法如何精密完备，他们在技术方面所取得的进步也都无法解决一个从根子上既不属于生物学、也不属于技术范畴的问题。我相信，这一领域知识中的某些方面（如表现遗传学方面最近取得的某些新发现，后文中我将粗略提到这一成果）对治疗当下我们所讨论的疾病将起到一定的作用，但前提是围绕躁郁症、精神分裂症的概念性、逻辑性问题必须首先得到妥善解决。

神经生物学、生物精神病学领域当前主流思路背后的逻辑或许可以称之为"街灯逻辑"。这一逻辑就好比一个人在街灯底下寻找丢失的物品，比如说耳坠、隐形眼镜，或者经典寓言中的缝衣针，而他之所以执着地在那里找，并不是因为那里就是丢失地，而只是因为那里有灯，比较明亮。显然，只要仔细搜寻，在那里你可能的确能找到不少东西，但却唯独找不到你真正要找的目标。怪灯光不够明亮，或者怪自己眼力不济，无疑都是只有愚人才干的事。毕竟，你找的东西压根不可能在那里找得到；不管把街灯弄得多么明亮，灯下都不是你应该找的合适地方。古德温和贾米森告诉读者，虽然生物精神病学的名声在第二次世界大战之后因为战争期间与纳粹的瓜葛而一落千丈，直到 20 世纪 60 年代才有所恢复，但"过去十年间，随着计算机以及生物技术工具逐渐普及，人们对它的兴趣已急剧提升……几乎呈几何级数增长"。他们着重指出，"1950 年代末、1960 年代初，随着临床上可以有效调整患者情绪的药物问世，（专家们）真正开始正儿八经地探索，希望搞清楚大脑在躁狂症、抑郁症过程中所充当的角色……心理药理学革命兴起与新技术问世不期而遇，时间上刚巧重合，使得我们有机会可以清楚识别中央神经系统中神经传递元的功能与特征"。[①]换句话说，这一独特的"街灯"至此已经变得璀璨夺目，没人能够对它视而不见。

与精神分裂症类似，躁郁症研究的最初动力同样来自基因遗传学。在相关章节开篇伊始，古德温和贾米森便写道：

> 一代人之前，心理卫生研究领域很少有专家认为先天遗传的缺憾在精神性疾病发病过程中会具有核心作用。由于担心发现遗传性因素可能让患者背上心理耻辱感的负担，进而滋生对治疗虚无无望的消极态度，大多数临床研究人员都聚焦于从社会、发育等角度查找原因，试图来解释精神疾病具有家族性特征这一无可辩驳的事实。

这段内容听起来似乎包含了一层言外之意，那就是：即使有了这些"无可辩驳的事实"，也都不足以引发不同的阐释角度，因为阐释很可能受到科学以外的其他某些因素的影响。具体到本例来说，就是会受到意识形态的影响。并非是因为早期的心理卫生专家们忽略了既有的数据，他们只是不愿意按照某些思路来进行阐释罢了。然而尽

---

① 布莱勒，克雷佩林，坎贝尔，转引自 Goodwin and Jamison，MDI，第 413、463 页。

管如此，两位作者却继续写道：

> 渐渐地，遗传学证据日益凸显，达到了令人难以忽视的地步。近年来，从分子遗传学角度研究几种神经性精神疾病领域的探索取得了巨大进步，尤其是发现了某些 DNA 标记与躁郁症中双相症这一亚类之间存在某种关联。这似乎又进一步证实了先前业已存在的证据，（即精神疾病具有家族性特征）。假如果如所料，某些特定的基因变种的的确确被证明与躁郁症易感特征之间存在某种关联，那么，对这一病变更深入的理解自然理应随之出现……（有望问世的）新发现或许将有望带来全新的诊断测试手段和效果大为改进的治疗方法。[①]

这段开篇词奠定了总体基调，将书中后面部分严格限定在生物学讨论的范畴，从而也使我们清清楚楚地看到了它背后所赖以建立的逻辑是何等无可救药地混乱不堪。

这一总体基调便是一种笃信不疑、充满凯旋意味的信念。不同于受意识形态偏见影响的前辈心理卫生专家，当下的观点则认为，精神疾病具有家族性特征这一无可辩驳但却模棱两可的事实是基因传播的证据，不久的将来之后，就会有研究对其予以进一步证实。古德温和贾米森对未来得到某种更好的诊断方法、更好的治疗效果满怀乐观，坚信未来的研究一定会让这一切成为可能。

在专门介绍从神经生物学角度研究躁郁症这一领域所取得的成就那一章里，他们写道："整个临床医学界都已深切感受到了分子及细胞生物学的巨大影响，我们坚信，这对了解（躁郁症）的根本生理病理注定将产生重大影响，我们一定会看到，能够显著提高这些极具破坏力的病变治疗效果的治疗方案终将会问世。"他们接着引述了下面一段：

> 自（1990 年）以来，我们对大脑正常及非正常机能的理解已经取得了巨大进步。事实上，临床医学界的每一个角落都已深

---

① 布莱勒，克雷佩林，坎贝尔，转引自 Goodwin and Jamison，MDI，第 411 页。

切感受到了分子及细胞生物学的巨大影响，我们坚信，这对我们了解（躁郁症）的根本、核心生理病理最终注定会产生重大影响，也将一定会带来疗效显著提升的治疗方案。

关于基因遗传学，他们断言：

显然，距离实实在在地甄别、筛选出双相紊乱症的易感基因（很可能还包括保护基因），我们已经指日可待……毫无疑问，基因遗传学领域的新知识，还有随之带来的对相关生物学的深入理解，对诊断、区分以及治疗精神类疾病注定将产生无可估量的影响。

继长篇累牍地介绍神经生物学之后，他们以极度乐观的态度给那一章画上了尾声：

我们十分乐观地预言，这里所概要介绍的各项重大进步一定会带来基于病原学的、截然不同的诊断体系，并最终帮助我们找到全新的预防和治疗手段，彻底终结人类所面临的某些最具破坏性但却知之甚少的顽疾。这一进步前途无量，将有望开发出创新性疗法，用于严重、反复性情绪障碍的长期治疗，大大改善数以百万计患者的生活质量。[①]

一篇关于躁郁症的科研文本，却大量使用将来时态、虚拟语气，这一做法或多或少让这类文体本应具有的严肃性打了折扣，也可以说让这个本来非常严肃的话题失去了其沉重的分量。两位作者反复引用生物学知识方面最新、最全面而且无论从哪个角度看也都十分有分量的观点，不仅自己对其未来笃信不疑，而且还打信任牌，再三邀请读者一起分享他们自己的这一份信心。这一做法难免让读者感觉几丝沮丧，进而削弱读者对庄严宏伟的科学的仰慕。究其弊端，这一做法的后果恐怕不亚于单纯宣扬作者们自己溢于言表的乐观精神所带来的不利影响。实际上，人们在此不免心生疑问：他们果真有那么乐观吗？ 未来研究必将证实躁郁症的遗传性特征；易感基因必将

---

① 布莱勒，克雷佩林，坎贝尔，转引自 Goodwin and Jamison，MDI，第 463、589、596、601 页（斜体为本人另外添加，以示强调）。

被甄别出来;这些未来一旦得到验证,必将带来基于病原学知识的(即真正了解躁郁症的本质及诱因)、实用无比的诊断体系,进而带来切实高效的治疗及预防办法。所有这些允诺,反而更加彰显了当前令人失望的事实:(经过了长达一个世纪的类似允诺,经过了分子、细胞生物学及技术研究领域一次又一次所谓"巨大进步",在耗费了数十亿资金之后)躁郁症的遗传性特征却仍有待验证,易感基因却仍有待甄别,而且依然没能找到一种能够让我们对这一疾病进行有效治疗和预防、基于病原学原理、切实有效的诊断体系。

如果说两位作者论述的基调只是令人失望的话,那么,开篇所引用段落中混乱不堪的逻辑,则无疑彻底打消了读者心中残存的最后一丝疑虑(假如有人对那些身穿白大褂的家伙的神奇能力依然还心存几缕希望的话)。《躁郁症》的两位作者所做的种种允诺纯属子虚乌有,毫无根据。众所周知,相关性并不等同于因果性。一个家族里精神性疾病病例比较集中或许是个预兆,预示精神性障碍可能具有遗传性特征。但这种可能只是许多种可能性之中的一种。(正如《躁郁症》的作者们自己所述:"一个家族里某种疾病集中频发可能暗示基因在其中发挥了某些作用,但并无证据能够证明情况的确如此。理论上来讲,接触有毒物质、情感创伤性家族经历等环境因素,也都可能导致这种家族集中发病的情况。")DNA 特殊标记与双相症之间存在的数理相关特征也同样如此。究竟有什么依据可以让我们有理由推断"某个特定的基因变种绝对与躁郁症易感性之间存在关联"[1]呢?更何况,这一基因易感性的因果显著性如何?假如说与精神分裂症类似,如果说只有感染上了病变才会有所表征,那么,我们如何能够确定它的确存在?与精神分裂症的情况类似,躁郁症的基因遗传性特征陷入了一个逻辑上的恶性循环。几乎可以肯定,它注定只会一圈又一圈地兜圈子,永远不会有什么结果。

"目前,"古德温和贾米森在 2007 年写道,"在基因遗传方面最有

---

[1] 布莱勒,克雷佩林,坎贝尔,转引自 Goodwin and Jamison,MDI,第 411 页。

临床运用价值的证据依然仅限于传统上关于双胞胎、家族、领养等问题的研究中所获得的基因—流行病学研究发现。"他们接着写道："这些研究表现出了基因遗传性特征，但却不足以让人甄别出反复性心境障碍病变中基因遗传的具体模式。无论是这些研究还是血缘谱系研究，均未能明确揭示出基因方面的其他重要问题：存在生物异质性吗？疾病遗传的生理病理过程是什么样？基因图谱中病变的逻各斯具体位置在哪里？基因缺陷究竟是什么？"在当今"分子医学革命"如火如荼的时代，围绕躁郁症的遗传性研究聚焦于寻找"一种易感基因，以锁定基因中可能与躁郁症有关的某些独特特征"。但古德温和贾米森说道："首先要明确证实存在遗传性，然后再去寻找导致这一遗传现象发生的具体基因。只有这样做才合乎情理。"但问题在于，而且他们也认为，一种具有遗传性的疾病出现之前必须先存在另外一种疾病，那么，"所研究的对象中，究竟哪种才是显性性状或特征呢"？[1]换句话说，我们寄望于通过基因研究更好地了解躁郁症，而基因研究却首先有赖于对这一问题的明确界定。

古德温和贾米森列举了自 20 世纪 60 年代以来围绕双相症以及重度抑郁症进行的传统基因—流行病学研究，这些研究自 1990 年之后就基本没有任何新的发现。根据针对家族集中发病情况的研究，我们现在知道，如果一个人的一级近亲中有人患有严重抑郁症，那么他生命期内也患上严重抑郁症的风险将增加两倍。但如果一级近亲中有人患有双相症，那么他生命期内也患上双相症的风险将增加十倍（显然，解读这些已有共识的数字时，我们心里必须清楚记住，在如何准确定义和诊断这两类疾病方面依然存在诸多问题）。据认为，相比针对家族集中发病情况的研究而言，围绕双胞胎及领养情况而进行的研究使得研究人员能够将因基因导致的致病风险与因环境导致的致病风险区分开来。具体来说，关于（基因）遗传性的计算结果是

---

① 布莱勒，克雷佩林，坎贝尔，转引自 Goodwin and Jamison，MDI，第 419；411—414 页。

根据针对双胞胎的研究得出来的，因为针对领养情况下躁郁症的研究迄今只进行过四项（最近的一项发生在 1986 年），而且结果并不完全一致，只能"微弱支持"基因导致病变这一观点。根据针对双胞胎情况的研究结果计算，双相症的遗传概率为 0.78，同卵双胞胎间的一致性概率为 63％。与此截然不同，重大抑郁症的遗传概率只有 0.34，同卵双胞胎间的一致性概率也仅 34％。不过，如果仅将"高度复发性"抑郁症的情况考虑在内，这一数字可能要高些。然而，针对双胞胎进行的研究均建立在"人类环境本质"这个极为抽象、甚至可以说非常空洞的概念基础之上，也正是因为这个原因，很难真正将基因和环境的影响明确区分开来。实际上，这些数字压根无法准确反映躁郁症的遗传概率。关于针对双胞胎的研究背后的逻辑理据，古德温和贾米森有如下解释：

> 同卵双胞胎的基因 100％ 完全相同，而异卵双胞胎只有 50％ 的基因完全相同。然而，这两类不同的双胞胎却被假定认为在环境方面不存在任何差别。因此，相比于异卵双胞胎，如果说同卵双胞胎在躁郁症方面表现出了更高的相似度，恐怕也很可能是因为他们的基因相似度相对更高。[1]

但是，（其他一切所赖以建立的）这一假定却根本上就是错误的。它将整个的社会—文化"环境"简单归纳为"具有相同的生物学父母"。无论是父母，还是广义的社会，对待孩子的方式不可能完全相同：即便是个高孩子与个矮孩子、相貌娇美的孩子与相貌相对欠佳的孩子相比，各自的经历感受也很可能存在不小的差别，男孩与女孩之间的差别更是不言而喻。这也就意味着，异卵双胞胎生活环境中的差异一定显著高于同卵双胞胎，实际上，后者由于样貌完全相同，很可能所受到的待遇也接近于完全相同。因此，针对双胞胎的研究所得出的遗传概率数字所反映出来的，其实是相同的基因与相同的环境共

---

[1] 布莱勒，克雷佩林，坎贝尔，转引自 Goodwin and Jamison，MDI，第 422、549；419 页（斜体为本人另外添加，以示强调）。

同作用的结果，比较过程中，我们无法将任何一方的影响视作恒量。另外还有一点也再明显不过，相比总体综合影响共性较低的情况而言，假如总体综合影响的共性程度较高（比如同卵双胞胎的情况），那么，这些双胞胎在性格特征方面表现出相对更高的一致性概率自然也是预料中的事。

通常认为，同卵双胞胎的基因构成以及环境都完全一致。鉴于这一点，他们在躁郁症问题上表现出来的显著不一致程度（双胞胎中如果有一位患了躁郁症，另一位不受影响的概率为35%）确实给基因研究范式带来了一个重大麻烦。但如果把它放在本书所提出的理论框架下，这点却完全可以得到合理的解释，因为本书反复强调的核心观点认为，文化环境高度复杂，且本质上呈现不断变化、不断演进的特征，永远也无法假定认为任何两个人所受到的影响会完全相同。可以预期，即便是同卵双胞胎，其心智发育过程和经历也可能大相径庭。《躁郁症》的作者们将这一 35% 的不一致性归咎于表观遗传调控的结果，但这其实只是生物学家们的表达方式，承认环境的影响作用却不愿明确表示。古德温和贾米森接着写道：

> 近年来，与基因突变不同，表观遗传学研究的对象是基因组中出现的不改变 DNA 序列的变化。（近年来，）这方面的研究揭示了先天与后天因素之间存在着一种何等不可分割的联系。同一器官内不同组织中的不同细胞，虽然 DNA 序列相同，但细胞表型却差别显著，而且功能表现也大相径庭。表观遗传研究意在揭示这一现象背后的分子学机制。据认为，细胞表型以及功能方面的差异是大量发育性、环境性以及随机性事件综合作用的结果，其中有一部分是通过 DNA 表观遗传改变与染色体组蛋白相互协调的结果。因此，表观遗传调控是"细胞记忆"分子基片中的一种，或许能够帮助我们理解环境影响是如何引发行为反应方面临时性、不相关的变化的。[1]

---

[1] 布莱勒，克雷佩林，坎贝尔，转引自 Goodwin and Jamison，MDI，第 596 页。

就实际效果而论,借助于表观遗传学这一媒介,神经科学正逐步与本书所阐述的、将心智视作一种文化现象的理论走向接轨和融合。正如我在第二章中所反复强调,新兴的现象势必会重组其构成要素,调整后者的功能,使其更好地适应于自己,就好比一种自上而下的调整过程。心智时刻受大脑机制支持,而大脑机制构成了心智存在的限定条件,不过,大脑机制的组织方式早已根据心智的要求进行过调整,以适应后者的需要。极有可能,这一重组和调适过程就是通过表观遗传调控实现的。就精神分裂症、躁郁症等心理疾病而言,表观遗传研究发现极有可能对这些疾病的治疗带来重大启示。如古德温和贾米森所述:"概言之,虽然大量进一步研究仍有待开展,但我们对基因—环境相互作用背后的分子机制的了解正日益增多,这就提出了一种令人神往的可能性,即人生早期因环境导致的神经生理变化可能有助于日后针对表观基因组采取的治疗策略。"[1]当然,从神经科学的角度来看,这么做有一个前提,即起码要承认,在两者的相互作用过程中,环境因素与基因因素同样复杂,甚至复杂程度更高,必须予以同样深入细致的研究分析,同时也要抛弃先入为主的教条,不再将根本无从找到有机源头的心理疾病视作一种有机性质的疾病。秉持开放的态度,承认环境诱发病变的可能性同样大,这一点理应得到严肃认真的考虑,或许将有助于我们甄别出相关的表观遗传改变的过程,进而在其消退期将导致病变的元凶缉拿归案。要想将表观遗传学研究有望带给人类意识(包括正常、非正常两类意识)领域的美好期望变为现实,就需要我们综合两个不同领域的知识:对细胞及分子生物的理解;对另一实证现实领域——文化及心智——的理解。距离实现这一良好合作我们依然任重道远,而如果不能实现这一点,那么表观遗传学对于躁郁症研究的重大意义恐怕也将如同过眼云烟,热热闹闹一时之后便再也无人问津。

　　不过,让我们将视线转回到搜寻躁郁症致病元凶基因的努力上

---

① 布莱勒,克雷佩林,坎贝尔,转引自 Goodwin and Jamison,MDI,第 597 页。

来。人类基因组项目所取得的突破为研究人员搜寻这一基因提供了巨大鼓舞。受这一项目中取得的巨大成就(拿前文提到的比喻来说，这一成就好比"街灯"的亮度有了显著提升)所激励，加之针对家族、双胞胎的研究让很多人坚信这一疾病在很大程度上(78%)具有基因遗传性(虽然如前文所述，这些研究压根无法支持这一信念)，研究界有数量相当可观的人开始跃跃欲试，意图从微基因角度证实这一观点。关于为什么会出现朝分子层面的这一转向，古德温和贾米森解释如下：

> 自 20 世纪 90 年代末期以来，随着人类基因组测序项目蓬勃开展，先后在人类基因组中发现了大量的单核苷酸差异，简称"单核多态性(SNP)"。研究人员发现，每 20 个单核苷酸中就会有一个存在这种差异。这一研究结果表明，大约 99.5% 的人类具有相同的 DNA 分布序列，影响双相紊乱症易感程度的因子很可能就与这 0.5% 的差异有关。在公共 SNP 数据库中，已经得到确认的 SNP 数量达一千万条；据预测，SNP 总量应该在一千五百万条左右，其中约六百万条基本相同。结合 SNP 研究成果开展双相紊乱症研究的尝试首次出现于 2002 年。

两位作者参照《牛津英语大词典》，将人类基因组定义为："基因组即人体中能够创造人体组成成分的所有基因的集合"，仅仅是因为牛津词典乃"英语中能够创造意义的所有单词的集大成者"。他们紧接上述引文写道："截至本书撰写时，这一词条总体已经基本拼写了出来。然而，仍有很多工作待进一步开展，尤其是在厘清基因的功能方面。这一使命就好比为词典中的每一个词条制订出详尽的解释和定义。"他们的这一类比很有意思：不妨设想，假使牛津大词典为所有的英语单词都给出了准确无误的拼写方法，却没能对其中任何一个单词下个精准的定义，那么，它将会是何等一种大而无用的物件！不出所料，躁郁症基因研究这一新的研究方向迄今为止并未带来什么特别有意思的成果。"目前已经开展的、针对(躁郁症)的全基因组关联性扫描共完成了 21 项……至少 5 个与双相症相关的研究结果……在多家族样本研究中已经达到全基因组统计显著性水平……虽然前途一片光明,但这些结果却仍未能得到持续一贯的复盘验证……"①

不过,关联性研究证实了先前针对某些易感家族的研究中所得到的结论。这些研究早在《躁郁症》第一版中就已有介绍,其结果显示,"双相症与精神分裂症之间可能存在着某些共同的致病基因"。

> 这些研究显示,在亲属中有双相症、精神分裂症患者的受试组中,重度抑郁症及精神分裂性紊乱症状检出率偏高……(1990年以后的研究)同样显示这两种紊乱症之间存在共同的致病倾向。

> 针对双相症、精神分裂症进行的关联性研究显示了一些相互重叠的染色体区域,这些区域很可能包含两种疾病共有的某些易感基因……(另外的)研究发现显示,带有心理性特征的双相症很可能属于一个特殊的亚种,从基因学角度来看,这一亚种具有特殊的意义,很可能与精神分裂症之间存在某些共同的易感基因……

> 病原重叠假说显示,(寡基因模式中)要么存在精神病基因,要么存在情绪及精神病联合基因。②

与精神分裂症类似,躁郁症很可能具有"寡基因性"(这个词意思等同于"多基因",只是其含义可能相对乐观一些)。这一假说使得搜寻基因学基础的努力更加复杂化,不过同时也暗示了一种可以让问题得到简化的策略:尝试将这一病变细分为"临床特征和生物学特征……进而或许可以甄别出一个具有同质基因的亚类",或称内在表型。文中写道:

> (所谓内在表型),就是一种内在的、中间性质的表型(即不借助仪器、单靠肉眼无法观察到),它填充了基因与末梢疾病因

---

① 布莱勒,克雷佩林,坎贝尔,转引自 Goodwin and Jamison, MDI,第423、426页。
② 同上,第432—433页。

果链条中的空白，因此可能有助于解决病原学方面的一系列问题。内在表型这一概念假定，相比疾病全面发作时所涉及的基因的数量而言，代表相对基础现象（区别于《诊断手册》中常见的那些行为障碍）的内在表型变异过程中所涉及的基因数量较少。迄今为止，（在既有生物精神病框架下，）这一相对理性的策略并未带来突破性的发现。"内在表型策略能否带来实质性回报呢？"《躁郁症》的两位一向高度乐观的作者自问道。他们深信，希望和前景一片光明。

内在表型提供了一种方式，既可以用来甄别临床表型背后的"上游"特征，也可用来甄别基因的"下游"生物后果。可用于甄别内在表型的方法包括：神经心理学式、认知学式、神经生理学式、神经解剖学式、影像学式、生物化学式等等。本册中经修订过的信息显示，可供候选的脑功能内在表型（数量众多）。

然而，

建议的所有这些内在表型之中，尚没有一种已经得到了完全验证。此外，虽然凭借直觉感受判断不言而喻，这些候选内在表型的基因特征应该比躁郁症的基因特征相对简单，但这一直观感受仍有待得到清晰的验证来予以确认。

关于躁郁症与精神分裂症之间恼人的亲缘关系，两位作者写道：

虽然传统上寻找易感基因的尝试往往都基于一个假定，认为精神分裂症与双相症是两种彼此不同的疾病，有着各自不同的病原，但来自精神病学不同领域的研究结果却越来越多地表明，情况与这一假定并不相符。特别值得注意的是，基因研究所得结论显示出来一个规律，有越来越多证据表明，传统分类体系下各类疾病的易感基因中存在重叠。显然，基因与行为之间不存在一对一的关系，无法得出结论认为"某种特定的基因组合方式……导致或促成了某种复杂的行为方式……另外，还有关键的一点也必须记住，那就是：基因多态性很可能仅仅与双相紊乱症或复发性抑郁症存在关联；这些基因可能并非无一例外地都会决定最终的结果，而只不过助了一臂之力，让日后患上疾病的可能性提高了几分。事实上，基因永远也不可能决定非正常行为自身，它只能决定构成细胞的蛋白，进而形成循环，共同决定了正常及非正常行为的不同侧面。这一不断提升的交互程度使得研究精神性疾病的努力如此艰难。"①

《躁郁症》的两位作者执着地紧握着手中的枪，甚至拒绝接受一个已经再显然不过的结论，即鉴于所有的证据都与传统模式截然相反，那么极有可能传统模式是错误的，躁郁症和精神分裂症很可能完全就是同一种疾病。不过，他们承认，"自 20 世纪 80 年代中期以来，关联性研究领域一直是双相紊乱症基因研究的焦点"，所取得的成果总体而言令人非常失望。2007 年那年，他们写道：

> （截至本书写作时，）试图通过关联性研究锁定双相症基因的努力只取得了非常有限的成功，因为所得到的研究结果并不像期望的那么完全一致，且仅局限于某一个或数量非常少的染色体区域。之所以如此，最大的原因可能是因为双相症从基因角度来看是种高度复杂的心理障碍……易感基因不同的组合方式在不同群体中很可能导致疾病。虽然这一方面所取得的进步比预期的要慢，但截至目前已经完成的二十余项双相症基因组扫描仍然还是揭示了一些鲜明的信号，表明关联性的确存在，而且其中某些信号在其他研究中也已得到验证。最有希望的关联区域……值得继续深入研究，以明确这些区域是否的的确确包含了双相症基因。由于在探寻双相症基因方面尚未有绝对"实锤"性的成功发现，致使某些研究者开始尝试采用其他途径来解决这一问题，其中包括：进一步细化表型……重新思考这一疾病背后可能存在的基因机理等等。②

他们预测，

> 将来，自 20 世纪 80 年代以来已然成为双相症基因研究领

---

① 布莱勒，克雷佩林，坎贝尔，转引自 Goodwin and Jamison，MDI，第 595—596 页。
② 同上，第 459 页。

域主流研究方式的关联性研究（linkage studies）将退出核心舞台，成为一种辅助性研究手段，而共因性研究（association studies）将开始发挥更大作用。双相症关联性研究所揭示的染色体区域将被放在大规模病案—参照以及三维要素（病案—父母）样本中予以研究。之所以出现这一转型，是因为虽然关联性研究可以甄别基因所在的宏观染色体区域，但只有共因性研究才能精准定位致病基因的位置，更具体来说，才能定位出基因中导致疾病易感性的某个特定基因变种的精确位置。打个比方，这就好比要在 23 个巨大的稻草垛中寻找一根缝衣针。关联性研究就好比首先要大致判断出针可能在哪个区域、哪个草垛中。一旦确定了这个大致方向和位置，然后就需要采用一个更加细腻的方法，逐一排查每一根稻草。

假如能够确定针的确就是丢在这 23 个稻草垛中，那么这无疑是个恰当的比方。然而，由于这一点无法明确证实，只是我们一厢情愿、笃定不移地坚信它就在那里，因此，我们实质上不得不又一次回到了"街灯"方法这一误区中来。不妨假想一下：就因为某一个区域被灯光照得如同白昼一般，就坚持要在这一区域内使劲寻找那根丢失的缝衣针；把街灯照得通亮的区域划分为 23 个（之所以用这个数字，是为了等同于染色体区域的数量）亚区，然后再继续把每一个亚区分成更小的区片；假定确认存在金属反光的大约有 20 个片区，其中 11 个找到的希望尤其大。（或许，由于某个人正好在街灯下戴隐形眼镜，刚好就在那一刻、就在那一个地方把眼镜临时弄丢了，然后，据说有人在一处看着非常相像的地方找到了这一只眼镜）；假想我们对这 11 个最有希望的片区过筛子一般彻底梳理了一遍，最后什么也没有找到；然后我们仍然不死心，于是又采取了一种更加精细的方法：拿来放大镜，对这一地点一厘米一厘米逐一仔细检查。

"一旦找到了双相症基因，"古德温和贾米森接着写道：

研究人员就会希望进一步了解，如果将携带易感基因的人放在某一特定因素下，或让他去体验某一特定经历，会不会得上这一疾病的概率就更高。有人提出了一系列可能构成躁郁症(包括双相症及反复性抑郁症)致病因子的环境,比如年幼时候失去双亲、遭遇过难产等等。可以对这些环境因子进行评估分析,看它们是否会与风险基因共同作用,增加得病的风险。比如说,5-羟色胺转运体启动子多态性的变种、压力过重的生活经历,两者相互作用,或许发挥了一定的作用,导致一个人容易患上重度抑郁症……①

前文讨论关于精神分裂症的研究时,我们已经提到过 5-羟色胺转运体启动子多态性(5-HTT 基因)。在针对躁郁症的研究中,它同样也是很多研究人员关注的焦点。极有可能,关于它,能知道的所有信息目前我们基本都已经知道。②对街灯机制不断精密微调,注定有望不断带来大量全新的信息;随着光亮度持续提升,我们之所以仍未能揭示躁郁症的问题,并将这些新获得的信息转化为有用的知识,并不是因为缺乏有能力的人才,也不是他们不够勤奋,更不是因为用于拿它来寻找的经费不足。古德温和贾米森写道:

> 鉴于五羟色胺在抑郁症中的重要性,鉴于 5-HTT 在神经元突触位置上五羟色胺基因功能发挥过程中所担当的重要角色,鉴于已有研究揭示基因启动子区域存在对其功能有实质性影响的 DNA 变异现象,因此 5-HTT 一直是躁郁症研究中受关注力度最高的一种基因。启动子区域对基因的表现发挥着关键作用,5-HTT 拥有一大串启动子 DNA,既有长态形式,也有短态形式。研究发现,相比长态而言,短态容易导致基因表现程度降低。在四项关于双相症的研究中,研究人员发现该疾病与短态

---

① 布莱勒、克雷佩林、坎贝尔,转引自 Goodwin and Jamison, MDI,第 455、457 页。
② 文兰德(Wenland)等人在写给编辑的信中强调,以 5-HTTLPR 多态性为主题的研究论文数量已多达 300 余篇,涉及行为研究、药理研究、医态科学等多个不同领域。相关详情可参见刊载于 *Molecular Psychiatry* 11(2006);第 224—226 页的"Simultaneous genotyping of four functional loci of human SLC6A4, with a reappraisal of 5-HTTLPR and rs25531"一文。

> 变种之间存在正向关联，而在另十三项研究中，并未发现显著差
> 异……一项针对 15 个病案——参照样本研究结果进行的整合分
> 析显示，有证据显示这一多态性对双相症具有显著影响，尽管显
> 著程度不算太高。结果显示，与对照组相比，病例中拥有短态基
> 因与长态基因的比例为 1.13。①

除此之外的事实还包括短态基因为正常基因。地球三分之二的人都
有这一基因，但很显然，所有这些发现其实毫无用处（即便我们这两
位信心满满的作者也认为它们很弱）。他们提出一个结论："如果你
身上有人类基因中常见的变种，那么就很可能面临患上双相症的风
险。"固然，在某些情况下，这类确切无疑却啰里啰嗦的结论也确有它
的道理。比如说，激进的乳房切除术是预防乳腺癌的一种有效手段，
因为它背后的逻辑不言而喻：没有了乳房，也便没有乳癌。但在绝大
多数情况下，诸如"人活着就不可避免要面对死亡威胁"这类不言而
喻的正确说法并没有什么实际意义。诚然，长有肺是罹患肺结核的
必要条件；没有心脏，患冠心病的风险也就无从谈起，但是，为了降低
有生之年罹患这类疾病的风险就将这些人体重要器官去掉显然不是
一个合适的选择。5-HTT 这一"躁郁症研究中受关注力度最高的基
因"的情况也同样如此。它，或者说其他任何一种尚未发现的躁郁症
易感（即容易染上这一疾病）基因，与环境因素或生活经历之间究竟
存在什么关系？为什么针对这些很可能极其重要的因素的研究非要
等找到了双相症基因才可以开始进行？更何况，尽管研究人员期待
已久，这一基因却至今压根没有发现。为什么不从街灯下走出来，让
被璀璨的街灯刺得发黑的双眼稍事休息，花上片刻的工夫认真想想，
那根该死的缝衣针究竟是在哪个地方丢掉的？

截至目前，共因性研究方法也仍未取得任何突破性进展。然而，
不管如何，古德温和贾米森还是写道：

> 要想证明某种基因，或者更具体地说，要想证明某一具体的

---

① Goodwin and Jamison, *MDI*, 443.

基因变种（等位基因）与躁郁症之间存在因果关联，不能仅仅依靠证明该基因或等位基因与这一疾病之间存在统计关联性，还需要提供另一项非常重要的证据，即：证明这一等位基因确确实实导致其结构或 RNA 信使表现程度发生了明显改变。有研究显示，有几种基因在双相症患者大脑前额叶皮层、海马区，或者杏仁体部位表现出了非正常的表现程度，但这些发现均未能在其他研究中得到重复验证。然而，没有研究结果显示等位基因的变种与这些变化存在关联……

　　某一基因变种与躁郁症之间存在因果关联的最终证据有赖于开展超越核酸研究范畴的、更广泛的调查。结构及（或）功能方面的改变需要通过推定的致病基因的蛋白质产物中表现出来。而且，推定的致病等位基因应能够导致大脑区域结构或功能以及过渡表型在生物化学进程路径、神经元及（或）神经胶质方面的视觉可见变化。围绕 5-羟色胺转运体基因中启动子区域多态性的研究再次为这一方面的研究提供了一个范例。据一项核磁共振影像功能性研究显示，短态变种与杏仁体在受到令人恐惧的刺激时表现出来的较高活跃程度存在关联。

虽然也指出了其中的某些不足，但古德温和贾米森依然认为这些为数不多的小收获构成了让他们"心怀乐观的理由"——

　　目前尚没有基因测试可以提供儿童在某一具体情况下所面临风险程度的准确预计……很可能，导致双相症的首批基因已经被发现，尽管最终证明某一具体基因在病原学方面所发挥的具体作用仍有待进一步证明，需要超越 DNA 层面，揭示该基因在病原机理进程中的具体角色……

　　尽管这些使我们有理由对躁郁症基因药物研究的未来保持乐观，对某些可能存在的误区、陷阱我们也应有清楚的认识并保持警惕。由于致病等位基因或其亚种的影响很可能非常微弱，因此，每一种单独因素在基因测试中的用处或许都很有限……

然而尽管如此，他们还是写道："基因检测和筛查是当前临床实践中一个鲜明特征。"简要而言——

> 虽然我们仍有待去甄别与躁郁症相关的具体异常基因或蛋白质,但我们在对这一疾病的了解方面已经取得了重大进步,尤其是在对双相症这一亚类的了解以及最有效的治疗方法机理方面已经取得了重大进步。这些进步在临床神经科学圈内引起了不小轰动,并且正在重构我们对这一病变背后的神经生物学原理的见解。①

神经科学圈内的轰动程度(显然非常轰动,可能是因为一枚尚未找到的基因)与其所采用的研究技术的发达程度直接成比。比如说,这些技术使得人类能够直观地亲眼目睹支持各类心理进程的某些大脑机制。至少在刚过去的百余年里,没有人怀疑这些机制的存在(人类心智中的每一种现象显然都是由大脑支持的),但直到最近,我们却仍无法将这些机制一一明确指出来。当然,我们仍不清楚发生在大脑中的每一个事件究竟与哪一种具体的心智事件相关(因为关于心智事件本身,我们几乎可以说一无所知),但是,我们已经能够将大脑中所发生的事件的大类与心智现象中的某些大类联系起来,比如说疾病与健康之间的关联。因此,古德温和贾米森宣称,自1990年他们的作品首版出版以来,关于大脑回路的理解,尤其是关于躁郁症患者大脑细胞可塑性级联的理解取得了"的确非常显著的进步"。他们写道:

> 通过大脑功能影像研究,(研究人员)已经甄别找到了导致躁郁症患者在行为、认知及躯体表征方面表现的情感回路。这些回路中的重要区域包括杏仁体及相关边缘叶结构、外环及内侧大脑前额叶皮层、前扣带回、内侧丘脑,以及基底核中的相关区域。似乎可以认为,导致并决定躁郁症病变表现的原因并非是回路中任何一个单独区域内部的增加或减少,而是回路整体失去了平衡。

---

① Goodwin and Jamison, *MDI*, 460—463.

值得注意的是，在上文所述的模式中，神经元处理回路机制的整体功能意味着被处理的信息（此处也就是传递到达病变组织器官的信息）与组织器官之间在细胞层面存在一种相互协调的关系，因此，也就决定了躁郁症的表现形式。（古德温和贾米森的描述预设了一个前提，即疾病、协调回路、组织器官之间是一个三维分野关系）。但是，回路中的不平衡本身就是疾病的表现形式，就好比发生了病变的肺细胞就是肺结核病的具体表现形式（而不是协调媒介），发生了病变的乳房组织就是乳癌的具体表现形式（而不是协调媒介）。基于此，除非已经知道这一疾病具有遗传性，否则我们也便很难理解：为什么这些脑回路就一定会让某个人易于罹患这一疾病，它们为什么就一定会负责处理发生了变异扭曲的信息？古德温和贾米森接着写道：

> 此外，针对躁郁症患者细胞可塑性级联的研究逐步让我们对这一疾病的生理病理、过程、长期优化疗法等有了一个基本的概念。这些数据显示，虽然躁郁症显然不属于一种典型的神经退行性疾病，但却确实与细胞可塑性和弹性受损有关。

躁郁症与细胞可塑性受损（或者说躁郁症的表现形式）之间存在关联这一事实让两位作者宣称如下：

> 我们坚定相信，躁郁症的根源在于细胞可塑性级联发生了异变，进而导致负责协调情感、认知、运动及植物性神经功能的突触和回路在处理信息的过程中出现异常。因此，躁郁症充其量可以被认定为是突触和回路方面的一种紊乱状态，而不是因为某个神经传递元或神经肽系统"过多或过少"。[1]

无论"过多或过少"这一论调有什么相对优点，上述判断本质上都无异于反复强调"肺结核是肺部的病、乳癌是乳房位置发生了病变"，（并无多大实际意义）。你完全可以同意古德温和贾米森的说法，"非常遗憾的是，在研发真正新颖的躁郁症针对性疗法方面进展甚微"。[2]但

---

[1]　Goodwin and Jamison, *MDI*, 598—599.
[2]　同上，第 600 页。

这一点丝毫不会令人感觉意外。

躁郁症是一种非常严重的疾病。罹患抑郁型躁郁症的患者中，自杀率高达20％；躁狂型躁郁症发展到高级阶段的时候，几乎无法与精神分裂症相区别。很显然，它往往导致与心智功能相关的"多个系统、多个层面发生异变。"迄今为止，得益于神经影像技术，研究人员已可以确认，（相比健康的对照组而言，）躁郁症患者的大脑结构在以下方面存在异常：

1. 侧脑室明显扩大；

2. 皮质沟明显扩大；

3. 第三脑室明显扩大；

4. 皮质下信号强度明显增强〔年轻及年老双相症患者、年老抑郁型躁郁症（MDD）患者〕；

5. 前额及前前额容积缩小；

6. 小脑容积缩小；

7. 海马区容积缩小（抑郁型躁郁症患者）。

以上七项发现中，四项已经整合分析得到证实。躁郁症患者与健康的对照组拥有相似的全脑容量这一发现也已得到证实。古德温和贾米森写道："弥散张量成像（DTI）等新型影像获取技术、将影像细化为灰白不同区域进行处理的全新影像处理技术，所有这些技术进步注定将推动结构神经影像研究的巨大飞跃。不过，小规模研究中临床差异性大、样本偏小，以及由此导致的数据统计处理能力有限等问题都有待进一步解决。要更好地了解精神疾病患者大脑结构异常特征与临床症状间的相关性，解决这一问题就显得尤为迫切。"[1]

功能性神经影像也揭示了一些与躁郁症有关的异常现象。大脑活动中的这些异常现象包括：

1. 全脑活动减少（老年、偏抑郁型患者）；

----

[1]　Goodwin and Jamison，*MDI*，626、653.

2. 前额叶背外侧活动减少；

3. 颞叶皮层活动减少；

4. 基底神经节活动减少；

5. 前扣带皮质及前额叶皮质活动异变；

6. 杏仁核活动增强；

7.（相比于健康的对照组而言，情绪相对平静的双相症患者以及抑郁性双相症患者）前额叶磷酸单酯有所减少。

上述发现中，仅最后一项经整合分析得到了验证。

与他们惯常的乐观态度截然不同，《躁郁症》两位作者在神经影像一章的结尾部分着重强调了近年研究的局限，其中所流露出来的态度几乎无异于绝望。[①]他们写道：

> 这里综述的各项大脑活动研究均存在严重的局限性，其中包括：样本偏小、方法千差万别、过度依赖于衡量整个大脑结构的活动规律而忽视对具体神经化学差异性的评测，等等。如果想要更全面地了解精神紊乱症神经生物学的本质，就需要将这些研究所得到的结果与新兴的、应用特定神经化学放射追踪技术及磁共振波谱技术对大脑特定部位进行的神经化学研究所得结果结合起来进行研究……

> 磁共振波谱技术研究方法方面的进步使得我们能够针对大脑神经化学中的特定部位开展侵入性相对较低……可操作度相对较高的体内评估，效果远胜于采用特定神经化学放射追踪的正电子发射型计算机断层显像技术（PET）。不过，磁共振波谱技术也有其局限，如空间分辨率相对较低，只适用于评估小批量代谢物，而且在某些情况下，对这些代谢物特征的区分也不够完善。

> 在针对特定大脑神经化学现象的研究方面，也存在与针对大脑活动的研究同样的重要缺陷，如样本过小、方法不统一等

---

① Goodwin and Jamison，*MDI*，详见该书第 15 章"神经解剖学和神经成像（*Neuro-anatomy and Neuroimaging*）"，第 609—654 页。

等。包括影像获取新技术等在内的技术进步的确有望促进神经影像研究的进步。然而，与结构神经影像研究一样，因为临床差异性、单项研究样本小等原因导致的统计局限依然是个不小的问题……开展大型合作研究，采用有利于整合分析的标准化设计等等，或许有助于解决这一方面面临的问题……

在增进我们对生理、心理紊乱过程中究竟是哪些脑结构决定了情感进程这一问题上，神经影像技术做出了巨大贡献。但尽管如此，这一技术的潜力仍未得到完全发挥，对于临床诊断和治疗严重心境障碍，它依然有巨大潜力等待发掘。如果说我们的研究想要继续推进我们对这些疾病中神经解剖、神经化学基层等的了解，技术创新将必不可少，如提升时间、空间分辨率，减少甚至彻底消除电离辐射，提高神经化学具体针对性，增加技术普及度，降低成本，等等。随着这些技术创新不断展开，以下各点也益发显得重要：大幅加大精力投入，改进诊断及临床评估技术，其中包括改进目前普遍接受的重度抑郁症（MDD）甄别标准，按照克雷佩林的概念，这一问题应划归躁郁症之列，但复发率却相对更高。同时，我们也需要更加细致地甄别状态与特征之间的差异，对在评估这些策略过程中因不同原因引起的误差方面已有共识的协议进行更加仔细的审视。鉴于这些技术潜力巨大，而且成本极为高昂，在上述方面任何一点的松懈和偷懒都将是我们无法承担的代价。这些技术进步最终是否果真能带来临床实践运用、提高对心理障碍患者进行靶向诊断和治疗的效率？虽然说这些都仍有待观望，但显然，除非我们加大精力投入，加大对所研究患者临床表现特征的标准化研究，否则，这些潜力就不可能实现。①

就这样，我们又重新回到了原点。如果对所希望解释的对象究竟是什么都根本不了解，那么想要解释好它显然从逻辑上就根本说不通。

---

① Goodwin and Jamison，*MDI*，653—654.

同理,如果对所希望治愈和预防的疾病究竟是什么没有把握,治愈和预防也便无从谈起。解释、治愈和预防躁郁症首先有赖于我们从概念上对它达成正确、一致、系统的理解。我们必须回到原初,搞清楚缝衣针到底是丢失在了哪里。如果寄望于继续提高街灯亮度,其代价终有一日将成为我们无力承受的负担。

躁郁症研究——流行病学视角

接下来我们仍需要继续审视躁郁症流行病学研究方面所得到的结果。如上文所述,在这一方面我们依然面临概念不清、逻辑混乱等诸多问题,这些问题与我们上一章讨论精神分裂症流行病学研究时所面临的尴尬境地在本质上非常相似。但尽管如此,这一方面的数据却极具启示意义。①关于该疾病在年龄、种族、广义的"族裔"以及社会阶层等方面来看分布状态的数据尤其耐人寻味。《躁郁症》第一版、第二版中所报道和讨论的流行病学研究发现总体上没有什么差别,因为其中所引用的绝大多数研究都发表于 1990 年之前,而且随后的十七年中所开展的研究与以前的研究也基本一致。尽管如此,如果我们仔细对比一下两个版本就会发现,在他们所描绘的总体情形方面,还是存在一些颇为引人注目的变化的。

举例来说,第一版曾据 20 世纪 80 年代开展的研究得出试探性结论,即相比老年人口群体而言,年龄相对较轻(1944 年及以后出生)的群体首次发病年龄略微偏低,而且,发病率很可能也偏高。从文化意义来解读的话,这就表明,从多个维度来看,婴儿潮一代及以后各代人在躁郁症问题上所面临的负担呈加重趋势。尽管如此,大家普遍的共识是,双相症的平均首发年龄是三十岁,而单相重度抑郁症的平均首发年龄介于四十至五十岁之间。古德温和贾米森于是据

---

① 有关躁郁症流行病学研究中研究方法方面存在的问题,可参阅同一文献,详见第 157—158 页。

此作出假设："虽然这一差异可能与记忆不准确、记录不够完善以及其他诸多因素有关，但很有可能，易感个人如今的确可能在相对较低的年龄就表现出了他们的表型。"①1990 年以来开展的数项大型研究，特别是 1990 年代早期开展的全国共病调查（NCS），以及十年后又于本世纪初重新开展的调查都显然表明，发病率上升趋势的确存在（尽管据专家解释，这一比率并不意味实际数量的确增加了，而是意味着方法和技术有了改进，因为早期的数据采集技术相对落后，系统性地低估了心境性障碍的真实发病情况），并且证实了躁郁症的确是（或者准确地说，已经成为）刚刚步入成年人行列的年轻人容易罹患的一种疾病。②

至于人种方面，在 1990 年的美国，"重复率最高的一项研究发现就是黑人中间的发病率相对较低"，白人与黑人之间的平均比率为 2.4∶1。古德温和贾米森引用科尔布（1968）的观点，"20 世纪上半叶，躁郁症往往被贴上了上层白人专属病的标签"，试图将这一结论归咎于早期研究者持有社会偏见，并着重强调，相对更近的（比如，the NIHM ECA 项目，1981）一些研究并未发现"不同人种之间在躁

① F. K. Goodwin and K. R. Jamison, *Manic-Depressive Illness*(New York：Oxford University Press，1990)，167—168.

② 关于研究方法方面的考虑，请参见凯斯勒与梅里坎加斯（R. C. Kessler and K. R. Merikangas）所著"全国共病调查复测（NCS-R）：背景和目标（The National Comorbidity Survey Replication(NCS-R)：Background and Aims)"，详文刊载于《国际精神病学研究方法杂志》(*International Journal of Methods in Psychiatric Research*)13(2004)：第 60—68 页。关于该疾病在青少年中的流行率，可参见梅里坎加斯等人所编的"美国青少年精神疾病的生平发病率：全国共病调查复测研究结果——青少篇(NCS-A)[Lifetime Prevalence of Mental Disorders in U.S. Adolescents：Results from the National Comorbidity Survey Replication—Adolescent Supplement(NCS-A)]"，详见《美国儿童和青少年精神病学学会杂志》(*Journal of the American Academy of Child and Adolescent Psychiatry*)第 49 期(2010)：第 980—989 页。有关 1990—2003 年间发病率增长的情况，可参见凯斯勒等人所编《重性抑郁障碍的流行病学：来自全国共病调查复测(NCS-R)的结果》[The Epidemiology of Major Depressive Disorder：Results From the National Comorbidity Survey Replication(NCS-R)]，该文刊载于 *JAMA* 289(2003)第 3095—3105 页。

郁症发病率方面存在显著差别"。他们进而得出结论："因此，尽管很多研究报告都认为黑人中躁郁症发病率低于白人，但由于存在误诊、跨阶层比较、种族偏见等诸多无法控制的因素影响，这些数据并未能够勾勒出一幅清晰的图景。"①

2007 版没有将种族因素作为独立的一节予以分析，而是将它笼统地列在"人种、族群及文化差异"这个大类下面的其他"相关因素"之列。遗憾的是，这样做并不是因为在流行病学研究领域"人种"因素的重要性有所降低，而是因为这一概念被换成了"族群"和"文化"两个不同的术语，所有这三个术语都被认为属于"生物现实"（也就是说，用种族主义者的话来说，实情如此）。不过，本节（仅半页篇幅）所讨论的新数据似乎暗示，被忽视的文化因素在躁郁症不同分布状态中起着重要作用。古德温和贾米森写道：

> 一系列的研究分析了不同人种在双相症发病情况及流行程度方面的异同。诸多因素使得准确鉴定这些比率的努力蒙上了一层阴云，其中包括：从不同社会经济群体中抽取样本的方法不恰当、文化差异以及由此导致的代表性不足等问题，被错误诊断为精神分裂症……，还有早期研究者很可能对人种因素不够敏感等等。所有这些因素在这类分析过程中都必须予以关注。②

他们接着列举了三项发现"非裔美国人及高加索裔美国人中双相症检出率相同"的研究，提到了"并未发现人种间……显著差异"的 1981ECA 研究。与此同时，他们也提到，"另一方面，全国共病调查（1994）显示，非裔美国人罹患躁狂症的比率远低于属高加索人种的美国人"。这也就意味着，"美国国民中不同人种在躁郁症发病率方面存在差异，具体而言，非裔美国人所面临的患病风险低于高加索裔美国人"，这一研究发现在 2007 年依然得到了很好的再次验证。然而，紧接着上述引文之后，《躁郁症》的两位作者又说道："也有一些证

---

① Goodwin and Jamison, *MDI* (1990), 174、175.

② Goodwin and Jamison (2007), 182.

据显示，与高加索裔欧洲人相比，非裔加拉比人以及非洲人在躁狂症首次发作之前不太可能经历抑郁期，而且躁狂症首次发作时精神症状可能表现得相对更加严重。"显然，他们将这三种截然不同的文化群体与其肤色，也就是这些群体共同的基因材料联系在了一起，进而将这些群体在躁郁症发病率、发病周期方面不同于"高加索人"的表现归因于这一"人种"遗传。[①]诚然，有必要注意到，这些差别的确是差别。非裔美国人、非裔加勒比人以及非洲人中发病率存在相对差异，病发过程也的确有其独特性。但这些差异也完全有可能可以归因于以下影响：非裔美国人与美国白人的特定文化体验截然不同，加勒比海人、非洲人与欧洲人的特定文化体验也截然不同。（比方说，正如世卫组织精神分裂症国际研究组在解释他们所观察到的、不同文化间类似的差异性时所暗示的那样，其他人类种群中所呈现出来的症状之所以如此不同于欧美人典型的症状，完全有可能是因为它本身就根本不属于同一病种。）

　　这一解释在下文紧接着出现的分析中得到了支持，正如古德温和贾米森所写：

　　　　在一项跨国合作研究中，研究人员将两个亚裔样本（中国台湾和韩国）及一个西班牙裔样本（波多黎各）中的发病率与分别来自加拿大埃德蒙顿、西德以及新西兰克拉斯彻奇，并以高加索人种为主体的样本中的发病率进行了对比研究。亚裔样本中双相症的发病率分明最低……而且，总体上来看，研究所涉及的亚洲各地（中国台湾、韩国、中国香港）所有各类心理性障碍的发病率也都最低。[②]

我们又一次发现，能够将这些亚裔族群与前文讨论过的非裔族群联系起来的唯一因素就是，这些族群的基因禀赋不同于高加索人种（在非高加索族群中另外又增加了西班牙裔这样一个根据语言习惯而划分出来的族群，使得本已存在重要缺憾的分类体系更显扑朔迷离）。

---

①② Goodwin and Jamison(2007)，182.

但是,同精神分裂症方面的研究类似,与此相反的生物学派(种族学派)解释、研究所报道的数据,都近乎执着地指向了西方、欧源文化与躁郁症之间的关联性。相比于地球上的其他人种族群而言,仿佛有种神秘的东西,让置身于这种文化中的人面临更高的风险,更容易患上一种源头未知的心理性疾病。尽管如此,《躁郁症》的两位作者依然紧紧抓住这点不放(不过,他们结尾一段开头第一句话却颇出人意外):

> 总体而言,新近发表的流行病学研究数据与早期的研究结果基本一致,都显示人种/族群与双相症之间并不存在强烈的关联,唯一可能存在的例外是,很多心理性障碍在亚洲国家出现的概率莫名地偏低。由于 ECA 研究及全国共病调查(NCS)中涉及的亚裔人口数量过少,因此无法验证这一发现与生活在美国的亚裔群体中的情况是否一致。这些数据将有助于搞清楚相对较低的双相症发病率究竟是亚洲人(!)内在的特征,还是受环境因素影响的结果。①

相比于美国其他社群而言,非裔美国人躁郁症发病率较低,这一点虽然无法通过文化间的差异得到合理解释(因为他们所面临的美国整体社会文化是相同的),但毫无疑问却可以指出一点,那就是在像美国这样的社会中,究竟是什么因素可能提高(或产生)罹患这一疾病的风险。按照社会阶层这一大类采集的流行病学研究数据有助于就此问题展开探讨,进而解释为什么非裔美国人相对不易患上这一疾病。《躁郁症》第一版中,在介绍躁郁症与上流社会阶层之间存在持续一致的关联性这一点之前,古德温和贾米森首先指出了诸多理由,意图说明为什么这些数据的可靠性令人生疑——

> 由于研究方法方面存在两个重大问题,使得有关社会阶层与躁郁症关联性问题的研究频遭阻碍,对所获数据的解释也困

---

① Goodwin and Jamison(2007),183.

难重重。这两个问题就是：诊断偏差（及过度诊断）、治疗偏差……比如说，上层及中产阶层人士相对更容易被诊断为躁郁症，而下层社会的成员，尤其是城市贫困黑人群体中的成员则更容易被诊断为精神分裂症（往往属于误诊的情况），继而分别按照相应的诊断结论来施以治疗。此外，这类研究中少数族裔人口也往往有代表性不足的问题。再者，不同研究划分社会阶层的标准也各不相同。有些研究采用的是霍林斯海德和雷德利希阶层划分体系(1958)，有些则仅以职业或父母的社会阶层为依据，还有些则仅以文化教育程度为标准。[①]

他们特别提及，"罹患躁郁症的人群中，并没有明显的社会地位向下滑动的特征"，这使得这类群体明显区别于精神分裂症患者群体，因为后者多经历了这样的下滑。有一种说法认为，下层社会成员，特别是黑人贫困人口更容易被诊断为精神分裂症。无论这一说法接受度有多么广泛，两位作者的上述观点却难免让人对它的可信度心生怀疑，并且更加凸显了一个事实：尽管阶层偏见的确存在，但被误诊为精神分裂症这一理由无法构成对为什么非裔美国人或广义下层社会群体中躁郁症发病率低这一实际情况的合理解释，因为所有有统计数据的地方都显示，躁郁症发病率是精神分裂症发病率的十倍。即便如此，两人在临近结尾部分仍然得出如下结论：

> 在承认方法方面可能存在问题的前提下，似乎多数研究都报道躁郁症与标志上层社会阶层的一个或多个衡量指标间存在关联……*没有任何一项研究发现与上层社会阶层指数（教育水平、职业、经济地位或父母的社会阶层）相关的发病率显著低于预期*。因此，从整体角度来看，所有文献都高度暗示两者间存在关联。[②]

有一张表清楚地列举了 1913—1989 年间开展的所有躁郁症与

---

① Goodwin and Jamison, *MDI*(1990), 169.

② 同上，第 169—172 页（斜体为本人另外添加）。

社会阶层关系研究中得出的主要发现。[1]这些发现基本一致:贫困,具体而言也就是较低的社会经济地位,是一个防护性因素,躁郁症最常见于中产(职业和管理领域)社会阶层。[2]显然,这些数据主要来自西方现代社会。前文我们引用过的另一份文献(巴格莱,1973)总结认为:"我们所回顾的研究显示,的确有证据能够支持'某些形式的抑郁与上层社会经济地位存在关联'这一说法。这一发现在多种不同文化、当前这个世纪(即 20 世纪)中的多个不同时间节点上都成立。"巴格莱注意到,尽管"多数研究对抑郁的定义往往不够明确,但似有证据显示,这一发现适用于'精神性'抑郁,尤其适用于传统意义上所说的躁狂抑郁性精神疾病"。[3]

古德温和贾米森深感困惑,拒绝承认上层社会阶层与躁郁症之间存在普遍一致关联这一事实。他们写道:"迄今为止提出了两类主要论据,来解释躁郁症与中产及上层社会阶层之间*假定*存在的关联。"但是,我们目前讨论的并不仅仅只是一种假定,而是经过了反复重复验证的实实在在的研究发现,它与'抑郁性疾病对下层社会的负担应该偏重'这一隐而不宣的假定实际上刚好形成鲜明对照。恰恰正是因为这些发现与这一隐而不宣的假定(臆想或本能认识)截然相悖,才使他们显得似乎逆于本能认识。第一类论据在《躁郁症》的两位作者看来似乎有些道理,因为他们坚持认为躁狂症与创意力(因而也包含了某种负面效应)间存在联系。他们写道:"有些作者暗示,某些人格及行为类型与心境性疾病(首先是双相症)及社会地位的升高相关……但事实上,轻狂症中的很多特征,诸如开朗外向、精力过度充沛、性欲旺盛、创造力极高,等等,都往往与成绩、成就提升有关。"但是,"第二种*假设*却主张,相比置身于或跻身于上层社会阶层的压

---

[1]　Goodwin and Jamison, *MDI*(1990), 170—172.

[2]　根据涂尔干经典研究的结果,有证据表明低经济水平也是保护生命、预防自杀的一个重要因素。

[3]　Goodwin and Jamison, *MDI*(1990), 169.

力而言，*躁郁症仅属其次*"。针对这一点，他们宣称："这一假设很难立足，因为它想当然地以为，相比于下层社会阶层，跻身于上层社会本身就意味着要承受某些特殊的压力，而这些压力可能导致重度心理疾病断崖式发作。此外，它忽视了基因因素和一些暗示父母的社会阶层也同时得到了提升的其他证据（也就是说，躁郁症是上层社会专属的疾病这一假说，忽略了它与上层社会阶层有关的事实）。"[①]

这一权威著作两个版本出版相隔十七年，但时间的流逝却并未能让人对这一认知不协调状态有所释怀。在 2007 版中，古德温和贾米森再次写道：

> 在本书第一版中，我们曾对 1913 年至 1989 年间发表的有关社会阶层与躁郁症关系的三十余项早期研究进行了综述。我们详细讨论了几乎每一项研究中都存在的方法问题，但对这些研究普遍暗示双相症与反映深层社会阶层的一种或多种衡量指标间存在关联的结论却并不以为然……

> ……很可能，早期关于双相症与较高社会阶层之间的关联跟诊断实践、概念不准确等因素有关。中产及上层社会成员更容易被诊断为双相症，而底层群体，尤其是城市贫困人群则往往（而且至今依然）更多被诊断为精神分裂症（往往属于误诊），并随后分别按照诊断结果来予以相应的治疗。不同研究对社会阶层的划分标准也经常大相径庭。尽管如此，这些研究因为时间跨度长达好几十年、历史意义重大而且往往涵盖了多个不同国家和文化等特征而依然极具启示意义。

"历史意义重大"这一措辞以及对这一说法的强调自然不免让人联想，近来的研究几乎总是与这三十项早期研究结果相悖。但是古德温和贾米森紧接着有如下表述：

> 多数近期研究未能发现与上层社会阶层指标（教育程度、职业、经济地位或父母的社会阶层）相关的双相症发病率显著低于

---

①   Goodwin and Jamison, *MDI* (1990), 173.（斜体为本人另外添加）。

预期。在 ECA 及全国共病调查(NCS)中,并未发现教育程度不高与双相症风险增加两者间存在相关。全国共病调查发现双相症发病率与家庭收入间似有关联,但并不能确定后者究竟是疾病引发的后果,还是触发疾病的诱因。[特别是因为后来的一项研究(土屋等,2004)发现]父母教育程度较高、财富积累较多等因素与罹患双相症风险增加两者间存在关联,但患者本人却往往更多属于失业、教育程度不高的人口。

毋庸置疑,这里的语言表达的确相当混乱,我们完全可以简单说成:多数近期研究均证实了躁郁症与上层社会阶层之间的关联。但是,虽然语言遮遮掩掩,却无法掩盖事实真相。为了能够对这些“冥顽不化”的数据作出解释,《躁郁症》的两位作者再次诉诸前文所说过的第一种基因遗传论据。他们认为情况很可能是:“该疾病相对温和的形式偶尔带来了较高的成就,但成功人士的后人们身上所表现出来的这类疾病通常呈现出十分严重的特征。”[①]

　　现有流行病学研究的结果完全支持本书中所提出的假设。基于既有研究结果,我们不得不得出的结论就是:与精神分裂症类似,躁郁症患者中绝大多数都来自上层社会。这一点与非裔美国人中躁郁症发病率相对较低这一结果完全吻合,而且也很好地解释了这一现象:非裔美国人罹患这一疾病的风险之所以相对较低,是因为他们主要集中在下层社会阶层。这是一个社会阶层问题,不是种族问题。社会阶层是一个文化的、历史的现象,而不是生物学现象。可以预期,随着越来越多的非裔美国人进入上层社会之列,他们中患躁郁症的比例也会相应增加。这一结论同时也得到另一组研究发现的支持。第一版中,古德温和贾米森将这组发现归在“跨文化研究发现”大类下,第二版中归在“国际研究”项下,其研究所关注对象是犹太人群体。

　　在所有针对躁郁症发病情况的跨文化研究中,以犹太人为研究对象的“很可能是量化数据最充分的”。《躁郁症》的作者们报道了相

---

① Goodwin and Jamison, *MDI*, 182.

关发现，但却未予以评论。然而，这些发现并不那么直白易见，因此
完全值得加以评论。

针对犹太人的研究在以色列、英国、美国和加拿大都有开展。在
以色列，米勒（1967）发现，相比阿什肯纳兹犹太人（主要来自欧美）而
言，塞法迪姆犹太人（祖籍非洲或亚洲，而且很可能也出生于非洲或
亚洲，因为这些群体以移民方式进入以色列的现象直到 20 世纪
50 年代才开始出现）中，心境性精神障碍出现的概率要低得多。杰
施恩及李博威兹（Gershon and Liebowitz）于 1975 年开展的研究再
现了上述结果，发现阿什肯纳兹犹太人中躁郁症发病情况是塞法迪
姆犹太人的两倍。古德温和贾米森写道："然而，海尔佩恩（Halpern
1938）以及赫兹（Hes 1960）在他们针对巴勒斯坦/以色列犹太人口亚
群的研究中并未发现犹太人中心境性精神障碍的发病率显著高于其
他文化群体。"[1]他们对待犹太人群体的态度，就仿佛所有这些犹太人
都同属同一种文化一般，但从他们上述引文中显然可以看到，犹太人
文化中至少包括了两种不同文化，一种来自非洲/亚洲（传统派），一
种来自欧洲/美洲（现代派）。而且，有关这一混合文化群体内部差异
的任何说法，都并不意味着犹太人中的整体发病率"明显高于"其他
非犹太人群体（穆斯林及基督徒）。显然，在《躁郁症》的分析语境里，
"文化"代替了"人种"，或者说代替了基因决定的人口群体。紧接上
述引文之后，古德温和贾米森又报道了马尔兹伯格（Malzberg）于
1962 年在北美开展的研究，后者发现"纽约、加拿大的犹太人患躁
狂—抑郁精神障碍的风险显著高于非犹太人。库克林及其同事
（1983）在伦敦进行的研究重复验证了这一发现"。[2]值得注意的是，

---

① Goodwin and Jamison, *MDI*(1990), 180.

② 同上，第 180 页；也可参见 Benjamin Malzberg, *The Mental Health of Jews in New York State* (Albany, NY: Research Foundation for Mental Hygiene, 1963)及 R. S. Cooklin, A. Ravindran, and M. W. Carney, "The Patterns of Mental Disorder in Jewish and Non-Jewish Admissions to a District General Hospital Psychiatric Unit: Is Manic Depressive Illness a Typically Jewish Disorder?"刊载于 *Psychological Medicine* 13(1983)：第 209—212 页。

后面这一项研究发表时所用的副标题是："躁郁症是典型的犹太病吗？"鉴于古德温和贾米森对"文化"一词的生物学理解，他们很可能也完全认同上述副标题中所流露出来的怀疑态度。但是，数据显然指向了生物学之外的解释。恰恰相反，数据一而再地指向一种可能性，即躁郁症是当代社会的一种病，而在当代社会里，它又是一种上层社会的病。这也就解释了为什么以色列建国之后的第一个十年中阿什肯纳兹犹太人罹患躁郁症的风险远高于塞法迪姆犹太人。与此同时，这也就解释了为什么尽管在1938年、1960年时（如今以色列在这一方面远远落后于美国，但却依然比任何一个非洲国家都遥遥领先）巴勒斯坦/以色列犹太人与其他人口群体相比躁郁症发病率并无明显差别，但纽约、加拿大的犹太人却远比其他非犹太人更容易罹患这一疾病。在纽约和加拿大，犹太人主要集中在上层社会，而在1938、1960年的研究中，研究人员主要分析的是巴勒斯坦/以色列犹太人社会整体中躁郁症的发病状况，没有从社会阶层方面进行对照研究。[①]

　　事实证明，我们目前所讨论的这种精神疾病其实是有多种不同表现形式的同一种病变。其发病原因归根结底在于现代社会上层阶层经历体验的本质特征，因此只能从这些阶层的文化历史中去寻找。基于这一语境，非常重要的一点就是：人类步入现代之前，这些社会阶层根本不存在；其他类型的社会里找不到与它们相对应的阶层。因此，他们的经历体验以及由此产生的疾病也都根本不存在。从这个意义上来说，这一疾病的载体不是生物进化的产物，而是人类历史的产物。导致我们在这一疾病面前如此脆弱不堪的根本原因并非是我们的基因构成，而是所生活的文化氛围。

---

① 参见 L. Halpern，"Some Data of the Psychic Morbidity of Jews and Arabs in Palestine"，刊载于 *American Journal of Psychiatry* 94(1938)：第 1215—1222 页；Jozef Hes，"Manic Depressive Illness in Israel，"刊载于 *American Journal of Psychiatry* 116(1960)：第 1082—1086 页。

自我嫌弃与自我迷失

在我们最终将关注的目光转向历史之前，还有一个问题仍有待思考。在被划归精神分裂症和躁郁症的功能性精神障碍之中，令绝大多数患者最不堪忍受的，实际上也是其中最致命的一类，即抑郁症。与精神分裂症、躁狂症的诊断类似，抑郁症指的是意志方面的一种疾病。与其他疾病一样，受到损伤的是"自我"中某一个特定的方面，也就是主体，又称"行为的自我"。行为的自我的损伤势必导致整体自我结构组织失调，对自我意识产生影响，进而导致所谓的"自我认同问题（I-problems）"。与躁狂症和全面发作的精神分裂症刚好相反，抑郁症中"自我认同问题"的表现形式不是自我迷失，而是自我嫌弃。身陷抑郁的人也不会丧失自己的心智。患者的大脑组织依然保持了其个性化特征，而且在整个病发过程中都始终保持高度个性化。这一心理疾病的发病过程其实就是心智瓦解崩塌的过程。布洛伊勒所定义的"精神分裂症"对此进行了非常恰如其分的描述，通常意义上所讲的三大类心理疾病都属于这个类型。据专家们所讲，精神分裂症式的思维往往"缺乏根基""飘忽不定"。之所以飘忽不定，正是因为丧失了个性化特征。能够阻止身陷抑郁的人心智继续走向瓦解崩塌，使其思维牢牢锚定在个性化自我之上的因素又是什么呢？

当然，既然抑郁与严重急性精神障碍都是同一过程中不同阶段的表现，而且抑郁在先，精神障碍在后，那么，患上抑郁症的概率明显将高于达到严重精神障碍的概率，而这一点也足以解释为什么相对精神分裂症（I型双相症）而言，抑郁症会更为常见。与此同时，仅仅依靠早期阶段出现概率会相对较高这一点，仍不足以解释为什么重度抑郁症持续较长这一现象。毋庸置疑，也正是因为持续时间长，才使得抑郁症如此令人不堪忍受，甚至危及生命。一种可能的解释是：某种特定的东西在抑郁期内阻止了病变发展过程，而这种特殊的东西在出现了形式思维混乱的患者身上是不存在的。我推想这种特殊的东西就是业已形成但却不够健全、而且自相矛盾的自我身份意识，也就是"关联自我"。因为这种自我包含了太多的可能性，而这些可能性之中某些部分还相互排斥。虽然经历了家道中落，但仍绞尽脑汁好让自己显得依然属于自己家族曾经位居其中的显赫阶层（比如约翰·纳什的经历），这在我们当今社会中是一种非常显而易见的现象，但现实中却相对很罕见（因此，从一开始就无法形成任何身份意识的情况也很罕见，这种情况只在极少数出生时就遭遇变故的极为不幸的孩子身上才有可能发生）。而被各种彼此矛盾的文化信息狂轰滥炸，因选择太多而无所适从，却日益成为现代生活体验中一个司空见惯的常事。因此也难怪，在我们的周围常会看到某些人，虽然早已年过四十却依然没走出青春期的迷茫，以致把大把的青春年华都用在徒劳无益寻找自我的过程中；纵使碰巧找到了自我，满足、不满足的情况也往往是五五对开；即便感觉满足，能够有把握坚信所找到的自我就是自己将一生坚守的自我的情形也是少之又少。现代社会本质上已经失范，身份认同问题俨然已经成为其中的通病。我们每个人都暴露在抑郁症的"病毒"以及承载这一疾病的文化介质之下，不幸染上某种形式相对轻微的抑郁的概率，丝毫不亚于日常生活中偶感风寒而出现头痛、流鼻涕等症状的概率。在包括大学校园等在内的某些环境里，由于身份选择的可能性如此之多，往往致使这一"病毒"显得尤为活跃，不幸感染的人也因此更多。无独有偶，某些境况则实实在在能够为人提供更多的可能，比如生于相对优渥的上层社会背景下。幸运的是，我们中的绝大多数人最终都与由自己所做的选择决定了的身份达成妥协，树立了有助于巩固这一身份意识的责任感，进而对重新选择的自由予以规约限制，从而踏踏实实安顿下来，去走完自己虽不算幸福但倒也说得过去的一生。

但是，仍有为数不少、而且很可能还在日益增长的少数却不幸感染上了这一病毒，继而发展成为严重抑郁症。

数量不断增加的量化研究一再地反映出躁郁症发病率极有可能呈上升趋势。据此推断，致使多数人成功幸免而少数人不幸罹患这一疾病的原因，不大可能与人体有机结构中的易感特征或某些素质有关，因为这种易感特征按理应该会以某一个相对稳定的概率在人类整体中均匀分布。相反，真正的原因一定与少数人生活中某些触发性事件概率不断增长，而多数人生活中少有这类触发性事件这一客观现实有关——比如，导致一个人身份认同出现问题，特别是有损于他对自己社会地位的认识的事件。特别值得注意的一点是，明显的心理创伤性经历（比方说遭遇折磨、强奸，或者目睹所爱之人遭遇谋杀、折磨、强奸及类似暴力，也就是能够引起创伤后心理综合症状的经历）并不会触发躁郁症。最显著的一个例子就是，纳粹大屠杀幸存者之中，出现功能性精神疾病（躁郁症或精神分裂症）的情况相对比较罕见。[①]经历过这一场令人发指、永生难忘的磨难之后，他们之中自杀的非常普遍，深深陷入无尽悲哀、对生命产生强烈虚无感的情况也相当普遍。但显然，在随后伴他们一生的可怕记忆中丝毫没有任何幻想症的成分，他们对人生的排斥只是一种在特定情境下才有的反应，并无精神性病变的迹象。相反，能够触发抑郁症的事件多数都是外人看来无关紧要的琐事，比如，从老环境搬进新环境，在老环境中孩子曾是大家公认的最聪明的孩子，而在新环境里却不再如此；或者情况刚好相反，一个人突然之间成了大家公认的最聪明之人，或者判断一个人地位的总体标准显著不同于前；年轻时恋爱遭到拒绝；未能如愿进入心仪的大学；莫名地被一位地位、声望显赫的人相中看上；晚年时得到或失去一个有权有势的职位，等等。所有这些事件都容易触发一个人自我反省，打破原先相对不稳定、朦胧模糊、相互冲突的身份意识，让原本就感觉茫然（因为整体环境氛围本身就比较不利于让人保持一份淡泊之心）的他感到更加茫然，继而激发了他心理开始走向瓦解崩塌的过程，损伤他的意志。由于所有这些事件表面上来看并不具有心理创伤性，因此也往往容易被视而不见，遭到忽略。

---

① 据 Hes 在 *American Journal of Psychiatry* 116(1960)第 1082 页所写，1957 年以色列躁郁症发病率为 0.4∶1 000，而全世界总人口中的平均发病率为 3—4∶1 000。

这些触发性事件通常还具有偶发性。绝大多数身份意识原本不健全（由于环境不利）的人，都不会遭遇特别大的变故。顾名思义，这类人通常都平平庸庸，无论在老环境还是新环境中都不会成为人们眼中出类拔萃的人物；他们中绝大多数终生都将生活在习俗、标准相对比较接近的环境里；恋爱中不会有那种心碎欲裂的经历；不会追求显赫的地位，也不会被委以重任；终其一生都平平淡淡，既无惊天动地的大伟业，也无柔肠寸断的失意时刻。他们的一生将平和宁静，身上虽然携带有抑郁症的"病毒"，但一旦平安度过了心绪波动比较大的青春年少期，基本也就很少能再意识察觉到自己身上的易感特征。从这个意义来看，患上重度抑郁症或躁郁症的风险基本与遭遇交通事故的风险相差无几。每一个坐车或开车的人都有风险，但对绝大多数人来说，真正的事故却大多很遥远。机动车数量增加意味遭遇交通事故的风险增加。同理，地理和社会流动性增加，选择余地增加，总体人口中能够脱颖而出而非平平庸庸度过一生的人比例增加，所有这些原因势必也将导致易于触发抑郁症的事件数量相应增加。唯一能够绝对避免交通事故危险的办法，是无论在任何情况下都避开机动车辆。唯一能够避免抑郁症（以及其他各种形式的精神分裂症）风险的办法，就是确立一个明晰、坚定、不轻易动摇的身份意识，也就是"人贵有自知之明"这则千古箴言。在当今总体失范的现代社会里，培养和确立如此的身份意识有赖于教育。

在本质并不具有认同性的社会里强求认同，心里怎能舒适？
——凯·贾米森躁动不安的灵魂

我们非常幸运地得到了一份相对近期的有关躁郁症病案的描述。它虽说不如西尔维娅·娜莎所著的《约翰·纳什传》那么详尽，但公众认知度却丝毫不亚于后者。这就是由"最最权威的躁郁症专家之一"凯·雷德菲尔德·贾米森基于她本人亲身经历所著的《躁动不安的灵魂》。该书副标题为"亲历情绪波动与疯病发作的日子"，

1995 年出版后迅速进入全国最畅销书榜单。据这一领域的另一位重量级专家奥利弗·萨科斯评价道："（这本书）因其无比的勇气、超群的才华及华美的语言而在躁郁症所有文献中独树一帜。"同时，这本书也为贾米森博士赢得了名望仅仅略逊于诺贝尔奖的"麦克阿瑟研究员"大奖，她也因"用自己的病痛换来了一生不朽的杰作"而备受赞誉。有书评家盛赞它"具有难以衡量的价值……不仅体现了作者渊博的医学知识、浓浓的人文情怀、美妙的文笔……更体现了她不遮羞、不避短的坦诚态度"。[①]精神分裂症全面发作时，患者往往陷入"周密自洽的幻觉（elaborate delusions）"之中，几乎时刻都表现出严重的精神障碍，与周围社会格格不入（"怪诞"）。与此不同，躁郁症患者则始终在重度抑郁期、轻度躁狂期（轻躁症）及完全清醒期三个不同阶段之间循环往复，在抑郁期时可能能够诊断识别出来，而在思维紊乱期则很难诊断识别，因此，在多数情况下往往可以成为自传作品关注的对象。如果不对这部由一位知名心理学家撰写的独特自我回忆录予以特别重视，那将是一种严重的过失。

与前文关于约翰·纳什病例的分析一样，为尝试从根源上来解释凯·贾米森躁郁症的病因，我将完全基于书中所提供的证据，并且在行文许可的情况下尽可能采用作者本人的语言，而不是我的语言。只有在表述我个人的观点时，才使用自己的语言。每有我的观点与贾米森本人关于某些事实的评价刚好相同或相悖的情况，我都将明确指出来，以免读者混淆，对相关解读的原始出处产生误解。

贾米森博士写作《躁动不安的灵魂》时年龄四十九岁，受躁郁症困扰"已经长达三十年"。驱动她下决心在这一阶段将亲身经历写下来的理由，是因为她"厌倦了遮掩，厌倦了碌碌无为、在愁结郁闷中虚掷自己的经历，厌倦了虚与委蛇，厌倦了行为举止就好像自己真有什

---

① Kay R. Jamison, *An Unquiet Mind* (New York, NY: Vintage, 1996)，封面和封底。

么事需要遮掩一般"。下定这个决心并不容易。刚一开始时，贾米森"心里曾有诸多顾虑，毕竟，我在书里所要做的，将是要完全直言不讳地披露自己被躁狂、抑郁、精神障碍一次次袭扰的经历，还要坦白承认自己需要不断接受药物治疗的状况。由于执业许可、在医院可以享受的特殊权利等显而易见的原因，医师通常都不会愿意让自己的精神问题被他人知晓"。她在《序言》中写道："大多数情况下，人们心里有这些顾虑也完全合情合理。我不知道如此公开讨论这些问题将会给自己的私生活及职业生涯带来什么样的长期影响，"但接着又总结说，"无论后果如何，都胜于继续保持沉默。"[1]读者们有理由据此推测，这本书的性质是属于治愈系的，能够缓解贾米森博士的某些痛苦。我们本应该为她高兴，她的那些顾虑其实根本没有必要，反而刚好相反。然而，毫无疑问，在这里我们却有一个极为严肃的问题需要考虑：有多少精神病学家及临床心理学家自身患有心理疾病，具体来说，在忍受着"三大精神顽症"？他们中有多少人隐瞒了这点？有多少人在接受治疗（无论是否公开）或拒绝接受药物治疗？据贾米森所言，她选择这一职业的动机"既是出于个人原因，也是出于对临床心理学这一领域的职业兴趣"，从其中所提及的存在心理问题的其他医师的数量来看，这本书难免给人留下一种印象，觉得这种现象非常普遍。[2]

发病过程

贾米森本人的问题从她十七岁左右时起便已出现。从她的描述来看，病发过程与典型的躁郁症发病过程完全吻合，与此同时，另外一个毫不令人意外的特点就是这一过程与精神分裂症先兆期的症状也高度相似。她写道：

> 第一次遭遇躁郁症袭击时，我正好上高中三年级；被疾病席卷之后，我很快就完全丧失了心智。刚一开始，一切似乎都那么

---

① 　Kay R. Jamison, *An Unquiet Mind* (New York, NY: Vintage, 1996), 7.

② 　同上，第 58 页。

轻松。我仿佛一只发狂的小狼，风风火火四处奔来跑去，内心奔涌着无穷无尽的主意和满腔的热情。我沉浸在体育运动中不能自拔，整夜整夜地不睡觉，要么与朋友们外出刷夜，要么在家里一遍又一遍地阅读一切自己尚未滚瓜烂熟掌握的内容，在笔记本上写下一首首小诗或剧本片段，再或为自己制订一套套高远缥缈、全然不着边际的未来规划。整个世界充满了乐趣与无限的希望。我感觉棒极了……没有任何自己做不了的事情，没有任何自己不能完成的任务。我心思澄澈，注意力高度集中，以前完全摸不着头脑的数学难题，刹那间似乎变得那么轻而易举……其实它们依然超出了我的理解范围。然而在那时，一切都不仅完全合情合理，而且还那么完美地相互交织，形成一个美妙无比的宇宙大世界……

最终，我的节奏的确慢了下来。实际上，我几乎陷入了一个全然停滞的状态。与几年后出现的完全失控、极度严重的躁狂期相比，第一次持续时间相对久的轻度躁狂期症状非常轻微，甚至让人感觉有点好玩；与随后经历过的数百次情绪高度亢奋期一样，这一阶段周期也并不长，热情很快便消耗殆尽。在朋友们看来无聊乏味……对我来说却是虽然令人精疲力竭但却快乐无比……总体上并不令人感觉担心。再后来，我生命里、心智中的地板开始坍塌。我的思维变得……波折崎岖。我总是一遍又一遍反复阅读同样的内容，到最后却发现对所读过的内容没有丝毫印象。随手拿起的每一本书、每一首诗都……全然无法理解。一切都变得不可理喻……那种感觉实在令人恐惧。①

只是到了多年以后回忆起来时，贾米森才发现，少女凯所经历过的那段热烈奔放、欢乐无忧、意义充实、和谐交融的体验，原来只是与随后取而代之的抑郁期具有天壤之别的一种病症表现，因此属于躁郁症中的一个周期。显然，如果不是因为其中被夸大渲染的"意义

---

① Kay R. Jamison, *An Unquiet Mind* (New York, NY: Vintage, 1996), 36—37.

感"(几乎近似于妄想症的一种错觉。当然,话说回来,妄想症本身并不是精神分裂症的症状)很快就被令人恐惧的"无意义感"所取代,这一"轻度躁狂""甚至让人感觉有点好玩"的经历,最糟也只能算是轻躁症,或许根本不值得把它当成一种病来对待。事实上,真正让凯致病、让她怀疑自己出了严重问题的是抑郁症,尽管在多年时间里,甚至直至她获得临床心理学博士学位之后,她都没有意识到,原来她的亲身经历与自己所治疗的患者身上的疾病居然存在关联。[①]从她对自己在抑郁期切身经历的描述中可以一目了然地看出:意志严重受损,行动自我完全丧失,只有思想自我尚且保持,并且以(旁观者)的眼光审视着周遭正在发生的一切——

> 我的心智转头审视着我,嘲弄着我无聊的狂热,哂笑着我所有那些愚蠢的规划。在它看来,一切都不再有趣、不再好玩、不再值得付出。它无法集中精力思考,而且时不时会转向死亡这个话题:我就要死了,一切又有什么区别呢? ……我身心俱疲,早晨甚至无法让自己从床上爬起来……我日复一日穿着同样的衣服,就好比要是不这样的话,决定穿什么衣服都成了一种不堪承受的负担……我拖着疲惫的身心,在住地附近的墓地里游走……坐在坟头,写着冗长、晦涩、了无新意的诗稿,认定自己的大脑和身躯都已经开始生锈腐蚀。人人都对此心知肚明,但没有一个人说出来。身心俱疲的间隙里,偶尔还穿插着一段段疯狂、恐怖的躁动……接连好几周,早晨去上学前,我都会在自己的橘汁中加入伏特加,总是难以自抑地想到自杀……我知道出了严重的问题,但不知道问题究竟是什么……无论是身体还是心理,都面临着无法避免的严重伤痛——发现自己完全无法理解身边所发生的一切时那种震惊,得知思维已经完全由不得自己控制时的惊慌,意识到自己如此沮丧以至于只想一心求死时的惶恐——直到好几个月之后,这些伤痛才勉强开始愈合……

------

① Kay R. Jamison, *An Unquiet Mind* (New York, NY: Vintage, 1996), 58—59.

那几个月里，我仿佛一下子苍老了许多，一个丧失了自我、与死亡如此贴近的人，恐怕也不过如此……①

对于她本人以及其他人所经历的躁郁症，贾米森博士的描写可谓观察入微、心思细腻。毫无疑问，她关于本人经历的描写非常坦诚，关于他人症状的描写也非常精准——所描写的都是这一疾病典型的、极具代表性的特征。因此，贯穿全书，她无意间呈现给读者的是一份有力的证词，表明了躁郁症与精神分裂症之间惊人的相似之处。假如《躁动不安的灵魂》是一位精神分裂症患者的回忆录，那么其中一定会包含相关症状、经历的更多描写，而且，这部分描写很可能占据书中大部分的篇幅（娜莎的《纳什传》篇幅之所以比凯·贾米森的自传体小文体量大那么多，这正是其中的一个原因）。但不管怎么说，这本回忆录中侧重描述的所有与躁郁症患者症状、经历有关的内容，肯定也都会在其中一一复现。举例而言，对于凯来说，大学一年级的时光"很大程度上是一段充满痛苦挣扎的历程，是一场狂暴、恐怖情绪反复上演的梦魇"，她"感觉仿佛唯有一死才能帮助自己摆脱无处不在的无助无望感"。她选修了人格理论方面的一门高级心理课程，老师要求上课的每位同学写下各自对"罗夏墨迹测试卡"的反馈并交上去。贾米森写道："他好像随机地从中挑选出来一部分大声朗读。恍然间，我听到一段感觉非常奇怪的联想，并突然意识到那是我写的，心中顿时变得十分慌张……其中某些部分完全荒诞不经……班上大多数人都狂笑不止，我盯着自己的脚尖，几乎要僵死过去。"凯认定，"作为一位心理学家，（教授）肯定一眼就能看穿（她）内心的波澜。"不过，她很幸运。"他说道，在自己多年教学生涯里还是第一次遇到对罗夏卡如此'充满想象力的'反馈。"贾米森接着写道："我第一次知道，怪诞与新颖独到的思想之间，其界线原来是如此错综复杂，如此相互交融渗透。"②

---

① Kay R. Jamison, *An Unquiet Mind* (New York, NY: Vintage, 1996), 38—40.
② 同上，第42—47页。

第四章　扑朔迷离、因由莫辨的疯癫：躁狂抑郁症

据实验心理学家路易斯·萨斯认为，在所有针对罗夏墨迹测试卡的反馈中，凡是听起来高度富于想象力、以致给旁观者留下荒诞怪异印象的，几乎无一例外地都出自精神分裂症患者（事实上，这类人的自由想象力通常被认为属于"病态"）。贾米森所描述的这件小事发生时，1972年进行的那项标志性研究结果尚未发表。这项研究结果证实，在美国被诊断为精神分裂症的绝大多数人，在英国通常会被诊断为躁郁症。实际上，贾米森评论认为，"在当时的临床心理学及精神病学从业实践中，精神紊乱症通常都更多地被和精神分裂症联系在一起，而很少把它和躁郁症相联系。"[1]试想，上文提到的那位人格理论教授在看到凯"新奇独到"的反馈时心里会是怎么想的？当凯以为他肯定看穿了"（她）内心的波澜"时，她心里又会是什么样的想法？她是否会心生怀疑，怀疑自己得了精神分裂症呢？

从贾米森对自己第一次遭遇重度躁狂症时情况的描述中可以看出，精神分裂症与躁郁症在症状及患者体验方面的相似性显得尤为明显。这次发病时，她表现出了严重的心理问题，并最终促使她开始寻求专业医生的帮助。那是1974年，她28岁，刚刚以助理教授的身份入职加州大学洛杉矶分校精神病学系。直到这次病发之后，她才被确诊为患上了躁郁症。这段描写很能说明问题，其中很多细节点都值得仔细分析。首先，贾米森并不避讳将自己的问题称为"疯病"：

> 这次发疯过程中，我经历了特殊的痛苦、亢奋、孤独和恐惧。当你处于高度亢奋状态时，那种感觉特别显著。所有的点子、想法都来得特别快、特别频繁，就仿佛天空一闪而过的流星，你会情不自禁地跟着它走，直到有更妙、更聪明的点子涌上你的脑海。一切羞赧都消逝无踪，恰如其分的语言、合理得体的体态自然而然地倏忽显现，你对自己几乎有百分百的把握，相信完全能抓住别人的注意力……强烈的情欲感无处不在，渴望诱惑或被

---

[1]　Kay R. Jamison, *An Unquiet Mind* (New York, NY: Vintage, 1996), 59.

诱惑的欲望几乎难以抗拒。轻松惬意、感情炽热、力量无比、怡然自得、经济上几乎无所不能、欣喜欲狂的感觉几乎渗入你骨髓深处。（除了与精神分裂症初期那种幻觉以及狂妄妄想症表现高度相似之外，她的这一经历还不免让人联想到人在深陷情网时的那种体验。当然，这么说绝不意味着我在影射后面这种体验也是病态的。贯穿整个回忆录，她反复强调"经济上几乎无所不能"是其中一个关键要素。这一点似乎表明，这一体验是典型西方式的体验——因为你很难想象传统社会中的一员会坚信自己在经济上无所不能，即使在处于癫狂期时也不会如此。）但不知从什么时候起，这种状况突然发生了改变⋯⋯你的点子、想法变得实在太过迅捷、太过频繁，原先清晰的思维，很快便被无尽的迷茫和困惑所取代。记忆力开始丧失⋯⋯原先顺风顺水的一切，现在全都变得那么不顺利——你变得脾气暴躁、愤怒、惊恐、不能自控，完全陷入了幽暗无底的心智黑洞⋯⋯疯病雕琢出了一套属于它自己的现实。

　　这一情况不断持续，直到有一天，关于你的一切——你的荒唐怪诞、你的癫狂无序，还有你漫无目的的行为举止，所有这一切，都只能通过旁人的回忆来获悉。因为，躁狂症至少为你保留了一丝丝的尊严，帮助你局部抹除了几分不光彩的记忆。[①]

如果是这样的话，那么，患者记忆中有关躁狂症早期体验相对愉悦的阶段的回忆是否准确呢？有没有这种可能，躁狂症就好比辛勤的劳作，让亲历者忘却了实际过程中的痛苦，而只记住了他愿意记住的那部分——就劳作而言，只记住了劳作活动所带来的那种生机勃勃、愉悦无比的体验；就躁狂症而言，只记住了被夸大的高涨情绪？

病情退却之后，贾米森思忖道："然后呢，药物治疗、精神病医生、绝望、抑郁、超剂量用药，所有这些之后又会怎样呢？有那么多几乎难以置信的想法需要理清⋯⋯再而后，还有令人痛苦的各种各样提

---

① Kay R. Jamison, *An Unquiet Mind*(New York, NY: Vintage, 1996)，67—68.

醒……吊销的信用卡、高昂的待付账单、工作上需要给做的解释、各种需要道的歉、时不时涌起的回忆(我究竟干了些什么?)、渐行渐远或彻底丧失的友谊、毁了的婚姻，如此等等。此外，挥之不去的还有：它什么时候会卷土重来? 我的想法中哪些才是真实的? 所有那些'我'之中，哪个才是真正的'我'? 究竟是狂野、冲动、混乱、精力充沛、疯疯癫癫的那一个? 还是羞赧、离群索居、绝望、一心寻死、毫无指望、满心疲惫的那一个? 或许两者都有那么一点，在很大程度上又似乎两者都不是。"①这不同于彻头彻尾的精神分裂症中自我的丧失，但可以肯定的是，这是一种不利于自我平衡的困扰，因为患者无法判断这个自我究竟是什么。所谓现实，其实就是我们各自的体验。无论是好是坏，情况就是如此。心智(也就是自我)是一个动态过程，不是一个静态系统。一个人经历躁狂症时，他的自我将表现得冲动、混乱、疯疯癫癫。当躁狂症状消退，抑郁症代之而起时，他的自我将表现得羞赧、离群索居、绝望、一心寻死、毫无指望、满心疲惫。身陷躁郁症的自我，无一例外都是一个失控的、病态的自我。情况就是这样。自然，没有哪个人愿意让自己成为那个自我。

　　经历了这段一波三折的过程并最终确诊之后，凯·贾米森"在一年多的时间里几乎完全没有再出现过严重的情绪波动"。她没料想疾病会再次袭来。她写道："每次感觉正常的时间稍微长一点，都会带给我希望，然而每次的结果都几乎毫不例外地如同竹篮打水。"②在这里，她发现一种奇怪的东西占据了自己："我的心智开始需要费些力气才能跟上自己，因为各种想法来得是如此迅捷，彼此间按照你所能想象得到的各种角度相互交织、相互切割。"她尝试对这种没有规律、失去控制的文化进程进行解释，这也是她唯一能够想象得到的对大脑中所存在问题的解释："我大脑高速公路上的神经元都堆积在一起，我越是想让自己的思维放慢下来，心里就越清楚做不到这点。"与

---

① Kay R. Jamison, *An Unquiet Mind*(New York, NY：Vintage, 1996)，68.
② 同上，第 69 页。

此同时，她的心智（也就是大脑中通过文化进程已经约定俗成的、确保她进行调整适应的那个版本的心智）将她（也就是她频繁提及但却又无法意识到的那个"我"）引导至问题源头所在的地方。她所使用的语言（如上述引文中所示，不断重复用第一人称代词指代明显具有异质特征的所指对象）试图帮助她。她说，她的热情处于超负载状态，但它们之中往往存在"某些内在的逻辑线条"，只是当时她自己未能认识到，"疯病即将来临之前的那些日子里，（存在）某种类似于科学雏形、接近理智的东西"。

举例而言：

> （她）养成了疯狂复印的习惯，（复印了很多份）圣·文森特·米莱的诗歌……米莱那首"复兴"是我还是小女孩时就读过的。随着情绪变得越来越兴奋，脑子转得越来越快，我不知怎么就突然想起了它，而且记忆是那么清晰，于是马上把它找了出来。虽然我走上发疯之路的历程才刚刚开始，但这首诗似乎完整地描绘了我将要经历的整个环节：一开始是对这个世界完全正常的感知（……）然后是高度亢奋、高度富于想象的阶段，再然后是难以自拔的绝望，最后又再次回归到正常世界，只不过意识更加敏锐清晰。米莱创作这首诗时年龄是 19 岁，虽然我当时并不知道，她后来经历了好几次精神崩溃和住院。说不清楚为什么，在当时所处的那种奇怪的状况下，我居然清楚地知道这首诗对我而言饱含了某种特殊的意义，对它，我完全能理解和领悟。[①]

发病的凯内心中的迷乱很快便通过家中凌乱不堪的状态反映了出来——这点与约翰·纳什的情况颇有几分相似。[②]从多个方面来看，她的行为都与他高度相像。贾米森写道：

> 我继续保持着一种快得令人恐惧的生活节奏，每天工作时

---

① Kay R. Jamison，*An Unquiet Mind*（New York，NY：Vintage，1996），72—73.

② Nasar，*Beautiful*，320.

间都长到让人觉得可笑的程度，几乎根本不睡觉。每天夜深时
分回到家里，面对的都是屋子里日益凌乱的状况。屋里到处都
是书，其中很多都是新买的。每个房间的衣服都几乎堆成小山，
还有很多未打开的包裹、未开包的购物袋……此外还有数以百
计的废纸碎屑，各自形成一座小山，堆砌在地板上……偶尔可见
一张，上面写着一首拉拉杂杂、毫无逻辑条理的诗……类似的诗
歌和诗歌残篇有很多，屋里随处可见。

几乎可以肯定的是，从她关联自我的本质核心来看，假如说凯不是一
位"科学家"，而是一位"诗人"，比方说像洛威尔那样的诗人，那么，这
些诗歌现在一定早被辑录成册出版了，而且谁说得准呢，说不定还会
被当成范文在创意写作课上广为讨论。然而，天不遂愿，虽然她在躁
狂症发作期间看上去总是忙忙碌碌，却似乎并无什么建树，事实上多
数情况下也的确没做出什么成果来。病情循着精神分裂症惊癫症状
（Stimmung，先是分崩离析，成为纯粹的行尸走肉，然后进入意义极
度丰富的一种状态，再其后，再次回归原状态，如此循环往复）众所周
知的周期轨迹持续发展，很快便陷入彻底失控状态：

我对一般声音、尤其是对音乐的意识和体验特别强烈……
我能听到每一个独立的音符，也能听到所有音符构成的完整整
体，每一个音符以及整体都是那么漂亮、那么清晰，几乎能穿透
耳鼓。我感觉仿佛置身于交响乐乐池之中。不久之后，古典音
乐中那种强烈的情感和悲伤的情绪便变得让我难以忍受。我开
始对其节奏心生厌倦，沉浸在其情绪中难以自拔。我突然转而
开始喜欢摇滚乐……很快，屋子各处就又塞满了光碟、磁带、专
辑盒，等等……内心的凌乱与房间的凌乱形成鲜明呼应。我再
也无法加工处理所听到的任何内容，内心一片迷茫，惊恐不安，
无所适从……

渐渐地，黑暗开始潜入我的心里，不觉间我已彻底失去了对
自己的控制，而且是那么的无望。我无法跟上自己的思路。句
子在脑海里盘旋萦绕，随后分裂为一个个句子片段，一个个孤零

零的字词。到最后，留下的只剩机械的声音。有天傍晚，我站在起居室中央，眼望着窗外血色一般的落日……突然感觉眼睛背后有一种特别奇怪的光感，几乎就在同一时刻，看到了自己脑袋里一个巨大的黑色离心机。我看到一个身材高大的影子，身着及地长袍，手拿一个花盆一般大小的玻璃管，里面装满了血，正慢慢走向离心机。影子转过身来时，我大吃一惊，她居然就是我本人，衣服、帽子和白色长手套上沾满了血。我默默地看着，看着影子小心翼翼地把管里的血放进离心机架子上的小孔中，盖上盖子，然后按下机器前方的按钮。离心机随即启动，开始飞速旋转。

再然后，更吓人的是，原先只是在我脑子中的形象突然一下子完全到了外面。我吓得瘫作一团。离心机飞速旋转、玻璃管与金属相互撞击的咣当声越来越大，然后机器突然碎裂，成为数千个碎片。到处都是血……我将视线转向窗外的大海，却发现窗户上的血与落阳融成了一体，看不出哪里是前者的尽头，哪里是后者的开始。我撕心裂肺地惊叫起来……我的思想……变成了一个可怕的幻影，那种情形一如我整个的一生和彻底失控的心智，但却要可怕得多。我一声接一声地尖叫。慢慢地，幻觉渐渐退去。我给一位同事打了电话，向他求助……①

在此，我想提醒读者朋友们注意这段令人头皮发麻的描写中出现的众多角色。首先是凯的心智，一开始时也就是凯本人，但随后从她身上脱离出来，不再受她控制，因此她无法再跟得上自己的思想；然后是凯，也就是她称之为"我"的那个人——旁观者、看客，那个继续加工处理来自内部、外部各种刺激信号的人，那个被吓得瘫作一团，到最后又惊声尖叫、打电话求助的人。再有，身着长袍，手戴白手套，拿着玻璃管的那个影子；这个影子是凯眼里看见的对象，令凯感觉恐怖的是，影子居然也是凯，即"客体的我"，因此也是"我"（的变格和化

---

① Nasar, *Beautiful*, 78—80.

身）。再其次是显然具有生物属性的机器，凯满心惊恐地看着、结果却发现原来就是自己的那个影子所操作的对象——这不是凯自己的意愿，她没有意愿，本身也是凯的影子摆脱了凯的控制。当手拿装满血的玻璃管、而且据凯观察最初是先在她的脑海里出现的影子走出来的时候，凯其实已经无法分辨哪里是里、哪里是外了，她已进入妄想症状态。但她的"思维自我"依然目光明亮，为凯保留下了一段记忆，成为她时隔二十余年之后所讲述的这段故事的原始素材。

凯打电话求助的那位同事是位男士，当时她与丈夫分了手，正与这位男士约会。显然，这位男士是名精神病学专家，有医生的便利条件。他跟她说，自己相信她得的是躁郁症，需要去找一位（私人关系相对远一点的）精神病学专家治疗。在她约好去看专家之前，他给她开了仅供"短期、应急使用的"碳酸锂（这在当时还是很少用于躁狂症病例中的一种药物），另外还开了已广泛应用于精神分裂症治疗的盐酸氯丙嗪，以及一定量的巴比妥酸盐。毫无疑问，他成功地让她安定了下来，帮助她走出了打电话给他之前那种急性严重精神障碍状态。不过，虽然症状相对缓和了些，但精神障碍仍继续存在。第一次用了这类药之后，她一口气买了十二个蛇咬伤急救包——她买药那家店里全部的库存。关于这件事，她有如下描述：

> 药剂师给我抓好第一张包括碳酸锂的处方后，一边会意地冲我微笑，一边打电话订购我要的蛇咬伤急救包以及其他各种……奇怪的物品……不过，跟我不同的是，他似乎对响尾蛇给圣·弗尔南多峡谷地区带来的严重危及生命的问题毫不知情。上帝选择了我，而且显然是仅仅选择了我，来警醒世人，让大家知道这片"应许之地"里杀人蛇疯狂泛滥的事实。或者说，这就是我在妄想症思绪蔓延的过程中零零星星想到的内容……我正在采取力所能及的一切措施，来保护自己以及所爱之人。就在我火急火燎、来来回回穿梭于药店的药架间的时候，我甚至做出了一个计划，要给《洛杉矶时报》写封信，告知世人这一危险局面。不过，我当时实在太躁狂了，心思乱得慌，很难作出一个完

整周密、条理清晰的计划来。①

如果不是因为后来没有能力把自己的计划兑现，凯的行为与前文我们说过的那位马修斯几乎如出一辙。急性严重精神障碍已经消退但仍处于妄想症活跃期的马修斯，意外发现法国特工人员打算对英国发起攻击。出于对英国利益的关心，他曾不断写信给有关各方予以示警。不过，由于她的"思维自我"依然在密切地关注着其心理进程及心智活动，依然保持着高度自我化的意识，因此尚不能形成一套周详完备、可以自圆其说的妄想体系来。

据贾米森文中介绍，第一次出现精神性躁狂症时的情形，是她一生中感觉"最为令人恐惧的经历"：

> 虽然病情不断积累已经有几周的时间，而且我也完全清楚肯定是出了什么严重的问题，但还是可以明确找到那么一个时间点，就在那一刻，我开始确信自己理智已经丧失。我的思维转动得那么快，以致常常话说到一半却突然忘了开始时说的是什么。散乱无章的想法、意象、句子，不断在我的脑海里飞速旋转，就好比童话故事里的老虎一般。最后……所有这一切变成了一个毫无意义的泥潭。曾经如此熟悉的一切变得不再熟悉……什么都再也不能引起我精力水平的波动……性事变得那么紧张，毫无快感可言。做爱的过程中，我常常感觉自己的心智被一道道黑光围堵着，样子恐怖极了。我的妄想症集中表现为以下内容：世界上所有的绿色植物都在痛苦中缓慢地死去，藤茎一条接一条、主干一株接一株、叶子一片接一片地在我眼前渐渐枯死，而自己却完全无能为力对它们施救。它们凄厉的哭喊声几乎可以刺穿我的耳膜。渐渐地，我脑海中所有的意象都变成了黑色，不断地枯萎、腐败。

> 曾有那么一刻，我下定决心，假如自己的心智再不停下飞速的旋转，再不回归到正常工作状态，我就要自我了断——多年以

---

① Nasar, *Beautiful*, 76.

来,心智一直是我赖以活着的依靠,我向来理所当然地以为它绝
对稳定可靠……我给它设了二十四个小时的时限。但是,我自
然根本没有时间概念。此外,数以百万计的其他各种想法……
不断在脑海里交织盘旋。①

《躁动不安的灵魂》是部回忆录,不是一套理论。它意在向我们
讲述一段经历,无意尝试对其作出解释。然而尽管如此,贾米森博士
却一而再清清楚楚地申述了她对凯所罹患的疯病的解释。她反反复
复提及,躁郁症"从根源上讲是种生理性疾病,(尽管)其发病过程中
的感觉是心理的";凯之所以会不幸坠入"显而易见的疯病",归根结
底的罪魁祸首是她"极度易感、脆弱的基因"——她认定"躁郁症具有
遗传性"。她的论断中有一丝宗教信条一般的意味:"我坚定不移地
相信躁郁症是种可以通过药物得到治疗的疾病。"②但正如我们早在
贾米森与他人合著的 1990、2007 版权威临床指南手册中就已经知
道的那样,截至她写《躁动不安的灵魂》(1995)这本书时,仍然没有一
丝一毫的证据能够支持这一论断。但是,无论是从贾米森关于其童
年及青春期(这段时间是她主要发病经历的时间大背景)的回忆来
看,还是从她在讲述其核心故事的过程中几乎无意间所作的诸多侧
面评价来看,都为我们提供了极为有力的证据,表明我们这里推测的
因果关系确有可能存在。凯之所以会发疯,原因在于她发育不健全
且相互矛盾冲突的身份意识,而这一身份意识,又是她所面临的众多
选择机会,以及她从其相对优越、开放、失范的生活环境中所接受到
的众多彼此冲突的信息共同作用的产物。"关联自我"中,她最最渴
望实现的那一部分根本没有机会实现,由此与少女凯心目中的"理想
自我"彼此割裂,致使她永远都对自己深感失望,却又生怕别人发现
这一点,因而永远没有安全感、永远觉得自己有错,乃至最终给成年
凯·雷德菲尔德·贾米森留下了一个虚幻缥缈、错误不堪的印象。

---

① Nasar, *Beautiful*, 82—83.
② 同上,第 6; 70; 144; 102 页。

背景

凯·贾米森出生于职业空军军官之家，父亲是位上校，"他首先是位科学家（气象学家），其次才是飞行员"。空军是全家聚会时经常讨论的话题，也是个事关忠诚、尊严的话题。有时，凯会故意逗她爸爸，说海军、陆军历史都比空军悠久，他总是回答空军"才是未来。然后还要再加上一句：而且——我们能飞"。在"引言"那章第二页，她如下写道：

> 偶尔，郑重申述完对空军的信念之后，（他）还会激情四溢地唱一遍"空军之歌"，其中有些片段我至今依然记得。说来有些不可思议，但这些片段与圣诞颂歌、早教诗歌、《公祷书》中的某些只言片语相互交融，深深印在我的心扉：它们都有很热烈的气氛，对孩子来说都很有意思，至今依然能带给人心跳加速的感觉。
>
> 因此，我总是认真听他讲、听他唱，并且笃信不疑。每当听到"我们飞向浩淼的碧空"这句时，我总感觉"浩淼""碧空"是听过的所有词汇中最美妙的；同样，每当听到"高高翱翔，直冲太阳"这句时，我都能深切地感受到内心的极度欣喜，并且本能地知道，自己与所有那些深深爱着浩淼高天的人士血脉相通。①

她清楚地知道自己的身份归属，并且为自己的身份归属感无比欢欣。

与所有军人家庭一样，他们也总是搬家。虽然如此，凯的父母、尤其是她妈妈都始终坚信，确保三个孩子"生活安逸、温暖、尽可能稳定"是他们义不容辞的责任。三个孩子中，凯年龄最小。她写道，妈妈"身上有种强烈的自信，只有那些自幼就在父母不仅对孩子慈爱有加，而且他们自己本身也极度善良、坦诚、大度的家庭中长大的孩子身上，才会有这种自信"。跟爸爸一样，凯的姥爷也是位科学家，一位大学物理教授。姥姥则是一位标准的教授夫人，"虽说并不算十分知性……但她加入了各种俱乐部……既广受爱戴，又是一名天生的组

---

① Nasar, *Beautiful*, 12.

织家,无论加入任何群体,总是能稳稳当选该组织的负责人……她性
情温和,但行事决断,总穿一身印有花卉图案的裙子,指甲修剪得齐
齐整整,浑身散发着淡淡的花草香皂气息,总是把餐桌打理得井井有
条、纤尘不染。她压根不知道什么叫不善良。实在是位了不起的姥
姥"。在这样一对父母的精心呵护下长大,凯的妈妈——

> 不管在高中还是大学里都是一位备受欢迎的好学生。从相
> 册里的照片上可以明显看出,她曾是位十分快乐的年轻女生,身
> 边总是围绕着众多朋友,游泳、打网球、击剑、骑马,或者忘情地
> 投入到姐妹会的各种活动中;或者,有点儿像吉普森一样,流露
> 出几分少女的娇羞,身边总有一大串相貌出众的男朋友。照片
> 记录下了不同时间、不同背景下无限纯真美好的岁月,但无论是
> 在什么时间、什么背景,妈妈都总是显得十分舒适惬意。

为了让读者心里有个大致了解,上述情形的历史背景恐怕只能是
1930、1940 年代,美国依然处在经济大萧条的阴影之中,整个世界都
陷在西方文明史上最惨重劫难的深渊里。鉴于这一背景,贾米森以
下一段描述显得尤为引人关注:

> 没有令人感觉不祥的阴影,没有愁苦阴郁的面容,没有对国
> 内阴暗现实或动荡局面的任何怀疑。她(妈妈)坚信,一个人生
> 活中必须有一定程度的可预见性,以便人能有所依靠。这一信
> 念的根源就在于封存在这些照片中的那种对人、对事高度习以
> 为常的态度,也在于她那稳重可靠、地位尊荣、见过世面的先辈
> 身上。数世纪以来已经深深根植于基因、血脉中的这种安宁稳
> 定的特点,让妈妈的心理准备严重不足,一旦走出父母温馨祥和
> 的家庭并组建了自己的小家,便根本无法应对那些她必须面对
> 的种种波折和困难。[1]

抛开拉马克进化论式的解释不说,上述一段描写已清楚地表明:一个
人完全可以生活在这个世界之中,却同时与这个世界完全格格不入;

---

[1]　Nasar, *Beautiful*, 18.

一个人内心里的经历，远比外部世界里上演的情形更加重要。

军人家庭的世界里，自有其一套通行的明确规则和期待，对此凯的妈妈心里非常清楚。比如说，受邀参加由丈夫上级军官的夫人举办的一次茶话会回来之后，她对女儿曾说过如下一段话：

> 与受邀前来参加聚会的其他女人一样，她的丈夫也是位飞行员。她很重要的一个作用就是向这些年轻的军官太太们宣讲示范，内容包括礼仪……积极参加空军基地的社群活动，等等。讨论完这些事务之后……她才言归正传，提出了眼下最当紧的话题。她说道，飞行员在飞行过程中需要绝对避免的就是生气或不安等情绪。生气很可能导致判断力或注意力疏误，进而导致飞行事故，飞行员很可能因此殒命。因此，作为飞行员的妻子，在丈夫外出执行飞行任务之前，绝对不可以与他发生任何争吵。保持定力和自控，不仅是一个女人应该拥有的良好品质，更是一种不可或缺的品质。

对于生活在这样的环境里所能带来的种种好处和便利，凯和她妈妈都非常看重，并且坚信所有这些都完全值得自己心怀感恩之情。凯写道：

> 生活在这一与外面世界隔绝的军队大院里，你会有一种奇妙的安全感。大家的期待都非常明确，很少有任何借口。在这样一个社群里，人们对公平游戏、荣誉、勇气、甘愿为国牺牲自己等品质，有着一种真心实意的信仰。的确，作为成为其中一员的交换条件，你需要在一定程度上保持绝对忠诚，不能有一丝一毫质疑，但它却能容许很多精力充沛、甘愿拿生命冒险的堂吉诃德式的年轻人，而且也必须能够容许。此外，它甚至也能容许一批社交自律性相对较差的科学家……这些科学家之中很多人对蓝天的挚爱不亚于飞行员，而且也必须能够容许。这是一个建立在浪漫情怀与严格纪律两者之间非常微妙的平衡基础上的社群。一个惊险刺激却又沉闷窒息、充满生命活力却又随时可能面临死亡的复杂世界，让人们有机会一窥19世纪无论是最好、

328

还是最糟时期生活的样貌:文明、优雅、崇尚精英,对个人弱点丝毫不能容忍。甘愿牺牲自我欲望被视作是一种理所当然的天赋美德,自律自控则是一种人人都必须习得和培养的品质。

想象力有限是种天赐福祉,因为它可以使人免于看见自己不愿看到的东西。问题在于,空军科学家这种养尊处优、封闭隔绝、安然无虞的世界,并未能够完全限制其成员的想象力。毕竟,它只是富足、开放、本质上就不稳定的美利坚合众国疆域之中养尊处优、封闭隔绝、安然无虞的一隅,其中到处都是各种不同的选择,随时都在暗示每一个人:你所作出的选择或许并非最佳选择。社会环境滋生了一种期待,人人都渴望鱼与熊掌兼得,而且将之视作一种天赋的权利。于是,凯的妈妈如是向女儿讲述上级军官夫人对众飞行员妻子的忠告:

> 正如妈妈后来所讲,丈夫每次起飞,你都担心得要命,这件事本身已经足够糟糕,而现在又有人跟你说,万一飞机出了事,你也可能脱不了干系,也要担负责任。为了防备生气、不满等情绪万一成为致命杀手,你只能把它们深深埋在心底。[1]

因此,虽然有"数世纪以来已深深根植于基因、血脉中的这种安宁稳定特征",凯的妈妈却终究没能把世事看透。日后,她丈夫工作发生变动,并陷入抑郁的深渊。再其后,眼看着日子一天比一天艰难,她离开了他。归根结底,她需要照顾自己,有自己的生活需要继续。

不过,在所有这一切发生之前的太平盛世日子里,最最让她父母牵肠挂肚的却是凯的选择。她有诸多的选择,父母给予了她充分的自由。既然部队"显然高度看重(也就是高度认同和赞许)行为举止优雅、温良有教养、秉性平和的女人",再显然不过的选择就是成为这样一名女人——像她妈妈那样,成为一名军人的妻子。还有另外一种选择,即像爸爸、姥爷那样,成为一名科学家。这一选项显然相对更加荣耀,因此,早在十二岁时,凯就已瞄准了这一目标。生活在安

---

[1]　Nasar, *Beautiful*, 29.

德鲁斯空军基地医院这一环境下，医药学自然成了这个年仅十二岁的小姑娘小试身手的有利条件。贾米森写道，父母对自己的这一兴趣"十分赞许"：

> 他们为我买了各种解剖工具、显微镜，一本《格雷解剖学》……这些东西的存在，让我对想象中真实的医药学是个什么样子有了一个直观的感觉。家里地下室的乒乓球台成了我的实验室，每天下午我都会在那里花上无数时间解剖青蛙、鱼、昆虫、乌龟等等。直到我在自己所选择的专业领域迈上了全新台阶，真正要面对一头尚在胚胎中的小猪时，才对解剖学的世界产生了抵触心理——小猪小巧可爱的鼻头、活灵活现摆在眼前的鬃毛，让我实在不忍下手。[①]

可怜的小猪！一目了然摆在我们面前的情形是：一个年纪轻轻的孩子，正在心满意足地剥夺各种生灵（其中某些显然还是具有生命感知能力的生灵）的性命。究其原因，只是因为她认为这就是合格的医学科学家职责之内理应做的事情。她对医学的兴趣，既不是出于对患难者天生的恻隐和怜悯，也不是出于探究某一问题本质的真切求知欲望；只是一种自我强加的兴趣，其终极目标只是得到某一种特定的、备受尊崇的身份和地位。

　　显然，这一身份地位很快就让摆在凯面前的另一个选项——成为一名军人的妻子——相形失色了。她开始意识到，后面这一选择实在过于局限、过于没有尊严。她向我们讲述道：

> 因此，那时的我过得十分满足：有一群不错的朋友，有一份积极活力的生活，游泳、骑行、打球、聚会、男朋友、切萨皮克湾无忧无虑的暑假，以及其他所有的一切，美好的生活才刚刚开始。但尽管如此，享受所有这一切的间隙，我也渐渐开始觉醒，对在极度传统的军人世界里做一个活力四射、多少有点善变的女孩究竟意味着什么这一事实，有了相对更清醒的认识。自立自强、

---

① Nasar, *Beautiful*, 20—21.

我行我素、女孩的天性，所有这些在正式舞会这个奇怪的场合里显得那么不和谐。海军大院里的正式舞会要求军官的孩子们必须学会各种优雅的礼节：优美的舞姿、洁白的手套，还有其他种种真实生活中并不存在的礼仪。在这里，孩子们还必须了解掌握军官们之间等级森严的界线，仿佛过去十四、五年间的经历还仍不足以让他们深刻而又不无痛苦地知道：将军高于上校，上校高于少校，少校高于上尉，上尉高于中尉，而在所有人之中，任何一个人的地位都统统高于孩子。在孩子们的序列中，男孩总是高于女孩。

让这一尤其恼人的等级尊卑关系深深根植于年轻女孩的内心，最常见的方法莫过于教她们学习行屈膝礼这一古老而又荒唐的礼节。但凡是一个心智正常的女孩，恐怕都不会认为屈膝礼是种能够让人忍受的行为。然而，由于深受父亲（注：不是母亲）所奉行的开明教育熏陶，在行为、理念方面早已形成了强烈的叛逆不从的习惯，我压根无法相信有人会真的期望我这么做。我看着前面一大排裙袂飘飘的女孩，看她们一个个一丝不苟地行屈膝礼，内心里忍不住想：羔羊、羔羊。然后轮到了我。内心中一股莫名的感觉瞬间突然开始沸腾……这俨然就是最后一根稻草，我再也无法忍受亲眼看着一个个女孩如此心甘情愿地接受这屈辱、顺从的仪式。我拒绝行礼……在军人的世界里，仪式感与服从命令就是一切，孩子不检点的行为很可能危及父亲提拔擢升的机会。因此，按照军队的习俗和成规来看，我的行为无异于宣战……我们的舞蹈课老师考特内小姐愤怒地朝我直瞪眼。我再次拒绝了。她说她确信我的行为一定会让贾米森上校十分难过。我说自己确信贾米森上校才不会在乎呢。我错了。事实证明，贾米森上校的确非常在意。不管他认为教女孩行屈膝礼是多么荒唐……但他更加在意的是，我对待他人的态度居然如此粗鲁。我最终道了歉，然后他和我一起想出了一

> 套打了折扣的屈膝礼，一种几乎只是象征性地弯一弯膝关节的礼节……①

在这段滔滔不绝、一气呵成的讲述中，尤其引人瞩目的是这个小女孩对世界的体验过程中社会地位意识所处的核心位置，她"不无痛苦地"意识到"将军高于上校"。早在十四岁，妒忌心理就已射穿了她的内心，如同一种心理上的电击；她渴望平等，渴望不让任何人凌驾于自己之上。她下定决心要成为一名医学科学家，进而让自己远远超过那些心甘情愿忍受屈膝礼耻辱的军官妻子们。但是她父母，包括她极度不愿随波逐流的父亲，都对她的选择秉持了一种高度开明的态度。关于她的未来何去何从，他们自己也并未拿定主意，而且，"行为举止优雅、温良有教养、秉性平和的女人"形象，他们也并非看不上眼。让他们生气的，只是凯的行为表现。这种养尊处优的环境，究竟对她有什么样的期待？一切都并不完全明朗。她意识到自己让父母失望了。她所面临的选项已经太多。

她是位不轻言放弃的女孩，因此咬定了十二岁时就已认定的目标。从书中我们得知，在接连好多年的时间里，对医学这门科学的兴趣在凯自我意识形成的过程中发挥了非常重要的作用。

> 周末时间，我常常到安德鲁斯空军基地医院做义工，也就是给护士们打下手……那里的医生都把我和我的兴趣非常当回事。尽管那时仍是一个人们通常都认为女人只适合做护士的年代，他们也从来没有劝我放弃成为一名医生的愿望。查房时他们经常带着我，进行一些小手术时，他们允许我旁观，偶尔甚至还允许我做些辅助工作。我认真地观察着他们……手里举着器械，时不时瞄一眼伤口，有一次还亲自动手给患者拆除了腹部切口的缝合线。
>
> 我时常带着书、带着问题：做一名学医的学生会是一种什么样的体验？会给小孩接生吗？会经常面对死亡吗？关于后面这

---

① Nasar, *Beautiful*, 27—28.

一点，我当时一定是表现得兴趣尤为迫切，因为一位医生有次做尸体检视时还允许我参加了其中部分环节……我站在不锈钢质尸检台旁，强忍着不去看死去的小孩那娇小、赤裸的躯体，但却根本做不到……最后，为逼迫自己假装没看见所看到的景象，我强迫自己回归到一种相对理性、充满好奇心的状态，一个接一个不停地提问，每次不待医生回答完，就接着又提出下一个问题……刚开始时，我之所以这样做，纯粹是为了掩饰自己面对当时那种情景时的尴尬，但没多久，好奇心本身便仿佛成为一种难以遏制的驱动力。我的心思完全集中在了问题上，尸体仿佛已经从我的眼前消失。自那次经历以来，在好奇心和脾气秉性的驱使下，我曾近千次走近其实从情感角度自己根本无力面对的场合，但每一次，都凭借着同样的好奇心和理智中偏向科学的一面，逼迫自己与眼前所看到的景象保持着一定的距离，从而让自己能够镇定自若地去面对、去思考、去遗忘，然后再继续前行。[1]

因此，鲜明地呈现在我们眼前的，就是少年凯一副雄心勃勃的形象——一位未来的医生，对他人的苦痛几乎没有一丝一毫恻隐怜悯之心，完全以自我为中心，只是一意孤行，醉心于将自己打造成为一名心满意足、甚至引以自豪的科学家，一位智力超群的人物。再随后，她的生活里经历了一系列重大变故。

凯十五岁那年，贾米森上校从空军退役，成为兰德公司的一名科学家。他们一家从华盛顿特区与世隔绝的部队大院搬了出来，凯也从此失去了那个曾经让她自感优越、毫无顾忌地为所欲为的环境，转而被抛进了加州相对开放、竞争极为激烈的竞技场，不得不与那里成千上万白手起家的普通人展开角逐。那是 1961 年——正是美国人常挂在嘴边的"旧日美好时光"，但贾米森写道："我的整个世界都坍塌了。"首先，她意识到，自己曾刻意鄙视的传统军人家庭，同样也遭到身边新伙伴们鄙视。而这些新的小伙伴们通常都来自所谓的"业

---

① Nasar, *Beautiful*, 21—22.

界"，也就是说，他们往往都是电影圈、富人、公司法务律师、商人，或是功成名就的医生的子女。而且，他们所拥有的一切，丝毫都不须费吹灰之力。凭着天生敏感的本能，她很快就证实了这一点，但却无法让自己与这一事实达成和解。她意识到，自己的确与众不同，而且，这种不同并不是因为自己比别人更优越：

> 很长一段时间里，我完全失去了方向。我十分想念华盛顿。男朋友还留在那里，而没有他在身旁，我几乎伤心得到了令人绝望的地步。他金发碧眼、幽默有趣，喜欢跳舞，离开华盛顿之前的九个月期间，我们很少分开……同时留在那里的，还有我曾经的生活，以及生活中无处不在的好朋友、家庭的和睦、无限的温馨和欢声笑语，还有我熟悉并深爱的传统，一个我称之为故乡的城市。更重要的是，留在身后的还有传统、保守的部队生活方式。自记事起，这一生活方式就一直伴我左右。我在空军基地度过了托儿所、幼儿园，还有小学的大部分时光。初中、高中就读的马里兰中学虽然算不上是在基地里，但学生基本都是来自部队、联邦政府以及外交官家庭的孩子。那曾是一个小巧、温馨、舒适、封闭的世界。在我看来，加州实在过于冷酷，过于花哨，至少濒临太平洋的帕里萨迪斯给人这种感觉。虽然表面上看我很快就适应了新的学校，结识了新朋友，但其实几乎完全丢失了自己的定海神针……我非常不开心……怨恨爸爸不该抛下华盛顿而到加州找了这份新工作……在华盛顿，我曾是学校的佼佼者，参加的所有团队里也都是领队，学业上几乎不存在任何竞争压力，功课基本都无聊、乏味，毫不费力。帕里萨迪斯中学则完全是一个不同的世界……我花了好长时间才重新给自己确立了运动员的定位。更愁人的是，学业上的竞争非常激烈。所选的课程中，我门门都落在后面，时刻都需要迎头赶上。实际上，我好像从来都没能赶上过。一方面，身边有那么多聪明、极具竞争力的同学令我感觉无比欣喜刺激；另一方面，这种生活又全然陌生，令人屈辱，令人十分沮丧。坦然承认自己在家庭背

景、天赋方面都确实非常有限,这着实不是一件容易的事。

日后,贾米森将自己的精神问题归咎于"极度易感的基因",认为她之所以感觉病痛、不适,之所以会迷失自我,之所以不知道自己究竟是谁、又属于哪里,全都是基因遗传惹的祸——因为正如我们所知,自克雷佩林以来,将躁郁症归结为生物学问题几乎已经成了公认的常识。从心理角度来讲,她需要这种解释:她与那么多患病者共同具有的一点就是其周密自洽的妄想(elaborate delusion)表现,这种妄想表现有治愈性,是陷入病变状态的心智所提供的一种强有力的应变机制。但从知性角度来讲,这种解释则根本没有必要,甚至全然多余。通过她的生平传记,对凯不幸遭遇的解释已然分明地呈现在我们眼前:其根源在于她养尊处优、富足无忧的家庭背景,在于她在塑造自我过程中所面临的选择,在于她缺乏责任感以及客观现实困难等制约因素。她享受得太多,最首当其冲的是自由过度。她的生活被安排得太过安逸,所以日后才会变得如此糟糕。

请注意:她并不理解父亲的自由选择权,希望将他的选项封闭,而且,因为他的选择影响到了她对于自己身份的认识,因此对他十分生气。然而,加州不会逼迫小女孩行屈膝礼。这是一片充满叛逆意识的土地,愿意迎合一个乖桀善变、自诩独立的小女孩的心思。加州对一切均持开明态度,"视家里离过婚的人数量不同,似乎人人都有至少一位,甚至两到三位继父母。我朋友的经济来源多到令人惊叹的程度"。况且,他们居然还不是金发碧眼的白人,容貌根本没法跟空军基地里的人相提并论。贾米森写道:

> 同时,我也是第一次知悉"欧白新"(译注:WASP,英文首字母缩写拼缀词,指属于'白人、盎格鲁—撒克逊血统、信奉新教这一族群'的人)这个词的意思,得知自己也是其中一员。我也得知,从好的一面讲,身为其中一员是件好坏参半的事。由于在来到加州之前从来没听说过这么一个词,我充其量只能琢磨出:如果说一个人是"欧白新",也就意味着他后背僵硬、下巴短小、面目严峻、死板无趣、性情冷淡、不苟言笑、乏善可陈,聪明灵巧却

又没到能够一眼看穿人的程度，但另一方面，也就意味着他是备受嫉妒的对象——这点令人费解。这在当时对我来说是一个非常奇怪的概念，而且至今依然很怪。很快，所有这一切在一定程度上导致了校园中的社会分化。其中一部分人白天到海滩游玩、夜晚通宵聚会，倾向于向"欧白新"靠拢；而另一部分人则相对随意、无趣，倾向于知性的求索。而我则游移于这两个不同的世界里，多数情况下在哪个世界里都过得怡然自得……"欧白新"的世界使我得以与自己的过往保持着一种脆弱而又非常重要的联系纽带，但知性的世界，才是我赖以为生、为未来学术之路奠定坚实基础的那一个世界。[①]

然而，凯赖以为生的世界并未能持续下去。无论在这个分裂的新世界里过得如何怡然自得，她都像前文自己所说那样感觉极度不开心，根本无法融入其中，缺乏归属感。虽然她坚信已经为自己十二岁时就认定的学术未来奠定了坚实的基础，真正让她的未来脱颖而出的，却是缠绕她终生的躁郁症。那时，疾病的阴云已初现端倪，唯一能帮助她阻止疾病侵扰的办法，就是记录下自己的心路历程：搞明白"欧白新"的意义究竟是什么，搞明白自己新被边缘化的身份；她在逼迫自己做什么，为什么想要把自己打造成为一名科学家；她的兴趣究竟是什么，这一兴趣包含了哪些内容——不过，这一切她当然做不到，而且也没人能够替她做到。于是，局面每况愈下，越来越糟，在通往地狱的路上越陷越深，无力自拔。过度的自由、遭到曲解的自由，往往容易让人走上这条不归路。

如我们所知，搬家后不到一年，凯已经开始为她的躁郁症而深感苦恼。她并不是个孤例。她最亲密的两位朋友，"都是男性，都相貌英俊、玩世不恭、活力四射，心理也都出现了偏向于阴暗一面的倾向"。她写道：

偶尔，我们仨会结成一个"烦恼三人组"，尽管我们同时也勉

---

① Nasar, *Beautiful*, 31—33.

强保持着中学生活相对正常、相对快乐有趣的一面。实际上,我们仨在学校的各个不同领域都处在领头的位置,在体育和其他课外活动中都相当活跃。虽然在校园生活方面我们过得似乎很轻松,但在校外,我们结成了一种非常亲密的友谊,一起欢笑,一起抽烟、喝酒……一起非常严肃地就生活将何去何从、死亡的方式及原因等问题展开热烈的探讨……一起就所读过的、事关生存意义的沉闷话题展开激烈辩论——黑塞、拜伦、梅尔维尔、哈代都是我们为自己选定的必读书。我们都坦诚地面对各自生活中混乱、阴暗的一面:我们中的两位后来发现自己的直系亲属中有人曾有过躁郁症病史;另一位的妈妈甚至直接开枪打穿自己的心脏自杀。我们一起经历了这一病痛的开端,随后又各自深深体会了其真正痛苦的过程。于我而言,这一"随后"来得实在太早,远远早于我的料想。①

显然,这种社会经历和体验与基因无关。与此同时,凯的父亲在他全新的科研环境中也陷入了怀才不遇的窘迫境地,用贾米森的话来说,"他有一种别出心裁但同时却又特立独行得令人不安的想法,这些想法与他本职之内的气象研究工作没有丝毫的瓜葛",因此经常借酒浇愁,靠酒精来医治黑暗无边的抑郁情绪。这也与基因无关。但事实自身无法说话,他们的舌头必须首先松弛下来,才有望将其信息传递给我们。因此,人们只要希望自己相信什么,就往往总是执着地相信着什么。

十八岁那年,凯"极不情愿地"进入加州大学洛杉矶分校,开始了她的大学生活。"这根本不是我想要去的学校",她写道:

多年来,我在自己的首饰盒里一直精心收藏着爸爸送给的一枚红色珐琅镶金芝加哥大学校徽……我一直希望通过自己的努力,让自己有资格将它佩戴在胸前。希望上芝大还有另外一个原因,因为那里对不从众、不盲从的品格是出了名的宽

---

① Nasar, *Beautiful*, 35—36.

容，甚至还鼓励这一品质，也因为爸爸和身为物理学家的姥爷都曾在那里读过研究生。但经济状况使得这一愿望成了不可企及的奢望。爸爸不着边际的行为让他丢掉了在兰德公司的工作，因此，眼看着大多数朋友去了哈佛、斯坦福或耶鲁，我却只能申请加大。①

于她而言，大学生活已经是"一场痛苦的煎熬"，一段"挥之不去的梦魇"，因为那时她已经染上了病，在暗无天日的抑郁与躁狂两种状态之间游离反复。与众多渴望逃离内心炼狱的患者类似，她一头扎入到各种各样的政治和社会活动之中（"从校园反战活动，到诸如抗议化妆品公司为生产和销售美容产品而残杀海龟的行为等，相对异想天开的狂热行为，她几乎无不参与"），对金钱肆意挥霍（这种事没钱人绝对不会做，无论心里如何想都不会），不根据实际情况选择五门课，而是一口气选了七门，选了之后却要么根本不去上，要么勉强应付。二十岁那年，生活似乎给她带来了一线逆转的希望：她得到一个机会，到苏格兰圣安德鲁斯大学修读一年。贾米森家族有苏格兰血统，而且很可能也是因为这一原因，凯的哥哥和表兄当时正在英国读书，他们建议她也一块去。这是她定义自我价值的又一个选项，而且也是毫无问题的一个选项。其效果非常完美，不过不是因为她感觉自己属于苏格兰，或者感觉寻到了自己的"祖根"，而是因为在这一舒适宜人但实际上完全陌生新鲜的环境里她实现了自我定义，并且被当成一名美国人而得到了全面接纳——这让她有机会从没完没了、自暴自弃的自我塑造过程中暂时解脱出来。苏格兰并非她生活的地方，她不属于那里，这点非常确定——她不需要违心地强迫自己融入进去，沐浴在这里煦暖的北地阳光之下，她不需要为得到一个合适的位置而去竞争拼抢。有那么一阵子，她能够集中心思，静下心来。她写道：

（圣安德鲁斯）提供了一个温馨、柔情的港湾，让我忘却了前

---

① Nasar, *Beautiful*, 41.

几年生活中所有的痛苦……对于一位本科阶段一直渴望逃离无可名状的疲惫和绝望感的人而言，这里俨然就是一个避风港，能够让你忘记一切患得患失，在这里的一年充满了令人难忘却又非常欢乐的回忆。北海之滨的漫漫冬日，却是我生命中的一段小阳春。[1]

文化环境这一显然与生物学毫无瓜葛的因素，哼唱着它温柔的摇篮曲，让她"脆弱易感的基因"不知不觉间酣然入眠。对此，她却只字未提。

随后，她重返故乡。在那里，凯意识到，自己不具备成为医学领域科学家的禀赋。她根本做不到。她不再是自己曾经笃信的那个自己。"随着时间推移，我清楚地意识到，鉴于自己阴晴无定的脾气秉性和急躁好动的风格，"她写道，"上医学院恐怕是个行不通的选择——因为学医，尤其是头两年，需要你静静坐在教室里听讲，往往一坐就是好几个小时。"无论如何，她认为自己自学时效果最好。她喜欢研究，喜欢写作，但"一想到要被医学院那种作息制度束缚，我就感觉越来越反感"。所幸，在圣安德鲁斯的时候，她发现了威廉·詹姆斯所著《宗教体验的不同类型》，现在对心理学非常着迷。她开始给一位魅力十足、性情多变的心理学教授做助手，后者也很喜欢她，这让她"下定决心去攻读心理学博士学位"。

读研期间，凯"所认识的人几乎人人都在看精神病专家"。不过她还有其他选择。她写道："不久，我所面临的选择落在了是看精神病专家还是买一匹马上。"因为凯跟加州的"几乎每个人"都不一样：她出身于"欧白新"军人之家，那里的每一位女士都骑马。或许，成为一位曾经（至少在人生的某个节点）人人都希望自己成为的人就能解决问题。这一想法居然丝毫不觉得不合情理！不幸的是，她不喜欢马这种动物，也并不真心喜欢骑马。她说道，我只好承认"自己只是名研究生，不是多利托博士，或者更准确点，我既不是梅隆，也不是洛

---

[1]　Nasar, *Beautiful*, 52.

克菲勒。我卖掉了马，就好比偶遇黑桃皇后的玩家一样，开始出现在加州大学洛杉矶分校的课堂上"。

事实证明，研究生生涯不像本科阶段那么令人头疼：

> 从某种意义上来说，这一阶段就好比是我在圣安德鲁斯度过的那个小阳春的延续。拿日后养成的、理性冷静的临床医生视角来审视那些年，我意识到，当时的那段经历其实就是业内通常冷漠地称之为"缓减期"的情况——这一情况在躁郁症早期表现得很普遍，非常具有欺骗性，如果没有得到妥善治疗，最终将不可避免地演变成为更加残酷、更加反复无常的病变——而我当时却想当然地以为自己已经恢复到了正常的自我。[①]

她接着说道："那时候（20世纪70年代初期），针对我所经历的那种骇人的剧烈情感波动，专门的词语、病名都还没有出现，相关的概念也都还没有出现。"这一说法既与她当时作为一名专攻情绪研究的心理学博士生这一身份不符，也与她日后成为的知名心理学家身份不符。

再以后，她结婚、参加越南战争抗议活动，她"时刻都把神经绷得紧紧的，身材极度瘦削，病情稍有缓解的时候，心中总是充满了昂扬的斗志，渴望过一种精彩激越的人生，走一条硕果累累的学术研究之路，还要养一大堆孩子"。她对理想中的自我形象有一份非常清晰的愿景，那就是：做一位社会地位非常优越、学术声誉非常显著，同时在传统方面也高度有修养的女人，在一定程度上类似于她妈妈和姥姥那样。特别引人注目的是，所有这些梦想都完全以自我为中心。并没有什么学术问题真正能撩拨凯强烈的好奇心；茫茫人海之中，并没有任何一个人、任何一件事，能真正引起她的兴趣、激发她强烈的热情，或唤起她的怜悯和同情。她一开始学的是实验心理学，"尤其是这一领域中偏向生理、数理一方面的内容"——这一点与她尚未完全放弃、自视为一位医学科学家的理想刚好呼应。不过学了一段之后，她中途又换到了临床心理学方向。贾米森写道："我所接受过的真正

[①]　Nasar, *Beautiful*, 56.

教育中,很大一部分来自自己在获得博士学位之前进行临床实习时评估和诊治过的数量非常庞大、病情千差万别的患者。"(人们不禁寻思,临床医师中有多少会是像她一样的人——自身患有严重的精神疾病,而且顾名思义,病得十分严重,高度以自我为中心,因而对周围的世界和他们所诊治的患者严重缺乏同情和怜悯之心——甚至完全丧失了怜悯的能力。)她本人的病痛才刚刚开始达到第一次巅峰:

> 学术圈中的进阶仪式陈腐老套,却又自有其浪漫的色彩,写论文、准备最终答辩时所有的紧张和不快很快便被抛在了脑后,取而代之的是把酒言欢的喜庆时刻。我加入了一家历史悠久的俱乐部,参加各种庆典聚会,披博士学位袍,参加常规学术活动,第一次被人称作"贾米森博士"而不是"贾米森小姐"。我受聘成为加大洛杉矶分校精神病学系的一名助理教授,人生第一次拥有了自己的专享车位,火速加入了教工俱乐部,开始在我的学术食物链上一级一级向上攀升。我度过了一个风光无比的夏季,三个月之内便有望成为一名真正的教授……我终日疯疯癫癫,陷入了精神病发病状态。[①]

精神病汹涌来袭的时刻,刚好与某些表面看来似乎是功成名就、自我实现的时刻不谋而合。这种情况非常普遍,因为这里所实现的往往不过是一种不正确、非本人所愿,因而也极度不安全的自我。经历了如此漫长、如此痛苦的努力,凯·贾米森终于成为了一个自己其实并不愿意成为的人物;她所获得的成就,并非自己曾坚信能够获得的成就;她是个失败者。与她的新身份随之而至的种种缀饰,比如她非常看重的"博士头衔"、博士袍、历史悠久的俱乐部会员资格,所有这些原本应该带来慰藉和满足的东西,结果却反而成了证明她既不是一位医学科学家,也不是一位女骑手,更不是一位子女绕膝的母亲的充分证据。此外,由于她感兴趣的只是地位,并非精神病学领域的某些实实在在的具体问题,因此获聘成为加大洛杉矶分校(首先学校

---

① Nasar, *Beautiful*, 62—63.

本身就不是她的首选）精神病学系助理教授一事，对她而言也并无多大意义。她的心智彻底辜负了自己——不能为她的生命带来意义。

循着凯·贾米森躁郁症的发病轨迹，我们会发现，迷茫以及对自己身份的强烈不满足构成了其中的一条主线，尽管贾米森本人显然对此并不完全清楚（不完全自知），她希望强调的是其他方面，尤其是她在医学领域所付出的努力。她内心的感觉是"窘迫""恐惧"，她写道："我茫无所措，满心恐惧，自我意识彻底土崩瓦解。自记事以来就始终充斥于生活中每一个方面的自信心，仿佛休了一段漫长而又令人不安的假期。"她的治疗开始了，而且，生平第一次，这位临床医生对精神病患者的经历有了切身的感受。

> 我意识到，自己坐在了受诊方一端的位子上，医生正从精神病病史回顾、病情分析等角度进行着深入的剖析。所有的问题听起来都是那么熟悉，因为我曾数百次地向他人问过同样的问题，但我发现，要让自己回答这些问题时，内心里却是那么紧张，我不知道下一步情况会如何发展。我意识到，作为一名患者是多么茫然无助。所有这些，都令我无比紧张。

凯·贾米森开始有了怜悯和同情心。假如这份同情心能够得以持续，让她将对自身病情的关注转向对外部广泛世界的关注，或许那就将意味着一个良好的开端，很可能由此走向治愈之路。然而遗憾的是，迎接她的却偏偏是又一次身份选择，而且，精疲力竭之间，她也接受了这一次选择。她写道：

> （医生）让我明确无疑地认识到，他觉得我得的是躁郁症，必须服用碳酸锂，而且很可能需要无限期地一直服用下去。这一想法把我吓坏了……但与此同时，心里也产生了一种如释重负的感觉：令我感觉心轻一些的是，在自己内心深处，我知道他的诊断是对的……我满心悲苦和愤懑，同时却有一种莫名的轻松感。①

至此，她开始意识到：自己不过是庞大无比的生物机器的一个玩

---

① Nasar，*Beautiful*，86—87.

偶，有着"极度脆弱易感的基因"（作为其副产品，这种基因同时也赋予了她高度的创造力，让她以如火的热情去面对自己所选定的目标）；她只是一名受害者，不再需要因为让自己身陷如此境地而对地球上任何一个人负责，也不再需要对自己负责——这是何等一种如释重负的感觉！现在，她可以心安理得地休息了！她将永久地接受治疗。

她同时也坚决地认定，自己其实向来如此——一位身染疯病的女人。从这个意义上来看，碳酸锂摧垮了她的身份意识。"为什么要让我先经历了那么多躁狂阶段，又让我经历了那种令人一心求死的漫长抑郁期之后，才给了我这种相对符合医学常理的锂药疗法呢？"她反复自我追问，并给出了如下答案：

无论如何，我陷入了深深的失落，不知道自己以前到底是谁，又曾走过怎样的路。尽管不可避免地随之而至的抑郁让我险些丧失了性命，但放弃那奔腾激越、凌空飞扬的思绪却着实不是件容易的事。

家人和朋友以为我会热情拥抱这一终于回归的"正常状态"，会愉快地接纳碳酸锂，并且在恢复正常精力、正常睡眠方面大步前进。但是，假如你曾有过"星星就在你脚下、星球呼啸而过的声音充斥你的脑海"那种经历，假如你曾有过早已习惯了每晚只睡四五个小时而现在却要你睡八个小时的那种感受，假如你曾一连数天甚至数周彻夜不眠的经历而现在再也不能这么做，那么你一定就会知道，让你重新回归中规中矩的作息规律是多么艰难的一种挑战！虽然这种规律的生活节奏对很多人来说再舒服不过，但对我而言却十分陌生、局限、效率低下，且毫无趣味，令人抓狂。每当我抱怨生活不够精彩、不够有活力、不够朝气蓬勃时，人们总是说，"你现在跟我们大家都一样啊！"他们的本意是安慰我，当然也有其他意思。可我总是拿自己与曾经的自我相比，而不是与其他人相比。不仅如此，我还往往拿现在的自己与曾经最辉煌时刻的自我相比……与处于极度躁狂状态时的自我相比。当前"正常"的自我，与曾经那个最为生机勃勃、效率奇高、精力充沛、开朗外向、热情洋溢的自我相距实在太远。简而言之，我根本无法接受现在的自己。①

但贾米森博士躁狂症发作期间的经历，其实并无什么值得留恋之处：正如她本人一再强调的，躁狂中的她只是"看上去"很有成就感而已。发病期间所发生的一切之中，并没有什么特别有价值的东西留存下来，也并未造福于他人或对任何人、任何事有所裨益。然而，只有当一个人对这个世界有所贡献时，其生命才有意义。没有意义的人生是悲惨的人生。

她总是不断反复，意图抓住失落的身份中残存的碎片。比方说，她特别看重的一点就是确保与自己交往的人必须看上去合适——即必须有显而易见的"欧白新"军人家庭特征。她的精神病医生是她生命中的一个核心角色。关于这个人，她所说的第一句话就是他"个头高挑，仪表堂堂"。毋庸置疑，她之所以信任他，很大一部分原因就是因为这份特殊的外表。对于第一次见面时的情形，她的印象主要集中在以下方面："那次究竟聊了些什么我几乎一点都记不起来了，但我清楚地记得我们的对话高度发散，没有明确的主题，也没有特定的方向。他始终坐在那里静静地倾听，六点四英尺高的高大身躯仿佛从椅子一直拖到地板上，颀长的双腿时而交织时而分开，修长的手掌指对指合在一起。"提起她哥哥时，相貌同样也是她关注的焦点——哥哥是她的首要守护人，同时很可能也是她生命里的中心。他是哈佛大学的经济学博士（他们一家人都非常聪明，在学业方面都非常成功，这点我们必须承认），也是第一个赶来帮助她打理可怕的躁狂症所留下的烂摊子的人。能拥有一位如此体贴入微、勇于担当的哥哥实在是她的幸运，对此她本人心里也很清楚。她写道：

> 他……人品端正、踏实务实、胸怀宽广，浑身散发着自信和从容，往往能让周围的人也信心满满……爸妈分居、再后离婚那

---

① Nasar, *Beautiful*, 91—92.

段时间里，是他张开双臂保护和呵护了我，尽己所能让我免遭生活的苦痛，也让我免于自身波澜汹涌的情绪所带来的伤害。自那以来，他温暖的羽翼一直都是我最坚实的依靠……每次当我因面临不确定和痛苦而需要休整，或者每次当我感觉需要逃开一段时，都会收到他寄来的机票，同时还会附上几句话，建议我到或波士顿、纽约，或科罗拉多、旧金山之类的某个地方与他见面。多数情况下，他本人也是刚好要到这些地方去讲学、咨询或度假。我会赶过去，或是在某个宾馆大堂，或是在某一豪华的酒店与他见面。每次看见他高大、英俊、衣着得体的身影快步向我走来，心里都感觉特别高兴。[①]

莫非——要是他身材矮小、衣着不讲究，或者说见面的酒店不那么豪华，见面时她心里就不高兴了吗？

她同时也十分在意自己的仪容形象。服用锂药期间曾出现过的一些问题就与这份刻意的关注有关。她写道：

我在多个不同场合都遭遇过突发暴病的情况，甚至多到自己都记不起来的程度。从讲堂、饭店……，到伦敦国立艺术馆，在这些公共场所突然发病的经历实在令人难为情。病情发作时，我会止不住抽搐，走路跌跌撞撞，甚至撞到墙上，说话变得口齿不清。因此，好几次出差时不仅给送进了急诊室……更可怕的是，还让人以为我在吸毒或是喝得太多。[②]

她还给自己服药期间的行为和仪容制订了一套规章：

优雅得体地接纳服用碳酸锂的规章

客人到达之前、留宿新结识的恋人之前，务必清空药品柜。

务必记得第二天清早将碳酸锂放回药品柜。

即使动作不协调，即使不能再做曾经做起来毫不费力的运动，也不必感觉过于尴尬。

---

① Nasar，*Beautiful*，77.
② 同上，第93—94页。

> 假如不小心洒了咖啡、表现得像八十岁老人般颤颤巍巍，或
> 者花了十分钟时间都没能系好袖口链扣……，切记要学会一笑
> 置之。

如此等等。此外，她也努力尝试让自己学会设身处地，懂得同情与怜悯："一定要耐心地等着这平息下去。一定要非常耐心。反复阅读《约伯福音书》。一定继续保持耐心。务必用心揣摩'做个不急不恼的人'（being patient）与'做个不急不恼的患者'（being a patient）两者间的共同之处。"①

从言辞中不难看出，她所在意的只是自己的形象，只是旁人眼中的自己。尤其让她感觉受伤的是自己看起来不像本人坚信的那样有人格魅力。她写道："我对自己高涨飞扬的情绪几乎上了瘾，需要靠那种炽热、亢奋、笃定以及极具感染力的特征，让周围其他人也一样情绪高涨、兴致勃勃……我发现自己轻微的躁狂状态具有非常非常催人奋进的性质，对提高工作效率有重大激励作用。我沉醉其间、欲罢不能。"但是，让她留恋沉醉的还有另外某一种截然不同的东西："更根本的是，在意志坚定的父母，我本人的偏执性格，以及欧白新军人家庭背景等因素的共同影响下，我发自内心里坚定地认为，不必借助药物之类的拐杖，我也完全能够应对可能面临的任何困难。"她的问题不在于失去了先前那个轻度躁狂、兴奋难抑、效率颇高的自我，而在于无法忍受丢掉那个自以为理所当然、却始终迟迟未曾出现的自我。她被那个未曾出现的自我束缚了身手。在她所患疾病的深处，是一种深深的自我嫌弃。就其抑郁经历的本质而言，驱使她一心求死的根本动力正是这种自我嫌弃感。不同于全面发作的精神分裂症患者，她无法将自己从自我（无论是哪个自我！）中摆脱出来，依然处于一种以自我为中心的状态。她不甘于做那个一无是处的自我，感觉它不配活着。关于某次试图自杀之后内心的情绪，她曾作过如下描述：

---

① Nasar，*Beautiful*，97.

第四章 扑朔迷离、因由莫辨的疯癫:躁狂抑郁症

　　我的躁狂期和抑郁期都各有其暴力的一面。尤其是要是你是一位女性的话,暴力实在不是一件容易启齿的事……与自杀企图的后遗症类似,这种暴力的后遗症对所有相关的人而言都是种深刻的伤痛。此外,与自杀企图一样,坦然直面你曾有过暴力行为这一事实需要一场艰难的和解,需要你与彼此截然不同的各个自我达成和解。自杀未遂之后,我需要在彼此矛盾的两种心理间达成和解:一方面,我理想中的自我形象是一位朝气蓬勃、志向高远、精力充沛,对生活充满热爱与梦想的女孩;另一方面,现实中的自我却是一位索然无趣、心胸促狭、满心苦痛,因为一心求死而刚刚超剂量服用了大量碳酸锂的女人。精神病每一次暴力发作之后,我同样不得不寻求和解:一方面,我自认是位柔声细语、自律性强,至少总体上非常在意他人感情及感受之人;另一方面,现实中看到的却是一位怒气冲天、无法理喻、完全失去了理性和理智的暴躁女人。

最令她痛苦的是:

　　一边是本来的自己,是自幼受熏陶而形成的如何妥善对待他人的坚定信念;一边却是可怕的躁狂症发作期间实际发生的情况。两者之间的反差是那么强烈、那么令人不安,简直难以言述——对于一位自幼从高度保守、高度传统的家庭环境下成长起来的女性而言,情况尤其如此。这些表现与母亲的优雅贤良实在是相距甚远,与当年高雅的舞会、丝般飘舞的裙袂相比,更有一种恍如隔世的感觉……

　　成长过程中最关键的那些年里,我多数情况都生活在一个家教甚好的世界里,父母教会了我体谅他人、谨言慎思、行为节制。我们一家人每个星期天都去教堂礼拜,回答大人提问时,结尾总是不会忘了毕恭毕敬地加上"女士"或"先生"等称呼。父母鼓励下培养形成的高度自立性,本质上意在鼓励我在学业方面独立求索,而不是在社交礼仪方面叛逆。然而,突然之间,一切都莫名地发生了改变,我变得阴晴不定、不可理喻、极具破坏性。

　　这并不是依靠规章或礼仪就可以克服的事情。上帝突然不知躲到了哪里。海军舞会、义工、《蒂凡尼少年餐桌礼仪》，所有这些都不再能够抵御疯病的侵扰，而且从一开始这也不是它们的初衷。难以自控的愤怒、暴力的行径，与一切都井井有条的文明世界是如此格格不入，如此难以调和，简直令人恐惧。[①]

但是，抵御疯狂表现恰恰正是海军舞会、《蒂凡尼餐桌礼仪》等的初衷，只是像我们当今这个自由、富足的社会里太多的人一样，凯·贾米森被赋予了一种漠视、甚至鄙视它们的选择。事实上，社会甚至鼓励他们如此做。对于女孩子们而言，行屈膝礼并不比其他任何一种标志你归属于某一社会群体的成规习俗更让人屈辱或压抑。但由于存在可以让一个人获得高高在上、万人景仰的社会地位的其他选择——比方说，选择成为一位医学科学家，而不是做一名军人的妻子——才使她感觉这一礼节似乎很屈辱。将军的地位理应高于上校，因为他们是将军。这于我们都有好处，于我们每一个人而言都有好处。每一个人的地位都理应高于孩子。很多人都觉得这是一种不能承受之痛，这乃是我们这个社会的悲剧。平等并非天赋的权利。假如在生活中事事都以此为准绳，那将俨如遭遇天谴：要想与人平起平坐，你必须首先去努力赢得这份权利，因为他人已经先于你通过努力赢得了属于自己的权利。当然，并非说出身于军人家庭的小女孩就不应拥有选择成为医学科学家的自由。她理应享有这一选择权，但其理由必须合适——必须是出于对医学科学真心诚意的兴趣，而不是仅仅为了当一名医学科学家。作为一个社会整体，我们所必须防范的，就是让孩子有机会选择"以自我为中心"这一个选项。

　　《躁动不安的灵魂》是一部十分恐怖的书，其恐怖程度远远超出了凯·贾米森的想象。不容置疑，它写于作者清醒的时刻，而且显然作者并不抑郁。双相症有种让人还能勉强保留一点体面的好处：患者并不总是处于抑郁阴云笼罩之下。身为临床医生，贾米森医生也

---

① Nasar, *Beautiful*, 120—122.

很好地发挥了其写作的自疗作用，尽管深受妄想症这一巨兽般的心灵操控机器的影响，尽管深信躁郁症与创造力之间存在基因方面的关联。但归根结底，她清楚地知道，这些都只是妄想的表现，虽然能让她时不时感觉到一丝慰藉，但却无法根治她深层次的痼疾。失落与彷徨之中，她再一次回到了自我身份认同这个老问题上：

> 火焰般暴躁的情绪……令我对生活的现状极度厌倦，让我益发躁动不安。但每当焦躁、狂热或蠢蠢欲动的情绪出现向盛怒状态倾斜的趋势之时，我的内心总会隐隐涌起一种挥之不去的不适感。这与我自幼成长过程中一直仰慕，而且至今依然仰慕的温良贤淑、品行端庄的女性形象似乎根本无法契合。①

在某些地方，我对《躁动不安的灵魂》的分析和评价或许有点过于苛刻。但需要强调的一点是，这里丝毫没有任何进行道德裁判的意思，我只是为了剖析一种可怕、非常可怕的疾患。由于过度强调结果上的平等，当下这个开明、不受任何限制的社会为每个人如何定义自我提供了日益增多的选择，致使我们中的很多人将关注焦点仅仅狭隘地放在自我上，剥夺了我们对外部世界的兴趣，扼杀了我们与生俱来的同情和怜悯之心，进而使得数以百万计的人们陷入绝望的病痛之中。为了与凯·贾米森一样的所有患者的福祉，我们理应将关注的焦点稍稍转移，由不加质疑地强调这一病变的生物学现实，转向关注诱发这一疾病的文化原因。

---

① Nasar, *Beautiful*, 122.

第五章　疯癫的摇篮

　　16 世纪的英格兰改天换地。封建领主们在玫瑰战争中互相残杀,最终长眠于坟墓之中。那坟墓掩埋的却不只是尸骸,还有一个世界。然而,这个业已死亡的世界即使在它最昌盛的时候,尸僵也是其主要特征。社会秩序严整、体系僵化,有如壁垒森严的城堡傲然于乡野之上。高墙耸立、地牢幽深,光线从窄窗中射入,居住者仅能勉强看见规定好的道路。上帝亘古不变的话语由圣经彻底揭示,成为这个世界的基础。人人必得遵守,少数有权理解,个别能够诠释。在这个僵化的世界中,没有哪个部分会改变与其他部分的关系。万物静止,人人囿于其位。即使不像一座城堡那样稳如磐石,这样的社会已届人类社会稳定性的巅峰,尤其是与那个即将取代它的世界相比较而言。现在它消亡了,稳定也消失了。

　　兰卡斯特家族与约克家族的连年战争,最终只落得两败俱伤、贵族凋零的悲惨下场,战争留下的巨大虚空只有远古的火山爆发可有一比。新的世界就是这样一座火山,当它诞生,新的王朝和贵族即将填满这个虚空。这座火山持续活跃而难以预测,它吞下日渐陈旧的构造,吐出新的,不久再吞下,永不停歇。在它腹中,百炼钢亦化作绕指柔;熊熊火光灼照人性,令其发出前所未有的瑰丽光芒。这就是"现代"。启迪灵魂的不再是圣经,而是崭新彻底的人文主义思想,又称"民族主义"。

摇　篮

在人民主权准则的指导下,民族主义的主要特征遵循国家现实并构建了现实的根基,比如国家成员之间需要保持基本的平等。其根本特征是世俗主义。精英治国的核心理念即人民主权,神权消亡,人主宰世界。在托马斯·艾利奥特爵士编纂的首部英国文艺复兴辞典中,人是一个无性别、无年龄的抽象概念,"能够思考、终将死亡的有生命造物,如男人、女人和孩子"。[①]"人"这一概念有了全新的阐释,成为一种机体、一种自治而自尊的状态、一个有责任且有能力为自己命运负责的个体。

人的生命获得了至高无上的全新含义。未被罪孽污染的儿童早夭不再被视为位列仙班的幸事,反而代表死亡最冷酷无情的一面。总的说来,死亡脱去了基督教赋予的神圣意义,其吸引力也随之丧失。人不再是尘土与蠕虫,死亡亦不再是灵魂归于上主,以及进入美好的永生,而是意味着灵肉合一这种非凡的存在终结了。这令人无法理解,更加无法接受。活着与死亡含义的转变改变了现有经验的本质——男人和女人们为何被触动,悲喜从何而来,何为悲喜,何为欲,何为怕,人们情感与思维的总体特征如何? 一切都是新的。

16 世纪初期的英格兰已经觉察到了巨大的变革。最晚不超过1530 年代,英语就开始了现代化——新词不断涌现,现有词词义不断增生,词形不断创造。此番变化既拥抱新生命,又创造新生命,前所未有,难以摹状。我们现在所熟知的现代英语,虽不是出现最早的现代地方语言,实为现代性的通用语言。它解释现实的全新面貌,让每一个使用它的人以全新的方式生活。而英语向其他语言的翻译和

---

① Thomas Elyot, *Dictionary*(1538), s.v. "man." Thomas Elyot(1490—1546) 英国作家、外交家、词典编纂家,以在当时普遍使用拉丁文的情况下提倡英文写作而闻名。——译注

传播接着改变了其他语言地区的生活体验，现代性故此通过英语的传播到达了世界的各个角落。

及至 1600 年，不超过 1610 年，英语语言的现代化及伴随产生的思维和体验变革宣告尾声，因为詹姆斯国王钦定版圣经于 1610 年出版了。自那时起，英语会话者和写作者便可以与当今的我们直接交流。我们同思想、共命运，秉持共同的价值观念，此处的价值观念指的不是政治意识形态，而是人对自己在宇宙中所处位置和人生意义的基本看法。即便是对 16 世纪晚期到 17 世纪那些非常虔诚的思想家而言，这种情况也是适用的。有位勤勉超凡的"圣洁的赫伯特"（Holy Herbert）在其诗集《神殿》中写了一首献给上帝的诗，题目叫作《人》。诗中写道：

> 主啊！我听闻
>
> 从未有哪个建造者
>
> 修成华美的住所
>
> 自己却并不居住。
>
> 何等住所堪与人比美？
>
> 与这创造相较
>
> 万物皆如朽木矣。

诗人接着写道："人即一切，倍添品质，匀称圆满，诸美齐全。风起云动，泉涌水流，天地万物存在，只为侍奉'我们'的灵与肉。"赫伯特因此总结道："哦，神之大爱！创造了人这个世界，又创造了一个世界侍奉人。"

> 如此一来，我主！
>
> 您建造的宫殿美轮美奂
>
> 居住于此
>
> 它必将与您同在。
>
> 您赐予我们智慧力量
>
> 我们必将
>
> 像这世界侍奉我们一般侍奉您

与世界一起做您的仆人。①

最后这几句很像是对上帝的提醒，甚至警告，敦促他对自己所建造的壮丽房屋（人）担负起责任，并当好一个房东。多恩在其《神圣十四行诗》中表达了相似的复杂情感：既对生而为人无比自豪，又对人生短暂深深失望。

我是一个由各种元素巧妙组合而成的小世界，

一个天使般的精灵。

但是黑色的罪恶把我出卖给了无尽的黑夜

我的世界，黑白两面。哦，都要死亡。

上帝的安排在什么地方出了错，既不符合逻辑又令人难以接受：

您创造了我，为何您的作品也会朽败？

修复我吧！因为我的末日匆匆而来，

我奔向死神，死神也速速将我迎接，

像昨天一般逝去了，我的全部愉悦；②

比多恩和赫伯特早一代的莎士比亚没有质疑上帝，却并不是因为他仍然接受上帝的旨意。在这位伟大的现代诗人的作品中，上帝是缺席的。他的十四行诗从未冠以"神圣"二字，诗中所构建的世界是客观的，由时间支配；其主题类似于 18 世纪的自然观，即我们所谓之自然的力量。尽管他痴迷于人类存在的对立统一、转瞬即逝和"可叹的脆弱"，但他坚信人类的力量终能使自身达成肉体和精神的不朽。这种关于不朽的观点与基督教灵魂不朽的观点截然不同——这是我们现代人关于不朽的看法：在肉体上，人通过自己的孩子把生命延续下去；在精神上，人通过自己的思想创造把生命延续下去。因此，不朽就成了每个人的责任。人应当留心，不要"在单身生活中消

---

① George Herbert, *Temple*: *Sacred Poems and Private Ejaculations* (London: Bell and Sons, 1904).

② John Donne, "Sonnet 1 of The Westmoreland Sequence," *Part I The Holy Sonnets in The Varorium Edition of the Poetry of John Donne*, ed. Gary A. Stringer (Bloomington, IN: Indiana University Press, 2005), 11.

耗自己"，"被死亡征服，让蛆虫成为自己的继承人"。但是，如果他有孩子的话，"……若你离开，留下后代，死亡能奈你何？"伟大的诗人则可以更有作为：让时间停止，赋予自身与所爱之人以永恒的生命。对人类创造性的饱满信心，对自我的饱满信心，响彻莎士比亚的十四行诗：

> 但是你永久的夏天决不会凋败，
>
> 你永远不会失去你美的形象；
>
> 死神夸不着你在他影子里徘徊，
>
> 你将在不朽的诗中与时间同长；
>
> 只要人类在呼吸，眼睛看得见，
>
> 我的诗就活着，使你的生命绵延。
>
> （十四行诗之 18）

> 但是，时光老头子，不怕你狠毒：
>
> 我爱人会在我诗中把青春永驻。
>
> （十四行诗之 19）[1]

这样的篇目甚多，不再一一赘述。[2]

　　莎士比亚是位天才。驱动多恩和赫伯特创作的是宗教信仰，驱动莎士比亚的则是他的天赋，这令他卓尔不群。他毫不掩饰地称颂人性，在作品中变化光影，一切都拜其想象力之敏锐所赐。他意识到，生而为人，身处没有上帝的世界，如同身处有瑕疵的上帝的世界一样，是场悲剧。即使在他为人的力量和尊严击节赞叹时，他仍牢记这一点。在近代早期的英国，悲剧的范畴仅限于刻画天才和忧心忡忡的信徒，颂扬人的美德则是一种普遍现象。点燃莎士比亚创作火

---

① 屠岸译，《莎士比亚诗歌全编：十四行诗》，北京：北方文艺出版社，2016 年。——译注

② Shakespeare, Sonnets 9, 6, 18, 19, and 55, 60, 63, 65, 74, 81, 107, 108 in *The Norton Shakespeare Based on the Oxford Edition* eds. Stephen Greenblatt et al.(New York: W. W. Norton and Company, 1997).

焰的不是深奥的思想,而是人人具备却个个特别的品质,其非凡的火光一经点亮,便展现出轻快欢愉、天真无邪的人心本身。生而为人这个事实从未被以如此不加掩饰的欢乐歌唱出来。1588 年,威廉·伯德(William Byrd)为一首非常受欢迎的市井民谣谱了曲,这首歌为这种普遍的自我满足感提供了绝佳范例:

> 我的心灵是座王国,
>
> 其中的欢乐无穷多。
>
> 世间种种极乐
>
> 与这都比不过
>
> 堂皇的宫殿,财主的仓库
>
> 将军的战功,名医的药补
>
> 健美的身形,能引人爱慕
>
> 全都给我,我也不换。
>
> 你知为何?
>
> 我心中大千世界已然齐全。①

"心灵"这个词在 1499 年出版的最后一部中世纪英语拉丁语双语词典 *Promptorium Parvulorum* 中还没有出现,然而在这里几乎已经成为"灵魂"的同义词并被反复使用。再举一例:莎士比亚作品的词语索引中,"心灵"这个词占了两页多的篇幅,"灵魂"占两页半。最早定义"国家"一词的《埃利奥特词典》(*Elyot's Dictionary*)将拉丁语中的"灵"(anima)译作"灵魂"(the sowle),又将"意"(animus)这一词条解释为"心灵""意志"(the mynde,the wyl),并在下面标注道:"亦可解作灵魂",指人"心灵中最重要的部分。"然而,心灵与灵魂仅是近义词而已,前者属于人并由人生发而来,后者则强调人与上帝的关系,常常应用在宗教场合。尽管如此,两者意义的趋同仍使灵魂这个词的概念变得愈加世俗化,并由此进一步提升了人的概念。

---

① 作者或是爱德华·戴尔爵士或另一位伊丽莎白时代的朝臣、诗人爱德华·德维尔。

355

　　将人性视作与民族认同一样，是世俗化的民族主义想象带来的新产物，这是一种令人振奋的理解方式。在早期现代英国人的自我认知当中，这种理解方式想必占据了至关重要的地位，增强了他们对于身为英国人的认同。民族性赋予人以全新的定义：人是主观能动的个体；他自我书写，自我创造，是一个意义非凡、美丽复杂的世界，其形象庄严宛若神明，其身份高贵值得自豪。当人性和英国性被提升到如此的高度，个人身份的建构只能由他本人来完成。在变动不居的世界之中，社会结构已然仿佛一座石头城堡（另一个譬喻更准确——过山车）。社会结构不再能约束和引导人们的行为，其中人性的部分于是四处飘散。世俗主义和平等主义构成了新民族主义现实的文化根基，男人们有权选择自己所处的社会位置，女人们的权力则小一些；上帝的意志和一个人的出身再也不能限制他/她们的选择。当以往的人生旅客无可避免地走向永恒的彼岸，如今的肉体凡胎却能做地上永久的居民甚至公民，成为社会的旅客。他们往往独自上路，朝向自己设定的人生终点，将家庭出身抛诸脑后，义无反顾连根拔起。社会分层作为社会流动的枢纽而开启，社会各阶层之间再无不可逾越的壁垒；原则上再无某一阶层不可为其他阶层的人所触及；一个人的旅程由他本人设计。社会地图仍然存在，但是版本众多、互相矛盾，可以用各种方式诠释。当一个人的社会地位能够被合法地改变时，他从属于何人、对生活的期望是什么、能在多大的社会层面上活动……都不再被社会地位规训。或者说，选择记着还是忘记自己的社会地位，完全取决于个人意志。人成为他（有时是她）人生的主人，可以自由地自我创造。一个人不可能丧失自己的人性和英国性，即不可能丧失与其他所有英国人的平等地位；民族性蕴含的双重尊严集于个人一身，不可剥离。这意味着人只能向上爬——增加这种尊严，做到最好，人生充满无限可能。16 世纪的英国人在思考人生的可能性时，选择了一个能表达这种感觉的词——"渴望"（aspire）。

　　早在 15 世纪晚期，"渴望"这个词就已在使用中了，其含义是"向上的愿望"，尽管牛津英语大词典只找到了一例佐证——约翰·福特斯库(John Fortescue)提到"人的勇气多么高贵,总是令他渴望向上"。该词所产生的所有派生词"热望"(aspiration)"渴望的"(aspiring)"渴求者"(aspirer)大多出现于 16 世纪晚期;热望一词最早是莎士比亚使用的。①人们对该词的印象是积极的。埃利奥特在辞典中将这个原本仅指物理位置上移的词赋予了道德和智识层面向上提升的含义,"渴望指将全部的聪明才智倾注于争取某个事物",这与他将人定义为理智的存在,思想颇为一贯。

　　总的来说,有抱负,无论是作为性格、行为还是经历来讲,都保留了其最初的积极意义。在《论学术的进步》(*The Advancement of Learning*)中,培根说人天生"渴望如上帝般掌握权力",肯定没有批判人类狂妄自大的意思。为了反映人类创造力拓展出的全新可能性和广阔范围,尤其为了突出个人的自我创造能力,其他一些词也被重新定义了,扩大了语义范围。动词"成就"(achieve)增添了新的释义,即通过努力获得尊严/地位或获得象征尊严/地位的事物。例如,莎士比亚作品中有言:"有些人生来伟大,有些人成就伟大。"由此衍生出名词"成就"(achievement)[如"英国人的伟大成就"(great Achieuements done By English)],"成就者"(achiever)和"成果"(achievance)[如"高尚的行为和丰富的成果"(noble actes and atchieuances)]。②新词"改善"(betterance)和名词"好转"(bettering)指人类行为的向好,后者在 17 世纪早期以后就不常用了;但其动词形式"改善"(better)在"完善自我"和"被某人改变"上的意义在英语中永久地保留了下来,就像"成就"和"成就者"一样。"成功"(success)本来是中性词,意指尝试带来的任何结果,被重新定义后仅指好的结果;其派生词"成功的"(successful)和"成功地"(successfully)意义范围也是如此。

---

① Shakespeare,*Troilus and Cressida*(Norton),4.6.17.可以参考其中的场景和台词。
② Shakespeare,*Twelfth Night*(Norton)5.1.359;另可参见牛津英语词典的词条:"achievement"。

必须强调的是，新词汇是伴随着新经验出现的，它们刻画新经验，进而反映和构建新经验。这意味着在新词汇出现之前，人们并不渴望、毫无成就、不会改善自己、也没有成功。我并不是想说这些新词创造了不同的"话术"——情境相似，情感相同，只不过换个表现方式，用不同的名字来称呼罢了。我不是这个意思。人类生活进入了全新的巨大领域，一个新的存在维度，现代英语既反映又塑造了它。我们追溯这些16世纪开始成形的概念，其实是在追溯崭新语义空间的诞生，其意义和经验主宰了我们今日的生活。

正因这空间之新，其核心概念"雄心"（ambition）的地位因此模棱两可。"雄心"是个古词，源于拉丁语，在中世纪并不常用，意指某种热望，主要是对于名声以及炫耀和卖弄的热望，是个贬义词。15世纪中叶它被理所当然地写在如下句中，"诸如骄傲和雄心这类不光彩的品质"（Vicis [such] as pride, ambicioun, vein glorie）。当埃利奥特在其拉丁语英语双语辞典中解释拉丁语"雄心"（ambitio）一词时，他使用了相近的意义："对荣誉或权力产生的非分热望。"然而到了16世纪，"雄心"就无处不在，很难将其视作"非分"了。观念改变了，但词中蕴含的自负和罪恶之意常常还在。1593年，托马斯·纳什（Thomas Nashe）在《基督泪洒耶路撒冷》（*Christ's Tears over Jerusalem*）一书中将其定义为"对荣耀或恩宠贪得无厌的索求精神（any puft up greedy humour of honour or preferment）"；莎士比亚写于1613年的《亨利八世》（*Henry VIII*）中，堕落的红衣主教沃尔西（Wolsey）则建议克伦威尔道："我正告你，须抛弃雄心，因天使们要降罪了。"

更多情况下，该词作为欲望或强烈愿望的同义词被当作中性词来使用。培根认为，雄心分为两种——可以是"卑鄙下流的"，正如莎士比亚在《亨利六世》第一幕和第二幕中描绘的那种不择手段向上爬的雄心（"向上爬"也是16世纪才出现的概念）。与之区分，"在伟大的事业中获胜的雄心"却和这项事业一样伟大，它非但不是罪恶，还可以是"神圣的"；它可以是战士的美德，亦可以体现在其他追求中。找个限定词来形容它变得必要，16世纪以前，"成功"这个词正是在

"好的成功对坏的成功"的对立关系中获得定义；限定词决定了人们对这种情感的态度。①无论是罪恶还是美德、卑鄙还是高尚，雄心作为情感是强烈的，而强烈就是它的本质。正因与雄心有关，"激情"（passion）一词才逐渐获得它现在的含义，即摧枯拉朽的强烈情感，灵魂或心灵自发而纯粹的运动。这一变化反映出，人们越来越认识到心灵的主权是自我的构成要素，随之认识到相对于上帝而言的自我主权，以及相对于社会而言的自我主权；后者正是英国人看待现实与人生之全新角度的核心理念。雄心是这种自我主权的两个主要例子之一：它来自人的内心，是内在驱动力。早些时候，雄心曾被别无他选地定义为激情，这取决于当时流行的"激情"概念，即为某种外部力量所制而无力地受苦。雄心却并不受外在的约束，它是摧枯拉朽的情感，比生发它的自我还要强大。人一旦有了雄心，便难以抗拒它。

雄心壮志这种超级情感给予生活方向、秩序感和意义，这些都是社会给不了的；其他无数情感随之而来——兴奋、希望、灵感……雄心得以实现，会带来欣慰、满足、自信、自豪和强烈的喜悦。呜呼！即使在 16 世纪这把"成功"等同于"好的成功"的英格兰，成千上万你争我赶的雄心壮志也并不是全都实现了。雄心受挫，成功之后又落败，会产生这个词里蕴含的另一种早期意义：痛苦。这个时代特有的苦难主要是雄心造成的。让我们来看看由约翰·道兰（John Dowland）作曲的一首无名之歌的歌词，即便没有凄凉委婉的音乐作伴奏，仅从词中也可一瞥雄心遇挫带来的深深绝望。莎士比亚曾盛赞约翰·道兰的"鲁特琴演奏如天国之音，比喻之精妙远超余心爱之诗人斯宾塞"。②

> 流淌吧，我的泪水！
> 泉水般长流不止，
> 我沉浸在哀伤之中。
> 夜里那黑鸟悲鸣的地方，

---

① 见牛津英语词典的词条："ambition"。
② Shakespeare，*The Passionate Pilgrim*，(Norton)，6.

> 让我孤独绝望地活着。
>
> 虚荣的灯光，别照着你！
>
> 再暗的夜，也暗不过
>
> 痛悼所失的绝望。
>
> 悔恨合拢，湮灭光芒
>
> 怜悯不知所终，
>
> 任什么也不能减轻我的悲伤。
>
> 眼泪，叹息和呻吟啊
>
> 令人生厌的日子！
>
> 所有的快乐都被
>
> 从心满意足的高高尖塔抛下。
>
> 一样被抛下的还有财富
>
> 徒留恐惧、悲伤和痛苦的沙漠
>
> 也是沙漠啊，我那溜走的希望
>
> 听着！你这在暗地里徘徊的影子，
>
> 学会轻视光明吧。
>
> 地狱中的人儿多么逍遥，
>
> 感受不到世间的残酷。①

以上来自一首歌的歌词这件事，意味着它要比任何印在纸上的诗歌流传得更为广泛；又被谱了曲，证明歌中的情感一定能在听众中得到广泛的共鸣。当人们在永不停歇的社会旅行中寻找自己的位置时，雄心是一枚内在的指南针，从内心驱使人去追求和实现同一件事——获得某种个人身份，比所属民族和种族通常能给予的更有尊严的那种身份。没有找到合适的"那个位置"，人是不会停下来的，通常他永远也停不下来。若让人丢掉他已经取得的地位，还不如让他在地狱里蹈火。雄心让人迷失自我，唯一能够抵御雄心受挫的威胁与伤痛的，是爱。

我一旦失去了幸福，又遭人白眼，

---

① John Dowland, *Lachrimae pavane*(1596).

就独自哭泣，怨人家把我抛弃，

白白地用哭喊来麻烦聋耳的苍天，

又看看自己，只痛恨时运不济，

愿自己像人家那样：或前程远大，

或一表人才，或胜友如云广交谊，

想有这人的权威，这人的才华，

于自己平素最得意的，倒最不满意；

但在这几乎是看轻自己的思想里，

我偶尔想到了你呵，——我的心怀

顿时像破晓的云雀从阴郁的大地

冲上了天门，歌唱起赞美诗来；

我记着你的甜爱，就是珍宝，

教我不屑把处境跟帝王对调。[1]

这里我得停下来特别说明一下，有件非常违背常理、令人震惊的事实——女士们、先生们，爱也是 16 世纪英格兰的发明。没错，阿伯拉尔和爱洛依丝（Abelard and Eloise）的故事发生在 12 世纪。这只说明我们拥有可称之为"爱"的潜力，同样也有志向远大、雄心万丈的潜力。对于某种特定文化中的任何精神体验而言，无论这体验是阅读、写作，还是享用特色美食（管它是油炸狼蛛还是炸猪皮），有所求或有所爱，其前提都是人性中本身蕴含着这样做的潜力。这种潜力的存在虽然能解释一些异常情况的偏差，例如阿伯拉尔和爱洛依丝那独特而悲怆的故事，但是不能解释某个特定时期特定社会中的普遍现象。[2]

和"雄心"一样，"爱"也是个古词，只不过在 16 世纪之前用得比

---

[1]　Shakespeare(Norton)，Sonnet 29.屠岸译。

[2]　其他文化中有关"浪漫"之爱的各种传说亦是如此——理论上总会发生，而实际上极难获得。莎士比亚之后，它在实际上也很容易发生了。又见 William Jankowiak, ed., *Romantic Passion：A Universal Experience*？（New York：Columbia University Press, 1995）；该书中的文章 Charles Lindholm "Love as an Experience of Transcendence"；以及 Lindholm "Love and Structure," *Theory, Culture and Society*，15：243—63。

较多。其含义类似于赫西俄德所谓之厄洛斯（eros），即欣喜若狂、超越自我的欲望（有意思的是，16 世纪的英国人也用"雄心"的中性词义来指代这种欲望）。"爱"这个词意义广泛，既可以用来指代基督教崇高的爱、甚至上帝神圣的爱（如基督教神学中使用的圣爱 agape，慈爱 caritas，仁爱 eros），也可以用来表达本质上罪恶的肉欲和性欲。16 世纪英国人所谓的"爱"，即我们现代人所谓的"爱"却与上述定义截然不同。对于性，它表达了与基督教思想完全相反的态度，保留了明确的性内涵；在接下来的几百年里，在"爱"这个词的不断转译中，该内涵变得愈加重要。结果就是，爱与欲的联系显而易见，而其他古老的用法完全消失了，变得如此陌生，以致需要学术论文向我们证明这些用法曾经存在过。①

具有新内涵的爱成了张扬自我主权的主要表达方式，后来被称作"浪漫的爱"。它是终极的激情，真实而自由的表达，是人类精神至高无上的运动。因此，它不亚于雄心，反映了新的民族的现实形象，是民族主义的产物。莎士比亚比其他任何人更需要为英语语言表现的这种新面貌负责，这一面貌通过他的作品成为英语不可分割的一部分，并被广泛地传播了出去。据《牛津英语词典》记载，他是第一个将爱定义为激情的人，1588 年的《泰特斯·安特洛尼克斯》里这样写了，1590 年，斯宾塞在《仙后》中效仿了他。两年后，莎士比亚在《罗密欧与朱丽叶》中又一次这么写了，这个故事旋即成为现代人所理解的爱情故事典范，正是莎士比亚构建了爱情的理想模式。②

莎士比亚在作品里使用"激情"一词多达 131 处，大多数情况都是其原意"折磨"。但可以肯定的是，在《罗密欧与朱丽叶》中只出现了三次的"激情"指的都是其现代含义，均与爱情相关，提出了莎士比

① Anders Nygren, Agape and Eros: *The Christian Idea of Love*(Chicago: University of Chicago Press, 1982)；又见 Alan Soble, ed., *Eros, Agape, and Philia: Readings in the Philosophy of Love*(St. Paul: Paragon House, 1989)。

② 此处"理想类型"这一概念沿用的是韦伯的原意，即从文化现象的首要前提中发展出其逻辑意义的认知结构。

亚同时代人所期待的一种解读,并成为现代人性观的基础。1623 年
出版的第一部对开本莎士比亚诗集《纪念已故作家莎士比亚先生》中
的献词将《罗密欧与朱丽叶》视作激情的典范:

> 此书如同黄铜与大理石铸就
>
> 岁月流逝,历久弥新
>
> 每句话,每个韵脚
>
> 都令您重生
>
> 仿佛棺椁不曾将您掩埋
>
> 尤当我们坐在台下
>
> 感受朱丽叶和她的罗密欧
>
> 那澎湃的激情
>
> 我又怎能相信
>
> 您已逝去。

世界瞬息万变,唯有真爱不变,毕生一次,刻骨铭心。莎士比亚明白
这个词可以有多种解释,他说道:"爱算不得真爱,"——

> 若是一看见人家改变便转舵,
>
> 或者一看见人家转弯便离开。
>
> 哦,决不! 爱是亘古长明的塔灯,
>
> 它定睛望着风暴却兀不为动;
>
> ……
>
> 爱并不因瞬息的改变而改变,
>
> 它巍然矗立直到末日的尽头。①

就算爱情不会反复无常,它仍是无法控制的,外部的强力约束不
了它,它对社会规范视而不见。正因爱是终极的激情,它是对人类本
质最真实的表达,但凡有社会安排与之相对,这种安排自然就变成了
虚假的、错误的,在道德上令人憎恶。自由自在、无牵无绊的现代人

---

① Shakespeare(Norton),Sonnet 116.此处译文出自梁宗岱译,《莎士比亚十四行
　诗》,北京:人民文学出版社,2020 年。

再不受周遭社会的制约，爱却帮他找到了能够定义自我的方式，就像雄心一样。借社会学已经用滥的术语来讲，爱是塑造身份之途，这就是为何它在我们生活中占据如此重要的位置。此外，雄心壮志让探索者走上迂回的道路，使人不得不在无数条与他人同时进行、交叉往复又相互重叠的旅途中，跌跌撞撞摸索前进。他须不断努力，结果却无法保证。爱则不同，爱不需要任何努力——朱丽叶说"上帝把我的心与罗密欧的连接在一起"——爱发生了，人只需坠入爱河即可。

如此一来，爱直接导致人认识自我，令他的人生充满意义，生命中的一切甚至必将走向死亡这一事实都得以调谐。这是至高无上、最为真实的自我表达，是人不必为其负责的一大奇迹。然而，只有立刻辨认出真爱的对象，即"那个对的人"，爱才能表达自我。那个特别的她或他是真命天子，却是随意挑选的。一个人最真实的自我必须通过那个人找到。实际上，他须得忘我地全情投入，才能真正明白自我是什么。

这正是《罗密欧与朱丽叶》的主题。[①]这对"被命运诅咒"的恋人一见钟情，立刻明白再难回头，尽管社会习俗及其赋予他们的身份令他们无法相爱，浓烈的爱却与其他任何情感都截然不同。"我的心现在才知道爱吗？"遇到朱丽叶时，罗密欧自问道："我的眼，起誓吧！"当得知她姓凯普莱特时，便惊呼："哎哟！我的生死现在握在仇敌的手里了。"罗密欧对朱丽叶的感情是爱，而不是"怨恨的亲热""沉重的轻浮""明亮的烟雾"或者"寒冷的火焰"等那些用来描绘他对罗莎琳的渴慕的东西，关键在于朱丽叶回应了他的感情。真爱是交互的。

对于首次见面，朱丽叶的反应是相似的。就在几个小时前，这位孝顺的女儿还愿意仅凭父母之命便嫁给个从未谋面的男人，现在却嘱咐乳母道："去问他叫什么名字——要是他已经结过婚，那么婚床便是我的新坟。"[②]乳母回话之后，她不由沉思："恨灰中燃起了爱火融

---

① 引自诺顿版。

② 朱生豪译，《莎士比亚全集》，北京：译林出版社，2016年。——译注

融……昨天的仇敌,今日的情人。"爱被赋予了极高的责任感——无论该不该,无论后果怎样,真爱的呼唤必须得到回应。第二幕第一场的经典对白中,爱的降临,让两位主人公与加诸身的所有定义断然决裂。

> 罗密欧啊,罗密欧!为什么你偏偏是罗密欧呢?否认你的父亲,抛弃你的姓名吧;也许你不愿意这样做,那么只要你宣誓做我的爱人,我也不愿再姓凯普莱特了……

> 只有你的名字才是我的仇敌;你即使不姓蒙太古,仍然是这样的一个你。姓不姓蒙太古又有什么关系呢?它又不是手,又不是脚,又不是手臂,又不是脸孔,又不是身体上任何其他的部分。

> 啊!换一个姓名吧!姓名本来是没有意义的;我们叫作玫瑰的这一种花,要是换了个名字,它的香味还是同样的芬芳;罗密欧要是换了别的名字,他的可爱的完美也绝不会有丝毫改变。

> 罗密欧,抛弃了你的名字吧;我愿意把我整个的心魂,赔偿你这一个身外的空名。[①]

朱丽叶不知道罗密欧在听她说话,于是表达了一个愿望。耶稣基督曾命令那些寻求永生的人追随他,抛弃父母、孩子和尘世的财产;在爱的激励下,朱丽叶的愿望就像是基督的命令,她将自己和盘托出作为交换。

> 那么我就听你的话,你只要叫我作爱,我就有了一个新的名字;从今以后,永远不再叫罗密欧了。

他放弃了原来的身份,找到了真实的自我和灵魂。正是"我的灵魂呼唤我的名字",罗密欧在第二幕中如是说,彼时他正要离去,却被朱丽叶唤回花园。罗密欧找到了灵魂,重新皈依:"他将重新受洗。"朱丽叶也说道:"你优美的自身……是我所崇拜的偶像。"当朱丽叶惊惶地询问,是谁无意中听到自己的表白,罗密欧答道:

> 我没法告诉你我叫什么名字。敬爱的神明,我痛恨我自己的名字,因为它是你的仇敌;要是把它写在纸上,我一定把这几

---

① 朱生豪译,《莎士比亚全集》,北京:译林出版社,2016 年。——译注

个字撕成粉碎。

从被爱触动的那一刻起，朱丽叶本人便与父母和亲朋割断了联系，只属于罗密欧一人了。提尔伯特被刺死，罗密欧遭驱逐，朱丽叶对此事的反应为这种向自我效忠的转变提供了坚实的证据：

> 我的丈夫活着，他没有被提伯尔特杀死；提伯尔特死了，他想要杀死我的丈夫！这明明是喜讯，我为什么要哭泣呢？还有两个字比提伯尔特的死更使我痛心，像一柄利刃刺进了我的胸中；我但愿忘了它们，可是唉！它们紧紧地牢附在我的记忆里，就像萦回在罪人脑中的不可宥恕的罪恶。"提伯尔特死了，罗密欧放逐了！"放逐了！这"放逐"两个字，就等于杀死了一万个提伯尔特。单单提伯尔特的死，已经可以令人伤心了；即使祸不单行，必须在"提伯尔特死了"这一句话以后，再接上一句不幸的消息，为什么不说你的父亲，或是你的母亲，或是父母两人都死了，那也可以引起一点人情之常的哀悼？[1]

就罗密欧而言，他爱上朱丽叶，便找到了、或更确切地说发现了至高无上的自我——他本人创造的、与他人无干的自我。阳台情话发生的第二天一早，茂丘西奥遇见罗密欧，叫道："现在你是罗密欧了，你是你真正的样子，既由天性造就又有后天努力。"[2]经由爱情，这对恋人找到了归宿，如同故土和天国对古人的意义一般，所爱之人停留的地方便是他们的归宿。因此对罗密欧来说，放逐比死亡糟糕；公爵免了他的死罪，改为流放，他却并没有在判决中看到恩典，"放逐比死亡还要可怕……在维洛那城以外没有别的世界，只有地狱的苦趣……。朱丽叶所在的地方就是天堂"。[3]若不是听了劳伦斯修士的话，罗密欧就要自杀了。修士阻止道："你不想到你对自己采取了这种万劫不赦的暴行，不也就是杀死与你相依为命的你的妻子吗？"[4]

爱令人生充满意义，没有爱，人生不值得一过。为了过上拥有爱

---

① ③ ④　朱生豪译，《莎士比亚全集》，北京：译林出版社，2016年。——译注
②　朱生豪译本中这句话没有被翻译出来。——译注

的人生,即便是经受一切折磨和苦痛也是值得的。这一思想在莎士比亚的《十四行诗66》中反复出现,也许是对用爱来救赎现代生活的最辛酸的表达:

> 厌了这一切,我向安息的死疾呼,
>
> 比方,眼见天才注定做叫花子,
>
> 无聊的草包打扮得衣冠楚楚,
>
> 纯洁的信义不幸而被人背弃,
>
> 金冠可耻地戴在行尸的头上,
>
> 处女的贞操遭受暴徒的玷辱,
>
> 严肃的正义被人非法地诟让,
>
> 壮士被当权的跛子弄成残缺,
>
> 愚蠢摆起博士架子驾驭才能,
>
> 艺术被官府统治得结舌箝口,
>
> 淳朴的真诚被人瞎称为愚笨,
>
> 囚徒"善"不得不把统帅"恶"伺候:
>
> 厌了这一切,我要离开人寰,
>
> 但,我一死,我的爱人便孤单。[1]

同样地,爱令死亡变得可以接受——没有爱的人生毫无意义,不如去死;人生中有了爱,死亡也可以得到救赎。突然之间,一切重新有了意义,似又恢复到那个由上帝主宰一切的世界。以人为中心的世界纷繁混乱,爱让一切重归和谐。《罗密欧与朱丽叶》结局凄惨,一对年轻的恋人刚刚结合便慨然赴死,一众亲朋好友在纷争中逝去(茂丘西奥、提尔伯特、帕里斯、蒙太古夫人)。两位恋人想要在一起的渴望不仅造成了巨大的痛苦和悲伤,还极大地破坏了当时的社会结构。但是,尽管如此,尽管人人都记得"再没有比/朱丽叶和她的罗密欧/更让人伤心的故事",《罗密欧与朱丽叶》仍是一种胜利。它肯定了这个全新的人性世界,及其精神上的自给自足。它是理想的爱情故事,

---

[1]　梁宗岱译《莎士比亚十四行诗》,北京:人民文学出版社,2020年。——译注

也是关于理想爱情的故事，跟"表现了爱的理想状况"意义颇为不同。莎士比亚的卓然天赋在于以词语准确地捕捉时代的集体想象，从而反映现实。因此，这场悲剧不是作为警世故事出现的，而是无可争辩地证明了爱情的本质即揭示死亡的意义。五百年以来，这构成了我们内心梦想的实质——"爱是一颗星，它引导迷途的桅樯"——在现代世界的惊涛骇浪中苦苦挣扎的我们，只能靠找到爱的希望支撑，这希望如岩浆一般翻滚沸腾。[①]

罗密欧和朱丽叶的爱情是男女情爱。将男女情爱定义为理想之爱和典范之情，情爱被净化了，与罪撇清了关系。把性与真爱（或者浪漫的爱）联系在一起，却是创造出这一概念的文化偶然为之，尽管当代美国人已对这种联系习以为常，并认为性吸引力就是真爱的基础。莎士比亚写下的 154 首十四行诗都强调爱情是心灵的结合，而不是肉体的结合。这位爱情大诗人并不觉得性有什么好，对于这一自然行为，他的态度跟过去那些提倡禁欲的人没什么不同。即使在主张禁欲的人写下的文字里，也很难找到如下这般明确的谴责和反感：

> 损神，耗精，愧煞了浪子风流
>
> 都只为纵欲眠花卧柳，
>
> 阴谋，好杀，赌假咒，坏事做到头；
>
> 心毒手狠，野蛮粗暴，背信弃义不知羞
>
> 才尝得云雨乐，转眼意趣休。
>
> 舍命追求，一到手，没来由
>
> 便厌腻个透。呀，恰像是钓钩
>
> 但吞香饵，管教你六神无主不自由。

---

① 在莎士比亚之后的四个多世纪里，我们一直被灌输着"女人心、海底针"的教训——真爱如梦幻泡影，渴望真爱愚不可及；我们应该接受事实，安于现状，承认爱不过是在社会规范的保护下转化为习惯性依恋的性迷恋。然而，尽管教训累累，我们仍然相信——引用莎翁那句名言萃取成歌词传递的信息——"你所需要的只是爱。/你需要的是爱。/你需要的是爱，爱。/爱是你要的一切。"Lennon-Mccartney, *All you need is love*. Parlophone 7 Vinyl. 1967 年 7 月发布。

求时疯狂,得时也疯狂,

曾有,现有,还想有,要玩总玩不够。

适才是甜头,转瞬成苦头。

求欢同枕前,梦破云雨后。

唉,普天下谁不知这般儿歹症候,

却避不得,偏往这通阴曹的天堂路儿上走!①

　　爱情通过婚姻的圣坛,及其对真实自我的终极表达证明了性的合法性,但这并不能完全解释它在现代生活中至高无上的重要地位。不能。当上帝退隐,社会分层洞开,现代人无所依傍,不知身为何人,不知该往何处,爱情给一切注入了意义。有点类似于古希腊神话中刻画的同性友情,例如卡斯托尔和波吕德乌刻斯兄弟②,或者莫逆之交俄瑞斯特斯和皮拉得斯③之间的感情。人在对方身上找到了另一个自我,仅由性吸引力驱动的感情绝不能与之相提并论。

　　虽然理想的爱情指的是男女之间,但显然同性之间亦可产生爱——莎士比亚的十四行诗大多是献给男性爱人的。说到这里,请勿像美国人那样把这种感情自动地归类于同性恋。美国人所见之处皆有性,俄罗斯人就不一样,有性之处皆不见。言归正传,肉欲和性吸引力不可等量齐观,人这种精神的动物不可被视同于游鱼爬虫之类的低等动物。现代科学教给我们,哺乳动物甚至某些鸟类有能力产生超越肉体的情感关系。17 世纪中叶,凯瑟琳·菲利普斯夫人(Mrs. Katherine Philips)写过一首情诗,讲的便是女人间的友谊,诗中毫无肉欲,尽是灵魂通过更高的力量结合在一起,就像罗密欧和朱丽叶一样:

① Shakespeare, Sonnet 129.感谢杰弗里—希尔爵士让我注意到这一点。此处译文出自辜正坤,《莎士比亚十四行诗》,北京:外语教学与研究出版社,2021 年。——译注

② 斯巴达王后丽达所生一对孪生兄弟,常被合称为狄奥斯库洛伊兄弟(希腊语:Διόσκουροι;拉丁语:Dioscūrī;英语:Dioscuri)。——译注

③ 福克斯国王斯特罗菲俄斯同王子皮拉得斯成为挚友。——译注

> 我们的爱
>
> 不是偶然出现
>
> 不靠奉承铺路
>
> 志同道合，意气相投
>
> 才能唱出和谐的曲谱。

如同罗密欧和朱丽叶一样，两位女性朋友的灵魂也栖居于对方胸中：

> 灵魂交融，难分你我
>
> 竟如此亲切熟稔
>
> 若将自己的灵魂收回
>
> 真不知怎么过
>
> 彼此深深贯注
>
> 丢一个，一对失落。

两人合而为一，互相肯定：

> 圣火熊熊照耀，
>
> 我不屑请求暂住，
>
> 在你高贵的心中，
>
> 我愿永远停留。
>
> 你若悲戚，我也难过
>
> 只要你在，我不会死……
>
> 争荣夸耀，即便很好
>
> 只有做罗莎尼娅的朋友
>
> 人生才能圆满。

诗的结尾又一次重复了《罗密欧与朱丽叶》的主题，即爱的力量让两个女人与死亡和解：

> 你我之灵，一体双生，
>
> 爱能超越性别和年龄。
>
> 炙热的情感矢志不移，
>
> 死神也要接受我们的友谊，

生不能同时,死必同穴。①

菲利普斯夫人很能代表她所处的历史时期和位置,当然也能代表那一时代的女性。她是位清教徒,但无论她的诗饱含着多少热情,都不是宗教热情。罗莎妮娅也不是她唯一的爱,她还有"第一个也是最爱的一个孩子"赫克托,婚后七年方才出生,四十天内就夭折了。孩子的早夭令她伤心欲绝,而宗教在抚慰悲伤方面没起到什么作用。她立了誓从此不再写诗,很快又做了母亲,但是并没能陪伴孩子多长时间,三十二岁时便去世了。许多女人唯在母性和对孩子的爱中方能找到真爱和自我——人的生命和个人价值固然在不断提升,但是这一点才能真正解释为什么孩子被视为现代社会的根本和基础。

此外,人们迫切需要在生活中找到意义——天何故生我于此时此地? 对自我肯定的迫切需求很快导致英国人进一步扩展了自我肯定之爱的外延,把不会讲话的生物,例如猫和狗也包括在内。我们将动物视为宠物,称狗是人类最好的朋友,这些观念直接源于自我探寻的文化,这种文化不仅构建了个体这个概念,还任由个体自己定义自己。大多数现代语言在家畜的通用名称中不为宠物专门分类,"宠物"(pet)一词来源于苏格兰和英格兰北部的农业术语,指的是被带进家里亲手抚养的羔羊或牛犊。在 16 世纪早期的苏格兰,"宠物"原比喻宠坏的孩子,之后用来形容诸如"鹦鹉、猴子、孔雀和天鹅"之类为家庭提供观赏娱乐的动物,人们豢养这些动物从不是为了捕鼠或看家等功利的目的。英格兰似乎在 17 世纪才开始使用这个词,到了18 世纪已被视作"心爱之物"的同义词,以示亲昵,例如狄更斯小说《荒凉山庄》中的埃丝特就管艾达叫作"宠物"。

这个词头一次被用在狗身上,记载在《牛津英语词典》里,引的例子出现在 1710 年斯蒂尔的《告密者》(*Tattler*)一书,与"充沛的感情"相关。②不久之后,我们就能读到一首献给猫的情诗,没有开玩笑,是

① Katherine Philips, "To M. A. at Parting," *Poems*：1667.
② 参见《牛津英语词典》的词条：pet。

一首真诚而严肃的情诗。它表达了对另一个精神实体强烈而狂喜的崇拜，该实体能够进行道德判断，可以做善事，拥有灵魂。以下是克里斯多夫·斯玛特(Christopher Smart)在诗集《欢愉在羔羊》中创作的诗歌《我的猫咪耶弗里》：

> 我的猫咪耶弗里。
>
> 我当他是永生神的仆人，日日按时事奉主……
>
> 若他遇上其他猫，准会亲切吻一吻，
>
> 若他抓到个猎物，玩玩之后还放走，
>
> 七只硕鼠跑一只。
>
> 白天结束夜晚到，他的活计才开始。
>
> 忠诚守望耶和华，一切邪魔莫敢来……
>
> 活泼泼一个生命，让死神这恶魔望而却步……
>
> 他若饱足，必不致灭亡；他吐唾沫，断不是无故发怒……
>
> 全欧洲就数英国的猫顶呱呱……
>
> 我称颂主耶稣的名，不如称之为耶弗里……
>
> 因他温柔恭顺，教会我良多。
>
> 因他不顾自己地位显赫，仍可跳进主人怀中。
>
> 因他擅于抓住软木塞再扔一次。
>
> 因他为伪君子和守财奴所恨。
>
> 因只要想想他就觉得美好……①

正因我们需要自我肯定的爱，归根结底正是民族主义让我们在这有尾有爪、不会讲话的生物身上找到了朋友和伴侣。英国的民族自豪感在对猫的称颂当中也得到了表达，这真是了不起！我尚未发现同时期发表的对狗的真爱表白，但很明显，狗对人类真爱召唤的回应最为真挚。从不可考的远古时期开始，人类就自私无情地将狗当作牲口或武器来使用。几千年后，狗却以极大的善意收养了弱小而邪恶的我们，并把我们视作它们的特殊任务；我们也终于能够感恩它

---

① 巧合的是，此句正是写于伯德莱姆疯人院。

们全然奉献自我的精神。现在，上帝退隐，自由而混乱的人类社会并不接纳我们，我们只好在狗身上找寻自我。再没有比这儿更容易找到的地方了。①

　　理想类型的真爱，即浪漫的爱，在《罗密欧与朱丽叶》中找到了它最为经典的体现。"爱"这个词因此被专门用来指男女之间一种往往通过婚姻来表达的激情，其本质是精神的，但与性亦有联系。如同基督徒的婚姻，真爱缔结的婚姻也只应发生一次，并持续一生——"直到死亡将我们分开"。对于真爱而言，性只是偶然的。16 世纪的英国绅士买春跟现在一样便宜，尽管人们不得不为性付出其他昂贵的代价——妇女通常在分娩的痛苦中英年早逝，许多优秀的男人在被称为"法国痘"的梅毒中活活煎熬。爱情是个奇迹，而奇迹很少发生。②于是，人们不可避免地倾向于降低标准，实行妥协，令理想的爱至少在某种程度上能够实现。真爱与假爱因此很容易被混淆，人们愿意相信真爱藏在纯粹的性激情或是并无回报的单恋之中，因此对性的态度比莎士比亚要宽容得多。对真爱的定义与新教徒教义中的使命召唤一脉相承，美国的清教徒认为，如果一个人在某项工作上不够成功，那么他转去做另外一项工作是完全正当的，因为第一项显然不可能是真正的召唤。③同样地，真爱的信徒也相信真爱一生只一次且不会动摇，即使变换许多爱的对象、在不同的时间为不同的激情所吸引，但是如果爱会减弱，显然就不会是真爱。真爱的稀缺令其越来越偏离最早的理想模型，在 20 世纪的美国尤为严重。人们愈加接受无婚姻的爱情关系，例如"试婚"和同性恋关系，同时愈加依恋宠物。

---

①　以感激和谦卑的心情，将本段落献给比利（译注：比利是作者家中所养的一条香肠犬）。

②　绅士们正在成为"善良的贱民"，这是 16 世纪的观点；来源见 Greenfeld，*Nationalism*，49。

③　可以参见 Cotton Mather，*A Christian at His Calling*，Second Discourse（"Directing a Christian in his Personal Calling," 1701）in *Annals of America* 1，1493—1754（Chicago：Encyclopedia Britannica，1976），319—324。

人们最终发现，为抱负而奋斗尽管辛苦，在确立自我方面却比爱情可靠得多。爱情卸下了人的责任，然而人对梦想的实现和对自我的实现，其结果却变得难以控制了。

后来，在不断译介的过程中，爱情的定义带上了各个民族的特色。不同文化聚焦于这一强大情结的不同方面，并形成本民族眼中的理想模型。由于这些理想模型归根结底属于启发式的显性认知结构，它们像最早在英国形成的模型一样，大多出现在文艺作品中，尤以文学为甚。尽管日常生活中很难找到纯粹的理想之爱，但就像在《罗密欧和朱丽叶》中一样，这些模型仍然显而易见地影响了日常生活。一切现代社会都将爱视为激情，是对人性的真实而自我的表达，但有些社会侧重于强调其超脱世俗实现个人自由的特点——在俄罗斯人以及盎格鲁裔美国人心目中，理想之爱便是这一种。而在另一些社会中，爱是黑暗的自然力，自我无法抗拒、只能屈服。例如在法国文化中，爱的本质是性爱，尤指男人的激情。此处"激情"的内涵颇为古老，有强烈痛苦的意蕴。无论为何如此解释，法语文艺常见的表现手法如下：热恋中的男人为情所困，于是众叛亲离、地位动摇、改头换面、前途尽毁。这种故事在舞台上表现得尤为突出。三部最伟大的法国歌剧——比才的《卡门》、马斯奈的《曼侬》和圣·桑的《参孙和达利拉》均以恋爱中男人的绝望困境为主题，其他任何地方都少见这样的故事；[1]"你只消/望向我一眼/就能夺走我的生命/啊，我的卡门！/我只为你而活"唐何塞的这首咏叹调怕是所有歌剧剧目中最性感的了，他深深叹气，仿佛灵魂出窍。"卡门，我爱你。"让他变成女人手中的玩物、被剥夺了灵魂和意志的毫无生气的物体——这便是爱的激情对男人产生的作用！

---

[1] 其中有两部作品取材于法国：《卡门》取材于普罗斯珀·梅里美（Prosper Merimee）的故事，《玛侬》取材于阿贝·普雷沃斯特（Abbe Prevost）的小说《玛侬·莱斯科》。拉法耶特夫人的"罗曼史"或许是法国文学中首部表现这一主题的作品，主要讲女人如何被爱情击倒。爱情在法国从一开始就比在英国更加公然地与性相关，它是一种更有可能破坏而不是构成幸福的激情。

唐何塞、葛里欧骑士和参孙——这些陷入爱河的男人们面对的是代表性欲本身的女人，她们犹如性感磁石，令男人们舍生忘死。蛇蝎美人是法国独有的概念。从女人这一方来讲，她也会遭受性激情的折磨，但并不是因为她像男人那般陷入爱河。女人受苦，是因为激情本身具有破坏性。心狠手辣的卡门被杀，温柔的玛农精疲力竭而死，唯有达利拉全身而退，只因她并未动情。被激情所毁的女人，最典型的莫过于《茶花女》(*La Dame aux Camélias*)的主人公玛格丽特·高蒂埃(Marguerite Gautier)。标题中红白两色的山茶花指的并不是堪与娇娘比美的艳丽花朵，而是赤裸裸地宣扬经期(红色)和玛格丽特的待价而沽(白色)。现代文艺之中再无作品将性描绘得如此冷酷无情且肉欲横溢。这件风流韵事既悲惨又病态，几乎就是死亡的另一面。其文学笔触之凌厉粗暴，仿佛将那姑娘腐烂的尸体掘出验明一般。人生即为疾病与死亡，逃无可逃，活得越是充满激情，疾病来得越猛烈，死亡降临得越快。然而，威尔第在意大利歌剧中重新演绎了小仲马的《茶花女》，所有对肉欲的强调都消失了。法国版的《茶花女》净化了性，创造了一个陶冶精神、令人振奋的故事——为了爱人的名誉和他那贞洁的姐妹的前程，一个误入歧途但心地纯良的姑娘牺牲了自己。直到薇奥丽塔因肺结核而死，她那头脑简单的爱人和父亲才认识到她的美德。看到这一幕，我们不由洒下热泪。可是当玛格丽特的脸被死亡吞噬，她从敞开的坟墓里瞪着我们的时候，我们却畏缩不前——

不，这不是那种会在婚姻中表现出来的感情。在此框架下，唯有冷静的婚姻最佳。作为资产阶级制度的理想婚姻是理性的，组织严明，服从公序良俗，尽管这些稳重的品质最终为什么与城市这个现代文明地震的震中联系在了一起，其原因并不完全明了。当然，法国的布尔乔亚历来是被贬损的阶级，先是旧政权的贵族阶级鄙视他们，接着马克思主义者鄙视他们。在这一语境中，贬损的结果是其成员所重视的制度遭到了知识分子的排斥，而这些知识分子是创造文学又受文学影响的那批人。于是，与英美世界不同，法国的爱情与婚姻是分离的。

　　与法国的理想之爱最为不同的莫过于俄国的理想之爱了，体现在现代三大文学传统的第三种中。托尔斯泰的《安娜·卡列尼娜》便是这种理想的原型表达。不过在俄罗斯著名作家的作品中都能见到它的身影，从 19 世纪初的普希金和莱蒙托夫到 20 世纪的库普林和帕斯捷尔纳克，这种理想无处不在。俄罗斯传统将爱情视为女人的激情和纯灵之爱。女人在爱中认识自我，爱是其灵魂最为真实的表现，然后在肉体的牺牲中实现自我。也就是说，俄罗斯女人不像英国女人那样在爱中找到失落的自我并复原，她以性的方式向所爱之人奉献肉体，俄罗斯概念中的爱必与性相联系。性的给予是一种献祭，因虽是施与，却毫无欢愉。性并未给女人提供任何满足，她与性无关，只是满足了男人的欲望。爱又一次与受苦紧密相连，女人做好了要受苦的准备。在肉体上，性充其量不令她作呕罢了，还有可能、甚至是必定会导致怀孕和分娩；在精神上，男人的爱充满情欲，如果欲望餍足，往往变得不忠。她倒并不责怪男人，他们情不自禁为性欲所欺骗，以为自己实际上是在恋爱，这就是男人的本性。[①]正是灵与肉的双重折磨让爱变得重要。苦难是俄罗斯人自我肯定的首选形式，只有通过苦难才能肯定女性的身份。无论是《战争与和平》中的莉莎、《安娜·卡列尼娜》中的安娜，还是《日瓦戈医生》中的托尼亚，俄罗斯文学对分娩痛苦的描写令人心碎。当这些女人受罪的时候，那些她们为之献身的男人们只能充满悔恨、无可奈何地眼睁睁看着。这些描写与诸如左拉的《娜娜》等自然主义小说对分娩的超然刻画完全不同，而与基督在十字架上的受难相仿。爱的呼唤不可违背其价值至高无上。

　　没有哪个真正的女人会无视爱的呼唤，那等于为自己的灵魂做

---

① 男人之爱的真挚程度等同于他对某个女人产生的性欲的强度，由他愿意为满足性欲而做出的牺牲来判断。有个恋爱中的男人的示例鲜明地展示了俄罗斯文学中这个独特的主题，即库普林的《决斗》中的主人公——他为了与所爱之有夫之妇共度春宵，不惜第二天早上欣然赴决斗之约，而被该妇人的丈夫杀死。

假证。婚姻也不能成为女人自我牺牲的条件，否则就是将婚姻等同于卖淫，与出卖肉身的区别仅在于它是真正的、精神上的卖淫罢了。理想之爱在 19 世纪被建构起来时，这一切变得非常麻烦。自由恋爱缔结的婚姻纵然是理想，但实际情况是女子年纪轻轻就嫁给大她们很多的年长男人，因此出卖了自己的身体。坠入爱河的机会多半在结婚以后，为了不出卖自己的灵魂，她们必须通奸。通奸摧毁她们的世界，剥夺她们的名誉和社会经济地位，将她们永远放逐于阶层之外。此外，爱使她们面临精神分裂的危险，两种同样强大而互相冲突的道德义务撕扯着她们——回应真爱的召唤和不亏欠自己的丈夫。对真爱的义务显然压倒了对丈夫的义务，可是对孩子的责任感总是强烈的。不同于英国，俄罗斯人并不将对孩子的爱解读为真爱的一种，只有男女之爱才符合这个概念范畴，但母性毕竟也是女性自我的真实表达，它通过自我牺牲在痛苦中实现，代表着现代俄罗斯文化的某种最高价值。一面跟老男人早早结婚以便保障社会地位和物质富足，一面将理想的爱与母性视为女人人生的最高价值并难以抗拒男性的性吸引力，这种结构性的现实导致难以调和的矛盾。安娜·卡列尼娜选择卧轨自杀，似乎是这一困局唯一合理的解决办法。这与故事情节没有关系，几乎是必然的结果，令这部伟大的小说显得悲壮。

　　于绝境中发现美德，于苦难中寻找欢愉，这就是俄式理想之爱。女人在爱中确认自我。生孩子令她成为女人，而不仅仅是一个人，这一点很重要。英语中的"人"（man）翻译成俄语变成了两个词"che-lovek"和"muzhchina"——前者的意思是"能够思考的、会死的生命体"，跟埃利奥特最初的定义差不多；后者的意思是"成年男性"，跟现代美式英语中对人的狭窄定义很像。在俄语中组词"她是个真正的/完美的/可怕的人（chelovek）"毫无语病。①俄罗斯人的最初个人身份

---

① 在这种情况下，我们显然倾向于将 chelovek 翻译为"人类"，但俄语中还有一个与"人类"相对应的词 chelovecheskoe suschestvo，其字面含义是"人的存在"，而且在大多数情况下，将 chelovek 翻译为"人类"会大大偏离语境；它必须被翻译为"人"，却不带任何性别含义。

是靠友谊来定义的。这种友谊的形式正是从最早的英语定义和经验中迁徙而来，俄罗斯人比 16 世纪的英国人更加忠实地继承了理想友谊的传统。英国人后来加上了性的内涵，把这种理想类型搞得面目全非；而俄罗斯式的友谊是强烈而亲密的，昵而不狎，贯穿终生。这种友谊并不唯一，人可以有好几个亲密的朋友，不过"最好的朋友"意义特殊。无论付出什么代价，人都应该支持自己的朋友，这一信条从19 世纪到 20 世纪一直被高度重视。即便为形势所迫，抛弃一个需要帮助的朋友也是不可原谅的。无论在帝国时期还是在苏联时期，现代俄罗斯的残酷政治虽然像前现代社会一样为个人身份的构建提供了足够的帮助，但几乎不允许真实的自我表达。这使得友谊成为一种必需品，死板而残酷的人生之外一个至关重要的情感释放通道。现代英语在称呼亲密的朋友或情人，以及母亲称呼孩子时常用"亲爱的"（honey）或"爱人"（darling）；俄语中与之相对应的词是"我的灵魂"（dusha moia），加上前缀以后是"dushen'ka"（亲爱的灵魂），这个表示亲昵的词已几乎从英语中消失了。当然这很可能就是个比喻，无心说出，并无深意。但是语言以这样的方式留存了早被深藏的记忆。

让我们再回到 16 世纪晚期的英国，正如莎士比亚在《罗密欧与朱丽叶》和十四行诗中定义的那样，爱情是占据支配地位的激情，如果没有爱情，幸福几乎是不可能的。只有到了 16 世纪，很长一段时间内只是在英国，才存在幸福这个观念，读者们大概不会觉得过于惊奇。无论是幸福的概念还是幸福的体验，在这之前都不存在。它与爱情、抱负和成功一样，都是现实的民族主义意象，从根本上是世俗和人文的。幸福日益成为一门显学，可对它孜孜以求的人却忘记了人并不能通过反向译介来习得一种文化现象。自二战以来，每一个认为自己是西方国家的社会都根深蒂固地深信人人生而平等，在这种价值观念的指导下，他们以为从古至今人类的经验和抱负都是一致的——本章的读者都知道，这两种东西在 16 世纪以前都不存在。他们因此也以为，无论何时何地，人都得找到幸福，最起码希望找到幸福。然而实际情况是在现代英语出现之前,没有哪种语言里有形容"幸福"的词,何来希望找到它呢? 在由各种各样的超验力量统治的世界里,幸福是不可思议的。

我们今天所谓之"幸福"的所有词语——从古希腊语中的"eude-monia"到现代法语的"bonheur"、意大利语的"felicita"、德语的"glück"或者俄语的"schastie"原本都是"好运"的同义词,寓意命运的仁慈。能够体验到"eudemonia"或者"bonheur",意味着受到命运的眷顾,有福了;这是对事实的陈述,而不是对主观状态的描述。对于古希腊人来说,eudemonia 是完全无法体验的,因为光荣赴死是其最重要的组成部分之一。一个人是否受到了命运的眷顾和神的宠爱,只能在他离开了这"眼泪之谷"之后方能知晓。①

运气的问题在于它没有正义可言,它不可预测,无论好坏总是出乎意料。我们所做的一切都不能影响它,它以何种方式加诸于我们完全不能控制。正因束手无策,我们不能责怪自己没有运气。西方文明的基本传统排斥运气观念,认为它与以正义观为前提的世界观相对立。在公元前 6 世纪的某个时期,第一部巴比伦圣经开始编纂时,受到犹太教一神论影响的许多周边文化中,古希腊文化中的幸福观念已悄悄改变了。一神论中的盟约概念使人们觉得自己或多或少能够掌控现实,只要表现良好,上帝就不会和天地万物掷骰子。尽管弱小卑微,人总能哪怕些微地影响历史进程,并对自己的命运负责。这一新的视角令人们将 eudemonia 理解为此生的真实体验。苏格拉底时代以降,"幸福"首先被理解为要接受人皆有一死的事实,而一个理智的人的生存经验需要在很大程度上与这一事实相调和。为死亡做准备是哲学的任务。大体上,哲学建议过这么一种生活——最好没有什么实际的痛苦,但是也没什么欢乐,时候到了人们也不会后悔离开它,涅槃的意义即"生亦何欢,死亦何苦"。这就是美好的人生,

---

① 眼泪之谷(vale of tears)是基督教教义中的一个概念,指基督徒死后进入天堂,将世间的苦难抛在身后。——译注

能过上这样的人生就是幸福。人们误以为幸福是哲学的目标，就是来源于上述认知。

将幸福解释为体验美好人生，其首要意义是不怕死，死亡被理解为特殊的苦痛。这一观念进一步加强，并为基督教教义所修正。美好人生带上了信仰的意义，尤其是对永生的绝对信仰，并常常试图以实践的方式表达自己。[①]这就是为什么殉难能够给基督徒带来幸福感（felicity，该词词源是拉丁语 felix，即运气）。殉难，指人选择极为痛苦的死亡来证明自己的无畏、信仰的坚定以及各种禁欲主义，尤其是在隐士院和修道院修行已无法实现快速救赎时。之后，新教使得终极命运摆脱人类的掌控再次成为运气问题，教徒因此需要在心理上确定救赎的可能。幸福感来自与基督的神秘结合（unio mystica），这种结合在肉体遭受苦痛时最容易实现，因为人对基督的受难产生了共情。

历史学家在考虑了早期基督教的"幸福"概念（其实并没有这样东西）之后，倾向于直接跳入 18 世纪，认为"追求幸福"是一个人不可剥夺的权利。[②]当然，这种信念的前提是首先得有"幸福"这个词。英文单词 happiness 起源于"hap"，意即机遇或运气。以前很少见，在16 世纪下半叶开始普遍使用。1499 年的拉丁文英文双语辞典中没有 happiness 这个词，只有"happe"（解释作 fortuna"好运"）和"happy"（解释作 fortunatu"走运的"）。埃利奥特的辞典里也没有 happiness 这个词，却在"fortuna"这一词条下面列出"幸运女神，掌管好运或好的机会；幸运之岛，斯特拉波[③]所书之物产丰饶之地；幸运

---

① 《旧约·诗篇》第 23，《耶和华是我的牧者》，在希伯来语原文中的意思是："我虽然行在黑暗深谷中，也不怕受害"，但在希腊文《旧约全书》中被译为"我虽然行过死荫的幽谷，也不怕遭害"。

② 例如：Darrin M. McMahon, *Happiness: A History*（New York: Atlantic Monthly Press, 2006）。

③ Strabo：斯特拉波（希腊语：Στράβων，前 64 年—23 年），公元前 1 世纪古希腊历史学家、地理学家，著有《地理学》17 卷。

的；走运的；使富饶繁荣，增加好运"。①运气在此处被世俗化了，与物质财富或繁荣几乎是同义词。《牛津英语辞典》对"幸福"的第一个定义是"令人感到幸福的品质或条件"，几乎没提供什么有用信息。词条下的例子来自约翰·帕尔斯格雷夫（John Palsgrave）1530 年编纂的法英词汇表《法语释义》（*L'Éclaircissement de la langue françoyse*），将"幸福"等同于"兴旺繁荣"。接下来引用了莎士比亚《维洛那二绅士》（*Two Gentlemen of Verona*）里的例子，"与我一起分享你的幸福/当你遇到好运"，幸福意味着好运。《牛津英语辞典》对"幸福"的第二个定义是"愉悦的精神状态，源于成功或获得被认为是好的东西"。第一个例子是斯宾塞《时间的毁灭》（*Ruines of Time*，1591）："如野兽一般，毫无幸福快乐的希望。"第二个例子出自莎士比亚的《辛白林》（*Cymbeline*）："冒昧搅扰您的幸福/我须报告，皇后薨了。"这两段引文似乎都表明那令人愉快的精神状态是持久而非暂时的，它既非前苏格拉底时代所指的幸福即运气，亦非苏格拉底之后所指的幸福即免于死亡恐惧的自由感。像人类一样，野兽也能受到上帝的青睐，而与人类不同的是，野兽并不认为死亡是个问题。显而易见，新的情况出现了。这种新情况在《牛津英语辞典》对"happy"这一古词的第四种释义中可见端倪，该词首次用于 1525 年，指"对自己的境遇或状况感到满足而产生的心愉悦精神状态；亦可简单理解为高兴的、愉快的"。显然这一解释并不适用于描绘被狮子撕碎的殉道者，禁欲的僧侣，或者颇受了些折磨才死去的人。

与苏格拉底之前那种完全无法体验的幸福（eudemonia）不同，英语为我们现代人带来的新的幸福（happiness）是一种活生生的体验。这种新的幸福与基督教的幸福 felicity 不一样，后者试图逃避一种痛苦，却往往导致另一种，还需要以牺牲享乐为代价。新幸福则令人愉悦。它不像运气时好时坏、难以预测，它纯粹是好的，可以放心追求；它不像信仰全凭馈赠，它与生俱来，是人不可剥夺的权利。简言之，

---

① Thomas Elyot，*Dictionary*（1538），词条："fortuna."

在 happiness 这个崭新的英语词汇出现之后有那么多的名称用来解释它，然而它与这些名称毫无共同之处。诚然在 16 世纪以前，人类与其他动物一样已经熟悉快乐和愉悦的感觉——在被赋予文化之前，我们的大脑就会产生内啡肽了，我们故而发明了用来描绘这种感觉的词汇。然而，happiness 不仅指愉悦的感觉，而且代表更为复杂和重要的情感现象。这个新词意味着一种生存状态，持久、深刻、自觉地对自身境遇的满足感，实际上指向人在世界上的位置，那种人找到最适合自己的生活方式的感觉。这意味着人的存在是有意义的——天生我于此时此地必有原因，我认识自己，我有一个稳固而恰当的身份。开放的世俗社会不存在这样的既定事实。由于人是最高立法者，人生的正当性并未由外部因素证明，它必须是正当的。它并不完美，但是人必须相信它能够而且必须变得完美。"happiness"的概念令人生体验成为可能，迎合了民族主义文化及其象征系统所创造的全新心理需求。幸福成为存在的目的。

开放的世俗社会任由人建构自己的身份，种瓜得瓜，自食其果。好运能帮忙，霉运会搅扰，但人的幸福完全由自己创造。人的肩上又多了一份责任，不过回报是超值的。幸福是持久的快乐，全然自觉的体验，它既意味着不表达出来的愉悦情绪，又指可被解释说明的思想，例如神经科学告诉我们，杏仁核和额叶皮层能够产生大量的内啡肽。不仅如此，幸福之中还包含一股热忱，正是过去时代中的欢乐喜悦所缺乏的那股热忱。那是胜利的热忱，盖因幸福实乃成就。每个人都如同伟大的艺术家一般渴望向灵感的来源致意，对人类心怀感激，致力于创造一个生机灵动的世界。然而归根结底，人只能感谢自己，感谢历尽挫折焦虑而始终坚持抱负、寻找真爱的自我。一切都归结为个人身份的建构——自我定义、自我表达、自我实现，人通过以抱负和爱为代表的激情表达，发现和实现了真实而自主的自我。得到幸福就意味着完成了自我实现。

《暴风雨》(The Tempest)中的米兰达如果得见 16 世纪的英国，定当惊呼："人类多么美丽！哦，美丽新世界！"这正是一个崭新而无与伦比的美丽世界。无论在当今世界的哪一个角落,若有人为远大的抱负所激励,那是因为16世纪英语将其定义为"向上的欲望"。若有人爱,或是梦想得到真爱,那是因为从这现代性的摇篮和怀抱中,我们通过毫无保留的自我超越接过了自我肯定这份礼物。若我们中有人幸福,那是因为16世纪的英国人创造了幸福。16世纪的英国是我们所熟悉的现代世界的开端。它的馈赠如此丰富,以至于我们把这些礼物认作人性的内在能力和需求:爱、雄心、幸福和人的尊严。还有一份礼物叫作:疯癫。

关于疯癫

1961年出版了两本书,一本在法国,一本在美国,两者在精神疾病的论述领域举足轻重,深刻地影响了大众对精神疾病的理解方式,实际上创造了一个精神病史文献的新领域。这两本书是米歇尔·福柯(Michel Foucault)的《疯癫与文明:理性时代的疯狂史》(*Folie et déraison:Histoire de la folie à l'âge classique*)和托马斯·萨斯(Thomas Szasz)的《精神疾病的神话》(*The Myth of the Mental Illness*)。[1]两书风格截然不同,毕竟一位作者是将哲学视为诗歌的法国哲学家,另一位作者则是训练有素的美国精神病科医生。后者只将语言当作临床笔记的工具,因为没有比语言更简单的工具了。然而,两书的观点却很相似。两人都认为精神疾病是社会建构的结果,尽管由于缺乏生物学事实基础,仍然被解释为医学问题。这样解释缘于正在上升的资产阶级的利益,或是因为资产阶级认为所谓的"疯子"或"傻瓜"是对本阶层价值不敏感的社会不稳定因素,希望能把这些人限制在一个远离社会的领域(福柯的观点);或是因为新兴的精神病学科的从业人员过分热心,渴望在医学界得到更广泛的认可,一

---

[1] Foucault, *La folie*;Thomas Szasz, *The Myth of Mental Illness*:*Foundations of a Theory of Personal* Conduct(New York:Hober-Harper, 1961).

心想控制越轨行为（萨斯的观点）。这两位作家都相信对精神状态的"治疗"是现代的趋势，显著地发生在18和19世纪的"理性时代"，最终体现在精神病学的出现和确立上。福柯认为，这一趋势对许多边缘群体产生了严重的影响，他们离经叛道的行为在此之前能够被大度地容忍，现在却被定义为可怕的传染性疾病，他们因而被排除在社会之外。在萨斯看来，对于那些无法适应社会的健康人，这一趋势败坏了他们的声誉，将他们视为心理上的残疾，他们不再能处理日常事务、无法为自己的行为承担责任。

在学术界，福柯的观点更受欢迎一些，因为他同情被社会排斥的"精神病人"的痛苦，强调他们被排挤是整个社会同谋的结果。但无论其道德立场如何，这两本书都鼓励人们将注意力从精神疾病本身转移到对待精神疾病的态度上，从而有效地将精神疾病重新定义为构建的现实，以前狭窄的讨论场域被大大拓宽，历史学家和其他社会科学学者也可以加入到讨论中来。①从那时起，从历史学、社会学以及文学、女性主义和性别研究的角度对精神疾病社会语境进行的研究数量激增。这一全新的领域产生了大量文献，它们或多或少地因循福柯和萨斯的建构式路径，认为无论在何种情况下，话语工具这个假设都是唯一需要研究并值得研究的对象。只是部分认同福柯和萨斯理论的学者，要么直接接受现今与精神疾病本身的特征和逻辑相关的生物学观点，要么认为精神疾病的社会身份难以确认，应交予科学权威来解释；而完全赞同福柯和萨斯理论的学者则认为，精神疾病没有生物特性，只有社会特性。于是，专注于研究精神疾病的学术领域尽管活跃，学者们实际上有意避免真正地理解精神疾病，这样他们就不会在研究中偏离"理论"，也就不会得到实质性的结论。

这些社会历史新方法的践行者们很幸运，因为大部分研究确实是理论研究；社会文化研究依赖历史事实作为数据来源，但是精神病学研究的创始人并未提供任何史料基础。精神疾病的概念自古有

---

① Gauchet and Swain, *Pratique*, i—xiii.

之,无论是精神病学科还是整个现代社会或它的"理性时代"都不能声称自己创造了它。清晰的证据证明,早期精神病学的丰富词汇最初来源于古希腊医学文献,中世纪的医生们一直使用这些词汇。即使简单推理,建构主义的论点也有些站不住脚。毕竟大脑也是身体的一部分,只要疾病影响了大脑,病态的身体状况都会导致病态的精神症状。在疾病几乎全都是由症状来定义的时代,这种症状怎么能不被认为是精神疾病呢? 这是难以理解的。

疾病被如此定义,语言提供了显而易见的证据。医学话语中最笼统的术语,例如"病理"(pathology)、"病"(illness)和"疾"(disease),原本只有临床意义,侧重于个人主观的痛苦体验。"病理学"源于希腊语中的"痛苦"(pathos)一词,不过该词如今的内涵(logos)不再是痛苦的内涵,而是关于痛苦背后客观病态条件的知识。的确,"病理学"一词常常局限于客观的病态而完全忽略了与之相关的痛苦,但总的来说,它仍然暗示了主观体验与客观物质条件两者之间的因果关系。[1]"病"与"疾"的概念自然也来源于消极或不适的主观体验:与无疾(ease)相对的疾(disease)、与没病(wellness)相对的病(illness)。同样地,对客观病态状态的强调而不是最初对痛苦的强调被认为是导致这些感觉的原因,当代话语中的"疾"和"病"一般都指客观物质的医学条件。然而,历史学家或社会学家必须审视概念的根源,而不能仅以当前的意义来指导自己的解释。[2]从词源上说,"精神错乱"(insanity)与其众多的子范畴等同于"疾"和"病",仅指一种不健康的状况,具体指精神上的"疾"和"病"。由于古代有"将健全的心灵寓于健全的身体"(mens sana in corpore sano)的准则,该词也寓意着心理功能失调与身体疾病之间的关系。然而,与"病理学""疾"和"病"(以及其他语言中的同义词)相比,"精神错乱"最初指的

---

① 此处我关注的是"病理学"的医学概念,而不是"病理学"作为一门研究情感的科学范畴内的概念。

② 关于将语言作为分析工具的必要性,参见 Bloch, *Craft*, 26 ff.

并不是痛苦的主观体验，而是不健全的心灵在不受控制的情况下做出的反常行为。因此，宣称精神疾病是个迷思或是近几个世纪社会建构的结果，这有违于我们所理解的医学史知识。我们最多可以说，医学本身变得越来越物化，研究的重点已从主观经验转移到潜在的身体状况。尽管我们今天总这么说，实际上早在现代或现代精神病学科出现之前，这一切就已经存在了。

新的语义场

然而，这并不是说现代的到来对精神疾病没产生什么新的影响，也不意味着精神病学只是延续了医学治疗精神疾病的传统，换汤不换药。16 世纪的英国出现了一种新的精神疾病。将其定义为新，因为当时所有用来描述精神障碍的术语似乎都不足以描述它。正是因为这种疾病，一个新词、实际上是一整套新的词汇被创造了出来，一个新的语义场诞生了。这就是"madness"（疯癫），它与以往已知的各种精神痛苦截然不同。它与其他精神疾病的首要区别在于，它更像是诅咒，而不像医学难题。以往的疾病无论属精神还是属肉体都是暂时的，要么偶然出现，要么与人生所处的阶段有关（例如：孕期或老年），它们或在短期内被治愈，或以死亡结束。而这种新的疾病是慢性的，是种永久存在的状况，在人年轻的时候加诸其身，然后持续一生。"madness"最常见的同义词是"lunacy"，这又是个新词，它强调了新疾病不断复发的特征，并将其与月相的负面影响联系在一起，当时各种不稳定的周期行为往往会得到这样颇为外行的解释。说它外行有点过于简单化了，某种程度上讲，占星术是遗传学的先驱，它与现代遗传学一样构成了人们共同意识的一部分，因此成为医生知识储备的必要组成部分。以月亮为中心的星系被认为对个人的人生际遇包括健康状况产生最主要的影响。许多 16 世纪的名医都十分重视月亮的影响。亨利八世和伊丽莎白一世的御医托马斯·维查里（Thomas Vicary）曾写道："大脑的特性在于它能够跟随月亮的移动而变化……这能在疯子身上得到证明……还有癫痫病患者,新月初上或下弦月时症状最为明显。"①这一百年中研究疯癫最著名的作家名为罗伯特·伯顿(Robert Burton),此人并不谙医术。他在《忧郁解剖学》(*The Anatomy of Melancholy*)一书中赞同中世纪炼金术士帕拉塞尔索斯(Paracelsus)的观点,认为"医生如果不能了解病人出生时的星相、命盘等所有可能的影响因素,那么他既不能明白任何疾病的成因,也找不到相应疗法,不管是治疗痛风还是牙疼"。无论是外行还是专家,大家都一致同意:"满月正是疯子们跃舞之时。"②

在疯癫刚刚出现时,它与先前已知精神疾病不同的慢性特征就使得精神障碍成为了一个法律问题。英格兰针对精神失常者("疯子和错乱者")制定的第一项法律规定可追溯到 1541 年。③与此同时,有史以来第一次,精神障碍被视为特殊的社会问题或公共健康问题,需要特殊的公共管理方案来应对。按照传统,贫穷的精神病人会与其他诸如孤儿、老年人和残疾人之类的"失能穷人"一起,由宗教组织安排入住"医院"或慈善机构统一照顾。而在那一时期的英格兰,修道院被解散了,穷人和病人仍被作为一个整体受到照顾。然而,精神病患者不再属于这一群体,他们形成了一个独立的类别,需要额外的公共支持。这种需求并非缘于资源的匮乏,而是缘于他们所经受的痛苦的性质。第一所治疗现代意义上精神疾病的医疗机构成立了,这是一所为精神错乱之人提供的公立医院——伯利恒医院,或曰伯德莱姆(Bedlam)医院,于 1547 年成为伦敦城的公共财产。根据1598 年精神病院董事会检查委员会出具的报告,院内二十名住客都

---

① Thomas Vicary, "Chapter IV" *The Anatomie of the Body of Man* (London: Early English Text Society, 1888), 33.

② Winfred Overholser, "Shakespeare's Psychiatry—And After," *Shakespeare's Quarterly* 10(1959): 335—352; 337—338; 后一个引文出自约翰·韦伯斯特(John Webster)的《马尔菲女公爵》(*Duchess of Malfi*)。

③ Act 33, Henry VIII, c. 20, "An Acte for the due Pces to be had in Highe Treason in Cases of Lunacye or Madnes," ♯ 1, in (London, 1810—1821 reprinted in 1963 by Dawsons of Pall-Mall), 855.

住在单人房间(确切地说是单人牢房)里，这种安排与慈善机构对残疾人处置方式大不相同。这二十人中只有六名是由公共慈善基金襄助的，另外十四个都是自己出资的病人。1618 年詹姆斯国王任命自己的一位御医掌管疯人院，自此之后，疯人院的院长均须由医生担任，至少时常是这样。讽刺的是，这位名叫希尔基亚·克鲁克(Hilkiah Crooke)的御医虽然顶着医生的头衔，"行医技术娴熟"，实际上是个真正的骗子，他的姓比他的称谓更加名副其实。[1]

这种新疾病显然比所有其他精神疾病加在一起出现得更为频繁。[2]疯人院在 1555 年的年收入约为 34 英镑，从 1561 年开始逐渐收不抵支，遂从 1575 年开始不断扩建，首先拆除了教堂和伯利恒圣玛丽修道院的礼拜堂，在原地沿用原名修建了病人使用的"房子"以及各种附加设施。到了 1632 年，年收入增加到 277 英镑以上，收容了 30 名住客，仍然无法满足需求。伦敦的人口诚然增长颇快，但从 1598 年到 1632 年间短短三十四年间也并没有增长 50%；疯人院变得抢手确实表明与其他精神疾病相比，疯癫从一开始就影响了大量的人。[3]

"madness""mad"和"lunatic"及其派生词和合成词在 16 世纪进入了公共话语，许多习语包含了这些新兴的词汇。医务人员也许并不是第一批注意到这一新现象的人，但他们迅速挑战了当时的法律政治权威，摇身一变成为这方面的专家。新语汇一出现，人们就开始适应由其展现的新现实，将其医学化，用理解之前精神疾病的方式来理解它。这个迅速蔓延的新型慢性精神障碍令普遍意义上的精神错

---

① Robert R. Reed，*Bedlam on the Jacobean Stage*(Cambridge：Harvard University Press，1952)，16，18，20，21. Crooke 与英文中"骗子"一词发音相同。——译注

② 根据托里(Torrey)《看不见的瘟疫》(*Invisible Plague*)(19，337—344)，在任何特定时期，精神疾病的基线比率合理地估计为每千名成人有一例，或每千名总人口有 0.5 例，而高于这个比率应被视为出现了不寻常的状况。

③ 关于伯德莱姆的更多资料，参见 from Reed，Bedlam，and Edward G. O'Donoghue，*The Story of Bethlehem Hospital from its Foundation in 1247*(London：T. Fisher Unwin，1914)。

乱受到了关注。"insanity"（精神失常）及后来被弃用的"insanie"进入了英语,到世纪末时法律文本也将其收入了条款,例如斯文伯恩在1590年的遗嘱中写道:"疯癫之人和精神错乱之人发病时,不可立遗嘱。"[1]词义在不同领域的吸收无疑影响了人们对疯癫的理解,但之后出现的新病痛与随之而来、同样亟须理解的新词汇改变了现有的精神疾病医学观。

所有新词当中,"madness"自然是迄今为止最重要的一个。《牛津英语词典》将形容词"mad"的首次使用时间确定在公元725年左右,作为"wood"的同义词使用,意为"愚蠢"和"不明智"。"wood"似乎更为常见,特指患狂犬病的动物（例如"wood dog"）,亦可喻指表现得像患狂犬病动物的人。用现代语言来讲就是指"举止失常、毫无理智、莽撞野蛮、咬牙切齿","狂暴凶猛、狂热易怒","怒不可遏"。晚至沃尔特·司各特(Walter Scott)的小说中仍能发现"wood"一词,不过1828年出版的克雷文词汇表(Craven Glossary)在该词的定义（"疯狂,与food同韵"）底下专门备注"罕用"。[2]16世纪出现的"mad"为英语引入了全新的语义场,取代"wood"表示它曾经表示过的所有意思,最明显的是在定义这一新疾病时把愚蠢排除在了疯狂的语义范围之外。这种词义分离有几个原因:"folly"（愚蠢,在法语中为folie）与madness在古英语中是同源的,意为理解力不足或愚蠢,但也有淫荡放纵之意（例如法语中folles filles指妓女）,甚至有邪恶、顽劣和伤害的意思。这是个包含道德判断的伦理概念,意味着失望和厌恶。[3]与之相对,尽

---

① 亨利·斯文伯恩(Henry Swinburne(1551—1624))英国教会律师和学者,其最著名的成果是《遗嘱条约简述》(A briefe treatise of Testaments and last Wills),在其死后两百多年中一直是遗嘱的模板。——译注

② William Carr, The Dialect of Craven in the West Riding of the County of York: With a Copious Glossary, Illustrated by Authorities from Ancient English and Scottish Writers, and Exemplified by Two Familiar Dialogues. 2 Vols. (London, 1828); a另见《牛津英语词典》的词条:"wood"。

③ 参见《文学词典》(Dictionmaire Littré) 的词条 "fou"和"folie"。madness 一词来源于印欧语系中的动词 mei——意为"改变"。包含在"changed,""adulterated,"和"crippled,"等词中,表示不合常规的事物,即"反常"。

管 16 世纪后期 mad 和 fool 偶尔会被视作同义词，"lunacy"和"madness"两词都不包含道德判断，他们指的都是主观体验而不是行为。而且侧重于强调行为的异常影响而不是其伦理意义，尤指不受人控制的异常影响，例如极度兴奋或极度悲伤等。与傻瓜不同，疯子或精神错乱之人是受害者，而不是施动者；与愚蠢不同，错乱或疯癫是命运不幸，而不是性格缺陷。将愚蠢道德化是将其排除在"疯癫"的语义范围之外造成的结果，另一个被排除在外的词是"白痴"（idiocy）。

白痴是精神障碍而不是病，不会给对象造成任何不适。白痴本人既没有足够的智慧意识到不聪明有什么不好，也不会因为被当成白痴而生气。他们对自己的处境既不感到害怕也不感到羞耻，因此并不会与之抗争。他们如同动物和小孩一般无助可怜，易被忽视或残忍地对待，必须受到保护。白痴的状况本身并不是悲剧性的，这与疯癫不一样；而"愚蠢"作为"白痴"的同义词，逐渐变成"疯癫"的反义词。洛克（Locke）在 17 世纪末的《人类理解论》（*An Essay on Human Understanding*）中清楚地指出了这两个概念及其所代表精神状态之间的差异。"总而言之，"他写道：

> "白痴的缺点似乎由于在智慧的能力方面缺乏了敏捷、灵活和运动，因而失掉其推理能力。而在另一方面，则疯人似乎又受了另一极端的支配。因为在我看来，疯人们并没有失掉了他们的推理能力；他们只是把一些观念错误地结合起来，并且把错误认为是真理，因此，他们之发生错误，正如一般人们之根据错误的原则发生了错误似的，实则他们的推论是合理的。因为他们虽然借着狂放的想象，把幻想认为实在，可是他们会由此合理地演绎下去。痴人和疯人差别之点似乎在于，疯人只把错误的观念结合起来，做成错误的命题，不过他仍能由此合理地来辩论推理；至于痴人，则几乎无所谓命题，亦几乎完全不能推理。"①

---

① John Locke, "Chapter XI", in *An Essay Concerning Human Understanding* (London: Holt, 1690). 本处译文来自：洛克著，关文运译，《人类理解论》，北京：商务印书馆，1959 年。

洛克格外强调疯癫的活泼和急智,说明他认为妄想是疯癫的主要症状,也就是我们如今所谓之精神分裂症,这恰是愚蠢迟钝的"对立极端"。现代精神病学已不将迟钝当作疾病来研究,其实早在 16 世纪,当人们在精神障碍的范畴内讨论愚蠢和蠢人时,就仅指先天失智了。在精神缺陷的体系之中,先天失智占据一端,疯癫占据另一端。

1440 年出版的拉丁文英文双语辞典中,mad 和 wood 仍被认为是同义词,表示"精神不正常的、疯狂的、狂怒的"。"madness"这一新词的出现反映了这种态度。牛津英文辞典表明,古英语 mad 只在复合词 madmod 中出现过一次,意思是愚蠢。双语辞典将 maddnenesse 定义为拉丁语中"不正常"(amens)和"疯狂"(demens)的衍生词,正是牛津辞典所列的第一个义项。①16 世纪有两部伟大的辞典——1538 的埃利奥特辞典和 1565 年的库珀同义词典,这两部辞典均将这个新的名词与形容动物发狂的形容词联系在一起。埃利奥特将狂犬症定义为"madnesse of a dogge"(狗的发狂),库珀则在解释"furibundus"(癫狂)时将以下词语作为示例:"发疯之狼犬或疯狗"(canis furibundus, a madde dogge)以及"发疯之公牛或疯牛"(aurus furibundus, a madde bull)。Madness 是个新词,mad 则是被长期弃用后重新启用的词,这两个词的流行与人类大有干系。

在人类经受的漫长而常见的精神折磨中,有什么不寻常的情况发生了。它不能被已存在的术语"不正常"(amencia)和"疯狂"(demencia)所形容,也不能被定义这两个术语的古老医学知识来治疗。自 1495 年始,madness 一词开始系统地出现在针对精神疾病的讨论

①　我在阅读卡罗尔·尼利(Carol Neely)的著作《分神的主体》(Distracted Subjects)(康奈尔大学出版社,2004 年)时颇感意外。本书从女性主义角度出发研究伊丽莎白时期对待精神疾病的态度,书中讲到"疯狂"这个古词很少使用,精神病人常常被称作是"分神"了。我没能在文本中找到支持这种观点的证据。例如,根据《莎士比亚全集》,"分神"及其衍生词共有 39 处,大多出现在喜剧中。与之相对,"疯狂"及其衍生词有 320 多例,主要出现在悲剧和历史剧中。奥佛豪尔则在《莎士比亚的精神病学》中写道:"精神病患者称谓很多,他们被称为疯子、忧郁症患者,患有肾炎、狂热、疯癫或恶魔附身。但没有提到'分神'这个词"。(335)

中,首次亮相是在 14 世纪英国人巴塞洛马尤斯(Bartholomaeus An-glicus)所著的《礼节》(De proprietatibus rerum)一书的重印译本中,该书又被称为"僧侣信息简编"。①该书将疯癫作为一个大类看待,区分了躁狂和抑郁:"疯症或分两类,一曰躁狂,一曰抑郁。"1535 年的修订版将疯癫仅限于躁狂症,这与将疯癫与癫狂(wood)或狂怒(fu-rious)等同的提法如出一辙。修订版中的该词释义如下:"疯病盖因头脑前部感染所致,其症状为创想力丧失;抑郁则因头脑中部感染所致,其症状为理性之丧失……机理不同,破坏相异,致狂之激情多伤创想力矣。"传统对于精神疾病的解释自然是建立在肉体上的。②然而总的说来,正如上述例子所示,16 世纪医学文献的翻译表现出很强的诗意,这说明人们充分意识到了 madness 术语及概念之新。荷兰医生列维努斯·莱蒙纽斯(Levinus Lemnius)的《肤色试金石》(The Touchstone of Complexions)一书在 1576 年由托马斯·牛顿(Thomas Newton)译成英文,该书开列了一份长长的精神疾病名单。名单中没有 madness,却如此解释相关主题:"大脑乃人体为记忆所特辟之专用区域,思想感官无不适于其中,一旦受损或失调,必激怒天性,以致行为颠倒、健忘呆滞、昏聩愚蠢、无法决断、沉闷失智。"莱蒙纽斯接着建议剃去毛发以便预防疾病,译者翻译该建议时在名单上补充了一段显然专属英格兰特色的解释,将疯癫与其他任何英国之外的术语和现象区分开来。"治疗头部疾病,诸如失智、低能、狂热、脑力衰弱、伯德莱姆疯癫、抑郁、间歇狂暴发作等,从医嘱剃除毛发为善。"③鉴于伯德莱姆疯人院是当时西方世界唯一的专门精神病

---

① 《牛津英语词典》词条:"madness"; Bartholomaeus Anglicus De Proprietatibus Rerum(London:Berthelet,1535) in Richard Hunter and Ida Macalpine Three Hundred Years of Psychiatry 1535—1860:A History Presented in Selected English Texts(London:Oxford,1963),1(后文将该书简称 Three Hundred)。

② Anglicus De Proprietatibus Rerum,1—5.

③ Levinus Lemnius,The Touchstone of Complexions,1576,in Three Hundred,22—23.

院，住在那里的寥寥数位"疯病人"以及他们经受的苦痛是英国特有的现实，对于欧洲的其他国家还是新鲜事物。

该医院及院内的病人引起了在这一时期宗教书籍的注意，这些书籍看待疯癫的角度颇为不同。例如，瑞士神学家路德维希·拉瓦特（Lewes Lavater）在 1570 年写下的那部关于幻觉和谵妄的论著《魑魅魍魉夜行记》（*Of Ghostes and Spirites Walking by Nyght*），于 1572 年被翻译成了英文，译者在书中写道："失智之狂人，邪魔附体之狂人……行事多怪异，言语皆为异形幻象也。眼见不能为实，反为欺误。你我以为日常经验者，伯德莱姆医院之狂人疯人则不能识。"为了确保更加忠实地翻译原文，译者对具体的经验进行了高度概括，把单个医院的情况视作了普遍现象。①

无须多言，宗教提供了一个讨论和定义疯癫的重要认识论体系。首先，即使是身体也需受到上帝旨意的辖制。人们普遍模模糊糊地感到，有些精神疾病与身体疾病的联系强，有些则弱。不少专治精神疾病的医生本人就是圣徒，而另一些并非医生的圣徒则热衷于讨论这个议题。奇切斯特的主教安德鲁·伯德（Andrew Boorde）曾在蒙彼利埃攻读医学，他就颇擅长将宗教与医学知识结合起来。1552 年他出版了《健康日课经第二册（编外卷）》（*The Seconde Boke of the Brevyary of Health，Named the Extravagantes*）并在书中甄别了几种不同的疯症。其中一种被称为恶魔紊乱（the disorder of Demoniackes），定义如下："恶魔在拉丁文中写作 Demoniacus 或 Demoniaci，希腊文中写作 Demonic。在英语中，恶魔指因魔鬼附身而疯癫之人，其特质是自毁或自杀，亦能毁人杀人。特正告众人留心，一旦发现便须将此等疯人严加管束。"书中另一种精神疾病则由"头脑血液败坏"造成，是为躁狂症（mania）。伯德写道："mania 为希腊文，拉丁文写作 Insania 或 Furor。英语中专指野兽般狂暴的疯病……"针对躁狂症

---

① 　Lewes Lavaterus，Chapter 2，in *Of Ghosts and Spirits Walking by Night*（London：Benneyman，1572）.

的治疗办法与治疗恶魔紊乱的羁押法略有不同。伯德建议："勿令病人独处或陷入沉思，多与之说笑取乐，谨防其自毁或伤人。须令其十分小心，必要时可责打之。"[①]16 世纪的教徒们常常认为精神疾病是巫术，由于一些病人涉及犯罪，还引起了人们对法律责任的讨论。然而人们最关心的并不是病人的身体健康，而是整个社会的权利——为了保护自己，人们如何能从灵魂中驱除疯癫。在这种情况下，尽管以我们的标准来看这些治疗办法很不人道，但显然是可取的。

医学救死扶伤的美德以及在治疗疯癫方面的局限，在"失常的清教徒""狂人"彼得·伯切特（Peter Berchet）一案中展现得淋漓尽致。[②]1573 年，法律生伯切特刺伤了约翰·霍金斯爵士。霍金斯爵士是位坚定的新教徒，却被伯切特误认成了女王的顾问、另一位新教徒克里斯托弗·哈顿爵士，无端被骂作"你这令我主蒙羞的任性教皇党人"。彼时清教徒正日益骚动，伊丽莎白一世希望对伯切特严加拷问，以便供出几个她早有怀疑的人选。然而，在听取了伯切特两位同学的证词后，主审官便确信他不是个政教极端分子，而是正在经受"邪恶黑胆汁"的折磨，也就是说，他完全疯了。对伯切特病情的描述与约翰·纳什的偏执型精神分裂症症状有着惊人的相似。

在中殿律师学院[③]，伯切特脾气暴躁、"举止怪异"，他的朋友们以为是学习过劳所致。在霍金斯被袭击之前不久，这些怪异的举止已经演变成了类似精神病的症状："他很少睡觉，总在屋内踱来踱去，拍打自己的胸脯，双手举向空中，手指弹来弹去，轻声自语……他一个

① Andrew Boorde *The Seconde Boke of the Breviary of Health*, *Named the Extravagantes*(London: Powell, 1552), in Three Hundred, 13—15.

② 对本案的描述基于："Cynthia Chermely, 'Nawghtye Mallenchollye': Some Faces of Madness in Tudor England," *The Historian* 49(1987):309—328。

③ The Honourable Society of the Middle Temple,简称中殿（Middle Temple），是英国伦敦四所律师学院之一，负责向英格兰及威尔士的大律师授予执业认可资格。另外三所律师学院分别是林肯律师学院、内殿律师学院和格雷律师学院。中殿律师学院的历史可上溯至公元 14 世纪,学院取名自当地历史上曾经存在的圣殿骑士团总部。——译注

人呆着的时候总是一边踱步一边自言自语地朗诵圣经中的段落和诗歌，然后突然跑到窗前。他的小指上戴着一枚钻石戒指，他会用钻石的尖角在玻璃上写字。"有朋友问候他，他答复"他的心里有件事世上无人能解"，边说边做出在空中挥舞双手一类疯狂的姿势。朋友们为了开解他，带他去参加了一场乡村婚礼。他在婚礼上径直走向新娘，告诉她"她是另一个男人的女儿，生在伦敦，并一边紧盯着新娘，一边用手拍打桌子。伯切特说：'这双眼睛我见过，但是脸不一样。'他那'离谱的独白'时时被意义并不明确但带有侮辱性的手势打断"。伯切特和同学们住在友人乡下的家中，在离开之前，他"毫无缘由地打了一个小男孩……那孩子本是被派到他的屋子生火的"。随后，伯切特从房里出来，一边打着响指一边古怪地高声叫道："看哪！我要看。听哪！大风吹。可是没有雨，没有风，没有一丝儿气。就是魔鬼来了也吓不倒我！因我信你，我主。"在回伦敦的路上，同伴们认定他"脑子里混乱得很"。在做出许多奇怪的举动之后，他"飞奔而去，手里拿着匕首，誓要杀死几个惹恼他的小人"。回到伦敦后，伯切特的一个朋友告诫他如果再这样下去，"他在律师院地位难保。伯切特斥责了这位朋友，并坚称'我的心事无人能解'。伯切特铤而走险的那天，他跟一位同学刚刚聆听了清教狂热分子托马斯·桑普森（Thomas Sampson）的演说。演说似乎给伯切特提供了刺杀霍金斯的必要灵感，因为同一天晚些时候，另一位朋友从伯切特房间门的钥匙孔里窥见他打着响指，听见他说'要这么做吗？做什么？怎么？我去做吧！'他飞快地跑向律师院大门，迟疑了片刻，又把这几句话念叨了一遍，然后冲向河岸街。在那里，他遇到了霍金斯爵士"。

如前所述，怒火中烧的女王希望对伯切特施以酷刑并立即执行死刑。不过事情并没有那样发展，在其友人证词的帮助下，伯切特以信仰异端邪说的罪名被转移到罗拉得塔（Lollards Tower）[①]，伦敦主

[①]　罗拉得塔：伦敦市内的一座监狱，现为兰贝斯宫（Lambeth Palace）的一部分。——译注

教应允他只要悔改便可免一死。他被判无期徒刑，但是监禁条件相对人道，牢房取暖照明条件尚可，足以让他的私人看护舒适地站在窗边读圣经。然而伯切特对此并不满意，他捡了一根由慈善团体捐助的木柴，突然暴起将无辜的看护打死了，结果被判了死刑。从权贵的角度，他被处死不是因为第一次疯癫发作的后果，那次其实更严重的发作本来搭救了他；他必须死，是因为他的疯癫无法遏止。

威廉·哈克特、埃德蒙·科宾格和亨利·阿辛顿犯上作乱、鼓动伦敦民众推翻伊丽莎白一世一案在审判中首次邀请医务人员作为顾问，并将精神错乱辩护作为法律程序的议题。哈克特自命上帝密友与"欧洲之王"，称两个追随者为"上帝仁慈的特使"与"向天下宣告上帝审判（原文如此）的先知"，且根本指挥不了这两个人。这些征兆都让共谋者们大起疑心，认为最起码对于哈克特个人而言，精神错乱的指控是恰当的。法学博士、国会议员理查德·科辛（Richard Cosin）对此却并不信服。他在 1592 年发表了一篇针对该审判的报告，在报告中为了反对"将他们认作疯人的错误指控"，他对精神障碍进行了详尽的分类，为现代读者清楚展示了 16 世纪末法律界对疯癫的看法。科辛写道：

> 为了便于理解，精神疾病程度各有不同⋯⋯即：狂暴症（Furor sive Rabies）、疯傻症（Dementia sive Amentia）、精神错乱（Insania sive Phrenesis）、愚昧（Fatuitas）、迟钝（Stultitia）、嗜睡（Lethargia）和谵妄（Delirium）。许多人都将前三种疾病混为一谈，然而有经验的研究者则能够恰当地区分和命名它们。
>
> 狂暴症乃是心智的完全失明和黑暗，病人对所为所言全然不知，又称英国疯癫或痴呆。
>
> 疯傻症乃因心智迸发的激情驱赶了理性之光，丧失了观察力和理解力的病人饱受英国式的神志不清、忘乎所以。
>
> 精神错乱乃是健全心智的间歇性空白，病人素常认知行事并无异样、颇为平顺；即便我们称之为发狂、脑残、失智、狂热、鲁莽，其人并非毫无理性，亦并非不能容于社会，不过确有古怪的

自负和荒诞的幻想,行为散漫冒失、疯疯癫癫。

　　愚昧乃因缺失智力与悟性,多为天生;迟钝则为后天之单纯,可谓之痴人而非愚人。

　　嗜睡乃是对日常事务的健忘,常因外力击打、疾病和年岁增长所致。谵妄又称昏聩糊涂,病人乃年老体弱之人,举止幼稚却与儿童相类。

在科辛看来,只有前两种疾病即"狂暴症"(英国式疯癫或痴呆)和"疯傻症"(英国式的神志不清)才能被用作精神疾病辩护。

这份长长的名单最引人注目之处在于其描述精神疾病的术语之大量以及口头语同源词之丰富,即使已是 16 世纪末,"疯癫"(madness)概念之含糊和新异仍然非常突出。科辛在写作时显然权衡了术语,并不轻易命名,他知道"疯癫"比"疯"(woodness)和"愚"(folly)的意义都要丰富。如果疯癫只是用另一个我们尚未熟悉的术语来形容狂暴,无论是字面意义还是引申意义,那何必还要创造这个新词呢? 事实是本案中的原告指控上述三人既非狂暴、亦非呆傻,而是疯癫了。①

编纂辞典的托马斯·埃利奥特爵士深具文艺复兴精神,在其编写的众多重要著作当中,1539 年出版的"首部通俗家庭医学手册"在研究"心灵的影响与激情"时探讨了疯癫一词语义场的另一面。这种疾病引起极大的痛苦,"不仅令身体不适、缩短寿命,且影响甚至剥夺人的判断力。病人不再能行使理性,令全能的主甚为不悦"。②这些症状都将疯癫与狂犬或疯牛的症状大大区分了开来。在分析精神疾病的症状类型时,埃利奥特并没有强调古典医学冠之以"狂暴"或"躁狂"的愤怒、鲁莽或激动难抑等情绪,彼得·伯切特的友人则将这些症状称作"邪恶黑胆汁"。埃利奥特强调的是"悲痛""哀伤"或者"心

---

① Richard Cosin, *Conspiracie for Pretended Reformation*: *vix. Presbyteriall Discipline*(London: Barker, 1592) in *Three Hundred*, 43—45.

② Hunter and Macalpine, *Three Hundred*, 7.

情沉重"这些情绪，它们"黯淡心情、影响判断、压制记忆"，即我们今天非常熟悉的"抑郁"或更严重的"抑郁性精神病"。尽管那个时代的大多数医生都会以体液论来分析精神疾病，埃利奥特却仅仅提及而并没有将这种疾病归因于"忧郁的体液"。他认为抑郁是诸如儿童早夭之类创伤性心理体验造成的结果，更重要的是，他认为还有一个致郁的原因——雄心壮志受挫。埃利奥特写道："死亡之影低徊，美德与力量皆被笼罩，心灵沉重无力压弯脖颈。此敌强劲，邪恶凶暴，肉体精神均难以抵挡，亟须疗治。经典之圣人良言可疗治，道德教化之书籍亦可疗治，辅以草、果蔬、香料等，或可驱除忧郁之体液。"他接下来的建议与上述抑郁症的影响颇为不符，是以圣经和更富现代意义的"道德哲学"为根据的：

> 若因丧子而致郁，不妨考察他人生活——有恶习难改者，有命运不幸者，其父母之痛较丧子更甚。死亡乃郁愤之发泄，死得其所，方可步入永生之门。名利落空只教懒惰的愚人伤心，德不配位，不义之财不可得。你我素来可见，那庸人反而显得忙碌，人财两失只在一瞬。晋升无望令人消沉，不妨自度能否与贤者友，切莫夜郎自大。①

他奉劝道："人贵自知。以价值制定期望，勿因与本不属于自己的机运失之交臂而落得郁郁寡欢。"在埃利奥特写作的 1539 年，疯癫是由心灵消沉造成的这种观点已经普遍为人所知。苏格兰诗人查尔斯·邓巴(Charles Dunbar)在 1500—1520 年间一首未标注写作日期的诗中叹道："与其说我哀伤不止，不如说我已然疯癫。"②抑郁症是典型的精神疾病，这一点在我们看来是显而易见的，以致我们很难理解这种观念其实出现得很晚，更难理解在 16 世纪的人看来它非常新

---

① Thomas Elyot, "Of Affectes of the Mynde," Capitulo xi, "Of Dolour or Heuy-nesse of Mynde, Capitulo. xii." *The Castel of Healthe* (London: Berthelet, 1541), 62—68.

② 参见 "How Shall I Govern Me?" in *Patterson*, *The Life and Poems of William Dunbar* (Edinburgh: Nimmo, 1860), 222。

奇。"忧郁"(Melancholy)这个直到 17 世纪才用来指抑郁症的词,此时正慢慢带上这层意思。最初它指人体的一种主要体液黑胆汁,体液在古典医学中被认为是决定人身心健康的重要因素。巴黎皇家医师安德烈·杜劳伦斯(Andre du Laurens)1597 年写了一篇论文,该文在 1599 年被翻译成了英语。他在其中写道:"医生们普遍达成的共识是:我们的身体里有四种体液——血液、黏液、黄胆汁和黑胆汁,无论时间、不分年龄、无关季节,随时随地在血管中流动融合,其表现却因人而异。血液丰富者,是为乐观;黏液丰富者,是为镇定;黄胆汁丰富者,是为暴躁;黑胆汁丰富者,是为忧郁。这四种体液只要不过分充盈,人体就能保持健康。"而黑胆汁是非常容易过量的一种体液,杜劳伦斯如此描述道:"黑胆汁丰富的人往往能胜任意义重大的艰苦工作。亚里士多德在其《论问题》中讲到,黑胆汁者聪慧过人。胆汁飞流,与血液蒸腾,便可产生神圣之激情,即热情(Enthousiasma),遂成就哲学家、诗人和先知。"①

该书在法国出版时,"体液"一词在英国正迅速失去其古老的医学内涵。莎士比亚的剧作中可以找到许多例证,而忧郁的概念也被重新定义了。②亨特和麦卡平认为,这种转变至少在半个世纪前就开始了。克里斯托弗·兰顿(Christopher Langton)分别在 1547 年和 1550 年出版的小册子是"由执业医师用英语撰写的最早的医学书籍之一",其中"条理清晰地阐述了身体的主要部分、机能和常见治疗方法。"兰顿认为"心灵的不安和思想的扰动"会强烈影响体液,正是这一特点令体液具备了"现代的象征意义,如用于'坏脾气'(ill-humoured)"。兰顿仍然认为黑胆汁是机体的一种成分,因此并没有以他在第一卷中的生动笔触去描写抑郁和消沉,而仅仅将这种情绪称之为"哀伤"并将其列为四种"心情"之一。"恐惧,喜悦,愤怒和哀伤"

---

① *Three Hundred*, 50—52.
② "在整个 16 世纪,'忧郁'一词都被用来指代轻微的消沉……也可以用来指代最狂暴的疯癫。"Chermely, "Nawghtye Mallenchollye," 311.

这四种心情"会令身体产生极大变化"，因此"医者切勿小视"。在这些心情之中，哀伤显然造成了严重的医学问题。恐惧、愤怒和喜悦尽管令人心跳加快、体温上升，但是来得快去得也快。而"哀伤却是一种令心灵备受煎熬的情绪，它让人发抖、异常痛苦，它慢慢蚕食心智、枯竭精力，最终湮灭生命之光，其凶也欤"。与其他精神疾病相比，哀伤的慢性特征更加显著。

与愤怒、恐惧和欢乐不同，哀伤更有可能是体液造成的，它带来了忧伤之疯癫，诸多文献皆可证实。1550 年出版的《医学导论》中写道："如若黑胆汁不与其他体液混合而独自沸腾，则病人多孤独忧愤，如荷马笔下之柏勒洛丰离群索居、满腹忧伤、孤独终老。"[①]与之相比，"德谟克利特之癫讨喜，他嘲笑世人的愚蠢，藉此延年益寿；恩培多克勒之癫狂暴，竟能纵身跃入埃特纳火山的熊熊烈焰中而亡；索福克勒斯寄情于诗歌，以癫狂纾解暮年的消沉；马略投身于战斗，以癫狂决胜于千里之外；卢库鲁斯则疯得无忧无虑、极尽享乐。"[②]

想要通过《精神疾病与诊断手册》来评估德谟克利特、索福克勒斯或者卢库鲁斯持续终生、不断加重的病情恐怕是很难的；同理，想要明白这种疾病虽然能令人身心愉快舒适却仍然属于需要医生诊治的精神紊乱，也并非易事。哀伤消沉固然属于器质病变，而疯癫的本质在整个 16 世纪仍然含混不清。没有哪一本医学著作能够忽视它

① 柏勒洛丰(Bellerophon)：古希腊神话中的英雄，因傲慢遭到神的抛弃，不得不到处躲藏，最终隐居在没有人烟的地方忧虑地度过余生。——译注

② Christopher Langton, *A very brefe treatise … and An introduction into phisycke …* (London：Whitchurch, 1547 and 1550) in *Three Hundred*, 10—11. 德谟克利特(Democritus)：古希腊自然派哲学家。恩培多克勒 (Empedocles)：公元前 5 世纪的古希腊哲学家、自然科学家、政治家、演说家、诗人。埃特纳火山(Ethna)是欧洲著名的活火山，位于意大利西西里岛东海岸的墨西拿和卡塔尼亚之间，是欧洲最高的活火山。索福克勒斯(Sophocles)：古希腊剧作家，古希腊悲剧的代表人物之一，和埃斯库罗斯、欧里庇得斯并称古希腊三大悲剧诗人。盖乌斯·马略(Gaius Marius)：古罗马著名的军事统帅和政治家。他在罗马战败于日耳曼人的危难之时当选执政官，进行军事改革。卢库鲁斯(Lucius Licinius Lucullus)：是罗马共和国末期著名将领。——译注

的存在,它却总被和躁狂症联系在一起。当然,躁狂症常被称为"忧郁",比如在伯切特的"失常"或其他"狂暴忧郁"的病例中,"忧郁"就像"行驶在波涛汹涌大海上的巨轮……要么推上巨浪的峰顶,要么骤降至大洋的深渊"。换句话说,疯癫是一种双向情感障碍。①"忧郁"逐渐慢慢地在其精神病学的形态上与抑郁症联系在一起,然而,尽管被视为严重的精神疾病,医学界却并不将其定义为"疯癫",甚至连病人本人也不这样认为。必须要指出的是,古典医学中并无描述抑郁症的词汇,因此,出色地描述了抑郁症症状的英国医生不得不接着创造一个新术语。对于 16 世纪的人而言,我们今天对抑郁的理解太狭隘了。菲利普・巴罗(Philip Barrough)是 1583 年出版的权威教科书《医学方法》(*Methode of Phisicke*)的作者,一直到 17 世纪该书仍被沿用,书中详细描述了人类身体内部从头到脚所有疾病的起因、征兆和治疗方法。巴罗写道:

> 希腊文中的躁狂(Mania)即拉丁文称之为精神错乱和愤怒(Insania and furor)的疾病。患病之人举止癫狂,犹如野兽。"狂热病(frenesie)伴有发烧,躁狂病则没有,多因血液涌向头部所致……"与躁狂相比,抑郁症"来源于头脑丧失理性,变得愚蠢,令人举止失常"。其表现不包括发热,仅为占据心智的消沉,常见症状为恐惧、悲伤、仇恨。病人常异想天开,有自视为野兽者,有自视为陶罐者,彼此路遇皆需躲避以免相撞。此外,病人亦渴望死亡,并常常主动赴死……有人自杀,有人担心被杀。许多病人也会时常大笑哭泣,认为自己被圣灵笼罩,对未来事发出预言……②

现代精神病学家可能会将这种"头脑丧失理性"解释为分裂情感障碍,甚至偏执性精神分裂症。

---

① Overholser, "Shakespeare's Psychiatry," 345, quoting Timothy Bright, *Treatise of Melancholy* (1586) and T. Walkington, *The Optick Glasse of Humours* (1607), 343

② Philip Barrough, The Methode of Phisicke, …, *Three Hundred Years*, 24—28.

在"忧郁"这一症状被纳入更流行的抑郁症诊断体系中之前，有人将其解释为类似于 18 世纪的"神经疲乏"或神经衰弱等病症，如乔治·比尔德最初定义的那样。在学术界，它被具体定义为对精神崩溃的易感性。托马斯·科根（Thomas Cogan）既是一位医生也是一所文法学校的校长，他意识到了这一点，强烈建议学生们不要"在夜晚学习"。他教导道："劳累损害健康。身疲固然有害，心乏更加糟糕。"与许多同时代的人一样，科根建议将音乐作为预防疾病的手段，另外他还有自己原创疗法，即头皮按摩和牙齿清洁。"勤奋的学生潜心阅读和冥想一小时之后便可放松思绪，用象牙梳子从前向后梳头皮大约四次，再用亚麻布擦拭牙齿。"①

还有人发现，忧郁病往往攻击更年期妇女。这群可怜人在当时普遍被指控使用巫术，指控还有愈演愈烈之势，因此这一发现很重要。英国版的约翰·维耶、太平绅士、国会议员雷金纳德·斯科特（Reginald Scot）在 1584 年辩称，这种疾病会使许多受害者产生妄想，宁愿相信针对他们的"无谓"指控，并令其成为迫害者的自愿同谋。②"忧郁所具有的力量，"他坚称，"及其对人，确切地说对女人的身体产生的影响几乎是令人不可思议的。许多有忧郁症状的人想象自己是女巫，施展巫术便可产生奇迹；另一些病人的头脑则被怪力乱神占据……即便被恳切请求、严刑拷打或是巧妙逼问，想象带来的好处令她们深信自己将永享荣华富贵，又有什么东西能够阻止她们如此想象并承认自己所做之事呢？"③

屈打成招并不是忧郁病患者的专利，即使在最理性的时代，这种类型的认罪也绝对占有一席之地，略微了解 20 世纪历史的我们很清楚地知道这一点。人还有可能在头脑清醒的情况下被奖赏的承诺诱

---

① Thomas Cogan, *The Haven of Health*, 4th ed.(London：Griffin, 1636), 17.

② 约翰·维耶（Johann Weyer）：16 世纪荷兰医师、神秘学家。——译注

③ Reginald Scot, *The Discoverie of Witchcraft*, 1584, in *Three Hundred Years*, 32—35, 33.

骗,同意一些不太可能的提议。当然,自欺欺人地真诚相信自己就是一位强大的女巫则与上述情况截然不同,确实显示出精神疾病的征兆。在 19 世纪,这种信念被称为"雄心狂"或"虚荣妄想",不久之后就被列入精神分裂症的典型症状。

英国医生关于精神疾病的第一部论著被称为《忧郁论》(*The Treatise of Melancholie*)。①该论著作于 1586 年,作者是英国国教牧师、现代速记方法的发明者蒂莫西·布莱特(Timothy Bright)。该书在许多方面都首开先河。它首次宣称精神病学是最重要的医学专业,声称"针对身体的所有疗治之中,唯有此项得以彰显医者技艺之精湛,不仅能缓解身体虚弱,更能纠正心灵的虚弱"。它也是首部明确指出精神障碍疾病在 16 世纪英国大暴发("发疯、疯癫、发狂和忧郁的日常体验")的著作,而且是以一种就事论事的语气来写的,仿佛这根本不是什么新鲜事。最重要的是,该书首次研究并系统分析了"忧郁"这一新型精神疾病,将其与疯癫相提并论。亨特和麦克阿平(Hunter and Macalpine)后来在针对此书的评论中指出,布莱特区分了两种忧郁,"类似于现代将抑郁症分为反应性抑郁和内源性抑郁。罹患前者的病人知道是什么使他抑郁,尽管他无法摆脱;罹患后者的病人没有明显的心理诱因,因此疾病很可能是由某种有机或生化紊乱引起的"。他们认为,"布莱特之所以做出这种区分,一部分是出于临床原因;另一部分是为了迎合神学上的论点,即心灵等同于不朽的灵魂,不可腐败、不易受疾病的影响。身体染恙'扰动心灵'可以容忍,但是如果情况相反,他只能将其归因于'上帝对受折磨的良心施以重手而对心灵造成的恐惧',用现代的语言来讲,即由内疚感造成的压抑和焦虑情绪。"下这一评语的动机可能是为了说明宗教对"罪人良知"(1963 年采用术语"反应性抑郁"来代替)引起抑郁症的论述,不过在这本至关重要的医学著作中显得格格不入。这也让人质疑布莱特是否真的相信他自己提出的躯体/体液导致"内源性抑郁"

---

① 　Hunter and Macalpine, *Three Hundred Years*, 36.

的学说。无论情况如何，这位医生兼神职人员对于如下"恶意揣测灵魂"的想法都持批判的态度："相信慈悲的天性，认为一切情感都可以通过医生之手疗愈，且并不相信这件事中有任何超越日常生活和自然规律的神圣之意。因此，美德本身是躯体被驯服的结果，而与之相对的邪恶和渎神只不过是体液发生故障所致。"这种看待头脑的方式在今天被叫作"神经科学式的"，在亨特和麦克阿平出版了这本无价的原始资料集后的二三十年间风行一时，而在布莱特当时看来，这些都是"荒谬的错误"。①

在布莱特写作的时代，"忧郁"这个词已经具有了"多重意义"，而且也正如他所言，这些意义引发了许多曲解。他论证道："这个词有两种含义，要么是头脑丧失理智而导致某种可怕的病变，要么是作为理智唯一来源的体液被恐惧的情绪所剥夺。该体液分为天然与非天然的两种，均能引发不同的情感，从而影响认知或改变感情，尤其在天性腐坏、举止失当的情况下，患者会过于充满激情。"这篇文章的拼写很有特点，所使用的英语单词看上去熟悉，想要理解却需要认真翻译。如前所述，1586 年，英语正处于戏剧性发展和加速概念转变的阵痛中，这不仅反映在大量新词的产生中（想想我们今天的词汇中有多少第一次出现在 16 世纪末），也反映在具体的生活方式，即人的经验现实转变之上。我们不一定会用同样的词来表达布莱特所使用和构建的概念。布莱特本人甚至会用不同的词来表达一种概念，一个词出现在句子里两次，意义可能全然不同，一次用其旧有的意义，另一次表达其新增的意义。例如："自然"（natural）意味着

---

① 里德写道：布莱特明确区分了"天然的忧郁"和"上帝的重手"，指出它们会在无关病理的情况下重创人类的灵魂良知。除了个别方面，他几乎全盘接受了维卡里的功能解剖学……阐述了全然的心理学理论。布莱特的论文可被称作是英国人对精神疾病的原因和症状的首部实质性解释；尤其考虑到它的科学论证方法，尽管常常囿于当代医学解释，但无疑是一部比 35 年后出版的伯顿所著的《忧郁症解剖学》更具体而更具专业影响力的作品。"布莱特把他那个时代的零碎知识浓缩成了一个完善的体液学说……无论在过去还是现在，这部作品都被认为是伊丽莎白时期关于忧郁症和精神错乱的最具代表性的论文……"*Bedlam*，68—69。

"有机的"或"属于身体的",而"非自然"（unnatural）意味着"属于精神的""精神的"和"超自然的",而不是今天语义中的"不正常的"或"不人道的"。同理,"自然的腐败"（corruption of nature）指的是"器质性疾病",而不是"道德憎恶"。[1]因此,"体液"这个词已经有了两种不同意义上的应用:传统医学意义上的体液和表明心理倾向的比喻意义上的体液。"激情"一词也是如此:该词的最初意义是"痛苦",在16世纪80年代这个词义依然占据主流,但很明显在"激情过度"（over passionate）这个短语里它不是这个意思。此处布莱特并没有意识到自己其实使用的是"激情"一词的现代含义,即强劲有力、难以遏制的灵魂真实活动。

在介绍自然的/内生性抑郁时,布莱特写道:

> 经验告诉我们:有的人生活并无波折,却仍然为恐惧和忧郁所笼罩,怎么安慰劝导都无济于事。哪怕在外人看来根本没有任何可致恐惧、悲伤、危殆的缘故,其人依然如此。该激情无论在当下还是未来都无可动摇、十分牢固,盖因其源自血液中黑胆汁最浓重的部分,或凝于静脉,或积于脾脏,盈而满溢,寻找发泄的出口。[2]

早在约翰·高尔（John Gower）的作品中,我们就读到脾脏为"忧郁变幻之脏器"。[3]艾利奥特在《健康之堡》（*The Castel of Healthe*）一书中写道:"脾脏或脾（milt）充满恶汁,乃是忧郁的脏器。"然而,脾脏之忧郁与心情沉重、恐惧彷徨并无干系。当时的人们普遍将脾脏与大笑和欢乐的情绪联系在一起。安德鲁·博德在《健康短篇》（*Breviary of Health*）中也表示:"脾脏……致人发笑。"莎士比亚也这么认为:无论是在1588年的《爱的徒劳》、1596年《驯悍记》还是1601年的《第十二

---

[1] 可以参见下列文献以获取不同解释:Chermely,"Nawghtye Mallenchollye"和Overholser,"Shakespeare's Psychiatry"。毫无疑问,我相信文献会证实我的观点,况且这些解释与当时意识上发生的变化是同步一致的。

[2] Bright, A Treatise in *Three Hundred* 38.

[3] 约翰·高尔（John Gower,1330—1408）,英国诗人,著名诗人乔叟之友。

夜》中,脾脏都与快乐有关。[①]然而,莎翁亦使用"脾脏"来表示现代意义中的激情,尽管激情这个词刚刚开始为人所用,就像我们在上文和布莱特书中见到的那样。他颇喜欢这么用词,但这一次他的选择很少见地并没有流传下来。[②]与此同时,"英式脾脏"(English spleen)一词却逐渐被用来描述英国人的国民性格。起先外国人瞠目以对,后来则不加翻译直接借用了过来。在 17 世纪后半叶专指精神疾病范畴内的抑郁,特指内源性抑郁症。医学界使用该术语的,布莱特首当其冲。在接下来的两百年中,这一命名行为深刻地影响了人们对精神疾病的界定。

布莱特既预见到了疯病在未来可能引发的思考,又在许多方面促进了思考的形成,在描述了抑郁与脾脏的关联之后,他继续写道:

> 身体如若搅扰不安,两块部位最易受损。一者脑也,无论悲愤或喜乐之事均须经脑领会理解,并加以判断,方能与心交流;再者心也,心若不安,则余下器官必一并惴惴,故心为脏腑之首。体液流动,各处作祟,凡入脑入心,则如同遭受自然外力偶然影响,情与智俱大受损,不能如常行动。其人则怅然若失,爱憎激烈,忧心如焚,激情鼓荡,终不得安宁矣。

通过这样的描述,他让我们明白身体和心灵是相互影响的,哪怕疾病的起因是身体上的,比如"体液"失衡。在这种情况下,身体受到的创伤与"遭受自然外力偶然影响"造成的创伤是一样的。"自然外力偶然影响"指单纯由于意识失调或者"应激性抑郁"造成的精神问题,此处"自然"意指"显然"。这两种相近的病因同时作用于大脑和心脏,接着干扰感知能力以及应环境刺激而生的正常情感反应,令病人饱受体液紊乱之苦("激情鼓荡")直至绝望。"怅然若失,爱憎激烈,忧

---

① Shakespeare, *Love's Labors Lost* (Norton) 5.2, 117; *The Taming of the Shrew* (Norton) Intro.i.133; *Twelfth Night* (Norton) 3.2, 68.

② 参见 *Venus and Adonis* (1592) ln. 907; *Henry IV* 5.2, 19; *Taming of the Shrew* 3.2, 10; *Henry IV* 2.3, 81; *Romeo and Juliet* 3.1, 163; *King John* 2.1, 448; and ibid., 5.7, 50; Richard III 2.4, 64.

心如焚"——布莱特对这种绝望表现形式的描述也值得注意。①

明镜高举

　　《忧郁论》是"伊丽莎白时代分析忧郁和精神错乱的最具代表性的论著"。②正是在该书成书的 16 世纪 80 年代,忧郁变成了"流行病,持续了几十年。在伦敦,忧郁之人一度太多,以至于形成了一种社会类型,人称'不满者'(malcontent)"。③这种"流行病"似乎只在上层阶级传播,专门感染在当时数量不断增长的知识分子群体,几乎成为了向上流动的必要条件。"在伊丽莎白女王的统治下,"林赛·奈特④写道,"教育活动有了相当大的增长,随之而来的是人们的期望值也在提高。16 世纪尚未结束,不少人已经难以在现有的社会组织中找到适合自己的明确位置……当时的人们对教育过度和壮志未酬的危险可太了解了。"⑤如此一来,在这一时期的文学作品中,精神问题变成了一个中心议题。"伊丽莎白时代的学生人人知晓,尼古拉斯·布雷顿、塞缪尔·丹尼尔、托马斯·坎皮恩等诗人格外留心忧郁的病理;宣传册作家如托马斯·纳什则在《夜的恐怖》中描绘出一幅'热气腾腾的忧郁'降下可怕幻影的生动图景。"⑥几乎所有伊丽莎白时代末期的作家都描写精神疾病,例如威廉·卡姆登,乔治·查普曼,罗伯

---

① 　Bright, *A Treatise* in *Three Hundred*, 38.

② 　Reed, *Bedlam*, 69.

③ 　Lawrence Babb, *Sanity in Bedlam*: *A Study of Robert Burton's Anatomy of Melancholy* (Lansing: MSU Press, 1959), 3; Vieda Skultans, *English Madness*: *Ideas on Insanity*, *1580—1890* (New York: Routledge & Kegan Paul, 1979), 19;她还在第 18 页写道:"这一时期的作家对忧郁症的分类非常多,几乎可以说文艺复兴时期的精神病理学将所有的精神异常都视为是忧郁症的一种。粗略地说,我们所使用的'疯癫'一词与伊丽莎白时代的'忧郁'一词意思是一样的"。

④ 　林赛·奈特(Lindsey Knights)英国当代文学评论家,以莎士比亚文学批评见长。

⑤ 　Lindsey Knights, *Drama and Society in the Age of Johnson* (London: Chatto, 1937), 324.

⑥ 　Reed, *Bedlam*, 71—72.

特·格林，加布里埃尔·哈维，菲利普·西德尼，埃德蒙德·斯宾塞等。①这是这一题材的首次大繁荣，后来变成了世界文学最伟大的传统之一。尽管看上去有不少作家投身其中，实际上创作群体非常小，我们知道他们每个人的名字。这一小群人显然备受新病的折磨且无药可医，"忧郁是才子们的普遍气质"。②

然而，从 17 世纪的头几年开始，对这个主题的关注就蔓延到了舞台上，"这一时期有关忧郁的大部分典故，乃至更为重要的精神错乱病理学研究都产生于剧作家的笔下，尤以约翰·马斯顿、莎士比亚、西里尔·特纳、约翰·韦伯斯特、约翰·福特的作品为典型。"③罗伯特·里德④认为，正是"职业的民主氛围"使得剧作家敏于发现观众的兴趣所在，从而如此关注精神疾病。这表明 17 世纪初的观众已经对精神疾病颇感兴趣了。精神疾病在知识分子中流行了近二十年之后，普通人也逐渐染上了此疾，反过来充分证明了这种疾病正相当迅速地渗透到城市人口中。

里德在其专门研究 17 世纪精神疾病的书中写道，詹姆斯一世时代的戏剧舞台对疯狂的展现"异常密集"。这并不新鲜。

从基德的《希罗尼莫》(Hieronimo)开始⑤，至少有六位著名的疯子踏上了伊丽莎白时代后期的舞台，但是至此并没有强烈的迹象表明对疯癫的描绘仅仅出于描绘的目的，也就是说，疯癫除了对构建故事和情节有用之外，还能有什么戏剧吸引力。因此，在《哈姆雷特》之前，戏剧对疯癫的使用相对较少，大家并不总想把它搬上舞台。然而，从《哈姆雷特》开始，或者说从大

---

① 均为 16 世纪末英国著名的诗人和戏剧家。——译注
② G. B. 哈里森 (G. B. Harrison) 的话，出自下面这本书的引言：Nicholas Breton, *Melancholike Humours*，1929，49.
③ 约翰·马斯顿 (John Maston)、西里尔·特纳 (Cyril Tourneur)、约翰·韦伯斯特 (John Webster)、约翰·福特 (John Ford) 均为英国 17 世纪初戏剧家。——译注
④ 罗伯特·里德 (Robert Rentoul Reed Jr.) 英国评论家。——译注
⑤ 托马斯·基德 (Thomas Kyd) 17 世纪英国戏剧家，《希罗尼莫》为其代表作品，又称《西班牙悲剧》。——译注

约 1601 年开始,英国戏剧开始显而易见地、有意而频繁地描绘精神错乱。很多情况下,例如在《诚实的娼妓》(The Honest Whore)和《向北去!》(Northward Ho)中,描绘疯癫的目的就在于它能制造戏剧性的场景。[①]

疯子常常被故意当作"人类幻灭"的隐喻,他们"被安排反复念叨人世的无常",令雅各宾时代的剧作家得以"用不同寻常的艺术方式表达自己对当代世界的疑虑"。[②]

但通常雅各宾剧作家并不将疯癫理解为抑郁症,而多数将它视作发狂或失去理智,装疯往往与真疯等同视之。如约翰·弗莱彻所作的《疯狂情人》(The Mad Lover),将疯癫视为时尚,而不是疾病。上述情况显然与布莱特的论述相差甚远,

　　　　然而,只要细致地研读雅各宾剧作家对疯癫的病理学研究,尤其通过拜读莎士比亚、韦伯斯特、马辛格和福特的作品[③],我们就能发现这些作家不但对精神性疾病兴趣浓厚,而且颇具专业素养。他们首先令人物展现一种天然的气质,或忧郁、或暴躁,然后降下某种毁灭性的打击,偶尔使其陷入爱河,最后打击作用于天然的气质,这不幸的人物就被逼疯了。即使阐释能力卓越如莎士比亚,亦须归功于伊丽莎白时代的心理学。莎翁的底色之上,其病理学研究的大框架显然受到了伊丽莎白时代精神疾病理论的影响。在里德看来,莎士比亚有一种特殊的"人性洞察力",这使得他的人物用现代(1952 年)心理学解释也依然适用。[④]

莎士比亚显然不是一位普通的剧作家,他在《哈姆雷特》中首次以戏剧形式严肃地研究了精神病理学,首次引入了大量术语来介绍这一主题,他的创作影响了后世对该问题的思考方式。在他的研究

① Reed,*Bedlam*,4,passim.
② 同上,82—83。
③ 菲利普·马辛格(Philip Massinger)英国 17 世纪初喜剧作家。
④ 同上,71—74,96。

之中,有一种特殊形式的忧郁症后来变得随处可见,名为"相思病"
(love-sickness),又名"相思忧郁症"(love melancholy)。①在同时代的
众多剧作家之中,莎翁是唯一一个对笔下所有疯狂的主人公报以深
深同情的人,也从未用疯癫来达到戏剧效果。这一点尤令 19 世纪
40 年代美国的第一代精神病学专家深感敬服,他们发现莎翁对疯子
的描述在临床医学上准确得令人难以置信。那时候医生读莎士比亚
似乎是天经地义的事,阿马里亚·布里格姆医生如是说:"我们读莎
翁的书越多,越会感到惊讶,与其说拜倒于他奇妙的想象力,不如说
崇敬他知识的广博与正确。"②莎士比亚对精神错乱的认识是"伟大
而多样的","他的认识,无论关乎病因还是治疗手段,都远远早于他
所生活的时代"。在医生看来,这位剧作家"伟大如狂人一般令人不
解,卓然于世,非凡脱俗"。

　　距离莎翁创作二百五十年后,美国第一代精神病学专家手握远
比伊丽莎白时代体液说强大的科学工具,对疯癫的了解一点儿也不
比他多。专家们也不无痛苦地意识到了这一点。在理解"病态的"精
神现象方面,这些医生认为莎翁不仅走在了本人所处时代的前面,还
走在了"他们所处时代的前面"。③这些临床医生的眼前每天都有证据
证明莎士比亚是对的。"他到底从哪儿获得的这些关于精神错乱病
因、种类和疗法的精确知识?"医生们大惑不解——

　　　　我们相信,有一些知识或许从纸上得来,更多的则来自日常
　　观察。莎士比亚一定见过一些饱受精神错乱折磨的人,听过他
　　们的故事,记录了他们的行为和谈话,否则不可能如此毫厘
　　不差。

---

① 如《牛津英语词典》所示,在莎翁于《泰特斯·安德罗尼克斯》中使用这个概念之
　前,此词只在词典中存在过。

② Amariah Brigham, "Insanity—Illustrated by Histories of Distinguished Men, and by
　the Writings of Poets and Novelists," *American Journal of Insanity* 1(1844):27.

③ Isaac Ray, "Shakespeare's Delineations of Insanity," *American Journal of Insan-
　ity* 3(1847):289—332, 325.

　　莎士比亚笔下的疯子如今在任何一个大精神病院里都能找到：麦克白——大部分时间里言谈理智、风度翩翩，突然就手持臆想出来的匕首失声狂呼，被死人的幽灵吓得魂不附体；哈姆雷特——知书达理的绅士，"时流的明镜、人伦的雅范、举世瞩目的中心"，时而谈吐不凡，时而却疑神疑鬼，会令人恐惧地大叫："那永生的真神并未制定禁止自杀的律法"；李尔王——辄为琐碎小事大动肝火，控诉亲朋好友虐待自己，心情好的时候却能与其他精神不正常或者半傻的病人谈笑风生，并尊之为"饱学之士"；奥菲利亚——无可救药，渺无希望，心地单纯，思想却支离破碎，终日弹琴唱歌……莎士比亚一定在生活中见过类似于李尔王、哈姆雷特或奥菲利亚这样的人，仅凭读书无法使他能刻画出如此翔实的疯人群像。对于莎翁而言，一点点观察可能就够了。只要拜访一次伯德莱姆疯人院，他就会学到很多东西。在其他人熟视无睹或转眼就忘的事物，在莎士比亚却可能成为珍藏的细节，哪怕病人最为细枝末节的眼神、词语和动作，只要他愿意必能牢记；看护提出的任何主意，他也总能记得。①

布里格姆医生的一位同事也做了类似的记述：

　　莎翁根据医院见闻所辑录的关于精神疾病的知识仅供医务人员阅读，为科学而非文学的目的服务。诗人和小说家研究这一疾病的机会，只限于少数在日常生活中能观察到的病例，这些病例大多仍具心智，因此并不能透彻展现精神状况的趣味。想要抓住观察到的精神错乱特征，再把它们编织进人物性格里，令性格虽有种种反常之处仍天然自洽、表面如常、和谐统一，这便是巨匠杰作。

　　莎士比亚就是这样一位巨匠。他的成功之处在于其思维的与众不同，见微知著，以惊人的准确性从狭小的观测范围内推断出性格的一般原则。当然，我们决不能认为他完全靠直觉引领

---

① Brigham，"*Insanity*，" 27—28；40—41.

着。他确实观察了疯人，一如当代伟大的比较解剖学家观察灭绝物种遗骸中最小的一块骨殖，然后从中重建整个血肉系统，并推测出它的行为习惯。同理，莎翁以同样的睿智从观察到的精神疾病的单一特征中推断出并未观察到的其他存在，以其对心理关系法则的深刻理解补足了观察所不能提供的思考。①

莎士比亚作品对精神疾病的权威阐释令精神病院的医生们折服，但医生们自己的专业知识太新，以致他们对于怎么拼写"心理学"这个词都拿不准，"psycology""pschychology"和"psychology"这三种拼写方法都用过。同理，他们的专业知识也不足以让自己只研究专业这一块而不阅读和思考其他领域的知识。广而不精的认知特点意味着不断比较，这种学习方式不仅照亮了病人心灵的黑暗深处，也使医生们认识到了以莎翁为代表的天才的本质。上述引文似乎表明，无论自然科学还是文学中的天才都是一种想象力，能使人从少量数据中得出正确的结论，通过理解其组织原理推想全局、窥斑见豹。

这些医生还没有取得职业上的出色实绩，也没有主流理论可供借鉴（美国早期精神病学中没有所谓主流理论），他们只能就事论事。在这种情况下，透过精神病院第一批管理者的眼睛来研读莎士比亚作品，颇具价值，比站在后世精神病学家或者那些被自己的观念主导/误导的文学理论家的角度所能提供的信息要多得多。到 16 世纪末期，疯癫作为人类苦难的一种形式已然在英国星火燎原，为社会进程的增多打下了基础。莎士比亚关注人类生命的内在源泉，他将精神疾病引入四大悲剧之中，便一点也不奇怪了。这些悲剧的主人公都是人类的领袖，"审视伟大人物的悲剧是他最钟爱的主题"。②在这一精神遗产中，有两部作品尤其引起了美国首批精神病院医生的注意：《李尔王》和《哈姆雷特》。罗得岛州普罗维登斯的巴特勒精神病院院长艾萨克·雷(Issac Ray)医生为这两部戏剧做了详尽的点评，

---

① Ray, "Shakespeare's Delineations," 290—291.
② 同上，第 319 页。

我们很值得花时间以他的点评为参考来读读这两部作品。

对 19 世纪 40 年代的美国精神病学家来说,李尔王是一个典型的严重躁狂症病例,而且处在发病期。"这种形式的精神紊乱最终会令人崩溃",戏剧描绘了躁狂症的发作、发展及结束。[1]尽管躁狂行为是由长女和次女的行为招致的,但国王发疯并非意料之外:在本剧启幕之刻,李尔王的状态已经欠佳了,即使没有导火索,其他什么刺激因素一样会让他发疯。第一幕第一场中,老国王因为爱女实话实说便剥夺了她的继承权,并分割了王国,肯特伯爵就建议李尔应当更加审慎:"仔细考虑一下你的举措,收回这一种鲁莽灭裂的成命。"[2]国王勃然大怒,肯特被放逐,法兰西国王偕考狄莉娅黯然离开,高纳里尔与里根将王国分而治之。第一场结束时两姊妹间的对话表明,她们注意到李尔王的怪异举止已经有些日子了,而且并没有为他开脱的意思。

> 高纳里尔:你瞧他现在年纪老了,他的脾气多么变化不定;我们已经屡次注意到他的行为的乖僻了。他一向都是最爱我们妹妹的,现在他凭着一时的气恼就把她撵走,这就可以见得他是多么糊涂。
>
> 里根:这是他老年的昏悖;可是他向来就是这样喜怒无常的。
>
> 高纳里尔:他年轻的时候性子就很暴躁,现在他任性惯了,再加上老年人刚愎自用的怪脾气,看来我们只好准备受他的气了。……让我们同心合力,决定一个方策;要是我们的父亲顺着他这种脾气滥施威权起来,这一次的让国对于我们未必有什么好处。

等我们在第三场中再次见到高纳里尔的时候,她父亲刚刚因为她的侍卫骂了自己的弄人而殴打了这名侍卫。高纳里尔反应很

---

① 下面的内容引自诺顿版的《李尔王》。

② 以下剧本译文均选自朱生豪译本。——译注

激烈：

> 他一天到晚欺侮我；每一点钟他都要借端寻事，把我们这儿
> 吵得鸡犬不宁。我不能再忍受下去了。……这老废物已经放弃
> 了他的权力，还想管这个管那个！凭着我的生命发誓，年老的傻
> 瓜正像小孩子一样，一味地姑息会纵容坏了他的脾气，不对他凶
> 一点是不行的。

雷医生认为高纳里尔和里根是"无情"的人，但是并不邪恶。她
们都是普通人，自我中心、自私自利、缺乏敏感，对他人的痛苦很难产
生同情，认为表示客气合乎礼貌而真心实意则很愚蠢。她们相信自
己理应获得父亲的慷慨赠与，尤其在觉得他表现得不适合统治工作
的情况下；当父亲要求她们照顾自己并保留自己的随从，作为对无偿
获得遗产的报答时，她们就极不情愿了。高纳里尔忍无可忍，极为恼
火，斥责了父亲——这种情绪很容易理解，连250年后大洋彼岸的美
国医生也承认，任何一个被处于精神疾病潜伏期的年长父母搅扰过
的普通人都会有这样的情绪。雷医生写道：如果李尔王还没生病，他
会承认女儿的责备是有道理的。但他把一切都归罪于高纳里尔个
人，大发雷霆，口不择言地倾泻最恶毒的诅咒，辱骂她卑鄙而忘恩负
义，在大庭广众之下说自己瞎了眼。从外人的角度来看，现实生活中
此类家庭矛盾往往是利益或情感纷争的结果，然而疾病的初期影响
带来的失范行为或多或少地挑战了必要的行为限制，进一步造成了
更大的精神紊乱。

高纳里尔以她的冷漠平庸和对父亲病情的误解，把李尔王推向
了疾病的下一个阶段。李尔开始怀疑自己的身份："这儿有谁认识我
吗？这不是李尔。是李尔在走路吗？在说话吗？他的眼睛呢？他的
知觉迷乱了吗？他的神志麻木了吗？嘿！他醒着吗？没有的事。谁
能够告诉我我是什么人？"当然，他再也听不进道理了。当高纳里尔
的丈夫奥尔巴尼公爵申辩说不知道是什么引起了李尔王的暴怒时，这
位老国王指责他撒谎。与此同时，他也意识到自己的心智有些乱了。

> 啊！考狄利娅不过犯了一点小小的错误，怎么在我的眼睛

里却会变得这样丑恶！它像一座酷虐的刑具，扭曲了我的天性，抽干了我心里的慈爱，把苦味的怨恨灌了进去。啊，李尔！李尔！李尔！对准这一扇放进你的愚蠢、放出你的智慧的门，着力痛打吧！（自击其头。在他离开高纳里尔家庄园时，他哀求道）哦，别让我发疯，别疯！老天啊！让我清醒，我不能疯！

里根在残忍方面胜过了她姐姐。由于受到了高纳里尔的事先警告，她没把父亲接到家中，让他平复自己在长女家中遭受的打击，而是离开家来到葛罗斯特伯爵的城堡，然后给李尔的信使戴了枷。老国王被这一侮辱重创，甚至不敢相信："他们不敢做这样的事；他们不能，也不会做这样的事；要是他们有意作出这种重大的暴行来，那简直比杀人更不可恕了。"此事令他猝然病倒，症状类似于心脏病发作。但是诊断却像心理分析师作出的。李尔叫道："啊！我这一肚子的气都涌上我的心头来了。下去，你这爬上来的烦忧。／你这底下的东西！"以及"哦，我呀，我的心！我上升的心！下去吧！"[1]李尔受到的羞辱超出了他的承受范围。当他的两个女儿都坚持说他们愿意照顾他但不想保留随从因为他并不需要时，他爆发了："哦，理由是不需要！"原来女儿们拒绝的不是他这个人，而是对他人格的尊重。他勃然大怒，又苦苦哀求："女儿，请你不要使我发疯。"他强忍泪水，又大动肝火，向着身边那个永远忠心耿耿却丝毫不能保护他的弄人叫道："啊，傻瓜！我要发疯了！"李尔冲出门去，疯了。

第三幕在暴风雨中的荒原上开场。一位侍臣遇到了肯特伯爵，肯特问他："王上呢？"答曰：

正在跟暴怒的大自然竞争；他叫狂风把大地吹下海里，叫泛滥的波涛吞没了陆地，使万物都变了样子或归于毁灭；拉下他的一根根的白发，让挟着盲目的愤怒的暴风把它们卷得不知去向；在他渺小的一身之内，正在努力进行着一场比暴风雨的冲突更

---

[1] 莎士比亚的时代人们认为歇斯底里是女性专属的，由子宫上升到心脏导致，因此李尔王在此告诫自己控制情绪，以免像女人一般歇斯底里。

剧烈的争斗。这样的晚上，被小熊吸干了乳汁的母熊，也躲着不敢出来，狮子和饿狼都不愿沾湿它们的毛皮。他却光秃着头在风雨中狂奔，把一切付托给不可知的力量。

肯特追问："谁跟他在一起？"答曰："只有那傻瓜一路跟着他，竭力用些笑话替他排解他的衷心的伤痛。"然后我们见到了李尔王和弄人。李尔一本正经地命令大自然的力量摧毁世间一切令人"忘恩负义"的东西，女儿的忘恩负义在他看来根深蒂固地成为了万恶之源。他跟大自然理论：

> 尽管轰着吧！尽管吐你的火舌，尽管喷你的雨水吧！雨、风、雷、电，都不是我的女儿，我不责怪你们的无情；我不曾给你们国土，不曾称你们为我的孩子，你们没有顺从我的义务；所以，随你们的高兴，降下你们可怕的威力来吧，我站在这儿，只是你们的奴隶，一个可怜的、衰弱的、无力的、遭人贱视的老头子。可是我仍然要骂你们是卑劣的帮凶，因为你们滥用上天的威力，帮同两个万恶的女儿来跟我这个白发的老翁作对。啊！啊！这太卑劣了！

他讲这些话的时候，弄人一直跑来跑去，像一只感觉不到主人有多痛苦的小狗，不断用他愚蠢的笑话和小曲分散李尔王的注意力。李尔说："我的头脑开始昏乱起来了。"尽管如此，当肯特建议他们躲进附近小屋时，他仍然对这个手无寸铁、完全依赖于他的奴才抱有足够的同情和责任感：

> 来，我的孩子。你怎么啦，我的孩子？你冷吗？我自己也冷呢……可怜的傻小子，我心里还留着一块地方为你悲伤哩。

肯特引他们到茅屋并催促李尔王进去，李尔王冷静镇定地说道："你以为让这样的狂风暴雨侵袭我们的肌肤，是一件了不得的苦事；在你看来是这样的；可是一个人要是身沾重病，他就不会感觉到小小的痛楚。你见了一头熊就要转身逃走；可是假如你的背后是汹涌的大海，你就只好硬着头皮向那头熊迎面走上去。当我们心绪宁静的时候，我们的肉体才是敏感的；我的心灵中的暴风雨已经取去我一切其他的感觉,只剩下心头的热血在那儿搏动。儿女的忘恩!这不就像这一只手把食物送进这一张嘴里,这一张嘴却把这一只手咬了下来吗?可是我要重重惩罚她们。不,我不愿再哭泣了。在这样的夜里,把我关在门外!尽管倒下来吧,什么大雨我都可以忍受。在这样的一个夜里!啊,里根,高纳里尔!你们年老仁慈的父亲一片诚心,把一切都给了你们——啊!那样想下去是要发疯的;我不要想起那些;别再提起那些话了。"至此,他仍然迟疑着不愿进门,回头向弄人道:"进去,孩子,你先走。你这些无家可归的人——你进去吧!"

他们在茅屋里偶遇格洛斯特伯爵被陷害的儿子爱德伽,这人为了躲避追捕伪装成了疯子。早些时候(第二幕第三场)我们得知爱德伽决定装疯:

> 听说他们已经发出告示捉我;幸亏我躲在一株空心的树干里,没有给他们找到。没有一处城门可以出入无阻;没有一个地方不是警卫森严,准备把我捉住!为了保全自己的生命起见;我想还不如改扮做一个最卑贱穷苦、最为世人所轻视、和禽兽相去无几的家伙;我要用污泥涂在脸上,一块毡布裹住我的腰,把满头的头发打了许多乱结,赤身裸体,抵抗着风雨的侵凌。这地方本来有许多疯丐,他们高声叫喊,用针哪、木锥哪、钉子哪、迷迭香的树枝哪,刺在他们麻木而僵硬的手臂上;用这种可怕的形状,到那些穷苦的农场、乡村、羊棚和磨坊里去,有时候发出一些疯狂的诅咒,有时候向人哀求祈祷,乞讨一些布施。我现在学着他们的样子,一定不会引起人家的疑心。可怜的疯叫化!可怜的汤姆!倒有几分像;我现在不再是爱德伽了。

不被疯人院收容的精神病患自残、挨饿和沿街乞讨,这一幅令人心碎的悲剧画面胜过千言万语,充分表明了莎翁所在的时代英格兰地区疯癫的情况有多么普遍,以致爱德伽只有装扮成疯叫化的样子才最不容易被当成逃犯追捕。备受精神痛苦的李尔王一见到爱德伽就立刻走上前去,将其视为一位同历苦难的同志:"你把你所有的一切都给了你的两个女儿，所以才到今天这地步吗？"爱德伽的胡言乱语令老国王更加相信自己的假设，他情绪激烈地叫道："什么！他的女儿害得他变成这个样子吗？你不能留下一些什么来吗？你一起都给了她们了吗？……愿那弥漫在天空之中的惩罚恶人的瘟疫一起降临在你的女儿身上！"肯特插嘴说："他没有女儿哩。"李尔并不理会："该死的奸贼！他没有不孝的女儿，怎么会流落到这等不堪的地步？难道被弃的父亲，都是这样一点不爱惜他们自己的身体的吗？适当的处罚！谁叫他们的身体产下那些枭獍般的女儿来的？"

爱德伽竭力表现出神智颠倒的样子，更引得李尔视他为知己，尊他为"哲学家""这位学者"以及"好雅典人"，着急求教一些诸如"天上打雷是什么缘故？"的问题。之后，李尔被葛罗斯特伯爵带到农舍里，幻想自己与高纳里尔和里根对簿公堂，爱德伽在这一幻境中扮演"最有学问的法官"一角，连弄人也在李尔眼里变成了"睿智的先生"。当想象中的高纳里尔被传唤时，总是爱跟主人逗乐的弄人真切地喊道："老天对不起，我还以为您是一张折凳哩。"幻想中的法庭容许幻想中的高纳里尔脱了身，老国王于是给爱德伽换了份工作："我把你收养下来，叫你做我一百名侍卫中间的一个，只是我不喜欢你的衣服的式样；你也许要对我说，这是最漂亮的波斯装；可是我看还是请你换一换吧。"

李尔、爱德伽和弄人在荒野上发生的一幕激发了美国医生一长串的专业评论：

> 有哪个天才会如莎士比亚，敢冒天下之大不韪将三个如此难缠的人物放在一起——一个真疯，一个装疯，第三个傻？然而，任谁看完这一幕都会觉得见证了精神病学史上的新篇章……李尔王精神错乱病情的发展表现得极为忠实，与医生日常观察到的别无二致，即使没病时的李尔王在智力和道德水平上远异于常人。但凡与人交谈，李尔的理性似乎都失去控制。他精神持续亢奋，在田野里唱歌、跳舞、蹦蹦跳跳，用花花草草把

自己装扮得奇形怪状,无论观看、行动还是讲话都活脱脱是个疯子。他的感知器官被幻觉欺骗,他的话语充满了不连贯和不协调,处于所谓的谵妄状态。这里还有一个例子能表现莎士比亚无与伦比的观察力。

常人以为,疯子的胡言乱语不过是一堆杂乱无章的语汇,之间没有任何联系。事实并非如此,尽管这些胡言乱语听上去颠三倒四、颇为异常,它们却受制于某种常被忽略的制约法则……大脑的高度亢奋释放了许久以前被遗忘的印象,令其被生动而清晰地呈现出来,以至于像是既存的现实。假象被当作了事实,而疯人便在这种事实中思考讲话。他的心眼看到景象,心耳听见声音;旁人无法察觉,故难以理解他讲话的主题和实质。过去的场景和联想都被鲜活地回忆起来,其意义只有病人自己能够理解[原文如此]。这种病态的兴奋在头脑中唤起的形象也在迅速改变,令病人的想法如幽灵幻影,在躁狂之中表现得尤为明显。这些想法犹如在梦境,先前产生的一些印象占据头脑,却不受逻辑的制约。我们常常会梦到正交谈的人莫名其妙地变成了另一个,我们看到的情景突然消失,换上了另一幅;记忆被赋予了一种在清醒状态下很少拥有的能量;时空交织错乱……活人和死人、远的和近的、智慧与愚蠢并肩而行,竟丝毫不令人奇怪。我们常常试着告诉自己这只是做梦,可是大多数情况下我们都失败了。躁狂状态下的病人也是如此,可被视为是在感官完全开放的情况下做梦。我们难以理解疯子还有一个原因,这个原因常常被忽略:疯子不受礼貌和规矩的制约,随心所欲地讲话,口不择言。在健全的头脑中,有相当一部分的思想从未用语言表达出来,因为它们被压抑着、彼此缺乏联系或者与当前的话题无关。众所周知,日常谈话中人的想法往往与说出的话失之毫厘、谬以千里,除了讲话人本人之外,谁都发现不了这种差异。任何一个被要求完全自由地交谈、有任何想法全都讲出来的人很有可能也会被视作傻瓜或者疯子。无论疯病有多么狂野凶暴，其中必有义理；哪怕思维多有断点，总有一条细细红线串联碎片。莎士比亚正是出于对这一心理法则的了解，才能如实地描述疯狂，无论多么离奇野蛮，我们从不怀疑这病是真实发生的。

雷医生接着评论道：大多数作家与莎士比亚不同，他们普遍地误解疯狂，总以为疯子的话是毫无意义的。因此，他们对疯狂的表现充其量类似于装疯（像爱德伽一样），这既是因为装疯的人有着相同的误解，也因为他们狡猾地明白自己想骗的人期望看到什么。全然不同于普通作家无知的描写，李尔王"彻底疯了"之后的行为仍然表现为他本人心灵的活动——变形、裂开、扭曲——犹如透过破碎的镜头看人，但仍是同一个人。雷医生认为，他"专注于在内部感知器官亢奋影响下形成的形象"，因此想象自己一会儿在打仗，一会儿在竞技。他看到某个东西，想起了高纳里尔，就会说她长了白胡子、朝臣奉承拍马被他看穿之类的话。葛罗斯特伯爵在多佛附近认出了国王的声音，这令李尔忆起了在位时的情形并雄辩地论述了当代社会的恶习。他的思想控制不了意志，思想病态，但并不软弱。正如爱德伽指出的那样，李尔讲话言之有物却不合道理，疯狂中蕴含理性。

莎士比亚对爱德伽装疯卖傻的处理在雷医生看来同样准确，这突出了"李尔王的真疯"。把真病和假病放在一起，不仅说明莎翁非常了解精神疾病，还说明他也清楚地认识到了常见的错误观念。弄人的塑造则表明莎翁"对精神障碍的观察不局限于一种或几种形式"；关于白痴，他也"知道什么是现在还不为人所知的"，并将其作为李尔王的比照。（在此语境中尤须特别指出：莎士比亚用傻瓜而不是疯子来达成剧作的喜剧效果，这与百年之后的心理学家温弗雷德·奥弗霍尔瑟的做法如出一辙。）[1]莎士比亚鲜明地区分了天然的愚蠢与疯狂。天生蠢人不像人，即抹去了人高于动物的某些差异；这并不

---

① Overholser, "Shakespeare's Psychiatry," 347.

是指他比人更坏,或者过得更糟;傻瓜不知怨恨,也不受羞辱。而疯狂则凸显了人类的现实处境:这是人类特有的疾病,与社会经验和社会关系密不可分。①

说到装疯,我们必然得谈谈丹麦王子的问题了。长久以来,哈姆雷特的精神错乱症状被普遍认为是假装的。②贤人约翰逊博士自认对精神错乱的观察十分敏锐,就觉得"看哈姆雷特装疯挺逗的"。直到20世纪,大多数赞同约翰逊这一诊断的都是文学评论家。而雷医生仅从文本的证据上就驳斥了这一观点,他认为:除了哈姆雷特在遇见鬼魂后暗示自己可能会"装出一副滑稽的样子"这一句之外,这一观点很难找到任何依据。然而,认为他装疯的观念已经在评论家中间一代代流传下来了。如果按照这个观点,哈姆雷特装疯是为了隐藏他的复仇大计,那为何会立即引起国王的恐惧、最终导致自己被驱逐呢? 当然,这个观点更能解释另一个目的——那就是装疯能使他摆脱对奥菲莉亚的依恋,因为成大事者必不顾儿女私情。但这么做的必要性毫无证据支持,整部剧中毫无暗示,常理人情不能解释。雷医生坚称,这部戏剧"极其忠实地描绘了一颗混乱的心灵"。哈姆雷特的状况"非常典型,绝不是模仿出来的"。除了对精神疾病的本质了解不足之外,没有什么理由能解释评论家们的错误判断。尽管在雷医生发表该篇论文的几年前,精神病学科已经拥有了足够的权威可以驳斥这一观点,但"不能指望科学的演绎会彻底战胜批评理论"。

---

① 弄人所扮演的角色意义远大于此,他让我们看到了隐藏在社会自我背后的李尔。李尔呈现出的所有其他情绪——愤怒、愤慨、轻率、自满与屈辱、慷慨与忏悔——这些都是与责任和礼节观念紧密相关的道德情感。只有在面对弄人的时候,他充满了单纯的感情,弄人的存在令他心地柔软。弄人全然依赖于他、毫无恶意及独立生活能力,这些都激起了李尔的保护欲,如同对待一个豢养的宠物。在戏剧的最后一幕,当情况已经惨无可惨、人们的同情心已经完全被调动起来、似乎不可能再加之分毫的时候,莎士比亚以超凡妙笔将我们震撼到心碎——李尔怀抱着死去的考狄莉娅,突然叫道:"我那可怜的弄人被吊死了! 不,不,不,人生啊!"三行之后,他死了。

② 下面的内容引自诺顿版的《哈姆雷特》。

哈姆雷特的疯狂与大众的偏见是无法调和的。评论家们也抱有这种偏见，他们接受不了如此高贵卓越的人格竟被卷入如此悲伤卑下的事件。哈姆雷特对人生目的的深刻思索和对人生意义的严肃追问，他回答问题时表现出的一针见血和语带机锋，他安排行事时表现出的洞察幽微和未卜先知，他本性中的高洁品格，都让人觉得他绝不可能是疯了。这些评论家犯了一个人们常犯的错误，即认为疯狂是混乱和暴力的代名词，而忽视了关乎精神疾病的事实，即疯狂与智力上最成熟和丰富的表现是一致的。[1]"简单地说，"雷医生总结道，"莎士比亚对人性的理解比研究他的批评家更为深刻。"

哈姆雷特的精神错乱不仅"圆满和谐地"表现了病情的所有病理和心理症状，而且为"该剧的主导原则"及一系列行为提供了唯一的解释。最明显的是，它解释了这个意志坚定、雷厉风行的人为何一谈到为父报仇的责任就变得犹豫不决、优柔寡断。雷医生说："他在天降大任时表现出强烈的意志薄弱，盖因其强韧的天性已被精神疾病麻痹了。他虽全神贯注于复仇的念头，却总是不断找借口拖延真正的行动；一时心血来潮就忘记了目的，为行为辩解的理由也过于轻率而难以令人信服，只有混乱的头脑能解释这一切。这就是精神错乱的本质——夸夸其谈而不行动，充满决心却难以执行；言语的巨人，行动的矮子。"雷医生在脚注中补充道："也许人们并不清楚精神错乱能多么轻易地削弱决心、破坏意志，如果不是经常观察，人们确实认为这不可思议。"

哈姆雷特的疯狂与李尔王有所不同，不是以急性躁狂的形式，而是以抑郁的形式表现出来。本剧启幕时，他就有所表现，当时王后注意到儿子悲伤的情绪持续了很久且很严重：

> 嗯，母亲，这是一件很普通的事情。人必有一死，我又有何异？……好像，母亲！不，是这样就是这样，我不知道什么"好像"不"好像"。好妈妈，我的墨黑的外套、礼俗上规定的丧服，勉

---

[1] Ray, "Shakespeare's Delineations"，此处与下面的引文出自第306—325页。

强吐出来的叹气、像滚滚江流一样的眼泪、悲苦沮丧的脸色,以及一切仪式,外表和忧伤的流露,都不能表示出我的真实的情绪。这些才真是给人瞧的,因为谁都可以做作成这种样子。它们不过是悲哀的装饰和衣服;可是我的郁结的心事却是无法表现出来的。

对世事无常的思考让王子联想到了母亲不体面的匆忙再婚——父亲去世不过两月,王后再婚已月余了,着实让哈姆雷特大为恼火——对于相信爱情并且相信自己能获得爱情的人而言,这是不可接受的行为。哈姆雷特自己也深陷与奥菲莉亚的恋爱,父亲的去世和母亲的再婚对他的世界的破坏远远超过了眼前的景象。在抑郁到几欲自杀的情况下,哈姆雷特见到了父亲的鬼魂。霍拉旭以前见过这鬼魂,生怕它把王子给诱骗走了,然后"在那边它现出了狰狞的化形,使您丧失理智,变成疯狂,那可怎么好呢"? 显然,人们普遍认为震惊会让人发疯。但哈姆雷特没被吓倒:生命对他来说毫无价值,不朽的灵魂吓不倒他。

哈姆雷特"语无伦次的回答"被雷医生诊断为"谵妄的兴奋——疾病首次发作导致的精神恍惚"。考虑到哈姆雷特的处境,他的激动情绪可以理解:任何一位精神状况极其健康的人,突遇自己深爱着并悲悼着的父亲的鬼魂,难免也会大受惊吓,哪怕他并不知道父亲是被叔叔谋杀的、这叔叔还娶了自己的母亲并霸占了父亲的王位。哈姆雷特在与朋友们的谈话中得出了清晰的结论,他提到他可能会"装出一副滑稽的样子",这常常被解释为莎翁有意让主人公装疯卖傻。尽管用了"滑稽"这个词,他此刻确实头脑清醒,没有一点疯的样子。①他嘱咐朋友万不可向外人说起自己看到的事,霍拉旭叫道"这可太稀奇了!"哈姆雷特答道:

---

① 如《牛津英语词典》所示,这个词在莎士比亚的时代被广泛使用,并不带有疯狂的含义。它的意思是"怪诞",或荒谬的、怪异的、粗俗可笑的,无论是在形式还是在姿态上。

那么你还是用见怪不怪的态度对待它吧。霍拉旭，天地之间有许多事情，是你们的哲学里所没有梦想到的呢。可是，来，上帝的慈悲保佑你们，你们必须再作一次宣誓。我今后也许有时候要故意装出一副疯疯癫癫的样子，你们要是在那时候看见了我的古怪的举动，切不可像这样交叉着手臂，或者这样摇头摆脑的，或者嘴里说一些吞吞吐吐的词句……诸如此类的含糊其词的话语，表示你们知道我有些什么秘密；你们必须答应我避免这一类言行，上帝的恩惠和慈悲保佑着你们，宣誓吧。（二人宣誓）这是一个颠倒混乱的时代，唉，倒霉的我却要负起重整乾坤的责任！

然而自此之后，哈姆雷特的病情确实恶化了。我们从奥菲莉亚那儿得知了这一点，彼时她正在"房间里缝针线"：

哈姆雷特殿下跑了进来，走到我的面前；他的上身的衣服完全没有扣上纽子，头上也不戴帽子，他的袜子上沾着污泥，没有袜带，一直垂到脚踝上；他的脸色像他的衬衫一样白，他的膝盖互相碰撞，他的神气是那样凄惨，好像他刚从地狱里逃出来，要向人讲述它的恐怖一样……他握住我的手腕紧紧不放，拉直了手臂向后退立，用他的另一只手这样遮在他的额角上，一眼不眨地瞧着我的脸，好像要把它临摹下来似的。这样经过了好久的时间，然后他轻轻地摇动一下我的手臂，他的头上上下下地癫了三癫，于是他发出一声非常惨痛而深长的叹息，好像他的整个的胸部都要爆裂，他的生命就在这一声叹息中间完毕似的。

哈姆雷特全程虽未发一言，但他的情状立即被波洛涅斯解释为得了相思病。这种解释貌似很说得通，尤其在奥菲利亚尽职尽责地听从了父亲的建议，拒绝了哈姆雷特求婚的情况下。哈姆雷特是假装的吗？雷医生不这么认为。就算他袜带垂在脚踝、疯疯癫癫地出现在自己钟情的姑娘面前，他的演技须得多么精湛才能让自己的脸色像衬衫一样白。除非他真的疯了。我们知道，奥菲莉亚突然冷淡并不是他发疯的原因，但是对于父女双方，以及后来对王后甚至国王，这种说法都很能讲得通。这表明在 1602 年左右,人们普遍认同恋爱会致病。①莎士比亚相信相思病真实存在而且十分常见,于是他决定让清白无辜的奥菲莉亚背负逼疯哈姆雷特的罪名并因相思病而死。国王和王后召来罗森格兰兹和吉尔登斯吞打探消息,国王要找到哈姆雷特心怀不满的原因,王后则要帮助她的孩子。

哈姆雷特怀疑他的这些老同学是受人所托而来,但他如实地向他们描述了自己的情况,既没有装傻充愣,也没有言过其实。如果真是装疯,他满可以这么做。尽管已经感到不适,他坦承并不相信自己已经疯了:

> 我近来不知为了什么缘故,一点兴致都提不起来,什么游乐的事都懒得过问;在这一种抑郁的心境之下,仿佛支载万物的大地,这一座美好的框架,只是一个不毛的荒岬;覆盖群动的苍穹,这一顶壮丽的帐幕,这一个点缀着金黄色的火球的庄严的屋宇,只是一大堆污浊的瘴气的集合。人类是一件多么了不得的杰作! 多么高贵的理性! 多么广大的能力! 多么优美的仪表! 多么文雅的举动! 在行为上多么像一个天使! 在智慧上多么像一个天神! 宇宙的精华! 万物的灵长! 可是在我看来,这一个泥土塑成的生命算得什么? 人类不能使我发生兴趣;不,女人也不能使我发生兴趣……我的叔父父亲和婶母母亲可弄错啦……天上刮着西北风,我才发疯的;风从南方吹来的时候,我不会把一头鹰当作了一头鹭鸶。

雷医生评论道:"这幅画面栩栩如生,它描绘的精神状态完全就是精神错乱的前兆。"这病在哈姆雷特身上还没有发作起来,因此他在略为平静的时刻仍能识别并痛心于它的存在,尽管他把病的性质搞错了。如同其他早期病人,他根本不认为自己是疯子,现实中的确也没有证据表明他疯了。他没有产生谵妄,人与事在他眼中如常;大部分时间内,他维持了绅士和王子的良好风度。他那不寻常的暴躁

---

① 　具体时间不清楚,估计最晚为 1602 年。

脾气,对礼仪小节的偶尔漠视,笼罩他周身的那团消解了一切事物的美与价值的乌云……在世人看来,这些并不构成精神错乱,也并不与他卓尔不群的智慧相悖。那为什么他会以为自己疯了,或者开始觉得自己不正常? 病人有这种错觉很常见,且病情确已压倒了他。他肩负如山重担,却令人费解得难以行动——他的意志瘫痪了。当哈姆雷特请那云游的伶人来厄耳锡诺表演,伶人展现出的激情令他开始怀疑自己是否是个懦夫,并最终说服自己相信拖延是必要的,毕竟鬼魂可能是假的,从他的角度许多事情仍需证实:

> 啊,我是一个多么不中用的蠢材! 这一个伶人不过在一本虚构的故事、一场激昂的幻梦之中,却能够使他的灵魂融化在他的意象里……一点也不为了什么! ……要是他也有了像我所有的那样使人痛心的理由,他将要怎样呢? 他一定会让眼泪淹没了舞台,用可怖的字句震裂了听众的耳朵,使有罪的人发狂,使无罪的人惊骇,使愚昧无知的人惊惶失措,使所有的耳目迷乱了它们的功能。可是我,一个糊涂颠顶的家伙,垂头丧气,一天到晚像在做梦似的,忘记了杀父的大仇;虽然一个国王给人家用万恶的手段掠夺了他的权位,杀害了他的最宝贵的生命,我却始终哼不出一句话来。我是一个懦夫吗? 谁骂我恶人? 谁敲破我的脑壳? 谁拔去我的胡子,把它吹在我的脸上? 谁扭我的鼻子? 谁当面指斥我胡说? 谁对我做这种事? 嘿! 我应该忍受这样的侮辱,因为我是一个没有心肝,逆来顺受的怯汉……嗨,我真是个蠢才! ……呸! 呸! (他决心让伶人在叔叔面前表演谋杀他父亲的把戏,以观察国王是否会退缩,这样他就知道鬼魂说的是不是实话。)我所看见的幽灵也许是魔鬼的化身,借着一个美好的形状出现,魔鬼是有这一种本领的;对于柔弱忧郁的灵魂,他最容易发挥他的力量;也许他看准了我的柔弱和忧郁,才来向我作祟,要把我引诱到沉沦的路上。我要先得到一些比这更切实的证据;凭着这一本戏,我可以发掘国王内心的隐秘。

为这个想法所激励,哈姆雷特逐渐失去了自控,他的情感反应不足,大脑不能控制言语;在发表著名的独白时,又转起了自杀的念头。在这种状态下,他遇到了奉命前来侦察他是否真得了相思病的奥菲莉亚,奥菲莉亚打算归还他送自己的礼物来激他吐露真心。失算的是,哈姆雷特却瞬间满腹狐疑(他疯了,却并没有傻),继而爆发出对一切虚情假意的狂怒,断然要送她去尼姑庵。这可怜的姑娘显然深爱着英俊迷人的王子,称他为"国家所瞩望的一朵娇花;时流的明镜,人伦的雅范,举世瞩目的中心"。她本来就仰视王子,王子的突然变心和她内心的愧疚把她压垮了:"我是一切妇女中间最伤心而不幸的,我曾经从他音乐一般的盟誓中吮吸芬芳的甘蜜,现在却眼看着他的高贵无上的理智,像一串美妙的银铃失去了谐和的音调,无比的青春美貌,在疯狂中凋谢! 啊! 我好苦,谁料过去的繁华,变作今朝的泥土!"最终她也要疯了。

尔后,国王看戏时大发雷霆,证明鬼魂所言非虚,哈姆雷特被召唤到他母亲身边,他竭力自持:"心啊! 不要失去你的天性之情,永远不要让尼禄的灵魂潜入我这坚定的胸怀;让我做一个凶徒,可是不要做一个逆子。我要用利剑一样的说话刺痛她的心,可是决不伤害她身体上一根毛发。"他全身心的力量都用来保持这个决心,尤当在王后的房里发现了偷听的波洛涅斯并将他刺死之后。哈姆雷特的母亲并不知道第二任丈夫的罪行,自己也对匆忙的再婚感到不安。她明白儿子严厉的斥责讲的是实话,于是恳求他:"哦,不要再对我说话了……可爱的哈姆雷特。"就在此刻,哈姆雷特产生了谵妄:他看到了父亲的鬼魂。与第一幕不同,鬼魂实际并没有出现,也没有同他讲话。王后发现儿子产生了幻觉,不由悲叹:"唉,他疯了!"哈姆雷特听到鬼魂提醒他不应与母亲争吵,而应保护和善待母亲,于是客气地问道:"您怎么啦,母亲?"王后受了惊吓,回曰:"唉! 你怎么啦? 为什么你把眼睛睁视着虚无,向空中喃喃说话? 你的眼睛里射出狂乱的神情;像熟睡的军士突然听到警号一般,你的整齐的头发一根根都像有了生命似的竖立起来。啊,好儿子! 在你的疯狂的热焰上,浇洒一些清凉的镇静吧! 你在瞧什么?"

哈姆雷特则坚信鬼魂就在这里，叫道："他，他！您瞧，他的脸色多么惨淡！看见了他这一种形状，要是再知道他所负的沉冤，即使石块也会感动的。——不要瞧着我，因为那不过徒然勾起我的哀感，也许反会妨碍我的冷酷的决心；也许我会因此而失去勇气，让挥泪代替了流血。"他不信母后不能像他一样看见鬼魂、听见鬼魂讲话。他一点也不怀疑是自己产生了幻觉，反而觉得是母亲幻视了，她良心不安因此对现实视而不见。

王后：这是你脑中虚构的意象；一个人在心神恍惚的状态中，最容易发生这种幻妄的错觉。

哈姆雷特：心神恍惚！我的脉搏跟您的一样，在按着正常的节奏跳动哩。我所说的并不是疯话；要是您不信，我可以把我刚才说过的话一字不漏地复述一遍，一个疯人是不会记忆得那样清楚的。母亲，为了上帝的慈悲，不要自己安慰自己，以为我这一番说话，只是出于疯狂，不是真的对您的过失而发；那样的思想不过是骗人的油膏，只能使您溃烂的良心上结起一层薄膜，那内部的毒疮却在底下愈长愈大。向上天承认您的罪恶吧，忏悔过去，警戒未来；不要把肥料浇在莠草上，使它们格外蔓延起来。原谅我这一番正义的劝告；因为在这种万恶的时世，正义必须向罪恶乞恕，它必须俯首屈膝，要求人家接纳他的善意的箴规。

王后：啊，哈姆雷特！你把我的心劈为两半了！

眼见着儿子发了疯，王后这位慈母心碎了。哈姆雷特却认为母亲正如他所愿地悔改了，他好言好语地又给了母亲一些建议："残忍是为了善良。"接着他让母亲告诉国王他只是装疯，实际上并没疯。

这部鸿篇巨制的最后两幕并没有给我们提供哈姆雷特精神疾病新的临床证据。我们看到他一再责怪自己的碌碌无为和一文不值，一再在公共场合失去对自己行为的控制而情绪爆发；他羞辱了雷欧提斯，转而真心实意地后悔，乞求雷欧提斯原谅已疯的、怎么都不对劲的自己。雷医生觉得这种归因非同寻常，因为妄想症患者很少能意识到自己疯了。然而，莎士比亚对精神病理学的描述从来没有错过。很有可能哈姆雷特向雷欧提斯道歉,并不是觉得自己疯了,而是在有意利用人们以为他疯了的共识(早些时候他还要求母亲作证和传播这件事)。剧终时,哈姆雷特似处于清醒的间歇期。

李尔王和哈姆雷特最后都死了,戏剧的形式不允许强调疯狂最显著的特征——它是个慢性病。莎士比亚是否意识到疯癫和其他形式的精神疾病之间有区别?还是在16世纪末,疯癫已经被医学所同化,变得模糊不清了?美国早期精神病学家认为,莎士比亚与他们一样赞同"精神错乱是大脑疾病"的观点,并同意这种病可以通过医学手段治愈。[1]在莎士比亚时代,如果将疯癫视为精神疾病的一种,那么持上述观点毫不奇怪。把精神疾病与其他疾病等量齐观正是当时最为流行的医学观点,对此布莱特持有异议。

无论如何,19世纪40年代疯人院的工作人员在莎士比亚剧作中发现了他们在临床实践中看到的东西,这意义重大。他们试图在医院治疗和控制的大量精神疾病病例,都被明明白白地表现在了莎翁的戏剧中。尽管伴随着脉搏过速或面色苍白等身体症状,疯病却不是由可观察到的身体疾病引起的,与先天痴呆和后天愚笨有着本质区别。它很少影响智力,却扰乱思维、混淆情绪、令行为失调。病人们控制不住自己的反应,动辄勃然大怒,时而深陷绝望,无法奋起行动,意志力完全瘫痪。他们失去区分脑中幻象与外在现实的能力,两者对他们而言都是可见能闻、真实确凿的;他们甚至常常不知道自己是谁,或者把自己当作别的什么人。其他一些时候,他们也许会模模糊糊地,或者较为明晰地理解自己所处的境况,即自我正在瓦解,这会令他们更加痛苦。痛苦无时无刻不在折磨,无药可救,令人深感无力和自厌。生活了无趣味,令人难以忍受,不如慨然赴死。躁狂、抑郁和谵妄旋转出恐怖的舞步,这便是疯癫。有人称之为病,因为它带来无尽痛苦。然而莎士比亚显然认为疯癫是一种普通的心理失常现象:他把真疯的李尔王和装疯的爱德伽并置而观,又令弄人守立一

---

① Brigham,"Insanity".

旁；他让哈姆雷特和奥菲莉亚都屈服于癫狂，并在其他剧作中反复描写类似的症状。这种反常的精神状况在莎翁时代的英国逐渐变得常见，哈姆雷特在剧中被打趣，说他应该被送到英国，因为疯癫"在那儿见怪不怪"和"那儿的人跟他一样疯"，这些都证明至少莎士比亚自己是这么认为的。疯癫症状变成人们经受痛苦的主要形式，莎士比亚认为这与当时的社会情况紧密相关。

正如哈姆雷特所言，这个时代已然颠倒混乱。社会关系不稳定，人际纽带无根可系、难以预测，人人充满不安全感，在社会中无法找到坚实的落脚之处——换言之，失范是李尔王和哈姆雷特悲剧的根源（在《麦克白》和《奥赛罗》中也是如此）。值得注意的是，这两部剧中那个真正的恶棍、作恶的坏人（有别于只是不够好的普通人）反而是社会失范的产物和受益者——《李尔王》中的艾德蒙和《哈姆雷特》中的叔叔克劳狄斯。他是白手起家的小人物，觊觎高于本人阶层的权与位，敏锐地觉察到了自己与身处高位之人之间天然的平等关系，对将自己囿于一处的社会习俗愤愤不平。他才不会受这些拘束！他善于应变、智力超群，充满自信，为达目的不择手段，破旧而立新。在《李尔王》和《哈姆雷特》中，肆无忌惮的雄心都不是致疯的原因；但在《麦克白》中，它是。无论这股追求自我实现的激情是否直接导致了精神分裂，它确实间接地与此相关，因为正是在一个鼓励争强好胜的社会里，疯癫才会蓬勃发展。爱也在蓬勃发展：它也必须摆脱社会习俗，回到人的自我。爱情总能令人发狂，又有什么好奇怪的呢？疯癫是时代病，维系于主宰疯癫的两种激情和滋生它的社会本质，它对人类行为过程的干预会令任何明智的历史学家产生警惕。莎士比亚十分关注推动历史的各种力量，他显然认为疯癫也是其中之一。无论是《李尔王》还是《哈姆雷特》都证明了这一点。李尔王疯了，导致英法战争；哈姆雷特疯了，导致丹麦最终落入了福廷布拉斯手中。

莎士比亚对剧中疯癫造成的历史影响的处理当然并不为早期的美国精神病学家所理解，他们并不了解 16 世纪的英国经历了怎样的一场巨大变革,这场变革的结果是上帝被放逐、人占据了上帝的位置。因为至少在他们看来,上帝安然无恙地回到了19世纪的美国并且占据重要的历史地位。他们无法将人类的头脑视为历史力量运作的场地,因此他们并未充分了解莎士比亚对精神病学的贡献。尽管如此,这些精神病学家对莎翁的满怀欣赏倒令我们可以将剧作表现的精神病症状当作临床证据来使用。鉴于并无16世纪英国精神病临床资料存世,这一点至关重要。与其说莎士比亚剧作所呈现的是16世纪英国的现状,不如说实际呈现了19世纪美国所观察到的那种精神障碍。剧作表明,疯癫这一精神疾病是尚未被研究的、特性鲜明的晚近现象,尽管已普遍存在,但仍在不断发展,与民族主义兴起造成的社会变化紧密联系。当然,许多其他证据亦可佐证:词汇的变化;对疯癫的法律解释;疯人院的修建和不断扩容;法律、宗教,尤其是医学话语中日益增长的对疯癫的关注;在伊丽莎白时代知识分子中蔓延的"流行病"以及雅各宾舞台上对疯癫异乎寻常的反复提及。[①]然而,如果不是莎士比亚描写了疯癫,所有这些证据显然是不够的。毫无疑问,莎士比亚是这个时代最伟大的天才和最敏锐的观察者,他能穿透最不显眼的现象直抵真正的本质。更有甚者,正如他坦承,他写作(尤其是剧作)的目的是"高举明镜,映射自然",展现"时代本身、它的躯体、形式和压力",即他对社会的理解。如果他忽视了疯癫,或者没这么关注,或者关注的时间有所不同,情况都会大相径庭。莎士比亚一直琢磨着疯癫,尤其在他人生的最后二十年当中,在他已经长时间地思考过国家意志、民族自豪感(《理查二世》、《亨利四世》和《亨利五世》)、雄心(《理查三世》和《尤利乌斯·凯撒》)以及全新的爱的观念(《罗密欧与朱丽叶》)之后,这些思考进一步加强并完善了他对疯癫的认识,令这种认识更加确凿、无可辩驳。因此,莎士比亚提供的不仅仅是辅助证据,而是至关重要的证据。

---

① 　Reed, Bedlam, 4.

来自牛津的看法（1621—1640）

疯癫的近况及其历史特性已经论述得差不多了，但我们仍需审视其在发生后头一百年中的表现，因此必须要谈一谈与此话题有关的最大部头的著名作品——罗伯特·伯顿的《忧郁解剖学》。该书首次出版于 1621 年，在伯顿去世之前那意义重大的 1640 年已经出版了五个版本，内容大大扩充。该书在 17 世纪非常流行，甚至我们这个时代的精神病学家对其大名也是耳熟能详。它就是当时的《精神疾病的诊断和统计手册》(DSM-IV) 和疯癫大百科全书。它包含了能想到的与疯癫相关的所有信息，即使集体撰写的 DSM-IV 在涉及知识的广度上也无法与本书作者媲美。然而，即使它已经包含了一切相关知识，读后却并不能使人更好地理解忧郁症，因此并无大用。与 DSM 手册不同，这本书充满了有趣的见解和妙趣横生的轶事，尽管有 50 万字之巨，但写得非常好，在其首次出版之后四百年，仍算得上一本好读物。

伯顿认为，忧郁作为疾病可以将几乎所有的精神障碍都归入其中，只将许多身体疾病和天然的愚蠢除外了。因为根据伊拉斯谟等人的说法，愚人"没有雄心，不感嫉妒，毫无羞耻和恐惧，既没有良心上的烦恼，也没有忧心忡忡的痛苦"。[1]伯顿的办法是引用或至少转引从古至今作品中提到"忧郁"或他认为可包括在"忧郁"条目下的精神疾病的所有例子。这样一来，他收集的材料数量惊人。显而易见，"疯狂"和"发癫"在他那个时代的英国文学中经常与"忧郁"放在一起使用，自然要被伯顿收录在书中，他尤其以蒂莫西·布莱特为信源。他有时把疯狂（在此理解为"躁狂"）归在忧郁之下，但更经常把"忧

---

[1] Robert Burton, *The Anatomy of Melancholy* (New York: NYRB Classics Complete Edition, 2001—following the 6th, 1639 edition), i, 172. 在其他地方（如39 页），他说："愚蠢、忧郁、疯狂，只是一种疾病，谵妄是它们共同的名字。"

郁"和"疯癫"等同起来,并从历史中寻例佐证。伯顿的来源主要是拉
丁文著作,他将下列拉丁称谓如精神错乱(insania)、狂暴(furor)、迷
乱(phrenesis)、迟钝(stultitia)、愚蠢(insipientia)、疯傻(amentia)都
不加区分地翻译为"疯癫"。在某个例子里,他甚至将"病态迷恋"
(morbo)也翻译为"疯癫"。①尽管疯癫还未搅扰过这个世界,伯顿已
然深信他的时代受到了特别的影响。他给自己取了笔名叫作"小德
谟克利特"。真正的德谟克利特固然有充分的理由嘲笑自己时代的
疯狂,但是对伯顿而言:

> 从未有过如今这样多的笑料,从没见过这么多的傻子和疯
> 子。如果真要开怀大笑,一个德谟克利特远远不够——我们所
> 见的是一个小丑嘲笑另一个、一个傻子瞪视另一个、一个声势浩
> 大的德谟克利特……现在全世界都在扮演傻瓜;我们有了新的
> 剧院、新的场景、新的错误喜剧、一群新伙伴……所有的演员非
> 疯即傻,时时变换习性,没有一刻消停。今天是个水手,明天便
> 成了个药剂师;一忽儿是铁匠,一忽儿是哲学家;眼下是位头戴
> 冠冕、身着长袍、拄着权杖、随从围绕的国王,旋即像个车夫一般
> 跟在驮满了货物的驴子后面。假使我们的德谟克利特看到以下
> 的情景,他会怎么想:一个人如滚雪球般快速发迹,从赤贫摇身
> 一变跻身公卿,用不正当的手段令自己位高权重;另一个则挥霍
> 自己的天赋,昧着良心敛财却无福消受,不肖子将家财迅速挥霍
> 一空;那蓬头垢面的乞儿,昨天还吃着残羹冷饭,被哪个老混蛋
> 支使跑腿,今天却气昂昂头戴簪缨、威赫赫爵禄高登,鄙老友、轻
> 亲属,目中无人……饱学之士跪倒在目不识丁的农民面前,只为
> 求得一餐之肉;代立契约的人所得钱财比契约规定之债还要多;
> 驯鹰人比学者得到更高的报酬;律师一天所得超过哲人一年所

---

① Robert Burton, *The Anatomy of Melancholy* (New York: NYRB Classics Complete Edition, 2001——following the 6th, 1639 edition), i, 71.

得……若有人能描画抚弄竖琴、满头卷发的圣塔伊思①，那他马上就能获得极大的青睐，把文学家和诗人都比下去（我们牛津人对这个可再了解不过啦！）……智者堕落，愚人受宠……马坐车，人拉车，狗咬主人；塔楼砌起了泥瓦匠，小儿做上了大将军，老头子背包上学堂，绵羊毁城又杀人，诸如此类。总而言之，世界颠倒混乱了。②

这个乾坤颠倒的世界必然产生大量疯子，也使得伯顿对此问题的剖析显得十分必要。他著述的"主要动机"是："苦此疾者甚众，亟须医治，了解的人越多，对大众越有好处。"③伯顿的著作由三部分组成。第一部分长达 314 页，在洋洋 125 页的序言之后重点描述了抑郁的多种形式、多种成因和症状。抑郁"恰如其分地"大致被归入三类，分别是"头部抑郁""疑病性抑郁"（或称"风寒抑郁"），以及"全身抑郁"，其病因和症状按照一般性和特殊性归类。接下来，所有的症状又被分为身体症状和精神症状。身体的一般症状是"消化不良、皮肤粗糙、胀气、脑脱水、腹部坚硬、血液黏稠、夜惊易醒、心悸、心脏搏动异常等"，个别症状还有"头疼、头晕、眩晕、绵软、耳鸣、易醒、目光呆滞、面无血色、双眼血红、腹部坚硬、皮肤干燥；头部抑郁并未在其他部位有特别的表现"。疑病性抑郁的症状有胀气、肠鸣、肚痛、打嗝等；全身抑郁患者则会"肤色发黑、瘦削脱形、静脉曲张、血液黏稠、患有痔疮等"。精神症状则要多得多。最常见的精神症状包括"没来由的恐惧悲伤、多疑、嫉妒、不满、孤独、烦躁不安、陷入思索、胡思乱想，

---

① 圣塔伊思（Thais）公元前 4 世纪人，传说为亚历山大大帝的情妇。——译注
② 同上，52—68，这段话在下面这本书中有删减版：Robert Burton, *The Essential Anatomy of Melancholy*（Mineola, NY: Dover, 2002），3—6.——该书首次出版时，书名叫作 *Burton the Anatomist*（London: Methuen, 1924）。
③ Burton, *Anatomy*, 38. 也存在其他动机。作者本人也曾一度"在忧郁这块岩石上受到致命的驱使"，故而写道：需要"对症下药"，通过"忙碌来避免忧郁"。由于自己曾经"感同身受"，他不像其他人那样仅仅从书本上获取知识，而是"会出于同情帮助别人"。同上，第 35, 20—22 页。

等等"。另一些症状则"因人而异",即与病人本身的基因构造有关,如星相的影响、体液的性质和后天教养环境等。人出生时的星盘或影响其心脏,或对大脑、肝脏、脾脏和胃部有影响,致使四种体液中的某一种占据主导地位,并导致不同的反应("适合"或"不适合")。血液质的忧郁者"仍然会挺高兴,也能喜笑颜开,花心思在女人、看戏或者听音乐之类的事情上";黄胆汁质的忧郁者则"暴躁易怒,经常幻听幻视";而黑胆汁质的忧郁者会变得"孤寂悲伤,其眼中的世界如着魔死亡了一般"。教养环境和社会状况会加剧这些症状:"有雄心者自视为王侯,有贪欲者执着于钱财,有淫心者流连于床笫,虔敬者或受天启或迷于心,钻研者沉湎于书籍。"

所有这些都只是抑郁的一般精神症状,"三种最为显著的分类"下的具体细节。患有头部抑郁的病人会"一直恐惧、悲伤、猜疑、不满、锱铢必较、焦灼不安,对自己拥有的东西充满执念,思想如梦般飘忽不定"。"疑病性抑郁"则会使人"恐惧、悲伤、怀疑、不满、焦虑,由于胀气而饕餮贪食,往往带来噩梦和抽风"。"全身抑郁"同样令人"恐惧、悲伤、孤独,病人会畏光怕人,也会做噩梦"。在论述完这些症状之后,伯顿特别提到了女性群体(诸如修女、女佣和寡妇)的发病情况。另外,他还针对一些尤为有趣的症状提出了问题,如:"为什么忧郁者如此恐惧悲伤,没来由地疑神疑鬼?他们为什么会感到孤独?为什么忧郁者仍然聪明?为什么他们坚信能够听到和看到奇怪的声音、幻象和影子?为什么他们能够预言,或者用词奇异?他们不可思议的幻想从何而来?等等。"关于症状的这一节的最后一部分分析了抑郁症的先兆。如果病人有结痂、瘙痒、皮疹的情况,或是发了黄疸、破了痔疮,往往是件好事。相比之下,若是过于瘦削或眼窝深陷则是个坏兆头。"忧郁痼疾"是无法治愈的——"遇冷则恶化为癫痫、中风、昏睡或失明;遇热则转变为疯狂、绝望和暴死。"抑郁症确实"比所有其他疾病更为严重",而总的说来,精神疾病都要比身体疾病更严重。这种疾病的病因是个极为重要的问题。伯顿首先将抑郁的一般原因分为自然和超自然两类:超自然之力直接或间接地从上帝或魔鬼那里得来，魔鬼往往通过众多恶灵作祟，或者役使巫蛊害人；自然之力有首要的（如星盘）也有次要的（如一切外部环境），这些因素接着又被分为"先天内生性"和"后天偶发性"两类。除了年龄和气质（即体液结构）外，先天内生性因素还包括生物遗传和亲缘疾病等，而后天偶发性因素又被进一步细分为"显著、外在、远端、偶发"和"条件、内向、祖源、最近"两种。第二种涉及身体作用于精神的情况，即抑郁由先前的传染病引起，如痘病（梅毒）或其他器质性疾病。显著外在性因素则更加复杂：首先，它由两个子类组成，较大子类属于必要条件，较小子类属于非必要条件。非必要条件包括幼年的创伤经历，不当的教育，"受到惊吓、嘲弄或诽谤，失去自由，被奴役或监禁，穷困潦倒以及一系列其他不测事件"。必要条件数量较大，包括三个部分：1)"饮食不调"；2)潴留和排泄、环境氛围、运动和睡眠模式；3)激情及情绪扰动。前两部分写得相当详尽，21世纪任何一位营养学家或者爱好钻研的私人教练都会对此大感兴趣。而最合乎本书主题的则是第三部分。伯顿把与抑郁有关激情或情绪扰动分为暴躁型和贪欲型两类。暴躁型激情包括悲伤、恐惧、羞耻、厌恶和耻辱；竞争、仇恨、派系斗争以及复仇的欲望；愤怒、不满、忧虑和痛苦。贪欲型激情首先包括"强烈的欲望和雄心"、声色犬马、渴慕赞美、爱慕虚荣、过度学习以便争荣夸耀（书中宕开一笔，用长达27页的篇幅专门论述了学者的痛苦）。[①]

　　伯顿从他那庞大的资料库中旁征博引道："嫉妒如虫啮心，终致抑郁。"他一字不差地引用了金口玉言圣若望[②]说过的话："如同蛾子咬啮衣物一般，嫉妒也会吞噬一个人，"并补充说，"心怀妒忌的可怜虫只要看到别人成功，必然会痛苦失落。无论朋友邻居，与自己平等的人，但凡受到喜爱和赞扬或是过上了好日子，他必会折磨自己……

----

① Robert Burton, *The Anatomy of Melancholy* (New York: NYRB Classics Complete Edition, 2001—following the 6th, 1639 edition), i, 126—129.

② St. John Chrysostom 圣若望，公元4世纪出生在叙利亚的基督教圣徒，由于能言善辩，后人称其为"金口"。——译注

没有比听到别人的好消息更令他痛苦,简直是在他心上插了一刀。"
圣若望之后,再没有哪个社会像罗伯特·伯顿笔下的英国那样有如
此多的理由让人痛苦失落,因为没有哪个社会中会有如此多的人认
为自己与他人是平等的。攀比引起嫉妒,竞争激发嫉妒。伯顿再一
次将古代圣贤之言用英文转述出来:"凡你所效法嫉妒的,他必躲避
你,你却不能躲避他,亦不能躲避自己;无论你身在何处,他必与你同
在,你的仇敌永远在你的怀里,你涵纳自己的毁灭;你将始终为囚徒,
手脚俱受绑缚,只因你心怀恶意嫉妒,不能平息。"伯顿评论道:"(英
国的)每一个社群、团体和家庭都充满了攀比,从王子到农夫,它几乎
控制了所有的人……这种体液流动迟滞、难以描摹,一旦过度就会带
来无尽的痛苦。亨利八世和法国国王富朗索瓦一世在那次著名的会
谈中花了多少钱啊! 又有多少虚荣的朝臣,在争强好胜的竞赛中散
尽家财,贫病而亡!"①

　　尽管暴躁型和贪欲型激情以不同的方式搅扰人的心灵,但它们
"就像一根绳子分成两股,彼此交织缠绕在一起"。其中最糟糕的一
个因素"尤其致郁",那便是对名利的渴慕:"过分地渴望荣誉……自
视甚高的贪婪……饱含妒忌、骄傲和贪欲,颇具男子气概的疯狂。"这
种对"心灵的巨大折磨"是很难缓和的,盖因欲壑难填,患此病者只能
"像西西弗斯那样,在无尽的痛苦中永不停息地推动雄心之石"。每
一次成功、每一项成就都只会激励人追求更高的目标,让他"不断向
上攀爬,付出更大努力,永无尽头,永无止境。骑士上面有男爵,男爵
上面是领主,领主上面是子爵,然后是伯爵,等等。医生、院长、再到
主教,一个职位指向另一个职位"。一旦失败,人就会觉得自己"身处
地狱,灰心丧气,恨不能一死了之,瞬间变成了异端邪教或叛徒"。这
直接导致了发疯。伯顿写道:"再没有比这更让人痛苦的了,无论得
到了还是没得到,只要仍有雄心,人就会心烦意乱,除了焦虑不满、发

---

① St. John Chrysostom 圣若望,264—268。

疯以及最终的暴死之外，他再无所得。"然而，还有一种比雄心更大的痛苦，此病之巨之毒，作为抑郁症的主要症状之致命，令伯顿不得不将其皇皇巨著的整个第三部分都用来论述它。这，就是爱。的确，伯顿对爱的定义非常宽泛。

如上所述，伯顿的研究方法是在众多资料中搜寻某个词的所有用法，无论其词义如何，对爱的论述也不例外。与他这本百科全书式的著作里的其他概念一样，他所讨论的爱纷繁殊异，虽分章列节，但是概念上几乎不加区分。所谓爱，包括：对邻人的爱（基督教教义中的慈善）、对邻人之妻的爱（非法的欲望）、婚前的爱、夫妻之爱；现代对浪漫爱情的理解、希腊文化中的厄洛斯（eros）、中世纪的骑士理想之爱、基督教的理想之爱、伊斯兰教的理想之爱（ilishi）（伯顿主要是从阿维森纳处获得的资料）；①纯粹的性欲；友谊、爱国主义和博爱；以及对上帝的爱。所有这些爱都可能导致"相思病"（尽管由上帝的爱引发的忧郁被称为"宗教式忧郁"）。但更具体地说，这一诊断专指男人对女人的爱，婚前叫作"豪情"，婚后常变成"妒忌"。它不再令人发疯，因为它自己就是疯癫，那些不幸染病的人本身就是精神病人。伯顿写道："豪情（或相思病）被称为爱是恰当的，它比其他疯病更加昭然若揭，肝脏首当其冲受到影响。之所以称为豪情，盖因豪侠、贵族以及最慷慨的灵魂往往彰显这种精神。其力量强而广，柏拉图等人所谓爱神的两面（即菲利斯和厄洛斯）在其中均有体现；它超凡脱俗，就是维纳斯，就是爱本身。尽管从人那里来、在人身上得以彰显，它亦在其他有觉知的造物或者无形的实体之中施展力量，并强有力地辖制它们。其血统古老，源于世界之初，连诗人都难以确定它的祖先，《斐德若篇》如是说。"②

豪情实乃情色之情，唯上流社会男性易得，同时支配其他有觉知

---

① 阿维森纳（Avicenna，公元980—1037）亦称伊本·西拿（Ibn Sina），阿拉伯哲学家、自然科学家、医学家。——译注

② 同上，第iii，40页。

的造物或者无形的实体。想要给如此复杂的问题寻求一个清晰的解释是徒劳的，况且清晰并不是这位伟大学者的长处。他如同希伯来谚语中那口一滴水也洒不出来的石井，是位典型的信息收集者和储存者，而不是能从中寻找意义的人。爱的预兆令人沮丧。"无论爱能否或如何被治愈，病人总有自己的解释方式，"我们这位极有条理的牛津学者写道，"如若爱大行其道却得不到缓和或修正，则会导致突兀惊人的事件。"其狂暴骤突于人的心灵，令人忘记诚信廉耻和公序良俗。"一旦日常为该体液所辖制，人就会丧失理智、精神错乱，与平常判若两人，如野兽一般不讲道理、愚昧任性、不畏鬼神、慨然忘我；他们会大手大脚地花钱，甚至偷窃、乱伦、强奸、通奸、谋杀、血洗城镇、征服国家，只为了满足自己的欲望。'这个恶魔犯下的罪行，比异教徒、犹太人和突厥人加起来还要多。'"伯顿引用完罗伯特·托夫特[1]的话，接着补充道："特洛伊战争就很说明问题。"但是显然伯顿觉得还不够说明问题，他又列举了多达十三条文学方面加了注解的证据，之后终于姗姗来到一个不需要引用文献的例证，这一例证一定来源于他的日常经验或者道听途说："去趟伯德莱姆疯人院你就知道了，它那么出名，无人不晓。去看看里面有多少人是为爱而死，或是为爱发了疯，我简直不需要多说。"[2]

> 古往今来多少离合悲欢，
>
> 谁曾见罗密欧与朱丽叶
>
> 这样的哀怨辛酸。

我们的解剖家难道不知他是从谁那里引的这句话吗？很有可能。1621年，莎士比亚早已长逝，而令他的剧本重见天光的对开本文集仍未问世，掉书袋的伯顿先生还无从查询。此处的脚注为何不同寻常地被省略了？是因为这鼓呼时代精神的语词不需要标明作者吗？无论原因如何，本书海量参考文献中的这一点小缺失，并没有影

---

① Robert Tofte 17 世纪英国诗人。

② 同上，第 185—187 页。

响它的整体效果。蒂莫西·布莱特在《忧郁论》中寥寥勾勒的、莎士比亚在剧作中清晰阐释的对于疯狂的理解，均淹没于伯顿无情的博学洪流之中。伴随着本书的持久影响，已然诞生但尚未被命名的精神病学踏上了一条漫漫长路，治愈那破坏力巨大却永远被误解的疾病将成为它的使命。

第六章　跨越国界:疯癫在欧洲的蔓延

英国的贵族,爱尔兰的小镇

在 17 世纪下半叶,"坏脾气"(spleen)一词成为英语口语中表示内源性抑郁的代名词。不过相关的近义表达有不少:例如"情绪低落症"(vapours),"歇斯底里发作"或"忧郁症"(hyp 或 hypo)。"最终,由于其在英格兰的普遍流行",塞西尔·摩尔(Cecil A. Moore)写道,这个病成了"英格兰病"。[①]英国人已有人感染此病,虽说实际上并未太遭罪,反而还成了塑造民众的国家特色。借其 1664 年所写的一部叫《潘多拉》的戏剧,在当时的宫廷当差,偶尔也写点戏剧的威廉·基里格鲁(William Killigrew)评论这个病"最近被称为'坏脾气',颇为流行"。但在 1690 年,目光犀利的威廉·坦普尔(William Temple)爵士不得不垂头丧气地承认,"我们的英国称得上是个坏脾气国度了,很明显,光说是一种抑郁的状态还没法解释浪费了越来越多的人的生命的这种特殊的精神疾病"。[②]到了 18 世纪初,疯癫的人数不断增加,成为英格兰的主要问题之一,星星之火现已呈燎原之势。

英国的立法反映了整个 18 世纪疯癫人数的增长,此外,英国各

---

① Moore, *Backgrounds*, 180.

② William Temple, "Of Poetry", *Essays on Ancient and Modern Learning*(Oxford: Clarendon Press, 1909), 75.

地或私立或公立的精神病院纷纷建立，而几十年前，仅仅一所伯利恒精神病院（Bedlam）就可以满足病人及其家属的需要。疯癫的现象在18世纪的文学作品中更是无处不在。有人认为，"也许18世纪下半叶英国文学最突出的表现是其最优秀的作家自己都疯了"。[①]诗人的疯狂对应了诗歌本身性质的变化，即诗歌的韵律和技巧被弃之不用，无韵诗开始出现，当然这只是部分诗人的行为，而且也远不会比现代诗歌更随意。塞缪尔·约翰逊（Samuel Johnson）注意到了这一趋势，但不敢苟同，认为他们过于随心所欲，但他并未意识到，那些不幸的作者对他们的作品已无力承担责任，甚至根本不知道自己在干什么。他讽刺诗人威廉·柯林斯（William Collins）："和后来那些追逐名利者一样，他将单词不按常规排序，似乎以为如果不在写散文，那一定是在写诗。"[②]后来用英语写作的诗人也难逃染上疯病的命运：在名诗人中，很难找到一个没有某种精神分裂症的。精神病已成为诗人这一行当的标志。[③]华兹华斯本人就有不太严重的精神病。他写道："年轻时，诗人们快乐无边；/到头来，终难免失望疯癫。"人们认为这种倾向普遍存在，19世纪法国的精神病学之父（他的同胞称之为普通精神病学之父）皮尼尔（Philippe Pinel）也如此认为。但其实并非全都这样：在19和20世纪，在具有最伟大的诗歌传统的三个国家中的俄国，只有少数诗人疯了。疯癫和诗人这种令人费解的联系在法德不乏其例，但还是在英国最为突出。（皮尼尔断定，有些职业比其他职业更容易发疯，比塞特精神病院的入院登记中有"不少牧师、僧侣……许多艺术家、画家、雕塑家以及音乐家：一些诗人死于自己所写的作品"。英国的一本颇具影响力的教科书的作者是这么解释皮尼尔的这一断言的："在接受过比塞特精神病院治疗的受过教育的患者中，没有发现几何学家、医生、博物学家或化学家发疯的例子，而

① Torrey and Miller, *Invisible Plague*, 23—31.
② 引文出处同上，第31页。
③ 参见如下著作：A. M. Ludwig, *The Price of Greatness*(New York: Guilford Publications, 1995)。

牧师、诗人、画家和音乐家人数众多。"不过,皮尼尔在其关于疯癫的第一份备忘录中,特别提到了调查人员、地质学家和工程师也同样"几乎每年都向精神病院付住院费用"。)①

　　一定是英国人当中的疯癫现象与英语诗歌的特殊联系使得这个观点在精神病学家和心理学家中得以流行:疯癫是创造力、异禀的天赋的某种表达机制,躁狂抑郁症尤为如此。这暗示着疯癫"是件好事情,只是有些过头了"的论点,即一个人越是具有创造性,越有可能患上躁郁症。相反的结论当然更合乎逻辑,与现有证据也更加一致:越是受到扰乱的头脑,越有可能转向语言表达,放弃自控,而陷于精神不正常的世界。从这个意义上讲,路易斯·萨斯(Louis Sass)曾精心记录过的解释精神分裂、语言与现代诗歌之间的惊人相似之处,是这种特殊的形式(其实通常是缺乏形式)是精神疾病的一种功能、一种创造。从根本上讲,它是一种症状、一种疯狂的表达、一种表示"我活着"的绝望的标志。确实如此,我们的"著名的诗人"经常说:

　　　　我活着! 但是我是谁谁在乎? 谁知? /朋友们将我抛弃,把我忘记,/我的困境我自己经受;/痛苦来袭,痛苦消失,我健忘的主人;/生命的阴影,灵魂却迷失;/然而,我还活着……②

　　当然,尽管总体数量可观,患精神病的诗人充其量也就是沧海一粟。和16世纪一样,18世纪的疯癫现象仍然严重地影响了受过教育的阶层(由此也是上层阶级)。乔治·切恩(George Cheyne)在其1733年那篇著名的有关"各种精神疾病"的论文《英格兰病》中,将"较优秀的人群"作为精神疾病的重灾区单列出来(经计算,他们之中

---

① Philippe Pinel, Dora B. Weiner trans., "Memoir on Madness: A Contribution to the Natural History of Man," in "Philippe Pinel's 'Memoir on Madness' of December 11, 1794: A Fundamental Text of Modern Psychiatry," *The American Journal of Psychiatry*, 149(June 1992):725—732, Notes to Pages 404—410、651、728;在以下书中引用了1806年的声明以及布朗(W. A. F. Browne)在1837年所作的解释:Torrey and Miller, *Invisible Plague*, 50。

② 摘自约翰·克莱尔(John Clare, 1793—1864)在精神病院写的一首诗,出自下书:Torrey and Miller, *Invisible Plague*, 66。

的神经紊乱症占英国此种病人的三分之一），并对这种特殊情况提供了许多解释，例如"生活条件较好的人活动太少，或从事久坐不动的职业（此病魔多在该类人当中肆意横行）"。[①]切恩和其他主要的精神病历史学家的观点相反，他并不认为把精神病称作英格兰病是在进行社会建构。对前述的通过将之和上层人士相联系而粉饰精神异常的本性的说法他也毫不感到内疚：最常见的寻求像他这样的医务人员帮助的患者无疑是"病症患者"。[②]在18世纪期间，有超过405所私立精神病院在英格兰投入运营，"大多数私立精神病院都仅迎合了富有客户的需求"。一般这种场所是排他性的，即为"少数中上层女士和先生们所用"，其场所的主人以自己为（通常仅为）"杰出人物"服务而感到自豪。[③]诗人威廉·考珀（William Cowper）曾被关在纳撒尼尔·科顿（Nathaniel Cotton）的私立疯人院（过去在英格兰那些不考虑别人的感受的人就是这么直截了当地称呼其为"疯人院"），还有波士顿的麦克莱恩医院（得了精神病后的哈佛人的专属俱乐部），或"被称作是疯人校友会，可能是因为该医院包含如此多的受过教育的人士以及文学界的人士"。[④]只要他愿意，18世纪对精神疾病感兴趣的医生尽可以专门为那些有钱人和有名望的人之中的精神病患者看病，成为19世纪亨利·莫兹利（Henry Maudseley）那种专为贵族服务的精神病医生。为此，最早的医学专科甚至在有"精神病学"之前就已经是个赚钱的行业了。[⑤]它像一块磁铁一样从国内外吸引了医学和其他领域的人才。荷兰人伯纳德·曼德维尔，《蜜蜂的寓言》（*The*

---

① George Cheyne, *The English Malady* (1733), ed. Roy Porter (London: Routledge, 1991), ii.

② 引文出处同上。该书编者认为切恩在这两点上的观点都不正确。

③ 此为林肯郡和约克郡两所精神病院（Eastgate House, Dunnington House）的广告语。引自以下著作：Torrey and Miller, *Invisible Plague*, 70. 从1815年到1849年，私人疗养院的数量由72所增加到了149所，其规模也明显增加。

④ 出处同上，32。

⑤ 以莫兹利的名字命名的医院是一家精神病院。莫兹利花费了三万英镑才建立起来——这也反映出医院的收费标准。

Fable of the Bees)的作者,以哲学家和政治经济学家而闻名遐迩,其实也是个专业的医生。他在伦敦开了一家诊所,对精神障碍感兴趣的人来说,这是个最合适的开此类诊所的地方。1711 年,他发表了《忧郁症和歇斯底里激情论》,俗称为"忧郁症"(hypo)和"情绪低落症"。当然,这个也事关他的个人利益:他一直担心自己患有梅毒(这是很有可能的),并且自我诊断为忧郁症。他的著作是 1700 年至 1800 年之间在英国出版的 112 本关于疯癫的书之一。[①]考虑到这些因素,数量上越来越多的英国精神科医生事实上在很长一段时间以来缺乏专业身份,这不免令人惊诧。1841 年才成立行会,直到 20 世纪(1971 年)才成立皇家精神病医生协会。[②]

诚如所见,此后,英国上层阶级仍受各种形式的精神分裂症侵袭,但在整个 19 世纪,这种脆弱性并未被视为负面的现象。一位美国人在 1815 年指出,"要在英格兰公认得了精神错乱(insanity)绝非易事,因为此处对异想天开、幻想(fancies)和怪异的容忍度要大于其他国家"。即使这样,"在大不列颠,在'上等人'和'有钱人'中间疯癫现象似乎已经泛滥成灾"。也称作勒布朗(Le Blanc)神父的法国人让·伯纳德(Jean Bernard)在写于 18 世纪中叶的一封信中评论了农民的心理倾向。他曾在英格兰住了七年,对其了解可说是非常深入。他说,从物质条件的角度来看,英国农民无疑比法国农民更好。"但是,我们会很快意识到,身处富足之中的英国农民并不像法国农民那样愉快。他们可能更富有,但并非更快乐。各个阶层的英国人都带有忧郁的气息,这是他们民族特色的一部分。这里的农民即使喝得醉醺醺也高兴不起来。而在法国,几个外省的农民只要有水可喝,却

---

① 据丹尼斯·利(Denis Leigh)称,这类书的数量逐年增多,18 世纪每二十五年出版的书籍各为 9 本、22 本、29 本、52 本。见其著作:Denis Leigh, *The Historical Development of British Psychiatry*(Oxford:Pergamon Press,1961)。

② 它起初叫精神病院和精神病务人员协会(the Association of Medical Officers of Asylums and Hospitals for the Insane),后来叫作医学心理学协会(the Medico-Psychological Association)。

能要多快活有多快活。"令人震惊的是，这一评论是在离法国大革命不到四十年时提出来的。尽管如此，勒布朗仍然发现某些人更受英格兰病的影响。他和切恩都将疾病归因于活动太少或财富太多。然后他总结法国人的观点说："在英国人眼中，这种欢乐是愚昧的表现，是法国人的特征，但是，英国人的忧郁就代表更大的智慧吗？难道最快乐的人不是最好的吗？至少，如果我们的快乐使他们难过，那么如果他们严肃的样子使我们发笑，他们就不应感到奇怪。"在英国土生土长的布莱恩·克劳瑟(Bryan Crowther)在19世纪初坚持认为，疯癫"将在社会的各个阶层中迅速蔓延"，他显然不是在说笑话。1807年，根据议会委员会的一份报告，关押起来的绝大多数精神病患者来自济贫院。在这之前的七十年中一定发生了什么巨大的变化，因为1732年的《济贫院之声》还只提到了两个精神病患者。1807年的报告确实为接下来一百年中来自较低社会阶层的精神病患者的护理的立法开了先河。所通过的二十项此类法案中的第一项是《更好地维护精神病患者的利益法》或1808年的《县精神病院法》，"该法鼓励各县建立公共的精神病患者医院，并由地方税务支付"。这是接下来在19世纪要通过的百余部关于精神病患者法律的第一部。①

　　除了如涓涓细流顺着社会等级向下流动，疯癫还以另外两种方式在整个英国社会传播。它在各个年龄阶段蔓延，影响越来越多的年轻人：约翰·哈斯兰姆(John Haslam)是马修斯(Matthews)在伯利恒精神病院的主治医师，他早于1798年在《对精神错乱的观察》(Observations on Insanity)一书中指出，当时的发病年龄早于以前普遍的发病年龄。另外它也从最初集中在该国南部和中部的地区开始向北蔓延。然而，当英格兰病到达爱尔兰并走向国际时，疯癫现象"盛况空前"。从18世纪中叶开始到19世纪，爱尔兰与英格兰一争高下，争相成为最疯狂的地区。"这些说盖尔语人的爱尔兰小镇上的疯狂有它自身的特征，"《看不见的瘟疫》的作者评论道，"其他地方发

---

① Torrey and Miller, *Invisible Plague*, 49；46—47.

生的一切在爱尔兰也在发生,只是频率更高。"①

在《看不见的瘟疫》一书中,有一点非常清楚,这场争第一名的历史(以及史学)与爱尔兰民族意识的发展直接相关。显然,精神分裂症的各种形式在 1690 年博因河战役(Battle of Boyne)之后的所谓"新教优越阶级"(Protestant Ascendancy)政策而引起爱尔兰人的关注,这种安排严重限制了爱尔兰天主教徒、非新教徒和其他宗教成员的权利,仅使既有的英国国教和爱尔兰教会的成员受益。占多数的天主教徒对此种情况尤为不满,首次激发起了爱尔兰民族主义,使天主教成为这种基本上已世俗化的新意识的核心要素。然而,就像在英格兰以及后来在别的地方,精神错乱首先影响到了爱尔兰的精英阶层,从而也波及新教徒、富人和受过良好教育的人群,此中罹患精神错乱者的比例始终居高不下。1851 年进行的一次疯癫人口普查发现,在爱尔兰伦斯特省(Leinster)农场面积大、地价高的最繁荣的县城,"商人,店主和旅店老板的比例高于任何其他省份",比最贫穷的、只有供糊口的土地的地区的精神错乱率高三倍甚至更多。该人口普查指出实际上爱尔兰西部的康诺特省(Connaught)对精神疾病表现出"显著的免疫力"。人口普查还支持以下结论:"受过良好教育的阶级比没有开化的阶级更容易遭受此种精神折磨。"②

显然,精神病患者在上层阶级中异常集中,但这仅表示疯癫在不那么贫穷的人群中不多见,而并非完全没有。很快,英格兰病就成为了爱尔兰病。早在 1731 年,乔纳森·斯威夫特(Jonathan Swift)遗赠了"他的一点点财产/盖个房子,为疯子,为蠢蛋"时,他用自己的话说:"语气是带点讥诮,/可别国没有这么需要。"③但是,在 1798 年民

———————

① Torrey and Miller, *Invisible Plague*,第 125 页。

② 出处同上。135—40;125。

③ "斯威夫特的疗养院同圣帕特里克医院一样于 1757 年开始营业,这是爱尔兰对精神病患者长达两百年监禁的开端,其规模在世界上是无与伦比的。"出处同上。另参见"The Insanity of Dean Swift and his Hospital for the Insane," *American Journal of Insanity* 5(1848):214。

族主义起义之后的十年中，有人观察到爱尔兰"精神错乱的人数大大增加"，威廉·哈拉兰（William Hallaran）是科克（Cork）济贫院的医生，同时也开设了一个营利性质的收治精神病人的小型收容所，"对疯癫人数的突然而又可怕的增加"，他宣称这是"一个不可争议的事实"，"从 1798 年到 1809 年，疯癫的人数超过了以前的任何时期"。1815 年向下议院提交的一份报告表明，相比英格兰，"似乎有必要为爱尔兰的精神病患者做更多的准备"。以丹尼尔·奥康奈尔（Daniel O'Connell）为首的天主教运动的下一个阶段，即爱尔兰民族主义运动，在接下来的几十年中得到发展。同时，精神错乱的得病率也进一步激增。《都柏林评论》称它为"传染性的精神病"……是一场真正的瘟疫，使得一个又一个人的大脑受到感染。《都柏林评论》在 1841 年断言："这种疾病每天都在增加，到了令人震惊的程度。"

到 1894 年，爱尔兰疯癫现象调查专员发布了《精神错乱现象特别报告》。该报告质疑了对精神疾病在爱尔兰的普遍流行和人数增加的说法，并有效地平息了人们的讨论。《看不见的瘟疫》的作者在书的其他章节中都没有提及民族主义，但在与爱尔兰有关的一章中写道：

> 1894 年有关精神错乱的特别报告从根本上说是政治文件，而不是科学文件。在 19 世纪 80 年代的土地改革战后，爱尔兰的民族主义正在兴起。盖尔语者联盟成立于 1893 年，爱尔兰共和党兄弟会（Irish Republican Brotherhood）方兴未艾，最重要的是，时任英国首相格拉德斯通（Gladstone）刚刚提出了自治法。……联合爱尔兰同盟和新芬党（Sinn Fein）正在成立的路上，将导致爱尔兰与其英国的督察者之间的对抗。……向爱尔兰疯癫问题专员下达任务去解决爱尔兰的精神错乱率问题……正是在这种政治背景下。在 19 世纪 70、80 年代期间，《精神科学杂志》上依次刊登了英格兰、苏格兰和爱尔兰的精神病院的年度报告摘要，其中包括三个地区的相对精神错乱率。[①]爱尔兰的

---

① 医学心理学协会的出版物，于 1853 年创刊。

精神病率始终高于其他两个国家。[①]精神错乱在爱尔兰尤为普遍，这在英国和其他国家已是尽人皆知。对于一个正在崛起、希望抛弃其英国主人的殖民地爱尔兰而言，这是行不通的。拥有与英格兰一样多的精神错乱患者可以被人接受，但不能容忍该地拥有更多的精神错乱患者。因此，1894 年《精神错乱现象特别报告》得出结论说："爱尔兰与英国相比精神错乱者人数更多的结论似乎是虚构的，且完全取决于在爱尔兰更低的死亡率，以及可能的未痊愈者的出院人数的比率。"[②]

同时，在英格兰也有非常相似的论点。统计数据时的政治立场必须正确，（持续记录本来很高的精神错乱的令人不安的增长）意味着这种数据必定有问题。政府和年轻人已对设立精神病院的有效性深信不疑，共同推动了这种立场。显然，如果接受报告中的精神错乱得病率以及人数在增加的暗示，人们将对这种新兴职业里的心理医生的能力产生怀疑，这是其主要成员认为它们不可接受的原因之一。但是，在议会官员疯癫委员会负责人阿什利勋爵（Lord Ashley）等政府官员心目中，最重要的对数字的不信任的原因，也是一个更普遍的原因，是在法国越来越流行的莫雷尔的理论。该理论将精神错乱与遗传性变异联系在一起，以此逻辑，"英格兰病"成为了国民特性退化的证明。"当时主流的看法还是精神错乱率反映了发展水平或文明水平的提高，因此可从积极的角度来看待此现象"。[③]但19 世纪初期最著名的私人疯人院老板之一乔治·曼·伯罗斯（George Man Burrows），在 1920 年代提出了自己的看法，他相信，"精神错乱加

---

① 但在下列文献所提供的数据中，苏格兰在每项数据上都领先：《美国疯癫病杂志》（*American Journal of Insanity*）。

② Torrey and Miller, *Invisible Plague*, 140—141；Hallaran, *Dublin Review*. 引用同上。

③ 这是根据安德鲁·斯库尔（Andrew Scull）在以下书中的描述：*The Most Solitary of Afflictions：Madness and Society in Britain，1700 to 1900*（New Haven：Yale University Press，1993），182。

剧将是全国性的丑闻，因此主流的看法不应该是对的"。他写道："引发原因各不相同，各地疯子的数量也就各不相同。但是，这样就可以推断，疯癫现象一定在加重吗？得出了如此令人羞辱的结论，一定会伴随着最痛苦的思考。即使是这样，从国家的角度来看，对其后果也不会无动于衷。"确实如此，但是在世纪末，（由于生物学思维的兴起及其他原因）将精神疾病与文明联系起来变得更加困难，这导致将这一事实重新解释为人们会"全盘质疑"的"一种可怕的可能性"，或是"一种令我们对人类的进步感到不安、并动摇了我们信仰的根基的关于忧郁的理论"。①我们已经在先前各章中看到了在当今科学实践中有类似的倾向，即把与人一厢情愿的想法相矛盾的事实，看成是未经证实的假设。

跨越英吉利海峡

然而，在 18 世纪，疯癫与文明之间令人信服的联系仍足以使英国爱国者为得上"英格兰病"（和"爱尔兰病"）而骄傲。即使到了18 世纪末，欧洲大陆仍未发现这种精神疾病的踪影。精神疾病在英格兰尤为明显，这一点对法国人具有极大的吸引力（而对于来自欧洲大陆的观察家来说，英格兰就代表了整个不列颠群岛）。正如多米克（René Doumic）在一百多年前所说的："在 18 世纪初期，法国发生了一件大事：发现了英格兰。而 17 世纪的法国君主、天主教徒、讲究礼节和有文化的人，对于一个饱受世俗纷争和宗教不和谐之苦的国家，只感到一点厌恶之情，既不在乎对其观念、举止和风俗的了解，也不在乎她所代表的人民所遭受到的种种野蛮行径。"②不过据他说，在南

---

① Torrey and Miller, *Invisible Plague*, 57—8；80，82.

② 原文为法语，英文译文乃作者所提供。见如下文章或著作：René Doumic, "La Découverte de l'Angleterre au xviiie siècle," *Études sur la littérature française* (Paris：Perrin et Cie, 1906)，5：71—85；Georges Ascoli, *La Grande-Bretagne devant l'opinion française au xviie siècle*(Paris：Librairie Universitaire J. Gamber, 1930)，25。

特赦令被路易十四撤销，以及英格兰的光荣革命发生之后，一切都变了。当然，在 18 世纪之前，从文化、政治和经济方面处于边缘地位的英格兰，如今奋起直追，一跃而占据了欧洲无可争议的霸主地位。一些精明的法国人意识到了这对法国构成的威胁，而对其加以密切关注。有些人早在君主制的 17 世纪已经意识到这一点，政治经济学之父孟克列钦（或译作蒙克莱田 Antoine de Montchrétien）可能是第一个指出英格兰的榜样力量的人（1615 年）。科尔伯特（Colbert）试图鼓励法国太阳王路易十四（Sun King）的臣民在商贸和跨大西洋殖民方面追随英伦岛国的步伐，由此证明，对于这位伟大的大臣来说，英格兰并不只是令人厌恶和怜悯的对象。若不考虑伦敦的伯利恒精神病院的赫赫名声，则无法解释比塞特（Bicêtre）监狱改造成公立男子医院时，为什么居然为精神病患者专设病房。法国科学院（*Académie des Sciences*）在英国的皇家协会（Royal Society）成立仅四年后即告成立，而不需要英国那样的漫长的民间活动为其成立铺平道路。这一切显示，并非只有科尔伯特一人对英国发生的事情表示尊敬之情，并饶有兴趣。[①]在 18 世纪，这种尊敬和饶有兴趣成为常情。

根据塞西尔·摩尔的说法，"在欧洲大陆读者中传播的对英国人生了此病的报道"的作者是法国人阿贝·普雷沃（Abbé Prévost）。当其所编的杂志《支持与反对》（*Pour et Contre*）（1733—1740）开始出现在巴黎时，他其实住在英格兰。这本杂志在很大程度上是对英国式的奢侈阶层的描述，摩尔必须为形成英国人忧伤"崇拜"的刻板印象负责。[②]但很明显，这种刻板印象并非是他的首创。在普雷沃的时代，英格兰已经成为忧郁式疯癫的国度，且巧合的是，《支持与反对》创刊的 1733 年，也正是乔治·切恩写出他关于"各种神经性疾病"的传世之作《英格兰病》（*The English Malady*）的年份。因此切恩有理由取这个标题：

---

① 参见 Greenfeld, *Capitalism*, 125—127。
② 对国外的观点的描述基于下书：Moore, *Backgrounds*, 182—188。

　　我把其他国家的人们、欧洲大陆的邻国普遍存在对于我们岛国的谴责作为我这篇论文的标题。不管是神经性脾气不佳（Distempers）、坏脾气、"情绪低落症"，还是精神低迷（Lowness of Spirits），统统受到嘲笑，他们把它叫作"英格兰病"。我认为并且希望这些想法的根据不足。空气的湿度、英国天气的反复无常，……土壤的肥沃多产、食物丰富肥甘，居民的财富积累和（来自普通行业的）人数众多，上等阶层从事缺乏活动、久坐不动的职业（这种病魔偏爱此人群），以及那些愿意住在人口稠密的、因此也对人健康不利的大城镇上的人，一个脾气不佳的群体应运而生。症状特别明显、吓人。我们的祖先对此病鲜有耳闻，即使有也不像现在这么简直要置人于死地，在其他国家也没有影响到很多人。①

从一开始，英国的疯癫、抑郁，或坏脾气的方方面面，就令善于观察的旅居的法国人百思而不得其解，因为这似乎与人性的所有方面都相矛盾。1715 年乔治—路易斯·勒萨吉（George-Louis Le Sage）写成的《论英国人的现状》，可能是 18 世纪写成的游记里最早的一篇了。作者最后得出如此结论："确实，尽管有自由、有财产、一天三顿饭一顿也不缺，英国人还是世界上最不幸福的人。"②这些观察家基本不说英语，而他们的说法语的英国朋友当时并不具有这方面的法语词汇，英国的这种情况因而变得更加令人迷惑不解。因此，在早期，法语中鲜用"spleen"（坏脾气）这个词来进行描述和解释，也没有任何具体的术语来指代复杂的情感，似乎它是不可名状的。由于不说英语，这些法国观察家对"坏脾气"的观察仅流于表面。英国人阴郁的外表在他们中间早就闻名遐迩，但令他们感到惊诧莫名的是一个越来越令人触目惊心的现象：自杀出现频繁，在现代社会中史无前例。每一位 18 世纪的说法

---

① George Cheyne, *The English Malady：Or a Treatise of Nervous Diseases of All Kinds*（London：Strahan，1733），i—ii.

② Joseph Spence, *Anecdotes Observations and Characters*（London：Carpenter，1802），251.

语的人士在评论英格兰的时候都注意到了这一点,并试图进行解释。瑞士人穆拉特(Beat Louis de Muralt)是第一人,他在 1694—1695 年探访了英国。他的《英法旅行信札》(*Lettres sur les Anglois et les François et sur les voyages*)虽然在 1726 年才出版,却为后来拜访英国的法国人,比如普雷沃、伏尔泰和孟德斯鸠树立了榜样。

穆拉特认为英国人是个走极端的民族。英国人在判断力上极为优秀,卓尔不群,但他们也比其他国家的人更容易完全失去理智。在自杀人数,以及不相称的婚姻两方面都可以找到证据。他们欲望强烈,遇到最小的障碍都觉得无法忍受,且视死如归。虽说当时枭首示众在其他受人尊敬的欧洲国家的首都同样常见,但只有在伦敦才能围观到死刑犯在自己要死之前几分钟还在开玩笑,似乎对自己即将赴死这一事实一无所知,且表情自然。"在别的国家,你是遇不到这等事儿的,"他接着解释道,"当然,你知道,英国人自杀的时候十分平静:经常听说有人进行了他们所称的自我了断(dispatch themselves),且究其原因都是我们法国人认为微不足道的事情:男人可能因为某个漂亮的小姐对他不忠或漠不关心;女人嘛,则有可能因为某个男人对她无动于衷而进行自我了断。"确实,根据穆拉特的说法,法国或穆拉特所知道的其他国家的人们对爱情的理解和体验和英国人大相径庭。"是的,当他们坠入爱河时,他们会如痴如狂:爱情不是一个他们为之羞愧的弱点,而是一桩严肃的事情,要么取得成功的结果,要么丧失理智,甚至可为此舍命。在去年,十五天之内有三位少女因爱情的烦恼上吊了,而告诉我的那位英国人与其说是为这种举动感到惊奇,还不如说他感到惊奇的是其中两位少女居然是为爱尔兰人而殉情。他们轻视爱尔兰人,认为其既不能爱别人,也无法接受英国人的爱。"[①]

不管英国人对爱尔兰人情感方面的潜能如何评价,他们都同意,

---

① Beat L. Muralt, *Lettres sur les Anglois et les Francois et sur les voyages*,(1725) Lettre III, 88.(本章出现的法语由本书作者翻译成英文。)

对于他们自己和对于法国人，爱具有完全不同的含义。托马斯·阿诺德(Thomas Arnold)在 18 世纪是一位受人尊敬的"英格兰病"专家。他在 1782 写了《对疯癫各种形态的本质、种类、原因和预防的观察》(*Observations on the Nature，Kinds，Causes，and Prevention of Insanity，Lunacy，or Madness*)一书。在这本书里，他说："不管疯癫在英国是不是比在欧洲其他国家更加盛行……人们都认为，疯癫，特别是忧郁型疯癫在英国比在欧洲其他国家更加盛行，以致在外国人中'英格兰病'自成一类。"他相信这种猜想并非空穴来风，并确信在他的时代，疯癫病例"在他那个王国数不胜数，实在令人惊诧；可能要多于以前任何时期"。鉴于法国在争夺世界霸权方面是英国的主要竞争对手，阿诺德特地将英法两国在这方面的区别加以比较，并将法国在疯癫方面的免疫力归功于法国国民的心理不如英国的特性，而爱的能力即是其中的一方面。阿诺德解释，爱情"对于他们来说，完全是一门艺术、一种激情、更是想象力，爱情则似乎是用来愉悦想象力的，而不是一桩和情感相关的严肃的事情"。[①]在阿诺德说出此番话的同一年，肖戴洛·德·拉克洛(Chauderlos de Laclos)的关于法国人对爱情的态度的长篇小说《危险关系》(Les liaisons dangereuses)也在巴黎付梓发行，并赢得好评。这部小说总的来说证实了阿诺德的观点，但是另有一点也显而易见，也就是情况开始有所改观：作为主角的德图维尔女士(Mme de Tourvel)游戏感情，玩弄技术，但爱情还是开始变成事关情感的一桩严肃的事情，甚至能使人发疯，这正是在英吉利海峡那边隔海相望的邻国里所发生过的。

阿诺德认为法国在另外两个"英格兰病"的常见原因方面(宗教和野心)也显示出他们也缺乏严肃性。法国的宗教主要是迷信，"或大或小各种各样的罪行都可以被原谅"，不可能期待因宗教原因而造成的忧郁现象竟会达到英国的程度。至于"获得财富的愿望和前景，

---

① Thomas Arnold, *Observations on the Nature，Kinds，Causes and Prevention of Insanity*(London：Phillips，1806)，18—24；也引用了 Torrey，*Invisible Plague*，37。

在这样一个有奴隶的国度几乎没什么希望获取财富,国家的主要部分和力量都受到抑制,都得臣服于君主的意愿"。因此,英格兰这个"自由的幸福的国度"至少在忧郁型疯癫方面所向披靡,而在其他方面的最大竞争对手退出了角逐,英国只好(正如我们常常说的)独自"压抑"(depressed)了。

同时,穆拉特在 1695 年兴高采烈地讨论英国式的非理性:

> 在过去大部分时候是上吊自杀,现在却是抹脖子。说到这个,最近出了件出格的事情,虽是一场悲剧,却遭到全城人的笑话。一个久居英国据说已英国化了的法国人因情感纠葛决定自杀。正如人们所预料的,他选择了一种时髦的死法,并已经用剃刀割伤了自己;然而,他被自己流的血吓坏了,马上没有了死亡的愿望。他叫了外科大夫,但为时已晚。在抢救时,医生已无力回天,这件事还遭到当地人的笑话。英国人做这种事时是有决心的,而且从不回头。

其实穆拉特认为这些例子已足够说明问题了,但还是忍不住加上了更多的例子,然后作出如此结论:

> 但无论如何很可惜的是,这种愚蠢或狂热在他们中间传播得如此之广,甚至那些严肃认真的人也视之为明智之举。一位父亲得知自己的独子在泰晤士河跳河身亡时说,儿子对生活感到厌倦了,因此走了。平静地面对生离死别,这是再平常不过的事情了。……的确,他们以前用心良苦,要享受生命,把要干的正事以及其他干扰抛之脑后,英国人不光是知道如何得体地结束一次探访,更知道如何生活(sçavoir vivre)。①

"他对生活感到厌倦了,因此走了。"穆拉特对英国人自杀的奇怪偏好的心理的解释就是这样。"坏脾气""疯癫"(madness)和"抑郁质"(melancholy humor),这些词都不见踪影。穆拉特懂一点英文,看起来,他的英文达到了足够让他可以在英国可以频繁去看戏的程

---

① Muralt, *Lettres*, Lettre III, 89—93.

度，他也熟悉了威廉·坦普尔爵士的观点，也就是英国戏剧的比较优势，以及"体液"（humour）的概念。在 1690 年，在他写的《论诗歌》里，他给这个概念下了定义。确实，正是穆拉特将这个词介绍给了法国人，而且他极喜欢这个概念。一次去伦敦的时候，他顺便拜访了坦普尔骑士的乡间别墅。他们当然用法语交流。威廉爵士关于"坏脾气"有话要说。实际上，《论诗歌》其中重要的一段就是关于这一主题的，紧跟在关于体液的讨论之后——"有了这个，必须承认英国成为了某位外国内科医生所说的'坏脾气'的国度，多半是由于一年四季天气变化无常这种不确定性造成的。这又如何影响头脑和心灵，特别是影响那些微妙的脾气，这对于没考虑过这些事情的人，是难以置信的。"不幸的是，法国无人懂得这意味着什么。这段话被翻译成：我们必须承认，正如外国医生所说，我国是"好脾气"的国度。（Il faut avouer， que notre pays est， comme l'appellentles médecins étrangers，la région de la rate）①甚至在一个世纪以后的 1743 年出版的《特雷武字典》（*The Dictionnaire de Trévoux*）里，法语 rate 其实还是和英语中的"坏脾气"的意思完全相反，而且，毫无疑问抑郁质（*mé lan-colie*）——黑胆汁及所处器官的关系使事情进一步变得复杂。在字典里是这么解释的："古代人认为脾脏（spleen）是忧郁心情的源头，有些人把它称之为笑的器官，喜悦始于此，脾脏打开，于是乎喜悦。〔引用莫里哀的话〕：最后我再也忍不住，让我撩起面纱，释放我的好心情。"②

　　和穆拉特相似，法国的观察家们不能够、也懒得去了解英格兰不同寻常的自杀频率背后的心理机制。但是，在这个年轻、乐观的物质主义时代里，他们确信其背后有某种特殊身体疾病。不过，他们发现气象学的解释是最令人安心的。孟德斯鸠和坦普尔一样将之归咎于英国的天气。他在《论法的精神》（*The Spirit of the Laws*）中写道，

---

① William Temple，"《De la poésie》，" in *Les Œuvres mêlées de Monsieur le Chevalier Temple*，seconde partie，（Utrecht：Schouten，1693），p.427.

② *Dictionnaire de Trévoux*（Paris：Libraries Associés，1743）中的词条"rate".

英国的天气腐蚀了人的身体，妨碍其正常运行；心灵和人们的自杀毫无关系。"机器……疲倦了，灵魂感觉不到疼痛，只感觉到生存下去存在某种困难。"伏尔泰评价道，"英国人如此频繁自杀的原因，……和孟德斯鸠所考察的气候的影响相关。"据他说实际上是一种疾病的影响。"英国人称这种疾病为'spleen'，读作'斯普林'，我们的女士们经常有这种病，情绪上来了就自杀。"[①]他所用的"斯普林"到底什么意思，只能靠猜。至于英国气候的何种特殊之处对英国人的体格有令人悲叹的影响，他在一篇未出版的哲学意味颇浓的信件的附件草稿中作了解释。伏尔泰叙述了他如何在一个美丽的春日到达伦敦，时逢节日欢庆，他在格林威治驻足，在欢乐的人群中，他认出几个经人引荐过的绅士。这些绅士热情地接待了他，举手投足无不显现对客人到来的欢喜。但这位哲学家对接下来发生的事情缺乏准备：

> 第二天，在一家脏兮兮、破破烂烂，服务态度欠佳的昏暗的咖啡馆，我又发现了昨天下午那些和蔼可亲的绅士们中的大部分人。他们谁也没认出我来。我想要和他们搭讪，可无人应答……我冒失地用一种他们觉得非常奇怪的活泼轻快的样子问他们，为什么他们看起来这么悲伤。其中一位严肃地回答，正在刮东风。正在那时，又一个绅士来了，冷冷地宣称："莫丽今早割喉了。她情人发现她死在自己的房间里，旁边有一把血淋淋的剃须刀。"这位莫丽小姐是个年轻的女孩，漂亮，有钱，本准备和那位男人结婚的。所有这些绅士都是莫丽的朋友，听到这个消息却眼睛都没有眨一眨。其中一位问她的相好怎么样了。有人冷冷地回答，他买的剃须刀。就我而言，死法这么奇怪，绅士们如此冷漠，把我吓坏了。我忍不住问他们，什么使得表面上挺幸福的少女竟然以这种残忍的方式结束生命，他们只是简单地告诉我，正刮着东风。

---

① F-M. A. Voltaire，"Du climat"，*Commentaire sur l'Esprit des lois*，1777，XLVI，dans *Œuvres complètes*，(Paris：Garnier，1880)，t. 30，442.

伏尔泰不知所措，又十分难过，只好去了王宫。"法国人有这样的想法，宫廷里的人都十分快活。可那儿所有人又悲伤又伤心，宫廷侍女也是这样。所有人都在忧郁地讨论着刮东风的事情……这天气已经影响到我了，我惊奇地发现我也笑不出来了。同样令人惊奇的是，我问起的一位著名的宫廷内科医生说这不奇怪，到十一月和三月，情况会更糟糕。到时候成打的人会上吊自杀。这几个月差不多每个人都真的生病了。黑胆汁（black melancholy）使整个国家都感到压抑，因为他说那时总是刮着东风。甚至动物也深受其害，看起来无精打采。那些足够健壮的人能抵御住这股该死的风，但他们至少也失去了幽默感。看起来每个人都心情阴郁，很容易不顾一切地做出什么事。就是在刮起东风的时候，查理一世掉了脑袋，詹姆士二世丢了王座。"①自然界的这股阴险的力量让不会说话的野兽都闻之变色，让一位只在岛国待了一天的法国的哲学家失去欢颜，让多年忍受东风的英国人大量自杀。那么，是否需要找一找更深层的原因呢？

倦　怠

"倦怠"（ennui）史在抑郁史中只占了一小段，但也逐渐成为普遍的经历。法国大众在18世纪首先得知了"英格兰病"的存在，这对他们而言是完全陌生的体验。而法国的"倦怠"体验则为其提供了主要的解释工具。在英国人的抑郁体验最终在大革命后到达法国，成为法国人共有之体验之后，倦怠等同于"坏脾气"（spleen）。②

法语中"ennui"一词被证明是无法翻译的，当操其他母语者想要借用这一概念时，他们别无选择，只有将"ennui"一词全盘借用。一

① Voltaire, "Projet d'une letter sur les anglais", in *Lettres Philosophiques*, ed. Gustave Lanson(Paris: Librairie Marcel Didier, 1964), 2:261—263.
② 以下的一些讨论首次出现在以下文章中：Greenfeld, "E pluribus unum: L'émergence d'un mal-être modern et des mots pour le dire", in *Ennui*, eds. Nathalie Richard et al.(Paris: Presses Universitaires, 2012)。

个单词(肯定是在某种语言之中)和它的意义之间有着密切、不可分离的联系,超乎人的想象。但不管这种现象如何普遍,它显示出人性中某些令人迷惑的地方。它所显示的是操不同语言者,也就是不同文化的成员,即使属于有紧密联系的同一种文明,在情感体验上却可能不尽相同——不但是他们描绘情感的词汇不同,而且这些情感本身也可能不同。如果只有法语中有一个单词来描绘倦怠的情感,这肯定意味着只有法国人才会经常经历倦怠。对于其他人来说,这个词以及这种经历都是外来的,结果是他们只能使用外来词来对之进行表达。但是,很显然,正如本书所讨论的,如果"倦怠"一词是这样,ambition(野心),love(爱),happiness(幸福),或 madness(疯癫)等词都是如此。

英语中借用了"倦怠"这个词语,《牛津英语词典》是这么解释的:"由于无事可做或对目前所从事的缺乏兴趣而心理上产生疲倦或不满意的情感。"在 18 世纪这个词进入了高级知识分子阶层,表示和"boredom"(无聊)十分接近的意思。伯克利主教(Bishop Berkeley)在 1732 年用了这个词的这个意思("They should prefer doing anything to the ennui of their conversation")"他们应该会愿意做点什么都行,对话有些无聊"),1758 年切斯特菲尔德勋爵(Lord Chesterfield)也用了这个词("In less than a month the man, used to business, found that living like a gentleman was dying of ennui." "他习惯总有点事儿干,在过着像绅士般的生活不到一个月,他发现自己像是位无聊至死的绅士。")。早在 1667 年,约翰·伊夫林(John Evelyn)在其回忆录中就用了这个词,这在英国历史上是首次。但他的意思不明,仅简单罗列了一些法国的概念,如 naïveté(天真)和 bizarre(古怪),以此说明英语中"简直没有什么词汇"。不过,这显示了这位伟大的日记作者对邻国文化相当了解,因为在 17 世纪,这个法国的概念本身很模糊,且用的人很少。该词很古老,来自拉丁语"noxia",意思是身体受到的伤害或损害。但是不管是让·尼科特(Jean Nicot)在 1606 年编纂的《法语国家语言》(*Thresor de la langue françoyse*）还是更重要的 1694 年的《法语学术词典》（*Dictionnaire de l'Académie Française*）的第一版，都没有收录这个词。1743 年出版的《特雷武字典》将其定义为"chagrin（懊恼），fâcherie（愤怒），tristesse（悲伤），déplaisir（不高兴）"，并将其作为拉丁语中"fastidium（厌恶），taedium（厌恶），odium（仇恨），moestitia（悲伤）"的同义词。字典引用了斯库德里先生（M. Scudéry）等人的话作为例子："l'ennui n'est autre chose qu'une privation de tout plaisir, causé par je ne sai quoi de dehors qui importune（无聊无非是剥夺一切快乐，这是由外界烦扰引起的）；en amour, ennui signifie une tendre douleur（在爱中，无聊意味着温柔的痛苦）；si cette femme se couchoit sans être assurée d'un divertissement pour le lendemain, elle mouroit d'ennui, de la seule peur de s'ennuyer（如果不保证第二天有任何娱乐活动，这个女人就要上床睡觉，她会因为无聊而死，这仅仅是害怕无聊）。"还引用了拉辛（Racine）的话："Hélas! M'enviez-vous dans l'état ou je suis,/La triste liberté de pleurer mes ennuis?（天啦！您现在是否羡慕我,/羡慕我有哀悼我的烦恼的可怜的自由?）"在《法语学院词典》1762 年第 4 版中，其定义范围有所扩大，并指出："ENNUI"：[同义词]Lassitude（疲倦），langueur,（倦怠），fatigue d'esprit（精神疲倦），由于某种事物本身，其持续时间，或发现自己的性格而引起的……这通常也意味着愤怒，悲伤，不高兴，担心（causée par une chose qui déplaît par elle-même, ou par sa durée, ou par la disposition dans laquelle on se trouve. ... Il signifie aussi généralement, Fâcherie, chagrin, déplaisir, souci）。"第五版继续扩大了词义（添加的词义将加粗）：ENNUI"倦怠"。[同义词]……, fatigue ou inaction d'esprit（精神上疲倦**或缺乏行动**），由于某种事物本身或**缺乏兴趣**（le défaut d'intérêt）……最具有意义的是增加了下列内容："他们说生活无聊是因为对生活的厌恶（'On dit, L'ennui de la vie, pour, Le dégoût de la vie'）。"其他部分倒是只字未动。在利特雷（Littré）1872—1877 年的词典通过列举 18 世纪之前的众多来源来举例说明

该词的使用，并评论道："在辛辣的语言风格中，'无聊'是一个强大的词，适用于灵魂的各种苦难：王权带来的麻烦和苦难。在一般语言中，它意味着力量的缺失，或限于使特定的时间显得更长的现象。"这样，他为 18 世纪英国人对这个词语的使用找到了理由：大体而言，"倦怠"的意思就是"无聊"，但是，在 18 世纪末，这个词语已经开始表示严肃得多的意思了。

据让·科芬(J. Ch. Coffin)的说法，在 18 世纪，"倦怠又回归法国了"。①这在时间上和"发现英格兰"相吻合，和法国人想要努力了解"英格兰病"直接相关。第一位把自杀、"坏脾气"、"倦怠"联系起来的是勒布朗神父，在他眼里，英国式的忧郁非常有趣。从 1737 年到 1744 年，他在英国度过了七年时光，1745 年，他出版了《法国人信札》(*Lettres d'un françois*)，1747 年这本书翻译成了《关于英法两国的信札》(*Letters on the English and French Nations*)。在这部书里，他把法国的快活的性情和英国的"葬礼模式"作了对比。他注意到，这种"忧郁的气质"是英国人的"国民性格"，并觉得奇怪，为什么英国人没有法语"倦怠"的"英语对等词，能表达他们时时刻刻都有的感觉"。英语从法语中借了那么多词，有的词根本没有必要，可却不愿意把"倦怠"这个词搬到英语中。比起英语中的其他词语，这个词更好地表达出了厌倦生活时不顾一切的决心，以及对*生活的倦怠*(*taedium vitae*, *l'ennui de la vie*)。在勒布朗神父看来，"坏脾气"和情绪低落症是"倦怠"的弱替代词，在任何情况下，只表达了"倦怠"达到最高点，成为了一种危险甚至有时致命的疾病。这使得"倦怠"又添加了一层令人惊奇的新含义，当"坏脾气"在 18 世纪末吸收进法语时，被定义成"对什么都感觉无聊，是英语特有的忧郁症"。②

这种对倦怠和"坏脾气"的认同一直延续到了 19 世纪和 20 世

---

① Jean Christophe Coffin, "L'ennui, antichambre de la decadence?" (lecture, Université Paris, November 30, 2007).

② Moore, *Backgrounds*, 185.

纪，1763 年《罗伯特法语大词典》（*Le Grand Robert*）的词条所显示的：SPLEEN……无明显原因的暂时性的忧郁症，其特征是对一切感到厌恶。……2.悲伤，无聊，忧郁症，神经衰弱，怀旧。值得注意的是，1797—1798 版本的《法国学术词典》（*Dictionnaire de l'Académie française*）没有借助任何法国的经历（因此也没有表达法国经历的术语）来解释"spleen"一词："此单词是借自英语，用来表示一种消耗状态"，而"消耗"则是"一种在英国很常见的一种痨病，它消耗并使肺、肠干燥，消耗所有身体的实质"。它仍然被理解为纯粹是身体上的疾病，像一台腐蚀了的机器，正如孟德斯鸠所认为的那样，"精神"根本不参与其中。然而，在大革命之前，不管"倦怠"是不是和"坏脾气"相联系，即使见多识广的法国人要理解英国的这个概念都有困难。在狄德罗 1760 年写给沃兰德夫人（Mme Voland）的信中谈及此事，他认为这种经验几乎是无法想象的："你不知道'斯普林'是什么，也不知道英语当中的'情绪低落症'是什么，我也不知道。上次一起散步的时候我问了我们的司各特（P. Hoop Scott），他是这么说的：'二十年来我一直经历着一种病，稍微有点严重，我的脑袋总有点这个毛病。'有时脑袋特沉重，感觉像有重物在拉扯似的……我的想法都不乐观。我伤心易怒；我没有什么地方感觉舒适；我什么也不想要，没有欲望；我想要找点儿乐事，找点儿事儿干，但是这是徒劳的。其他人的欢乐让我感到痛苦。听到别人大笑或说话都会使我难受。你有没有感受过有时睡得太多了起床后所感觉到的那种莫名其妙、阴郁的心情？那是我通常的状态，生活令我恶心……"[①]

正是民族主义使法国开始反抗旧政权，并使它陷入了混乱和现代化的漩涡之中。在这之后一切变得明晰。法国人经历了——也理解了——坏脾气是什么。夏多布里昂说，那是"忧郁的身体，名副其实的疾病"，是人们所能想到的最可怕的"灵魂的痛苦"。"他们认定了它确实是无聊，但不是 18 世纪的无聊"，"不是懒惰带来的普通、平

[①]　Denis Diderot, Lettre à Sophie Voland, Au Grandval, 31 octobre 1760.

淡、无聊"，引用福楼拜的话，"但这现代的无聊啃噬着一个人的勇气，将一个聪明的人变成一个能行走的影子，一个会思维的幻象"。我们谈过无聊病，也知道厌倦生活是什么滋味。波德莱尔饱受无聊和坏脾气的困扰，在其写作中也涉及这一话题（对他来说，无聊和坏脾气显然是同一种东西，他把它们等同于"暴行，专制，痛苦"，而且他找不到比这"更丑，更凶残，更卑劣的东西"），他觉得哲学家们对它们天真的论述很可笑。[①]这是一种致命的精神疾病，而且，即使他们没有自杀，法国现在也经常有人因精神疾病死在精神病院。20 世纪第八版的《学术词典》将其定义为"沮丧"（在说英语的国家里"坏脾气"早已被这个新的国际概念所取代），释义为："尤指道德上的疲倦、不感兴趣，在任何事情中都找不到快乐。"结果证明，"英格兰病"与东风无关。

精神的异化：法国的疯癫

它降临法国，来势汹汹，令人猝不及防。1789 年以前法国人对疯癫还闻所未闻，18 世纪还没结束时却已尽人皆知。夏多布里昂在 19 世纪初年还在说，现代作家"做梦"都没想到过会去描述这种独特的体验。[②]确实，说起对这种普遍存在的、还处于潜伏期的单相抑郁障碍的变体，夏多布里昂是对此进行了描绘的第一位法国作家。得了这种病的人不一定都会去住院治疗，但其实此病却经常置人于死地。对于"就我们看起来，人们还不够关注的灵魂的状态"，夏多布里昂这么写道：

> 活跃、健全却不外露的年轻人的所有才能都内耗掉了，漫无目的，没有外在的目标。在文明之洋上前进着的人越多，攻击他

---

① Baudelaire, "Spleen", *Les Fleurs du Mal* (Paris： Presses Universitaires de France，1984).

② 见 1805 年版夏多布里昂 1802 年作品《勒内》的前言部分。在前言中，夏多布里昂摘录了同年所写作品《基督教真谛》。见 Francois Rene de Chateaubriand, *René* (Paris：Hatier，2007). 所有英文译文为作者所翻译。

们的激情之波就越汹涌；人们亲眼目睹大量的实例，又阅读过许
多讨论人和人的情感的文学作品，即使不亲身经历，对彼时发生
令人悲伤的情况也会略知一二。面对生活中可能存在的不尽如
人意之处，人们会大失所望；欲望也还有，但人们已不再抱有幻
想。想象中的一切丰富、充足、精彩，存在着的真实情况却是可
怜的、干巴巴的、让人失去幻想的。心中仍有勇气和信心，可所
处的世界却空洞无一物；发现没有什么可资利用之后，人们也只
好打消了任何错误的想法。

夏多布里昂还说："灵魂所处的这种状态使生活黯然失色，但这
种痛苦令人不可置信；心灵（le coeur）围着自己转圈，以各种方式自
我包裹起来，做一些无用之功。"他知道，古人是不会理解"隐秘的焦
虑和令人窒息的激情的活力交织在一起"是怎么一回事的，毕竟，他
们每天忙于公共事务，无暇顾及心灵的倦怠（ennuis du coeur）。再加
之他们并不"倾向于夸大其词、希望满怀、满心恐惧却不知为何而恐
惧，思想与情感变化多端，以及［态度］上摇摆不定，却总有恶心的感
觉"。上述引文简直可视作为失范对心理的影响的精确描述。

夏多布里昂没有明确指出，但他清楚地察觉到，产生这种"可怕
的痛苦"的原因是失范。他还提供了一个历史性的原因——法国大
革命。"过去从来没有哪个民族经历过更令人震惊和突然的变革了。
以前都处在高位的一切——天才、对宗教的敬重、严肃的态度——突
然间都堕落了，取而代之的是不确定性，机会主义①，缺少虔敬心，腐
败盛行。"他知道他所描述的情况可能会是致命的。他的目的是使年
轻的一代与这种"直接导致自杀"的特殊趋势作斗争。借其作品《勒
内》（René）坦言，他自己曾经与自杀只有一步之遥了。"生活提供了
太多的东西，我感到受了压迫……一种隐秘的恐惧折磨着我：我觉得

---

① 夏多布里昂将之表述为"à la souplesse de l'esprit"（思想的灵活性），文章的编辑
建议理解为"机会主义""进取心"。见 Francois Rene de Chateaubriand, *René*
(Paris: Hatier, 2007)，第 27 页。

我不过是匆匆过客……生活令我恶心……只有通过'倦怠'这内心深处的情愫我才能感觉到我的存在……我决定自杀……"[1]任何一个人不论身处何位置，可能什么也决定不了，也不做什么决定，他不属于任何地方。在笛卡尔那儿，是思想提供了他们拥有自我的无可辩驳的证据，可夏多布里昂只是通过痛苦才知道自我的存在。在早些年的英格兰，他所描述的"灵魂的异常的状态"也存在过。本来英格兰的修道院可以让有自杀倾向的人不至于酿成悲剧，可那些修道院却已被推倒多时了。看起来似乎夏多布里昂也对此有所了解：

> 修道院曾经一度给那些沉思的灵魂提供了庇护所……但自从人们失去信仰，修道院被推倒，社会上那些过于情绪化、同时又过于理性的孤独者必定会增加（正如在英国所发生的那样）。他们无法杜绝周遭世界的恶行，也无法爱上这个世界，他们把愤世嫉俗当成是天才的表现，放弃所有的宗教和世俗的责任，以最虚荣的希望进行自我欺骗，日益沉浸到骄傲的愤世之中。其结果必定是陷入到疯癫的状态，甚至导致死亡。

然而，夏多布里昂相信，法国的这个发展阶段是独立的，具体而言是受到卢梭的《一个孤独散步者的遐想》的启发。夏多布里昂认为，此书"让人与其他同性伙伴孤立开来，耽于梦想，让大群年轻人以为投身于这样的生活的洪流是件美好的事情。后来，这枚毒种子又被《少年维特的烦恼》所种下"。其实卢梭的著作是 1782 年（在他死后四年）才出版的，而歌德的书在 1774 年业已出版。不过，夏多布里昂似乎认为法国的经验是独一无二的。这是"新的恶行……还未能加以制止"。[2]英国和德国对法国出现之现象的描述和解释并无贡献；法国先人一步，可能是因为拥有更高级的文明，使其对此毫无抵抗力。

其实法国人对英国贵族阶层感兴趣，且在整个 18 世纪都在尝试理解"英格兰病"。在此背景下，夏多布里昂认为法国人心态（état de

---

[1] 见 Francois Rene de Chateaubriand，*René*（Paris：Hatier，2007），30—33。
[2] 出处同上，第 12、11—14 页。

l'âme)是独特的这一观点居然还得到广泛认同，令人震惊。有几位法国同胞主张，这是法国浪漫主义的必要组成成分，而夏多布里昂是其创造者！泰奥菲尔·戈蒂耶在他的《浪漫主义回忆》中声称，夏多布里昂是"忧郁一词以及现代社会的情感折磨的发明人"。令人惊讶的是，波德莱尔把"坏脾气"一词占为己用，来描述他的个人体验。但更令人惊奇的是，他在作品中说"伟大的忧郁学派是夏多布里昂所创建"。像在英国一样，"疯癫"以及其具体形式"抑郁"在法国总是打击那些受教育一族。在这些人当中，作家优先（在法国是散文家和诗人同样优先）。但是，英国文学家总解释说这痛苦来自外部客观世界。与此不同，至少有一些非常重要的法国作家会认为这只是文学想象的产物。这种职业性的自大狂的表现实际上是精神分裂妄想症（schizophrenic delusion）的反面，它极大地引发了人们对西方心理疾病的误解。他们体验到了"英格兰病"的所有症状。以 1816 年邦雅曼·贡斯当（Benjamin Constant）所写的《阿道尔夫》（*Adolphe*）书中人物所言："我感觉到特别没有精力，特别讨厌自己，……我想我没法活下去了。我说这个是认真的。"另一个法国浪漫主义作家塞纳古尔（Étienne Pivert de Senancour）在 1804 年所出版的书信自传体小说《奥伯曼》（*Oberman*）也可供参考：

> 我有时间我自己，让我陷入倦怠的这种不安情绪会把我带向何方；我总觉得万念俱灰；一种无意义感、认为现实枯燥无味的想法永远束缚着我。什么都不如意、令人生厌，且稍纵即逝；每一种可能性最后都自我否定了；没有正确的努力方向；想做出改变，却往往最终放弃；期望都会落空，甚至那些令人有点烦心的小小的不幸；有一种敌意专要使我处于悬而不决、无能为力的状态，以模糊不清、虚无缥缈的希望引诱我，为了浪费我的整个生命，从不让我完成任何事情、生产出或拥有任何东西。

但他们拒绝将之看作是真的生病了。塞纳古尔借奥伯曼之口沉吟道，"我心中有一种错乱、一种妄念，它并非强烈的情感[激情]，也并非法国人所说的'疯了'（*folie*）：它是倦怠所导致的一种无序状态，所带来的我和物之间的不和谐状态……"有时当他们把其经历作为一种疾病(mal)时，其实是在比喻意义上用这个词，似乎只是感觉上像一种病，但实际上是某种完全不同的事物。同时代的文学理论家仍然把"mal"一词放在引号之内，表示它其实不是一种病。克里斯托弗.布瓦(Christophe Bois)在对夏多布利昂的《勒内》的评论文章中谈道：

> 勒内是第一个感觉自己得了这种"病"[ce "mal"]的文学人物，一种忧郁的混合体、对生活的厌恶，以及倦怠……整整一代刚成年的年轻人都认同这个角色；在这种"病"快速传播的过程中，又加上了"世纪"这个修饰语。
>
> 此种"世纪病"是由于我与物之间的不和谐状态引起的：和所要过的生活似乎格格不入；想要追求的绝对状态与现实发生碰撞……像勒内一样，感觉无人理解，与现实不和谐，与环境不协调。
>
> 有了此种"世纪病"，就无法在这个世界行动；这种无能产生一种空虚感，使人生不如死。

确实，把它说成是一种病是一种形象的文学手法。这种体验被理解为浪漫主义风格的核心要素。布瓦还说："那些被这种甜美的不幸感紧抓住的人本质上是以自我为中心的……因此作家首先谈论的是他们自己……浪漫主义文学形式常见的文学样式是自传体或忏悔诗……对于浪漫派还要了解的一点是，诗歌形式是作者们的自主选择。"①只有一个优秀的理论家才会认为，驱使人们自杀的不幸感是"甜美"的。根据他们敏感的描述来判断，浪漫主义作家们深受抑郁症困扰，已达到需要就医的程度，而所说的疾病实际上并非比喻，也不是文学风格的要素。它实实在在就是精神疾病，却可能使得文学浪漫主义得以成形。染上此病的作家们进行自我分析来寻求治病良方：这种文学形式是他们自己在寻求解药，而这种痛苦的广泛传播使得他们

---

① Christophe Bois, "Notes et dossier" to ibid., 62—63；Gautier, Baudelaire, Constant, Senancour quoted 68, 62, 71.

几乎不加掩饰的自传体作品受到人们欢迎。因此，在西方现代文学样式发展史中一个极为重要的阶段基本上却是疯癫的一种表达形式。

　　法国医生首先意识到疯癫的存在是在 18 世纪 80 年代后期，也就是说，在法国大革命即将到来之时。此前他们从来没有遭遇过此种情况。不过在这之后，医生们也就觉得这种病是一直存在着的，早就忘记了在早几年还被认为是英吉利海峡彼岸邻国的独特现象。他们认为是对精神疾病的态度发生了变化（在比塞特精神病院，皮尼尔采用了标志性的新方法：用紧身衣代替了原来的铁链来约束精神病人）。变化着的并非是他们正在观察着的现象，而是由于他们在各方面都比原来都更加开化了。法国的精神病学历史学家现在仍然认为，很难解释法国当时为什么突然冒出来精神病医生这个行当（许多法国学者仍认为是当时的法国导致了精神病学的诞生）。①其实，精神病学诞生的原因是出现了疯癫现象。当时的法国人成为此种新病种的易感人群的原因是 18 世纪末法国巨大的文化变革，这个情况和三百年前的英国的情况是相似的。

　　新的民族主义情感之火在法国熊熊燃烧。据法国精神病学之父皮尼尔的"爱徒"、伟大的埃斯奎罗尔（Esquirol）所言，整个社会都陷入了眩晕（vertigo）状态。②然而，法国的精神病学先驱却无人将之和越来越多的病人的奇怪的症状联系起来。像在英国一样，几年前还不存在的疯癫现象，在法国迅速蔓延。对此深感迷惑的埃斯奎罗尔在 1824 年法国国家医学院（Académie de médicine）的备忘录中写道："现在的疯人是不是比四十年前的数量还要多？"如果认为对付的是一个古老的疯癫的问题，此现象的真正性质将被掩盖，也不太可能做出十分肯定的回答。

---

① Gauchet and Swain, *Pratique*.

② 引自如下文章：René Semelaigne, *Les pionniers de la psychiatrie française avant et après Pinel* (Paris：Librairie J.-B. Bailliere et fils, 1930), 125。

很明显,法国人对归类于传统的"疯了"名下的精神病和其他地方的人一样耳熟能详。法国以及别的地方的医学领域把它当成了属于自己的领地。根据 1930 年出版了的《法国精神病学先驱》(*Les pionniers de la psychiatrie française*)一书的作者苏梅内尼(Semelaigne)的说法,18 世纪所有医学论文顶多有部分章节研究精神异常,或是在别的章节提到关于对精神异常的观察结果,"因为还没有专家",那些(有钱进行咨询的)富有的患者就精神问题去咨询的医生往往是全科医生。和在其他国家一样,专门讨论精神疾病的医学论文还不多见(医学专业论文本身不多),但还是有的。他们扛起了古希腊医师希波克拉底(Hippocratic)和古希腊医生盖仑(Galenic)的传统的大旗,把所有这些精神疾病和其他病一样都看作是和四种体液(humors)相关。依论文发表时的情况而定(何时、何地得以发表,更具体而言,总是对其智识权威深表嫉妒的教会作为所有智力活动的仲裁者如何看待发表的论文),论文的反响也不一样。但是,这些论文并没有偏离传统,也没有什么新意。如果有差别的话,可能是论文的文字功夫不一样罢了。

文章中有些描述了医生治疗过的疯癫病人的典型病例。这些病例和"英格兰病"的情况恰好相反,这点发人深省。比如,在 16 世纪晚期,拜尤(Guillaume de Baillou)提到了在他所治疗过的有趣的病人当中,有一例是一位神智错乱的发烧病人(*frénétique*),已卧床九天了。医生来访时,病人向他发动攻击,不过经劝说又躺下了。然后病人开始假寐,当医生要离开时,他突然来到治疗室,从窗户那一跃扑向了医生。另一位精神有问题的病人是个贵族,癫痫时常发作,拒绝服用任何药物,但突发的"暴怒的谵妄"(*furious delirium*)居然使得癫痫发作无影无踪。一位患有"疑病忧郁症"的病人每次喝葡萄酒和水的混合物时下腹部就会剧烈疼痛,但光喝水则没事。勒布瓦(Charles Lepois)比拜尤行医晚,曾治疗过几位歇斯底里的女病人,其中一位出身高贵,其症状令大多数有经验的医生(用他们自己的话说)惊诧恐惧。发病时,病人既看不见又听不见,嗅觉和触觉也完全消失。有时四肢发抖且蜷缩,一个壮汉想要打开她蜷缩的四肢都很困难,可能要弄断的话还会容易点。她会一声不吭,且腹部会收缩。开始她的病发作持续时间很长,后来有所缩短,但仍然会说发作就发作,且相当频繁。①

　　部分 16 和 17 世纪的医学著作作者在他们对精神异常的讨论中,也涉及了所谓的"爱导致疯狂"。不过只有几个人在行医过程中遇到了相关病例。费朗(Jacques Ferrand)在其行医生涯刚开始的时候遇到了这样一个病例,他极为感兴趣,后来写了两本大部头巨著——两本标题相同但内容不尽相同的版本(1610 年版本和 1623 年版本),《关于爱之病或色情忧郁症的论著》(*mal fantastique of maladie d'amour ou mélancolie érotique*)。现代社会普遍过高地估计了性对心理的意义,因此有些历史学家认为此论著对精神病学具有富有创新的贡献。在迈克尔・斯通(Michael Stone)关于"相思"的论文中谈到,"有证据表明(费朗)在传统不再合用时就会摒弃传统的解释"。不过,实际上费朗并非如此。②虽然是法学和医学的博士,费朗想要的却显然是文学方面的名声,他宁愿作为一位学者和饱学之士被人承认。他的论著超出了医学论文的范畴,而是关于情欲病的"猜测性的宫廷文章"。虽说情欲向来是诗歌偏爱的主题,自柏拉图以来却被定义为灵魂之病。由于性欲没有得到满足实际上确实会扰乱身心,医生将它作为疾病来治疗,具体而言是作为忧郁性疾病,也就是说,和黑胆汁(black bile)过量或黑胆汁受到扰乱有关。一般推荐治疗的方法是性交,不管是和情欲对象还是和别人。文艺复兴以来,宫廷里对此话题颇感兴趣(不能和英国自 16 世纪以来所定义的"相思病"相混淆),那儿的人讨论色情文学的经典作品(他们还践行了作品中的所表达的原则)。费朗正是为其中一个宫廷——位于图卢兹

---

① 　见下书中对病例的描述:René Semelaigne, *Les pionniers de la psychiatrie française avant et après Pinel*(Paris: Librairie J-B Bailliere et fils, 1930), 37—38; 43。

② 　Michael H. Stone, *Healing the Mind : A History of Psychiatry from Antiquity to the Present* ,(New York: Norton, 1997), 35—36.

(Toulouse)的宫廷所写的书,虽然在其假定读者群中和其他的读者中显然很受欢迎,但不被人认为是一本医学著作。只有旁征博引的罗伯特·伯顿(Robert Burton)在书出版的二百年之际提到此书(也就是在其《忧郁的解剖》第四版中顺便提到而已)。"直到 1838 年,埃斯奎罗尔的《论精神疾病》(*Des maladies mentales*)出版时……费朗的名字才在研究情欲单狂时被重新提及。"①此后此著作又消失在人们视野当中,即使是埃斯奎罗尔都没有继续分析下去。不管叫作什么,"情欲单狂"(erotic monomania)、"情欲狂"(erotomania)还是"情欲忧郁"(erotic melancholia),费朗"百科全书式的包罗万象"的著作所讨论的就"亲密"和"文学"意义上的传统疾病,从来也勾不起精神病学家的兴趣。面对疯癫现象的突然降临,这些精神病学家找不到更合意的可研究的内容,只好将其精力花在琐碎的对情欲的探索之上。苏梅内尼的一书中有一章长达三页都是关于费朗的,可是他最后也放弃了,认为"费朗在情欲忧郁研究领域不占一席之地"。②

　　到了 18 世纪 80 年代,在法国医学文献中才有可被认为是疯癫或"英格兰病"(精神分裂症的各种形式)的描述。此前少有人提及重症精神病(psychosis),或和分娩有关的精神失常案例,即在孕期或产后暂时受到影响的女性。③上流社会的医生专注于情感低落症(affections vaporeuses),这是一种特别是在女士当中颇为时髦的精神疾病。在这些医生中,最"有名"的当属皮埃尔·波姆博士(Pomme)(塞梅拉涅将其描述为"一位天才的表演家和江湖医生")。晚至 1769 年,波姆的专著的第四版《论情绪低落症》(*Traité des Vapeurs*)新加了

---

① 两位文学学者(Donald A. Beecher,Massimo Ciavolella)出版了费朗作品全集的英文版,并附英文评论,本文的讨论基于此书在引言部分的评论:Jacques Ferrand,*A Treatise on Lovesickness*.(Syracuse,NY:Syracuse University Press,1990)。

② Semelaigne,*Pionniers*,10.

③ 例如下书中的总结(出处同上):Anne-Charles Lorry,*De melancholia et morbis melancholicis*,1765,70—73。

献词和前言，分成上下册重新出版，其中他提到了像《法国信使》(Mercure de France)和 1767 年至 1769 年的《医学期刊》(Journal de Médecine)等刊物。在书中，他给这种病下了定义："我所称的'情感低落症'，是一种普通或特殊的神经方面的疾病，这种疾病会引起（神经系统的）兴奋或迟钝。这种病在女性中被当作'歇斯底里'，因为古代人认为子宫功能紊乱是其唯一的病因。在男性中，这种病被称为'忧郁症'或'忧虑症'，因为古人仍然认为其病因出自肋部和下腹部的内脏处。"①这种存在已久的病痛在 18 世纪中叶的法国显然十分普遍。"每天都会有人问，为什么神经疾病会波及这么多人。"波姆写道。作为这方面的专家，他觉得自己义不容辞要做出回应，他把"对科学更深沉的热爱和文学文化的发展"列为首要原因：

> 一大批欧洲出版业从业人员源源不断地把大量作品印刷出来，而此现象出现的前提当然是一个庞大的读者群体的存在。这些读者也许不具备受教育群体的素质，却多多少少也成为易感人群。所以，作者群体的出现带来了读者群体的激增，而持续阅读导致各种神经系统的疾病。在女性群体染病的原因之中，过去一百年间浪漫小说的激增，可能是主要原因。她们从小到大满怀热情地读这些小说，一刻也不分心，通常一动不动，为了满足这股热情还会熬到深夜——这从根本上损害他们的健康。这还没算上那些数量上与日俱增的开始写作的女性。十来岁的女孩子不是东奔西跑玩耍，却在埋头读书，这样的女孩子到了二十岁必定会患情绪低落症的，也当不了一个能照顾别人的好妈妈。②

其他一般性的原因还有很多："热饮、咖啡、茶喝得太多，巧克力等吃得太多"，"经济日益繁荣，主仆生活更加安逸，久坐不动的职业

---

① M. Pomme, Docteur en Médecine de l'Universite de Montpellier, *Médecin consultant du Roi et de la Fauconnerie*, *Traité des affections vaporeuses des deux sexes* (Lyon: Benoit Duplain, 1769), 1:1—2.

② 出处同上，2:441。

的激增且受到人们的追捧,农业由此受到打击,人类健康也不例外。"
欲望在膨胀:虚荣、贪婪、野心、嫉妒,凡是在繁荣时期的都市病悉数
出现,健康受损,神经上的问题也冒了出来;人们对辛辣香料的热爱、
过量使用药物,以及自然退化都是个中原因(孱弱的父母自然会养育
出更虚弱的后代)。①

　　18 世纪中叶法国人神经系统疾病的症状和"英格兰病"的症状
有所不同。这些法国病人(特别是女病人)有时候也会感到忧伤。波
姆在书中写道:"悲伤、忧虑、挫败感使所有的乐趣黯然失色,想象力
受到干扰,会无缘无故地或笑或哭,或唱或喊。"但是法国病人大都只
是身体上出现症状——头痛、耳鸣、颤抖、心律不齐或心跳无力、咳
嗽、牙疼、腿抽筋,以及各种痉挛和癫痫发作,还有恶心、呕吐和诸多
消化不良的问题。②或许真的和过量食用辛辣香料,或是在读爱情小
说时饮用了太多的咖啡相关。

　　18 世纪末,在其论文中提到精神疾病的大部分法国医生,并不
都是像波姆那样的上流社会的医生。他们通常原来是军队外科大
夫,转业后在为穷人、囚犯提供服务的公共设施性质的医院里当医
护人员,对于(只会偶尔遇到的)精神病患者,主要着重改善其生活
条件。1788 年,在萨尔佩特里尔病院的外科主治大夫特农医生(Jac-
ques René Tenon)写给法国国家科学院的《巴黎医院回忆录》
(*Mémoires sur les hopitaux de Paris*)中,有几页是专门谈论精神病
患者的,他谈到医生所目睹的令人惊骇的情况。大部分这些病人唯
一可以接受治疗的地方是巴黎迪尤(Dieu)酒店,而那儿大多数精神
病患者得共用床铺。所有病人总共只有两间房,男女各一间。男精
神病患者的房间有十张床,每床四人,另有两单人床;一共四十二位
男性患者。女精神病患者三十二位,八张单人病床,其余人则共用六

①　M. Pomme, Docteur en Médecine de l'Universite de Montpellier, *Médecin consult-
　　ant du Roi et de la Fauconnerie*, *Traité des affections vaporeuses des deux sexes*
　　(Lyon: Benoit Duplain, 1769) 2:440—446.
②　出处同上,1:2—9。

张病床。她们和传染病女病人仅有一帘之隔。特农质问："在非常狭窄的房间里，床摆成四排，三四个疯子躺在一张床上，挤成一团，吵吵嚷嚷，打打闹闹，还都带着铁链或锁链，在这样的地方谁还能呼吸顺畅？"如果情况没有好转，男性病人会被转移到比塞特精神病院，而女患者会被转移到萨尔佩特里尔（Salpêtrière）医院。根据皮尼尔1794 年的回忆录，在仅仅一年之内，151 名比塞特精神病院的精神病患者中有 95 人死亡。皮尼尔认为："在旧的体制中，诸多因素对比塞特精神病院的疯癫人群造成致命的影响，食物缺乏必为其一。面包的定量每天只有 1.5 磅，还有一盎司左右草草准备的菜肴。每天早上分发面包，不消说，面包转眼就吃完，余下的一天只好饥肠辘辘，处于谵妄（delirium）的状态。"所幸，法国大革命爆发之后，在皮尼尔受聘为比塞特精神病院的"内科医生"之前的 1792 年，"医院的管理部门匆忙取消了这种触犯天理的做法。有两年，面包的配给增加到每天二磅，并一定会早晚各分发一部分。自此对食物匮乏的抱怨销声匿迹"。[①]

英国人所说的疯癫病人也就是心理上的抑郁症或者是完全的精神分裂症患者。1794 年首次由一位法国医生皮尼尔在备忘录中将其记录在案。皮尼尔身处分配给他治疗的被关起来的病人之中，由是把法语中的"疯了"理解为疯癫（madness）。这些根据皮尼尔亲身经历记录下来的东西是关于比塞特精神病院的，这一点具有重要的意义。该病院年代最久，有专门的精神病人病房，且由法国国王路易十四亲自下令修建，很可能建造的时候模仿了伦敦伯利恒精神病院。在当时的法国，任何其他地方都不太可能出现第二个相似的公共设施。1792 年，约瑟夫·达昆（Joseph Daquin）出版了一本近三百页的《疯癫的哲学》（La philosophie de la folie）。书的完整标题清楚地表明了作者着眼于理论，但也注重实际。书中"已证明治疗此种疾病需

---

① 见特侬（Tenon）在下书中的引用：Semelaigne, *Pionniers*；另见 Pinel, *Memoir*, 731。

用道德手段，而不能仅对身体进行治疗。很明显，罹患此病者会受到月亮的影响"。达昆主张以人道主义态度对待精神病患者，是他所处的开明时代之先锋派。但他居然相信月光会导致疯癫，未免有些落伍。达昆在 1757 年获得医学学位，但仍是希波克拉底（Hippocrates）的"狂热崇拜者"，对古代的医学权威深信不疑。他很晚才对精神病产生兴趣，先在家乡尚贝里（Chambery）的医院担任全科医生、图书管理员，在勃朗峰区（Mont Blanc）中心学校任职自然历史老师，在三十年后的 1787 年才开始担任尚贝里医院精神病房的主任。在他的书中，他承认自己之前对法国人所说的"疯了"毫无经验，但是他其他方面的经验使其相信这种问题应该用自然史的方法来进行研究——仔细、不带偏见的观察。如果说有偏见，那也是对患者的同情。达昆写道："见到精神病患者却无动于衷，或是拿患者的处境来取乐的人，是道德怪物。"很显然，他是一个善良的人。

达昆接任时，病房住着约四十位病人。他花了很多时间和他们在一起，聊天、定期进行身体检查。基于他的观察，他将法语中的"疯了"定义为"丧失对真实的认识，即丧失理性"。这种病分几种类型：必须捆绑起来的躁狂型（maniacs），平静型，放纵型，感觉麻木型（insensés），白痴型以及精神错乱型（demented）。躁狂型的病人焦躁不安，容易做出一些"非正常的"举动。平静型的病人沉默寡言、心无旁骛，有时一动不动。放纵型病人反复无常、喋喋不休、目光分散、心不在焉、语无伦次，但是基本没有攻击性。感觉麻木型的病人受限、几乎没有预见和反思的能力，他们眼中"所有的一切都归结为满足最普通的生活需要"。白痴型病人冲动、没有推理能力，"凡事都不动脑子机械行事"。精神错乱型则"完全缺乏理性"。在达昆的病房里没有自杀型病人。塞梅拉涅总结了达昆在 1791 年第一版和 1804 年第二版《疯癫的哲学》一书中的观点，写道：

> 令人惊讶的是，他断言疯子很少会自杀，这些疯子都是死于［身体上的］急性或是慢性疾病。那些主动了结自己生命的人是因为"不快乐、被误认为是疯子、绝望"而自杀。缺乏理智和"大

部分自杀通常是精心策划的"两者之间自相矛盾。根据他的观点，疯人不可能费心设计逃避别人对他的自杀嫌疑。这种观点很难和一个到 1804 年时候已经当了十七年精神病院主任的人的经历一致。①

但是塞梅拉涅的惊讶反映出，即使已到了 1930 年，他还是无法想象出达昆在尚贝里遇到的"疯了"现象并非疯癫，也并非法国人所说的精神异化。在塞梅拉涅的时代它被定义为精神分裂症或躁狂抑郁症（maniac depressive illness），而其实是一种截然不同的，在某种方式上完全相反的精神功能失调（dysfunction）。而在整个 19 世纪，精神病学家要面对疯癫的巨大挑战，无暇顾及此事。

在法国旧政权的最后几年，政府相当关注精神病患者的护理。此举起因是当时精神异常的性质发生了改变，还是其时开明精神的体现，不得而知。委员会成立了，改造计划也做好了。可据塞梅拉涅的说法，法国大革命的发生使这一切戛然而止。但其他方面也在悄然发生变化。18 世纪 70 到 80 年代，至少在巴黎及其周边的富裕家庭中，若有人精神失常，会被安置到类似于英国的精神病院的私人机构去。我们从埃斯奎罗尔处可知，这些机构认为确保公共安全，而不是治愈病人才是它们的责任，且"从不尝试任何合理的治疗方法"。尽管如此，病人还是过着"在身体状况所允许范围内舒适的生活"。到大革命之前，法国有十八家这样的机构。根据达昆在尚贝里的观察，大部分机构收治的仍多半是低能的疯人［白痴，克汀病（cretinism，或称为呆小病），以及老年痴呆症患者］。萨德侯爵（Marquis de Sade）1789 年去了其中一家叫作"小房子"（*Petites Maisons*）的机构接受照顾，他交了 4 000 里弗（在当时是相当可观的一笔钱，有些私人机构每人每年所交的费用只有 300 里弗）。革命家圣鞠斯特（Saint-Just）在 1786 年 10 月到 1787 年 3 月期间则去了另一家医院，好像在那里写了一些"放荡"的诗歌。不管这两人有多么不理性，至少他们不是

---

① Semelaigne, *Pionniers*, 82；书中 77—84 页讨论了达昆的《疯癫的哲学》。

傻瓜。

皮尼尔是第一个关注精神疾病的人,用多拉·韦纳(Dora Weiner)的话来说,皮尼尔认为"有才华和敏感的人特别容易遭受到精神痛苦"。他把这种折磨称为"精神异化",这样一来就能含蓄地将其与法语中的"疯了"区分开来了。1793 年皮尼尔担任比塞特精神病院的医生时,七号专门病房有二百名精神病人。与在私人机构情况相似,他们中的大部分都弱智,但也有少数并非如此。皮尼尔在他的 1794 年备忘录中写道:

> 这群人疯癫的现状是源于其活力和敏感,源于那些我们认为很珍贵的心理素质。当意识到这一点,会激起人们不可名状的体贴和温柔。这是真的,越来越令人相信,我每日做的记录也证实了这一点。一位父亲因为意外损失而陷入绝望之中;一个儿子为供养父母而劳作到筋疲力尽。别处还有位热情洋溢、敏感的年轻人,饱受单相思之害。一位温柔的丈夫,因为猜疑和因真真假假的理由产生妒忌心理而弄得心烦意乱。还有一位渴望获得荣誉的年轻的武士,宏伟、雄心勃勃的计划失败了,这残酷的经历击垮了他的精神。总有人沦为对宗教或是军事狂热的受害者,这些人经常表达出过分的没有节制的白日梦状态或躁狂性的迷狂。通常是良好素质的界限或是天性中慷慨大方、宽宏大量的界限被逾越了,才使得有些人本可以自由运用理性,后来却变得疯癫。

> 才华横溢者过于敏感,可能导致其失去理性——我这么说无意打击他们,只是作为善意的提醒。几乎每年都得向精神病院支付一笔住院费的人中有各路精英——搞调查的、艺术家、演说家、诗人、几何学家、画家、雕刻家。我不止一次在一个疯子的小隔间前停下来,他总是在用最详尽的语言和最大的热情谈论时事。诗人高超的想象力有时候也会导致疯狂。有一位和我搭话的病人一再请求我去阅读他的作品,我却只看到他的疯病真的该马上治一治了……巴黎最熟练的钟表匠之一沉迷在对永动

机的幻想中,在医院接受了长时间的治疗……通常总会有几个
有名气的画家,目前有两个,画技很熟练……我还特别关注一名
总是在进行数学方面的思考的人,他总害怕真正的知识会遭到
破坏而失去了对自己理智的控制。社会流失了多少人才啊!要
费多大的努力才能挽救这些人!①

法国出现的新型精神疾病甚至打击了穷人中那些智商和教育水
平较高的人。法国精神科医生没有意识到这是种新的病种,他们从
一开始起也没法把它当作是传统的"疯了"的形式。因此,法国人像
三百年前的英国人一样,打造出一个新词。英语中的相关词语"躁
狂"(mania)和"忧郁症"(melancholia)也被法语借用,但法国人更喜
欢用的是"精神异化"(alienation mentale)。

19 世纪的头几年,哲学刊物《世纪》(La Décade)是启蒙时代所
说的"哲学团体"(parti philosophique)的占主要地位的出版物。马塞
尔·格歇(Maucel Gauchet)和格拉迪斯·斯温(Gladys Swain)在刊
物上发表了《人类精神的实践》(La pratique de l'ésprit humain)。
在今日所说的面向有文化群体的"知识分子"期刊中,此刊物是其中
的佼佼者。这是 1801 年(也是法国大革命后的第九年),《世纪》所发
表的一篇关于皮尼尔 1800 年所写的《论精神异化或者疯癫的医学—
哲学》(Traité médico-philosophique sur l'aliénation mentale ou la
manie)一书的评论文章。中心论点是精神异化需要"道德治疗","道
德治疗"有疗效——不仅是比上锁链更温柔的束缚,不仅是比每天
1.5 磅面包这种饥饿型的配给更符合营养学的比例,还得让病人参与
交谈,让他们忙于各种能让他们平静下来的活动及体育锻炼等。评
论还介绍了几个用新式的道德治疗法的治愈案例。几个月之后,《世
纪》向读者介绍了另一项关于精神异化的新进展。在文章的开头写
道:"躁狂症论文(Traité de la manie)已经证明,这种通常称为'疯
了'的并不是像那些不知情的人所认为的是不可治愈的。"这篇文章

---

① Pinel, *Memoir*, 728.

介绍了一家新开的治疗精神异化的私人机构。"有必要把这些精神异化了的人同他们的家人以及以往的关系隔离开来。"此公告中如此解释,

> 这是敏锐的英国和法国人都感觉到了的。精神异化者在习惯的环境中反而无法恢复健康,要将陌生物品放置在他们周围,这在治疗中是至关重要的。但要设置私人隔间得支出费用,若在无专门配置的场所治疗精神异化则潜藏危险,可能会出现因过度兴奋或过度疲劳而神经敏感的不幸受害者。同时,也希望为法国人和外国人提供一个机构,在每一处细节上都能实践关于躁狂症论文里所谈到的特定原则[对那些人来说,仅气候变化就可能是最有用的(这大概是把东风看得比什么都重要的英国人吧)]。这些就是建立精神病院的原因,在前述权威论文的作者C.皮内尔的指导下,医院得以建立。院内病人将由C.皮内尔的学生C.埃斯奎罗尔来照护;在这位著名教授的指导下,埃斯奎罗尔既研究了萨尔佩特里尔的女患者,又研究了巴黎其他精神病患者的躁狂症。在新的机构中,这位法国公民将会带着他的研究成果、从公开课和医学对话学到的原理,以及他的卓越的老师对他的信心来到新机构中从事他的研究工作。[①]

《世纪》居然对新兴的精神病学感兴趣,有些学者对此迷惑不解,不知该做如何解释。[②]不过鉴于对精神异化的治疗关乎国家的荣誉问题,处于核心地位的文化期刊紧跟时代发展,似乎也无可厚非,因此爱国主义是其中部分原因。同样值得考虑的还有杂志社对某话题感兴趣的一般原因,因为报纸杂志都会把大众想了解的事情公之于众。但是从细微方面所作的解释却能够反映出民众的体验的巨大改变,虽然专家往往不想看到这一点。"通常被称为'疯了'的疾病"正在受到法国有文化的人士的关注。他们的精神异化业已成了一个问题。

---

① ② Gauchet and Swain, *Pratique*, 41—42.

　　法国精神病学家给自己布置的第一个任务，就是描述精神异化的症状。与以前的和以后的精神病学家的做法截然不同，他们几乎完全是根据自己的临床经验来进行描述，而不相信当前现存的（本国）有关该主题的文献。这可能是因为文献关注的精神痛苦和他们医学实践所遇到的截然不同。精神异化的几个特点从一开始起就给他们留下深刻的印象：有非常明显的周期性；病人仅在某方面缺失理性（比如，持强迫性的怪异观点），可同时在其他方面所表达的观点却非常合理；错误的自我身份认识，经常有夸大妄想（delusion），还有其他的规律性，读者很容易和精神分裂症或是躁郁症的特征联系起来。对皮尼尔、埃斯奎罗尔以及他们的学生来说，这些发现和现象存在已久，也许亘古有之，只是在他们之前没有人注意到。他们认真地记录自己的观察结果。正是因为在 19 世纪前 60 年法国医生艰苦卓绝的努力，我们才能最准确地知道这种疾病的特点。他们后来将其命名为早发性痴呆（dementia praecox）、循环性精神疾病（folie circulaire），或是双向障碍（folie à double forme）。当然，在 1794 年，这些名字、或那些详细描述还不存在，但皮尼尔在他具有开创性意义的演讲中写道：

　　　　疯狂可能持续大半生，可能长时间不发作，也可能病情不断加深，定期或不定期地发作。这说明了两种类型的疯狂：一种是持续的或慢性的，另一种是间歇性的或是以最激烈形式反复出现的症状为特征的。持续疯癫型的病人时刻受到自己排他性思维、固定的一系列的思维，或其他会导致暴力行为的东西所困扰，但看起来其推理能力却不受影响。他实施伤害和破坏似乎受到了某种凶残力量的操控。这种精神错乱将伴随一个人的大半生，起伏变化不大。

　　应当记住，具体而言，皮尼尔的经验必定有其局限性：他的经验只基于在比塞特精神病院的观察，这是一群被锁起来，挨着饿的各种精神病人。而且开始写作时，他还只在那工作一年。以下是他记录下来的片段：

　　在这个精神病院里，有一个神情阴险的忧郁症患者。他已经被锁链锁了二十五年，谁胆敢踏进他牢房，他必定会宣泄一通他的愤怒。只有在女人面前他才会让步，态度较为温柔。另一个同样焦躁不安、有暴力倾向的疯子已经被锁链锁了长达四十五年。1788 年是个寒冬，他平静了下来，或更确切地说是年龄的增长使他不再有加害他人的倾向。相比之下，不论是季节变换还是时间流逝，都没有明显地改变一个被锁链锁了十五年的爱尔兰牧师的状况：他有置人于死地的伤害倾向，却背信弃义，狡猾透顶，举止彬彬有礼，实则在寻找泄愤良机。

　　由此，皮尼尔做出总结："由宗教狂热或对虔诚思想的狂热导致的精神错乱通常会持续到生命的尽头。"与此相联系，"野心勃勃或自认为是国王或王子的疯狂同样是很难治愈的。这种妄想几乎坚不可摧，极具诱惑性。有个自认为是路易十四的疯子，经常把所谓的行省政府公文派发给我，妄想中的崇高权力将他迷倒了。想要从他妄想的宝座上走下来将意味着巨大的牺牲"。在比塞特精神病院还有个人"因为爱情问题发了疯，发病前一天，他向皮尼尔吐露了能让他一生幸福的梦想：他的挚爱以最动人的姿态出现在他面前，他相信她承诺不久将和自己结合"。"我从未听过有人如此热忱地谈论爱情。"皮尼尔回忆道。

　　在第一次谈到这个话题时，皮尼尔医生坚持认为，精神异化"绝不意味着完全丧失了大脑的能力。相反，这种疾病只会破坏人的部分能力，比如对观点的感知、判断、推理、想象力、记忆或是心理敏感性"。而且具体而言，在精神异化的人之中的"推理错误"要比"通常认为的"少得多，"因为他们从满脑子的特定的思维序列中得到可靠归纳"。不过或许皮尼尔没有意识到，他无意中是在对约翰·洛克的什么是"天生的傻瓜"的解释进行改写。他又引用亲眼看到的一件事来支撑这个观点：在比塞特住院的白发苍苍的 70 岁老头自认为是个年轻女人，且表里如一。他执拗地拒绝穿女装以外的所有衣服，打扮精心。工作人员如果对他彬彬有礼，或是在旁讨论他即将举行的婚礼时，老人会感到受到逢迎。但如果他人有任何不得体的举止，则表现出被冒犯的样子。然而，很明显，精神异化的症状是多种多样的。尽管呈现在"对最不协调、最不连贯思想的荒诞妄想"中的"理性能力的彻底巨变"是罕见的，但这确实真正发生着。无论症状是什么样的，发病之后确实有一种自我异化的感觉。皮尼尔写道："他们知道自己自控力不够，无法对其有意识的行为负责。"[1]

和皮尼尔同时代的人称他为"善良的皮尼尔先生"。乔治·杜马（Georges Dumas）在 20 世纪早期谈到皮尼尔对精神病学的贡献时，说："这种深情的称呼似乎不能表明他们认为皮尼尔是个天才。"[2]也许他们并没有这么认为。让法国和精神病学专业领域记住皮尼尔的不是他对精神异化的分析，而是他对罹患这种疾病的人所显示出的仁慈。但是，现在看来，具有重大的意义的正是皮尼尔在比塞特精神病院的随机观察，且正是因为这些观察不涉及什么知识，杂乱无章，且在思想上也比较平实。他也意识到了这一点。如下皮尼尔的话揭示了当时各国精神病学所处的状态，当然不限于此：

> 一个想了解有关疯癫的心理疗法的正确认识和固定法则的人会不知从何处着手。医学论文只能提供一般性的观点；在专业的论文中，人们只能找到孤立的观察结果，而与大多数疯人毫不相关。就对欧洲精神病机构的各种报道而言，旅行家们也没有报告过欧洲精神病院的具体的开明之处。德国的人权太不受尊重，这削弱了其在公共精神病院设施方面的处理方式的研究的价值。西班牙也只是朝着这个伟大的目标上迈进了几步而已……英国能够巧妙地应对一大批精神病人，而且取得了最意想不到的治疗效果，倒是值得羡慕。为什么这个傲慢、自以为是的国家会保持沉默，神秘兮兮又满心愧疚地把让理性得以恢复的能力掩藏了起来，从而让送给人类如此伟大的礼物被糟蹋？

---

[1] Pinel, *Memoir*, 728—730.
[2] Semelaigne, *Pionniers*, 14.

对于精神病院宏伟场景和内部设计，包括其哲学意涵，英国人自豪地进行了展示。然而，对精神病人的管理被当作一个深藏不露的秘密，他们显然是要秘而不宣，不想让其他民族知晓。我第一年的初步研究仅限于我之前对过往研究所获得的寥寥无几的资料，以及我的日常观察的结果。我仔细地调查并比较了不同类型的精神错乱，从而得出管理这些病人的固定套路。①

他打算做的仅仅是写一个观察报告，而不是对其作出解释。他在18世纪最后几年所观察到的可被当作是个新的发现，揭示了精神疾病的特性——最起码，揭示了这种疾病是一种历史现象这一事实。

法国的精神病医生首先是临床医生，他们开始有学术上的野心的原因之一是为了能赶上英国。他们研究英国同行的做法，提高专业教育，并使其分析更加系统化。很快，其分析就指向了英国医生在16世纪得出过的结论（虽然此时英国人的结论已经无人问津），但法国人的陈述更加清楚、明了。不算自成体系的埃斯奎罗尔的话，弗朗索瓦-伊曼纽尔·弗德勒（François-Emmanuel Fodéré）可能是第一位进行了这种分析的法国精神病医生。弗德勒是个有趣的人。1793年他通过姻亲成了两位国王（伯纳多特和约瑟夫·波拿巴）的表亲，此前1787年他完成了自己的医学的学业，想致力于克汀病的研究。他对此的热情促使他想要偷偷地把克汀病患者的尸体挖出来，希望对其大脑进行解剖，但这给执法部门和医疗机构带来了麻烦。这段经历之后，这位差点要丢掉执照的年轻医生置换了一块墓地，"有三年他去得很勤"，之后又去伦敦学习。他在军队当过一段时间的军医，参加了意大利战役。回来之后，又因为他一直对精神上的苦痛特别感兴趣被指派到精神病院。

弗德勒对克汀病的研究以及在精神异化方面的临床经验使其在法医领域，特别是提倡在暴力犯罪事件中使用精神病辩护取得

① Pinel，*Memoir*，730.

了成果，并且因此成名。他敏锐地意识到法语中所说的"疯了"和"疯癫"截然不同，并明确地对两者做出区分。"疯了"是一种智力障碍。人在"疯了"状态下，感官能正常工作，但是在他称之为"谵妄"（délire）的疯癫的状态下"因为大脑会被眼前的现象所蒙骗而无法修正判断。这种病态不可能得到解脱"。[①]只有后天的白痴才谈得上失去理智（loss of mind），因此也可被看作是疯癫。在他心目中，克汀病患者无理智可以失去。慢性精神病几乎从不伴有发烧症状，这点与急性精神病不同。慢性病前期的症状是抑郁，然后病人情绪会越来越不安定（agitation）。不过弗德勒觉得，对疾病类型进行清晰地区分是不可能的，他写道，在他的行医过程中没有遇到过纯粹的病例；报告中只有"在间歇性躁动不安时失去理智的躁狂症患者，通常是躁狂症的忧郁症、痴呆症和白痴患者"。皮尼尔认为躁狂症（一种表现为极度躁动的疾病）与他所称的疯癫是可以截然区分的，对此弗德勒无法同意。他用"躁狂的愤怒"表示间歇发作的躁动，而无神志不清的言语和思维。尽管疯癫在所有的情况下几乎都始于忧郁症，对于是否能把躁狂症解释为"沦为愤怒的忧郁症"（La mélancolie dégénère en colère），他并无把握。在弗德勒看来，忧郁症患者是"骄傲的小孩或恐惧的产物"。它有几种表达方式：一种是厌世（今天我们称之为"反社会人格"），一种是爱的忧郁——他将其与色情单狂（erotic monomania）、被爱妄想症（erotomania）、色情抑郁（erotic melancholia）作了明显的区分；还有一种是预言型、迷信型、以及有自杀倾向的忧郁。他相信自杀是出于对想象中不幸的恐惧，或是因为人们对生活的厌恶，这是一种精神异化的必然的标志。和古代历史中记录的自杀病例一样，当时的价值观和道德观无法解释这些案例。躁狂型暴怒（maniacal rage）发作越频繁，他们就越有可能接近完全失去理

---

① 见下书：*Traité du délire appliqué à la médicine, à la morale et al la legislation* (Paris, 1817)。苏梅内尼（*Pionniers*, 101）谈道："然而，为符合当时的习惯，经常使用的词是'folie'（疯了）和'aliénation'（异化）。"

智——痴呆(dementia),即认识能力和判断能力紊乱。弗德勒写道:"在理性日渐被蚕食的状态下,病人绝不会与人发生争论,他的意志也不允许他采取任何行动。"①

但据我们所知,首先还是埃斯奎罗尔为 19 世纪法国精神病学奠定了基础。今日的精神病学仍基于伟大的克雷丕林(Kraepelin)的分类法,但他的分类法本质上是法国人在这个领域的知识积淀,继而转成我们今天所谈到的精神病学的"理论"[加上了念起来非常科学的拉丁名赋予了其权威性,虽然拉丁文只对专家来说才有意义,且后来德国"Idee"(理念)的出现使其黯然失色]。埃斯奎罗尔从 1811 年起在萨尔佩特里尔医院担任精神病科医生,萨尔佩特里尔和比塞特精神病院相似,但只收治女性病人。1817 年,这位法国最著名的临床医生创建了精神病学临床课程。据苏梅内尼所言,法国各地、甚至是"国外的学生"都过来听他的课。亚历山大(Alexander)和塞莱斯尼克(Selesnick)在他们合著的《精神病学历史》(*History of Psychiatry*)中说道:"他的经典著作《从医学、卫生和法医方面对精神疾病的思考》(*Des maladies mentales considerées sous les rapports médical, hygiénique et médico-legal*)半个世纪以来都作为了基础教材,激励着他的学生为临床精神病学的基本概念重新下定义。"②的确如此,在接下来的十五年里,法国无可争议地成为精神病学的治疗中心;埃斯奎罗尔对精神异化的想法也非常具有影响力。

埃斯奎罗尔似乎把具体的综合征定义为耽于某种特别的妄想的单狂(monomania)。抑郁性单狂即悲伤狂(lypermania),特征是妄想型忧郁症,或是我们所说的"精神病型抑郁症"。悲伤狂的症状与精神病型抑郁症的症状非常相似,以自我为中心,关注内心世界。相比之下,活跃、易怒的单狂患者在生活中太关注"外部的东西"。虚荣情

① 关于弗德勒的思想讨论出处同上,99—108。
② Franz G. Alexander and S. T. Selesnick, *The History of Psychiatry: An Evaluation of Psychiatric Thought and Practice from Prehistoric Times to the Present* (New York: Harper and Row, 1966), 138.

绪支配着此种患者：妄想经常围绕宏伟的东西进行，他们之中有各式各样的狂热，伪先知，假国王，认为自己被敌人用超自然的方式追杀。单狂有三种临床表现。埃斯奎罗尔在书中道，单狂可能是从"错误的前提开始，毫无偏离地从逻辑上遵循这个前提，最终得出改变其情感和意愿的行为的合法结果。除了在这方面有幻觉，他们的感觉、推理和行为无异于常人。我称之为'智识'上的精神失常的基础是妄想、幻觉、想法之间的错误联系、虚假、奇怪、错误的信念"。在其他的病例中，情感首先受到影响，辩驳理由充分，这一点使得某些人在文章中把这种情况称之为理智型躁狂症（manie raisonnante）。埃斯奎罗尔更愿意称之为"情感型单狂"（affective monomania）。第三种表现出意志的缺损，患者被驱使去做感到反感之事，但这是一种"本能，无法抵抗；是缺乏妄想或叫作本能的单狂"。比如，杀人狂即是如此。这种人"意志缺损，被一种暴力冲动所制服，缺乏道德上的自由"。在所有这三种形式中，疯癫不在于智识的缺失，而是在于智识与情感或意愿性能力丧失了联系；不是失去头脑，而是头脑变得缺乏组织。可以将之称为"精神分裂症"。

埃斯奎罗尔所说的躁狂症是一般形式的单狂。患者的妄想并不集中在一点上，智力的各方面都会受到影响。埃斯奎罗尔写道："不真实的情感、错觉、幻觉，以及本来没有联系的想法，一个接一个，毫无关联，速度极快，根据这些特点，躁狂病人可以很容易辨认出来。判断错误、情绪波动，以及意志力的丧失，等等，也可资分辨出是否躁狂病人。"躁狂症发作通常有潜伏期，初期表现为抑郁；但此状态只是"表示躁狂即将要爆发"。抑郁症时期预示间歇性躁狂的急性发作。实际上，埃斯奎罗尔的"躁狂症"和在 20 世纪和今天视为精神分裂症的急性发作指的是同一回事。他觉得这种病是明显的躁郁症。这至少可以说明一点，克雷丕林分类法中把精神分裂症和躁郁症进行区分的方面并非取得了很大的进展。但埃斯奎罗尔只是一个临床医生。而德国理论家把临床医生视为次等物种（德国理论家把很多人都视为次等物种）。①

　　埃斯奎罗尔是法国首屈一指的临床医生，但光凭他在同行精神病学家和病人中积累的名望，是不足以使其闻名于所有法国读者的。不过法国读者应该熟悉他。在巴尔扎克 1832 年所写，后被收录进《人间喜剧》中（*Contes philosophiques of The Human Comedy*）的小说《路易·兰伯特》（*Louis Lambert*）中，发疯的主人公的叔叔急于把自己生了病的亲戚交给埃斯奎罗尔先生照顾，但是接下来并没有解释谁是埃斯奎罗尔先生，以及为什么要把路易由乡下带到巴黎？对于一个 21 世纪的精神病历史学家来说，这是值得注意的。这可能是法国小说史上第一例描述典型的精神分裂症案例，"纯粹形式的疯狂"成为巴尔扎克宏伟的关于当时社会的鸿篇巨制最早涉及的主题之一。当今文学方面的专家认为，巴尔扎克之所以对精神失常感兴趣，是因为他在一次马车相撞时，头部受到了轻伤（的确，《路易·兰伯特》是在他恢复期间创作的）。真正困扰他的不是疯狂的基本性质问题，而是那时经常讨论到的天才和疯子之间联系的问题（确实，在路易变成不折不扣的疯子之前，他被描述成具有非凡的分析能力和想象力，很可能会成为天才）。然而，有人肯定会问，为什么在 19 世纪早期，会是像巴尔扎克、夏多布里昂等自身没有患病的伟大法国作家，经常讨论天才和疯子的问题，而不是由饱受疾病折磨的病人来讨论呢（像如今真正发生的一样）？病人有明确的动机去揭露这种病的积极特征。另外，为什么没有造成任何后果的头部轻伤会让年轻的巴尔扎克对精神失常感兴趣，而在他的书中，他没有将精神失常与任何身体伤害联系到一起？我认为巴尔扎克之所以会对精神失常感兴趣，是因为他的身边有很多这样的病例，这是他那个时代最主要的经历（这也可以解释埃斯奎罗尔在受过良好教育的公众中的知名度）。之所以会讨论疯子和天才的问题，最重要的是因为起初这种病让这种人最终要么成为疯子要么还是天才：这种人想得太多，活在自己的

----

① 　关于埃斯基罗尔的论述是基于下书：Semelaigne，*Pionniers*，124—140。

思想里。

巴尔扎克就是这样一个人。在《路易·兰伯特》一书中，主人公最后染病前（用我们的话来说，他成了重度精神病：在书中，路易要和一位美丽、善良、敏感、非常完美的女性结婚，这位女子还是该省最富有家族的女继承人。婚礼前夜，路易突然深信自己性无能，于是试图阉割自己，从此头脑就不再清醒了）。在路易的自叙中，他的内心世界被描述得非常真实，这是因为巴尔扎克是以细致的内省观察为基础。从童年起，路易就活在自己的想法中，焦点是心智（mind）。他分析了各种能力，并对创造力进行了探索。在他十几岁的时候，他试着写了《论意志》（*A Treatise on Will*），他的结论是，意志是最重要的心智：

> 表达新思想需要新词，或者重新定义旧词来扩大和充实内涵，兰伯特于是选择了几个平常的词来表达其理论的精髓，这些词已经模糊反映出他的思想。"**意志**"（WILL）一词用来命名思想得以成形的场域，或具体一点说，这个词是表达人们可以在头脑中再现外界生活行为的力量的总和。"**意志力**"（VOLITION）……指的是人按意志行事。对他而言，"**思想**"（THOUGHT）一词是"意志"的典型产物，也可以指代"思想"诞生的场域……他把意志置于思想之前。他会说："要思考，就要使用意志。"

兰伯特的素材依然是他自己。他非常的忸怩，也非常自省。他痴迷于语言。路易一生中像是被施了魔法似的去寻求语言，但语言并不是用来控制的自发力量。巴尔扎克认为这种特殊关系是了解路易性格特点的基础。在小说的第二页作者开始向读者介绍路易·兰伯特时，就已经着重介绍了这种关系：

> 对兰伯特来说，对于一个词的分析、这个词长什么样、词汇的历史，都是一种漫长的如梦境般的反思［*rêverie*］……他会经常对我谈到他阅读的东西，这时我会开启一段美妙的航行，这次的航行和过去的港湾的某个词相联系，就像是一只被激流带到草叶上的昆虫。我从希腊出发，来到了罗马，跨越了整个现代。

关于词的生命和冒险历程能写出多么出色的书啊！毫无疑问，词承载着其场景的印象；不同地方暗示不同的思想。但是从灵魂、身体和运动三重角度来考虑它不是更好吗？观察它，总结出它的作用、效果和影响，难道这还不足以让人陷入思考吗？大多数的词难道不是表达出来的某些想法的影子吗？这应该归功于哪位天才呢？如果需要一位聪明绝伦的天才来创造词语，那么人类语言的历史该有多长呢？字母的搭配，形式以及字母赋予词的轮廓，依据每个民族的性格特点，我们虽不知道那些民族，但在我们心中其实都记着……在"**真实**"（TRUE）一词中，难道没有蕴含了不起的正直吗？在简短的发声中，难道没有产生一种模糊、纯洁、毫无遮掩的图像，一种在所有事物中真实简单的模糊图像？这个音节流露出一种新的感觉。我以抽象概念的表达为例，不要想用一个过易到没法理解的词来解释问题，比如"**飞行**"（FLIGHT）一词中表达出各种感官的感觉。但是每个词都是这样吗？是不是每个词都充满了从灵魂中得到的生命力，并通过言语和思想之间充满奇迹的作用与反作用，来恢复灵魂的生命力？这难道不像是一个恋人从他所爱的人的吻中得到的爱，和他给出的爱一样多吗？仅凭其外表，词语就激活了人的头脑中的那个词语掩盖了的东西……①

巴尔扎克最后成为了一位伟大的作家，而不是一个疯子。他是如何知道思维这种过度反思的精神活动、对语言自主性的明确认识以及语言在物质上和感官上的特质，实际上是精神分裂症思维的特征？情况肯定是这样的：在巴尔扎克的生活圈子里，有同样给他留下差不多印象，皆为思维敏锐且有思想的人最终变成了疯子。精神分裂症患者在发病前，是聪明而热情洋溢的，尽管有些无条理的人。知识分子肯定熟悉 19 世纪中叶法国的现象，正如他们熟悉 16 世纪末英国的汤姆斯·奥·贝德兰（Toms O'Bedlam）一样。在《路易·兰

---

① Honore de Balzac, *Louis Lambert* (Paris：Dodo Press)，77；32；2—3.

伯特》将要出版之际，德拉克洛瓦(Delacroix)给巴尔扎克写了封信：
"我知道兰伯特……我自己就像是兰伯特那样的人……"①

　　1843年1月，在巴黎，世界上第一本关于精神病的专业期刊问世
（尽管我们会说它很明显是跨学科的），这就是《医学—心理学年鉴》
（*Annales Médico-Psychologiques*）。期刊名页面非常明确地标出这
本期刊的价值追求：一本"解剖学、生理学、神经系统病理学期刊，
专门致力于收集所有关于身体和心灵联系的科学、精神病理学、疯
子的合法医疗，以及关于神经症的性质的材料"。期刊主编是朱尔
斯·巴雅尔热(Jules Baillarger)，他是当时萨尔佩特里尔医院精神
病房的医生。在第一卷长达27页的引言中，他解释道，皮尼尔和
他的几个得意门生有了办期刊的想法，他们很久以来都在希望"以
法国学派的名义"实现这个想法。但是皮尼尔当时的考虑范围仅
限于病理学，而当前的这位巴雅尔热编辑的兴趣范围更加广泛。巴
雅尔热写道：

　　　　疯癫令人痛苦，但长期以来遭到大部分医生的忽视。即使
　　是欧洲最文明的政府，过去都经常把这种病和犯罪联系起来。
　　在本世纪初，科学的思考以及公共慈善事业集中关注疯癫之问
　　题，使得在这个问题的解决上获益良多。皮尼尔发声了，唤醒了
　　医学界，呼吁介入不幸的疯人的治疗，以及精神病院的组织形式
　　和引导机制。这给人的感觉是春天来了。公众对于这个姗姗来
　　迟但振聋发聩的声音，作出了回应。有了公众的正面回应，研究
　　精神病理学专门期刊的想法处处受到鼓励。

　　　　如今的情况不同了。1800年，专门期刊的创立做出了巨大
　　贡献。但在1843年，我们认为这还不够。内科医生、立法者、政
　　府代表，每个人都要在他们的职责范围内一起研究、治疗和保护
　　精神病人，而不需不断呼吁才会进行合作。在医学和公共政策

---

① 　引文出处：Yavorskaya, *Romantism i Realism vo Franzii v XIX veke* (Moscow, 1938), 151。

上，精神异化已恶化成为灾难性的十分不幸的社会问题。有大量的工作业已完成……这可作为有待完成的工作的出发点。改革和改善之门是敞开着的；采取行动即可……我们不再需要把所有的精力关注在一点上，仿佛要创建一个新学说或新制度。今天，精神异化科学的存在是无可争议的，每天的新发生的事情使内容更加丰富……因此我们可以不用这么费力……不用把所有工作都限制在引起读者对精神病病理学的注意力上，收集资料的工作范围可以扩大，涵盖所有与神经系统相关的工作……不再要像现在这样，孤立地对"疯了"进行研究，而是与其他研究联系起来，这肯定会对精神病研究有很大贡献……时机已到……各门类的科学家都应该聚集在一起，团结一心，彼此支持。若将之分开……阻碍了研究身心相联系科学的发展……

　　一方面，这解释了为什么我们给期刊这么命名，另一方面，也解释了我们为什么打算发表各种类别的文章……我们追求一个总目标：研究身心联系科学的理论和实践发展……事实上，研究身心联系科学并不完全属于人们正确理解的生理学范围之内；这种科学也可以进入病理学、神经症、白痴学以及精神异化等疾病的研究领域；同时这也引发了一系列的哲学问题，在某种程度上，人们会认为这与医学无关。因此，考虑到研究身心联系科学的复杂性，我们认为有必要将之划分到医学、心理学概论下。我们应该把第二部分留给解剖学和生理学，第三部分划给病理学。①

接下来就计划中三个部分每一个部分的主题进行了讨论。特别是对于（笔者认为是一般医学心理学的）"医学心理学概论"，巴雅尔热明确指出，脱离了精神的背景不可能理解精神病，且精神病研究提

---

① Pierre Baillarger, "Introduction," in *Annales médico-psychologiques : journal de l'Anatomie , de la Physiologie et de la Pathologie du Système Nerveux , destiné particulièrement à recueillir tous les documents relatifs à la science des rapports du physique et du moral , à la pathologie mentale , à la médicine legale des aliénés , et à la clinique des névroses* 1(January 1843), i—xxvii.

供了理解思维的关键钥匙。因此，该研究是一般人类科学的关键节点。对精神异化感兴趣者，也会对该期刊也感兴趣，再做一个大胆的猜测，此外该期刊还会吸引更广泛范围内的读者。巴雅尔热问道，不考察教育、道德和物质环境的影响，医生能理解人类认知中的反常行为吗？"这个或那个学派对心理学家或社会科学家的学说总会有瑕疵，对道德和智力现象理解非常狭隘，永远不要盲从，这很重要……关键是……审查那些在正常情况下支配我们思想、情感、行动的规律，以便发现导致精神异化和神经症方面的思想、情感、行动混乱，以及病理学规律。"事实上，该计划部分与亚当·斯密等道德哲学家，或是和现今的功利主义学者相似（尽管巴雅尔热只提到了洛克这一位英国哲学家）。巴雅尔热医生强调了哲学在其中的作用：

> 在科学研究中，研究的事实越复杂、越是与其他事实发生联系，哲学涉及的科学研究就越有必要。如今，研究作为道德和智力生物体之人类的科学事实恰好具有这种性质……人类科学不同分支之间有天壤之别，即假定它们之间有不可逾越的界限是［不明智的］，在现代教育中，……尽管是由不同元素构成，人仍然是一个整体。来自物质、器官和精神的力量以一种奇妙的方式在人身上得以巧妙地融合，孤立地考虑其中一方面是脱离了人的整体……①

另一方面，巴雅尔热坚持认为"纯粹的哲学问题"应该是完全不在期刊考虑范围之内的。刊物不会考虑一般的道德问题、本体论、逻辑问题。形而上学问题也留给别的刊物去研究。这位编辑意识到，该期刊的目的和中心主题，必然涉及有关"人的二重性"的辩论，即"主要对作为具有智力和道德的生物之人的研究"——唯心主义和唯物主义之间的辩论。他拒绝偏袒，在编辑政策上承诺采取折中的办

---

① Pierre Baillarger, "Introduction," in *Annales médico-psychologiques ： journal de l'Anatomie, de la Physiologie et de la Pathologie du Système Nerveux, destiné particulièrement à recueillir tous les documents relatifs à la science des rapports du physique et du moral, à la pathologie mentale, à la médecine legale des aliénés, et à la clinique des névroses 1* (January 1843), i—xxvii.

法。哲学只有和与人类有机体科学发生明显联系才会显得重要。

> 我们的目光将会始终停留在有机体上。如果我们暂时将目光移向别处,这只是为了探索推动有机体运动,使其作出反应的精神(道德)力量;这将探索思想的作用方式,这些想法将改变一个人,使这个人前行。神经系统是人际关系方面现象的特殊手段。有机体受到智力、感官以及自身的影响正是基于神经系统。因此,我们的注意力将放在神经系统的运作上,以便发现它在人类道德和智力生活中的作用。我们必须把生理学和病理学的全部数据集中用在理解神经症和精神异化上……我们医学心理学概论的目标必须明确、可行、积极,这将是医学方面的目标。①

有趣的是,1843 年《医学心理学年鉴》第一期的编者按中强调了经常与精神异化相提并论的神经症。巴雅尔热称神经症为精神异化的亚临床形式,同精神异化相似,它也是"人际关系失调",表现在"社交失调",在 16 世纪英国影响了"不满"者的一般的不舒适感——还没达到、但已经非常接近疯狂的程度——在当代美国社会中,那些刚成年的年轻人正常的"不安感"。简而言之,今天的专家会称其为"谱系障碍"(spectrum disorders),比如心境恶劣(dysthymia)、循环性精神病患(cyclothemia)、焦虑紊乱(anxiety disorder)等。在当时,这些疾病肯定已经非常常见,因此已被看成是正常现象了。我们现在知道在美国这是稀松平常的。显然,至少在 1843 年的巴黎,这些疾病相当普遍。

随着《医学—心理学年鉴》的创刊,法国普通读者对精神病医生所指的作为精神异常的精神异化发生兴趣,在某些方面兴致极高。在 19 世纪早期,公众更是饶有兴趣。在 1843 年的巴黎,精神异化一定是个热门话题。在学术界,很难不知道或者避开对这个话题进行讨论。从小说中对它的强调来看,似乎从那时起,公众对精神异化仍

---

① Pierre Baillarger, "Introduction," in *Annales médico-psychologiques*: *journal de l'Anatomie*, *de la Physiologie et de la Pathologie du Système Nerveux*, *destiné particulièrement à recueillir tous les documents relatifs à la science des rapports du physique et du moral*, *à la pathologie mentale*, *à la médicine legale des aliénés*, *et à la clinique des névroses 1* (January 1843), i—xxvii.

然兴趣盎然，其经验已经脱离了医学的背景，作为又一种（可能还是主要的）现代性元素融入生活结构中。精神病医生们自己继续其专业研究，研究疯癫，但其研究领域也包括了其他的更熟悉的"疯了"的形式，如白痴病（idiocy）和克汀病。

1843 年 11 月，来自德国的年轻知识分子卡尔·马克思（Karl Marx）到巴黎赴任另一份新期刊《德法年鉴》（*Deutsch-Französische Jahrbücher*）的编辑工作。对他来言，法国首都乃"新世界的新首都"（也是古老的大学里哲学学问的所在地）。来到巴黎他异常激动。很可能，他打算编辑的期刊被视作德法知识分子的合作成果。总的来说，正如马克思给他未来的编辑同事阿诺德·卢格（Ruge）的信中所说，该期刊意图"通过现今的斗争和追求达成了自我肃清（即批判哲学）"实现"意识的改革"。期刊具体的主题是依照读者的需求而定的。在给卢格的信中，马克思写道："我们希望影响我们同时代的人，特别是我们德国同时代的人……首先是宗教，其次是政治，皆为今天德国主要关注的主题。无论它们的存在形式如何，我们都要将其作为我们的出发点。"然而，很清楚，马克思的这段职业生涯最关注的不是社会制度，而是人类的精神。他很自然地将自己归于传统的德国哲学。当时的哲学界的权威有康德、费希特、谢林，最重要的是，1837 年后还有的黑格尔。马克思在 1837 年 11 月 10 日写给他父亲的那封著名的信中，他重申了把"历史活动"和"精神活动"等同起来的这个黑格尔的观点。对他来说，"总体而言，生活是一种智力活动的体现，这种智力活动在科学、艺术和私人生活等各个方面都有所发展"，思想的世界是"活生生的世界"，真正值得付出一切努力的成就（不是为了炫耀，而是"让真的珍珠重见天日"），是为了证明"思想本质和身体本质一样是必要、具体、牢固的"。所有这一切听起来确实和马克思后来的历史唯物主义大相径庭。1846 年后，意识被降格为对（多半是经济的）物质现实世界"有意识的觉知"，而且思想"没有历史、没有发展"，只是其承载者的阶级地位的附带现象。1843 年的卡尔·马克思会不会觉得巴雅尔热博士为《医学—心理学年鉴》所撰写的关于医学—心理学概论的章节意气相投? 这还有待讨论。

法国大众读者关注精神病学,这一点可能吸引了这位未来的科学社会主义之父,可能还有其他原因。对于精神痛苦,马克思并不陌生。虽说并无证据表明他需要就医,法国精神病医生会毫不迟疑地把他视为神经病患者。他所面临的身份认同问题简直可说是不可逾越的障碍(年轻时身怀理想主义,他以为自己已经克服了这个障碍):他是一个德国浪漫主义先锋、民族主义者和犹太人。作为德国民族主义者,他是反犹分子;而作为一名犹太人,他又是反犹分子的目标,并且不能完全感受到自己是名德国人。此外,作为一名德国民族主义者,他有民族自卑感,因此他对法国人深恶痛绝。但是他又钦佩法国,认为这是个模范社会。1837 年,他在柏林的期间学习了法律,还撰写了浪漫主义诗歌(正如他自己谈到的,诗歌"带着对时代的攻击的印记,与现行的、应该有的样子完全背道而驰")。显然,他不适应社会,不快乐,感觉孤独,睡眠方面也有问题。他"忍受了[请注意其用词]很多外界的和内心的刺激",变成了一个"萎靡不振、虚弱不堪的人"。他与哲学的纠结,特别是和黑格尔的哲学的纠结,让他好一段时间都"无法进行思考"了。他在"脏脏的施普雷河边的花园中疯狂地"奔跑。他知道自己生病了(他将这归咎于自己"徒劳毫无成果的脑力劳动"),他甚至咨询了医生,医生的建议是他去乡下待一段时间。不过这种情况后来告一段落。这位年轻人烧毁了自己写的诗来庆祝他精神健康得以恢复,同时不复存在的是他早期对自己的定位:他将不再是位诗人,从现在起他是一名哲学家。但是卡尔·马克思的父亲还不能肯定这个变化的意义所在,他仍在谈论有个"恶魔"控制着他的儿子,他怀疑卡尔的心灵和头脑是不协调的,甚至怀疑他是否有能力"成为真正的人,拥有家庭幸福"。①胆小的燕妮·冯·威斯

---

① 见马克思写给如下人物的信:阿尔诺德·卢格(Arnold Ruge)(1843 年 9 月)、马克思的父亲(1837 年 11 月 10 日),并见马克思的父亲写给马克思的信(1837 年 3 月 2 日)。

特华伦，也就是未来的卡尔·马克思夫人被她的未婚夫这种状况吓得不轻。

写于 1843 年的马克思的最早的两篇文章，《论犹太人问题》（*On the Jewish Question*），《〈黑格尔法哲学批判〉导言》（*Introduction to the Contribution to the Critique of Hegel's Philosophy of Right*），1844 年 2 月发表于《德法年鉴》的创刊号（也是唯一一期）上，这两篇文章试图解决困扰这位年轻人的两个身份认同问题。第一篇文章认为，犹太人的"国籍"是个虚妄的问题，是个错误观念，应该受到民族主义者的猛烈抨击。因此这篇文章证明了即使说马克思倾向于犹太人（很明显他并没有），他根本不可能认同为犹太人。消除了选择（德国）身份这个棘手的障碍，马克思加入了捍卫德国的事业。他的下一篇文章成为了民族主义的宣言书。这篇文章巧妙地将德国相对于典型的现代国家（英国和法国）的劣势重新定义为优势，因为只有德国具备了可以引发一场革命（可能指的是意识层面的革命，即他在写给卢格的信中说到的所谓时代的自我肃清）的哲学思想，从而实现人类潜能。与自我批评的德国人相比，自鸣得意的英国和法国实现人类潜能的可能性更小，它们现存社会的安排阻碍了潜能的实现，但英法对此视而不见，因此英法需要有更多的思想才行。①

法国广受承认的优越感是表面化的，德国才是真正优等的民族。马克思的这种证明，至少说服了他自己，比起先前带着民族自卑感跨越德法边境而言，能让他在巴黎过得更惬意一点。有一点可以支撑以这种方式对《〈黑格尔法哲学批判〉导言》进行的诠释：马克思对《黑格尔法哲学批判》的贡献从未超过其《导言》，并非因为马克思的任务业已完成。他原本打算继续写下去的。马克思在法期间所写的最重要的一篇文章，也就是所谓的《1844 年哲学经济学手稿》，一开头就

---

① 参见笔者文章对卡尔·马克思前两篇文章解释的原创表述："Nationalism and Class Struggle: Two Forces or One?" *Survey: a Journal of East and West Studies* 29:3(Autumn 1985):153—174.

引用了他在《德法年鉴》发表的文章中的宣言作为其延续。"我在《德法年鉴》已经预告了以黑格尔法哲学批判为形式的法理学和政治学的评论文章。"但另外有件事情引起了他的注意。尽管他的计划保持不变（他仍然认为，他可以以一种迂回的方式实现自己对读者的承诺），但法理学和政治学绝对不能再次引发他的兴趣。对于这位坚持认为存在决定意识的历史唯物主义的未来的理论家来说，这显得相当不和谐，但他现在关注的却是心理学。没错。马克思将心理学与政治经济学联系起来。在马克思二十六岁的时候，政治经济学最终引起了这位历史上最伟大的政治经济学家的注意，对此无人会感到惊讶。但是马克思还谈到构建人类的科学，即关于人的科学，并且坚持认为这应该是自然科学之一，将人视为有思想的有机体来关注。的确，当他在《1844 年哲学经济学手稿》的第五和最后一个片段详述黑格尔时，他讨论的是《精神现象学》(*Phenomenology of the Mind*)，其中有这样的批判性的评论："一致的自然主义或人文主义既有别于唯心主义，又有别于唯物主义，同时构成了两者的统一的真理……只有自然主义才能理解世界历史的行为。"①

《1844 年哲学经济学手稿》主要的贡献，也是 20 世纪马克思主义者认为至关重要的，是与私有财产有关的异化概念的发展。用德语写作的马克思选用了德语单词"*Entfremdung*"表示"异化"的概念。黑格尔用了相同的德语单词在《精神现象学》中描述在历史进程中精神把其创造出来的世界看作是客观的他者时，是脱离自身的异化。②《1844 年哲学经济学手稿》中的"异化"概念预示着马克思会把

① Karl Marx, "Economic and Philosophical Manuscripts of 1844," in *The Marx-Engels Reader*, ed. Robert C. Tucker, 2nd ed.(New York：Norton, 1972), 67, 115.

② 出处同上。此处采用的英译的德语原文为"Entauesserung"，字面意思是"客观化"，也可以译为"异化"。这使得文章的解释变得有点问题，并且需要更仔细地考虑"异化"每次使用时的上下文。使用德语原文可能可以化解这个问题，但由于对马克思的讨论在这本书的论述中只是一个副题，我还是选择依赖我上述英文版的《马克思—恩格斯读本》(*Marx-Engels Reader*)。希望有人能对我的解释感兴趣（或被我的解释惹恼），这样一来会去找德语原版来核对我的解释。

黑格尔从头到脚进行改变，将黑格尔的唯心主义转变成唯物主义，这一点在马克思主义学者中已经达成共识。但是，黑格尔的精神世界的"异化"是否就是马克思试图要理解和解释的现象，这一点并不确定。当然，马克思对黑格尔十分了解，若他不将自己对异化的论述同黑格尔的论述联系起来，那才会令人奇怪呢。不过值得注意的是，对黑格尔的详述是《1844年哲学经济学手稿》的最后一部分，这几乎算是事后的想法，是他不得不做的事情，是因为他先前向他的期刊读者白纸黑字许下了这个诺言。

如果马克思参与的不是和黑格尔的讨论，如果黑格尔不是他的异化概念背后的灵感来源，那么他是在向谁回应、又是在作出什么样的回应？这难道不是与精神病医生（alienists）和他们病人同样的异化（alienation）吗？法国人当时所理解的异化，1843年巴黎人都在讨论的精神的异化，亦为精神失常？不管马克思在巴黎的生活有多边缘化，不管他对法国人的精神生活有多不感兴趣，他在写作的时候绝对不可能没意识到"异化"对他的意义。如果他希望在巴黎待下去，也希望巴黎公众看到他的《德法年鉴》，那么他不可能不会想参与讨论，或不想对法国公众明显地感兴趣的现象提供他的个人的解释，哪怕他本人对此毫不感兴趣。而且他本人的确对此感兴趣。

《1844年哲学经济学手稿》中的异化概念与我们今天所说的精神分裂症症状（以及谱系障碍）惊人地相似。首先，人与其生产的产品异化，比如生产者身份被否定，把自己创造的东西视为客观现实，这是精神分裂妄想症重要的特征。其次，存在着人与其他人、与其社会性质发生的异化现象，比如不适应社会，孤立感，精神分裂自闭症。最重要的是自我异化，即与自身发生异化，也就是精神分裂症的"自我问题"，作为外在的力量嵌入到一个人的存在之中，不再受人控制，这是可怕的、令人迷失方向的自我或部分自我的经历。我们怎么可以说马克思所说的不是这种异化呢？有人可能会说，它是与私有财产和劳动分工相关的，不太可能与此相关。我们可以考虑一下。马克思在第一个片段中写道：

人与自身、与自然的异化出现在区别与自身的、与其他人的关系中,他将自身和自然都置于这些关系之中。……通过分析被异化的人的异化的劳动,产生了……私人财产。……的确,政治经济学的异化劳动(异化生活)的概念是由于私有财产的转移。不过通过对这一概念的分析可得知,尽管看起来是异化劳动的原因,私有财产其实是异化劳动的结果,这一点是清楚无疑的……这种异化是如何植根于人类发展的本质之中的? 通过把私有财产起源的问题转为异化劳动和人类发展进程的关系的问题,为这个问题的解决,我们已经走得太远了……

马克思补充道:"首先要注意的是,在劳动者身上以异化状态出现的一切,在非劳动者身上也是以异化的状态呈现的。"在第一片段的其他部分列出了劳动对工人的影响,马克思特别指出了劳动对劳动者思想的影响:"劳动确实为富人创造了美好的事物,但是却给工人带来了贫困。劳动创造了宫殿,但是劳动者却住着肮脏杂乱的小破屋。劳动创造了美丽,但却让劳动者身体变成了畸形。机器取代了劳动力,不过一部分劳动者随之回退到野蛮的劳动,另一部分劳动者变成了机器。劳动产生了智慧,但对劳动者来说,只导致了愚蠢和克汀病[原文如此]!"

马克思在文章下一个片段中暗示,异化的根源是人与人之间的分离。事实上,坚持个人自给自足会导致个人与他人的疏远,也会导致自我异化。共产主义试着将个体融到一个整体中,将"超越人类的自我异化",因为"社会在实质上是人与自然的完美统一,自然的真正复兴,人的自然主义和自然的人文主义都能够实现"。马克思继续写道:

首先要避免的是将"社会"重建成与个人相对立的抽象概念。个人是一种社会存在。一个人的生活,即使不直接表现为一种与他人一起的公共生活形式,也是对社会生活的表达和肯定……人,尽管他可能是一个特定的个体……也是一个整体,理想的整体,思想的主观存在和丰富的社会经验为个体呈现出来……因此毫无疑问,思想和存在是有区别的,但与此同时他们

> 又是彼此统一的……[在共产主义中，在公共生活中]，人作为了
> 一个整体，完整地拥有其整个本质。

能解决异化问题的共产主义不是简单的经济组织，甚至主要并非经济组织。然而，由于共产主义反映了异化状态（见上文），作为经济组织则是了解人心理的最好线索。马克思在关于共产主义的片段中写道："工业历史和工业既定的客观存在揭开了人类的基本能力，揭露了人类心理学的感觉……心理学是历史中最现代最接近感官的部分，但心理学仍是一本尚未打开的书，还成不了一门真正的、全面的、真实的科学。"[①]

这听起来像是直接回答了在《医学—心理学年鉴》创刊号中巴雅尔热的编者按：事实上，心理学作为科学的地位不可能成为马克思和黑格尔之间有争执的问题。因此，《1844年哲学经济学手稿》中对异化的论述可以解释为试图替黑格尔争得一席之地，但也可以合理地解释为试图解决精神异化（和神经症）的现象。精神失常的经历、对其进行解释的渴望可能是马克思理论建构其思想体系和马克思主义学说的根源。现代社会的精神疾病——精神错乱，而非现代社会的经济形式——资本主义，可能是这种思想和共产主义理想的灵感来源，成为经济决定论和对资本主义经济体系的分析的基础。这种分析可能让马克思主义主张的共产主义具有了科学性。这种猜想会令人惊诧莫名，但这至少是一种值得探索的可能性。事实上，对于有抱负的研究生来说，这是一个多么好的论文主题啊！

浓雾弥漫：德国人也疯狂

也许有人会问：如果说马克思在1844年关注的基本上都是与医学紧密相关的心理问题，而与经济学和社会变革无关的话，那么为什

---

① Karl Marx, "Economic and Philosophical Manuscripts of 1844," in *The Marx-Engels Reader*, ed. Robert C. Tucker, 2nd ed. (New York: Norton, 1972), 78—81; 73; 84—87; 89—90.

么他当时的想法仅在一年之后就会发生了巨大的转变呢？有两方面原因：马克思还没来得及奉上能让法国读者记住他的精神异化的相关话语，甚至还没能整理和翻译出自己所写的《1844 年哲学经济学手稿》，就被赶出了巴黎。再给法国读者说这些将毫无意义。而恰好在此时，这种话语所属的传统在德国已失去了其相关性。因为很明显《1844 年哲学经济学手稿》属于这样的传统：用德语写作，且彻头彻尾具有德国特色，这显然受到德国浪漫主义的观念和态度的影响。精神病学在德国首先出现的形式并非医学专门学科，而是浪漫主义的精神病学。它具有政治科学的倾向，本质上是哲学，且大多是学术的语篇而已。到 19 世纪 40 年代早期，这种已存在了半个世纪的传统已被时间消耗殆尽，法国人可能对此仍然保持兴趣，想要了解、对付、治疗或控制精神病的德国人却对其失去了兴趣。

　　关于精神病的两篇文章在 1843 年和 1844 年先后出现在医学期刊《生理学医学档案》(*Archiv für physiologische Heilkunde*)上，标志着在德国精神病学作为医学专门学科开始出现。作者是比马克思大一岁的年轻医生威廉·格里辛格(Wilhelm Griesinger)。格里辛格的父亲曾担任一所医院的院长，但不幸被一位患精神病的钢琴老师杀害，因此格里辛格深知精神病的危害。在图宾根(Tuebingen)大学学医时，他专注于生理学(虽然哲学可能是必修课)。他"不去上自然哲学家埃申迈尔(Eschenmayer)讲授的精神病学课程……而是表示出对黑格尔的思想的推崇"。1838 年，在柏林的马克思感到"精神崩溃"时，格里辛格已经获得博士学位，跟精神病学家在巴黎学习了一年，又当了一年的全科医生。在 1840 年到 1842 年期间，他成为一家精神病院的住院医生。那里有位叫罗伯特·梅尔(Robert Mayer)的患者自己曾是名医生(确实是位"精神病医生")，但并不狂躁(Irrenartz)。而且是一名博物学家。医患之间建立了友谊，这段友谊对格里辛格关于精神病学的观点产生了一定的影响。格里辛格在 1843 年和 1844 年发表了那两篇开创性的、对德国而言是全新的看法的文章，正反映了他的这段经历。

格里辛格对所有种类的精神障碍都感兴趣：弱智、过度生长型智力障碍（hypertrophied intellect）所引起的"非理性"，以及20世纪他的追随者会称之为精神分裂症和躁郁症的一种功能性重症精神病。他显然没有意识到这种功能性重症精神病是一种新的现象。尽管他也知道，这种疾病在那个年代正在传播，但他以为，像白痴等精神疾病只是一种身体上的病症，是大脑和神经系统受到刺激。不过，他基于临床观察的对精神病症状的描述显示出他的敏感之处。他的临床经验使他在观点上赞同法国精神病学家吉斯兰（Guislain），即所有种类的精神病都是同一种、单一的疾病，一开始会伴随精神心理上的痛苦（psychic pain），即所称的"基础抑郁"（the basic depression），表现为思想上和行为上的"病态的意志"。格里辛格认为，病态的神经会带来"根本性（心理）的改变"，即对先前的自我的异化，"内化外界的同时脱离外界"。患者"感受到的环境变得'截然不同'，拒绝接受此环境，以幻觉取而代之，最终会想要或真正实施毁灭性或自杀性行为"。显而易见，1844年可见到在某些德国人身上发生着这些变化，"比起在精神病院内部，在外头会更频繁地看到这种人，表现为长期的坏脾气、情绪化、怀疑、不信任、嫉妒、怨恨等"。后来格里辛格争取开办精神病私人诊所（private practice psychiatry），他提到可能不太一样的、"鲜为人知的患有精神病的群体"："'暴躁而脆弱'的人，'性变态者'、精神变态者（psychopath）、强迫症患者、神经官能症患者，都大量存在。"19世纪60年代，他们开始"明显感觉""身体不适"，不仅对于像格里辛格这样精明的临床医生是如此，而且同等重要的是对他们自己也是如此。于是，他们开始向开私人诊所的神经病学家和临床精神病医生求助。①

为什么说19世纪40年代德国在精神病院外面的疯子要比在里

---

① 格里辛格的论述和他的观点是基于下书：Klaus Doerner, *Madmen and the Bourgeoisie: A Social History of Insanity and Psychiatry*, trans. Joachim Neugroschel and Jean Steinberg(Oxford: Basil Blackwell, 1981), 272—290；于1969年首次以德文出版）。格里辛格的引文出处同上。

面的还多？为什么在1960年代前他们处于无助的境地？原因有二。第一，德国最早的几代精神病学家是浪漫主义的精神病学家，他们并不关注精神病患者本身，他们一心只想把精神病学设立为哲学的分支和一门学科。第二，德国最早的几代精神病和神经官能症患者是浪漫主义者及其公众群体，精神疾病被定义为人类的精华的表现，无需治疗，不是精神障碍，反而是某种亟待培养的宝贵的潜能。

概念的形成

英法的疯癫现象激起了人们对疯癫症的兴趣，对于这些患者遭受到的痛苦，人们愿意提供帮助，"精神病学"于是得以成形。不过对于"精神病学"这个术语的创造，德国人亦有功劳。与英法形成鲜明对比，德国的精神病学在一开始基本处在大学的高墙之内，即使不说是与世隔绝，也可说对外部世界的现实情况置若罔闻。笔者很幸运（躲避了对笔者持有偏见的指控），因为在三十年前已经"有人提出，哲学精神病学的文献正在大量产生，虽然没有实践基础，但这也是德国所独有的……如果将之看作是德国大学教授在内外交困的情况下、瞬息万变的社会中提高他们在大学的地位和威望的一种尝试，将会更好理解"。[①]在这个意义上，德国的精神病学遵循了其经济学的发展轨迹。这两门学科都可说是平庸教授寻求适合自己的研究角度以促进其职业发展的策略。尤其应该注意一点，两方面起初都被定义为是为了维护秩序（即行政），或重商主义财政官员（cameralist）学派的科学[②]（这两方面之间的对比又会是一篇优秀的

① Otto M. Marx, "German Romantic Psychiatry, Part 1," in *History of Psychiatry*(1990), 351—381; 380.
② 参见笔者的文章："How Economics Became a Science: A Surprising Career of a Model Discipline," in *Disciplinarity at the Fin de Siècle*, eds. Amanda Anderson and J. Valente(Baltimore, MD: Johns Hopkins University Press, 2001), 87—125;并可参见下书:*Capitalism*, 162—171。

论文题目）。18、19世纪德国在政治结构上分崩离析，反而使得此时在德国的大学比在别国要多。为数众多的大学，在文化上，尤其是其语言的统一使其自成一体，学术生涯可实现真正独立，并能摆脱与外界的关联或影响（这与现在在美国的情形十分相似）。教授们当然都是要迎合国王的需求的国家雇员（因此想要展示其在管理方面的用处，所以他们算是官员），但是庞大的大学系统的内部动力使得以下这一点更为重要：他们也要给自己的同僚留下深刻印象，讨好他们，并与之保持兴趣上的一致。

德国的大学有四个学院（法学院、医学院、神学院，再加上履行通识教育责任的启蒙（Aufklärung）学院，即哲学院），这四个学院彼此交叉，教授可能不止在其中一个学院任教。毫无疑问，对于爱思考、热切地追求精神生活的人们来说，这种舒适宽容的环境的创立促成了18、19世纪之交德国哲学的繁荣发展。"精神"（mind）是这个时期所有伟大的哲学家的中心话题。马克思写给父亲的家信中提及许多这方面的权威，如康德、费希特、谢林（Schelling），以及黑格尔。这四位哲学家中，有德国伟大的启蒙主义的代表人物康德和与之相对的三位唯心主义者、浪漫主义者和民族主义者。所有四位的中心话题都是精神。因此他们也都对精神病感兴趣，偶尔还会写与此相关的文章。在他们的圈子里，有思维能力的人表现出奇怪的非理性行为这样的例子比比皆是。以他们再熟悉不过的约翰·洛克（John Locke）的关于人类认知的文章里的观点，这种人就是疯子。浪漫主义派精神病学家只是这些伟大哲学家的首创精神的二流模仿者，其动机和能力都完全不同。无论伟大的哲学家的思想多么模糊不清，多么于事无补，仍然具有惊人的独创性和严肃的态度：他们对自己的现实经历感到困惑（尤其包括其精神现状在内）；必须消除这些疑虑。倒没有什么强迫他们这么做，但内心会有种紧迫感，令其必须把疑虑消除。这些思想家不折不扣地可说是有"灵"感。与之不同，浪漫主义精神病学家是掌握一门学问的专业人士，对他们来说，"专业人士"运用哲学或医学理论是其谋生及在社会上立足的基本途径。有能力的人才会有资格胜任这种工作:勤学苦读必不可少,还得按照要求读书并适当地引经据典。他们的头脑是令人钦佩的知识宝库,但却肯定不是思想的源泉。具有能力乃知识分子的重要特征,但按照其定义,其实也就是平常的智力而已。[①]为了在其他同样普通的哲学家或医学理论家中脱颖而出,教授们别无选择,只能借用其在某一特定领域的能力。浪漫主义的精神病学家是那些借用了伟大哲学家对精神疾病进行讨论的成果的人。[②]

有很多这样的教授和黑格尔一块儿学习过,其中有的和费希特有私交。但在三位唯心主义哲学家中,谢林才是对他们的观点产生了深远影响的人。他们所有人都认同谢林的《自然哲学》这本书。谢林的自然哲学思想是费希特(美化了的)广义的唯我论的发展的结果,唯我论假定自我是客观现实的创造者,假定"世界精神"(world soul)是自然界的创造者。[奥托·玛格斯[Otto Marx]评价浪漫主义的精神病学时谈到,无论在现代读者看来其论证有多"深奥",重要的是要记住,其论证产生了关于自我(ego)的心理学,为弗洛伊德的精神分析奠定了基础。[③]这确实能提供一些关于弗洛伊德的精神分析学说的相关信息。]谢林不赞成一元论的观点,"自然应该是使其可见的精神,而精神应该是看不见的自然",他于1797年在《论自然哲学》中写道,"在内在精神和外在自然绝对同一的情况下,必须解决如何使外在自然成为可能这一问题"。[④]他坚持认为,精神(mind)和物质是统一的,灵和神(spirit)是最发达的自然现象,是自然界的最高形式,因此也遵循同样的规律。灵和神也是自然界唯一自觉(self-con-

---

① 参见 Joseph Ben-David, "Science in a Small Country," in *The Ideals of Joseph Ben-David*, ed. Greenfeld(Piscataway, NJ: Transaction, 2012)。

② 有关完整列表,请参阅 Luc S. Cauwenbergh, "J. Chr. A. Heinroth(1773—1843): A Psychiatrist of the German Romantic Era," in *History of Psychiatry*,(1991), 2:365—383, 365。

③ Otto Marx, "GRP," 1:359.

④ 引自 Doerner, *Madmen*, 227。

scious)的部分，唯一能揭示规律的部分。因此，从这些首先要遵循的原则出发的演绎分析，完全独立于任何实证研究，反而是研究经验现实的最佳方法。此外，萌生于德国本土也带来了最重要的额外的优势："基于演绎推理方法的科学比牛顿的经验科学的认可度更高。"①人们知道的关于现实的所有知识都是本能的，是内在动力的结果。"人们只知道他们本能想知道的事情，试图让人们理解他们不想理解的事情是无用的。"②谢林写道。这起码意味着如果知识不是已经存在于一个人心中，就不可能学习到或分享到，这意味着这精神错乱是"内生的"，无法从外界去理解它。

随着谢林思想的发展，他开始强调，灵魂（soul）是本性的最高形式，是人身上神圣的元素，即"绝对"。在大多数情况下，人类的根本罪恶（原罪，人的堕落）阻止人类对之形成清晰直接的意识。"从绝对真理到客观现实没有平稳的过渡，只有完全脱离绝对，才能了解认知世界之源，要经过一次飞跃，……脱离绝对真理。"人的精神和现实是统一的，但世界—灵魂和自然之间没有真正的同一性，自然包括人的精神在内，每个人都要独自面对。（可从中得出以下结论：人们的意识可能是错误的意识，人们一定会立刻疏远他人，疏远同类，疏远真正的自己。确实，在这里不难看到来自黑格尔的《精神现象学》的观点，也不难看出卡尔·马克思从历史唯物主义角度对其重新进行的解释。）对谢林来说，这种分裂状态的"最恰当的比喻"就是疾病，尤其是精神病，"对自由的滥用导致了本性的混乱"，是"邪恶或罪恶的真正化身"。谢林将他称为"神"（spirit）的精神（mind）的整体和它的构成要素区分开来。这些构成要素包括：精神的无意识情感因素（Gemuet）和客观神圣要素，即灵魂，天生即有，有人也将其翻译为"mind"（精神）③，意志和智力的有意识要素（他称之为狭义的精神）。

---

①   Otto Marx，"GRP，" 1：360.
②   Schelling，*Von der Weltseele*（1798），quoted in Doerner，*Madmen*，227—228.
③   出处同上。例如，德尔纳作品的翻译者（Neugroschel 和 Steinberg）即作如此翻译。

灵魂不会受到腐蚀，但精神的其余部分应该得到控制。"精神的健康状况和精神取决于灵魂和思想深处的稳定联系"，谢林认为，这两者要是分裂，就会导致精神疾病。当人们无休无止地想要成为无意识情感因素当中并非占主要地位的那种人时，会出现忧郁症；当智力承受不住狭义的精神之中的快乐意愿时，会出现白痴的情况；当智力与灵魂分离时，"最糟糕的事情"会出现——精神错乱（insanity）。他在1810年写道：

> 既然人类精神以非存在的形式和灵魂相关，所以还以非理解的形式和灵魂相关。因此人类精神最深层的本质，如果从灵魂之外，即从上帝角度来思考，就是疯癫。疯癫没有起源，当非存在、即非理解的事物成为现实，当其想要成为精华时，疯癫便产生了。因此理解本身的基础就是疯癫。这就是为什么疯癫是必要要素，但一定不要出现，不被实现。我们称之为理解的东西，如果是真的、积极的理解的话，实际上只是有控制的疯癫。理解只可能在它的反面，即非理解层面显示出来。心中没有疯癫一面的人，是空洞的不毛之地。因此，反过来说：七分天才三分疯癫。这就是柏拉图和诗人们所说的神圣的疯狂。换句话说，当疯癫受灵魂支配时，它就是真正的神圣的疯狂，是灵感和效率的基础。①

他在后来的讨论中得出这样的结论："疯癫是地狱般的状态。"

善于变通却是德国的唯心主义哲学家在逻辑上所遵循的铁律，清楚、前后一致的定义并非其强项。还没翻页或刚过三两页，就公然有前后矛盾的表述，这个倒是他们所擅长的。但所有这一切却只是增加了他们的公众知名度，因为这些哲学家不但履行了知识分子的职能，还履行了极为重要的心理学家的职能。德国民众中的学者（Gelehrten）或有文化的市民（Bildungsbürger），即受教育的资产阶级自18世纪晚期以来就面临着令人烦恼的身份认同问题，而这三位

---

① Schelling, *Stuttgarter Privatvorlesungen*(1810)，quoted in ibid., 230—233.

伟大的唯心主义者从各个方面帮助他们定位。费希特、谢林和黑格尔的哲学思想有模糊且自相矛盾的特点，有对立利益和需求的人们可以从中找到促进各自特殊利益和相关特殊需求的信息。

多亏了谢林，大学里的学者能找到尊贵的教授身份——精神病的哲学家身份——这让他们在其他哲学教授和医学教授中脱颖而出，并提高了他们对国王的价值。起初，谢林取的名字"Geisteskrankheit"（精神病）引起了教授们对精神病现象的关注。至于他们以前是否意识到这种现象不得而知；是谢林明确了其哲学的意义（以及哲学对医学的意义）。接下来就可以选择谢林公开宣称的某一点来指导自己的思想。这些学者乃受国家雇佣，想为当时的王室服务，这个事实让他们持有这种观点，即精神疾病同时也是身体疾病。因为意识是天性（nature）的一部分，若（客观上）天性很糟糕，则必须接受控制，而不可使天性得以实现。各派的侧重点显然各不相同，据说早期在浪漫主义的精神病学内部有两大敌对阵营：精神学派（psychici）和身体学派（somatici）。精神学派的主要代表人物是海因罗斯（J. C. A. Heinroth）（莱比锡大学首名心理治疗教授，后来是该大学医学院的院长）。他认为，所有精神病的根源都是罪恶，需要治疗或管理，因此是患者的道德责任问题。身体学派的主要代表人物是马克西米利安·雅克比（K. W. Maximilian Jacobi）。他是德国第一批精神病院之一西格堡（Siegburg）精神病院院长，他认为，精神错乱总是身体上紊乱的迹象或症状。①教授多属精神学派，而在新建立的精神病院工作的多属身体学派，当然这种经历上的差异并不能解释观点上的差异。谢林的身心合一（oneness of body and mind）这一假设给这两种观点提供了同样充足的理由。奥托·玛格斯也断言很难在两者之间划清界限："人类这个概念在他们看来除了理性外，还包括信念和宗教。光是条分缕析还是不够的。了解什么使人成为整

---

① Otto Marx, "German Romantic Psychiatry, Part 2", in *History of Psychiatry* (1991), 2:1—25, 5.

体这一点对理解人类至关重要,尤其是在治疗那些精神上不再一体的人的时候。将宗教感情排除在外,只基于外部感知的线性情感概念现实的世俗观点将遭到所有人憎恶。"[1]

约翰·克里斯蒂安·赖尔(Johann Christian Reil)是德国精神病学之父,他命名了这个学科,有可能算得上是浪漫主义的精神病学家中最重要的人物了。他不属于上述两大阵营中的任何一个。他的年纪比其他人要大些,出生年代上接狂飙时期,下迎早期浪漫主义时期。赖尔的父亲本是位牧师,但他反叛性地学习了医学并在二十九岁时被任命为哈雷(Halle)大学医学教授。在哈雷大学任职期间,他从事过多方面的研究,包括解剖学、病理学、生理学、化学和药理学,见过患各种身体上的疾病的病人。他是德国的"一名热心的医学政治家、狂热的民族主义者",是费希特和民族主义宣传者阿恩特(Arndt)的朋友,还是"谢林的热情的追随者"。[2]在反对法国拿破仑统治争取独立的德意志解放战争期间(1813 年),"他对法国人的仇恨甚至超过了费希特。阿恩特这样描述他:'在某种程度上,费希特和赖尔是整个首都最悲惨的人,因为赖尔对当代事件的热情甚至比费希特更甚,对法国人的仇恨也更加强烈。'"[3]确实,令人震惊的是,许多浪漫主义的精神病学家是狂热的民族主义者,而许多狂热的民族主义者又对精神疾病感兴趣。[4]

德尔纳(Doerner)说:"赖尔所著的基本是诗歌和文学性质的人类学著作,他对疯癫没有什么实际经验。""人们普遍认为德国精神病

---

① 见 Otto Marx,"German Romantic Psychiatry,Part 2" in *History of Psychiatry* (1991),第 25 页。精神(psychici)和身体(somatici)的区别是由 J. B.弗里德里希 (J. B. Friedrich)首次提出的(他自认为是身体学派),但是正如考文伯格(见 "Heinroth," 373—374 页)所指出的那样,"显然,在 1811 年至 1842 年间生活和工作的精神科医生团体……有更多的共同点……超过了弗里德里希所认为的那样。"

② Otto Marx,"GRP," 1:361.

③ 赖尔的描述以及阿恩特的引用出自下书:Doerner, *Madmen*, 198.

④ 看起来甚至连神父雅恩(Father Jahn)都尝试用理论说明这一观点,见下书: *Krankheit als Afterorganisationen*(Doerner, 234)。

学的开山之作"，1803 年出版的《精神治疗应用于精神障碍的狂想曲》一书，针对德国医生、政府和受教育的民众，意图改善精神病的现状，书中洋洋洒洒差不多五百页几乎全在讨论"医师在治疗精神病过程中可能用到的所有的心理学方法"。①然而在引言中，作者俨然是一位称不上是热情，但也算是精明的从医的政治家、德国民族主义者，"他从外交政治和'身体政治'的重要性开始写起：只有在一个国家学会像自然界的万事万物之间一样和谐运行时，抱有为人类造福的崇高的目标的王室才会对精神病患者持高尚态度，对这'社会交往上不太成熟'的人群流露出家长式的关心"（这本来可能会让德国在关心精神病患者方面遥遥领先，而不会像在 1803 年那样，令人难为情地落后于英国和法国）。赖尔对自己、专业和国家的信心十足，他强调："我们这个无畏的民族有一个大胆的惊天动地的想法：最具毁灭性的流行病要从地球上根除。看起来我们真的快要实现了。"②

赖尔的书以及所有浪漫主义的精神病学的文献，只有几点用现今的观点看也令人感兴趣。第一，确定无疑，赖尔所持的是传统型的精神病概念。他也将精神病分成四类：白痴（Bloedsinn）、呆症（Narrheit）、躁狂症（Wuth）和固定妄想症（fixer Wahn）。赖尔引用的绝大多数的例子都来自国外，严重依赖于英国的哈斯兰姆和法国的皮尔和蒂索（Tissot），但是他没有意识到他们关注的疯癫和精神异化与以上所有四类有所不同，他们诊断为躁狂症或妄想型精神错乱（delusional insanity）的病例与他自己定义的精神病完全不同。的确，他自己诊断的躁狂症和固定妄想症明显都是与传染病和高热有关的精神问题。③他显然没有完全意识到疯癫（madness）的现象。

虽说跟本书中心议题并不直接相关，赖尔的治疗方法值得稍加

---

① Doerner, *Madmen*, 200, 198; Otto Marx, "GRP," 1:362, 361.

② Doerner, *Madmen*, 200; Reil, "Rhapsodies"出处同上，200。

③ Otto Marx, "GRP," 1:366, 363.

评论。与他的某些西方国家的同事相似，赖尔也建议在某些情况下可用罂粟汁搭配葡萄酒。但他建议优先采用的更喜欢的治疗方法完全是另一种类型。这些治疗方法包括"让患者挨饿、口渴，使用引发喷嚏的粉末、发泡硬膏（blistering plaster）、挂线（seton）、炙热的艾和烙铁或将炽热的蜂蜡滴在手掌上"，用荨麻鞭打患者，让患者感染疥疮，引发呕吐，让其浸泡水中，玻璃笼子装上老鼠放置在其皮肤上，脚掌上沾盐让山羊舔舐。"赖尔意识到他在提倡使用酷刑，"奥托·玛格斯写道，"但是在当时，酷刑是一种神圣庄严的欧洲传统。"历史学家奥托·玛格斯还补充说，赖尔"对那些意识到自己的逾矩（transgressions）和知道受惩罚的原因的患者保留体罚措施，包括用牛鞭抽打。在其他情况下，赖尔认为体罚'十分残酷'。护理人员不许打病人，只有监督员（精神病学专家！）可使用鞭子抽打"。对于那些用触觉方面的措施也无法恢复知觉的患者，"赖尔提出进行宏伟场景设置。漆黑的洞穴里布满最离奇的活物和死物，骷髅，'离奇的事物''皮毛'、冰柱、炮弹、鼓和鞭炮"，并且，对玛格斯来说印象最深的就是猫琴，"由活猫组成，用指甲敲击这些猫的尾巴"！"为什么他会用到猫琴？"奥托·玛格斯不禁要惊讶地发问。还有："我们读到，所有接受这样的音乐治疗后康复的病人都会发热①，这时要评估赖尔所想就更难了。"然而赖尔的观点是鲜明的：他的职责是"通过一连串的精神刺激，引导患者从最低等级的无知无觉状态进步到能充分利用理性"。这就要求精神病学家赖尔成为一位超人，病人得对之言听计从："他的演讲要言简意赅、生动形象。体型应起到辅助灵魂工程的作用，能够引发恐惧和敬畏。他应该身材高大，强壮有力；步态端庄，举止严肃，声音洪亮……他必须随着病人的想象和愿望，按照当时的情形，以及在自己令人惊讶的强有力的即时反应的天赋范围内，即兴对印象进行控制（对未来的精神病学家来说，这是多么令人满意的自我形象啊！）。""经过这样好几次对神经系统进行的强劲冲击"，可以

---

① Otto Marx，"GRP，"1：364，365.

确保患者对治疗师有这样的印象。因此赖尔建议："用滑轮组将患者升高到一个穹顶，所以他……能在天地之间盘旋；在他们附近开炮，用恐怖的白炽镣铐靠近他，将他们扔进汹涌的急流之中，丢到凶猛的野兽前……或让他们乘坐喷火的龙在空中滑行。曾经出现在地狱统治者的世界里的地穴里所有的恐怖元素都是可以利用的。"有人也许会问，这位口吐狂言的作者本人是否也疯了。相比之下，下面这个解释更容易接受。这另一个说法是赖尔的想象力丰富，显然喜欢让自己的同伴和脆弱的动物遭受痛苦，其原因是在德国传统里人们深爱的邪恶的力量——毕竟，那些精神分裂症患者经常依靠蛮横残忍手段作为自我肯定的方式（就在这本书提到的例子中，莫里茨和约翰·纳什虐待动物；约翰·纳什喜欢给儿童和他认识的弱势群体施加痛苦）。施虐狂虽然是以一个发疯的法国人命名的，但是一个德国的精神病学家克拉夫特—埃宾（Krafft-Ebing）将其定义为精神病种类中的一种特殊诊断类型，这是可悲的，并能引发人们的联想。一个精神病院比较历史学家在 1891 年评论道："德国人在酷刑方面似乎超越了所有民族，他们用体罚来给患者施加痛苦。"①也许所有浪漫主义的精神病学家都是精神病患者而不自知。

约翰·克里斯蒂安·奥古斯特·海因罗斯（Johann Christian August Heinroth）是德国下一代精神病学家中最重要的一位（也是第一位，因为赖尔是独树一帜的），他全心全意地赞同赖尔所有的治疗方法。他创造了"心身症"（psychosomatic）这个术语，为精神病学专业词汇作出贡献。他是个极为多产的作家，没有太多经验，却也用德语和拉丁语写了 31 本"精神病学"著作和许多文章——的确，他在同代人中以著作等身闻名。根据卢克·考文伯格（Luc Cauwenbergh）的说法，当代人想要替海因罗斯澄清，"秉公判断"，但即使他们对这首位心理疗法教授所编写的文章持批判态度："当时，海因罗斯的同时代

---

① Henry C. Burdett, *Hospitals and Asylums of the World* (London: Churchill, 1891), 1:62.

的批评家得设法克制自己,才不会去取笑他。他们很少说他的作品迷宫般难懂,他的思想绝对无用,或者说提出问题却并未解决这些问题。"考文伯格承认,海因罗斯的作品不易读懂,他是这么解释的:"理解困难的根本原因在于,他的每一本书都给人留下这样一种印象:书中没有连贯的思路,或者即使有连贯的思路,读者也没有发现。读者面临的问题就是众多概念之间没有明显的联系。"但是他坚持认为,这是因为读者局限在海因罗斯的 31 本书和众多文章范围之内。然而,"一方面要反复阅读海因罗斯的作品,另一方面通过代表人物的一些文章熟知德国唯心主义哲学,则会取得令人满意的成果。"他说,尤其是黑格尔的《逻辑学》,是理解海因罗斯的精神病学的关键。①的确,人们可以看到黑格尔(和卡尔·马克思)的逻辑学,费希特的存在论和谢林的自然哲学,都隐藏在海因罗斯精神疾病理论的背后:毕竟这些都是同一主题的不同形式。

　　这一理论的核心假设是,人们生活的目的在意识上与上帝合一(当然上帝也是"世界精神"或是"绝对"),这种合一是最佳的精神健康。精神健康的对立面是精神疾病,是由于人们违背这一目的而造成的。海因罗斯将之称为"人类对自己的人性感到恶心"(*mensch-lichkrankhafte Zustand*),马克思会称其为物种的异化。不过,海因罗斯认为心理疾病是罪恶的产物。精神健康"很少会处于最佳状态","这是(人)之罪,人类所有的麻烦都源于这种罪,精神生活受到的烦扰也是源于这种罪恶"。因为精神疾病患者要在道义上对自己所生的病负责,所以惩罚是唯一正确要做的事情:酷刑虐待(海因罗斯解释为"再教育")是其罪恶要付出的代价,就是如此。使用酷刑的另一个原因是这除了能恢复宇宙的秩序外,还能够带来"国民幸福"。德国浪漫主义的精神病学历史学家奥托·玛格斯对病人抱有同情,同理解赖尔的施虐倾向相似,他知道如何理解海因罗斯的施虐倾向。他写道:"和赖尔一样,海因罗斯罗列了过去残忍的匪夷所思的措施,

---

① Cauwenbergh, "Heinroth", 366, 374—375.

但并不加以谴责，因此受到批评。"奥托·玛格斯这样失望地提醒自己："其中一些可怕的措施在过去其实并不存在，而是德国精神病学家的最新发明。必须承认，海因罗斯在他的著作中对这些可恶的措施表示了支持和推荐之意。没有人知道海因罗斯实际上运用了什么措施，肯定是有限的措施。他引用了阿诺德的病例的文献，因为自己也缺乏实践经验，但他从来都是不厌其烦地批判其他人，说他们只是空谈的精神病学家。"①

海因罗斯所批判的主要是英法精神病学家。他洋洋洒洒地在其精神病学历史著作中批评英法两国，认为其精神病学在被介绍到德国之前，都处于令人痛心的不足的状态。考虑到当时德国的精神病学还处于起步阶段，他的做法是十分了不起的。其同行称为催生了德国精神病学。本是相关行业的历史学家，一旦下定决心，就成了精神病学家。精神病学史搭建起职业身份和国籍身份，精神病学也成为一门普遍感兴趣的学科。勒波尔特（J. M. Leupoldt）的《精神病学》（*Ueber den Entwicklungsgang der Psychiatrie*）是德国第一本专著，于 1833 年出版。正是在此书中，海因罗斯被确定为精神病学的创造者。早在 1818 年的文章里，海因罗斯称赞赖尔是精神病学的真正创建者，还称赞恩斯特·霍恩（Ernst Horn），因为他使精神病学实践的发展达到高峰。②霍恩是临床医学教授，在柏林的夏里特医院（Charite）工作，他是"费希特的追随者"。霍恩是坚信"劳动创造自由"的原则，他逼迫那所与名字颇不协调的医院（医院名"Charite"意思是"慈善"）里的精神病患者挖沟，其实过一阵又要他们将沟渠填满，把病人套上马车，拉着其他病人穿越训练场地。"军事训练被视为一种有效的方法，可以使人服从，而服从意味着健康，"德尔纳写道，"一位自己曾经也是患者的军人负责监管，且女性也用这种疗法，很快，在德国的其他医院此种疗法传播了开来。"这些劳动无益、累人，所以有益健康。

---

① Otto Marx, "GRP," 1:371, 373, 374—375.
② 出处同上，第 372 页第 3 节。

不过,霍恩还不加区分地使用其他的治疗方法,不出人意料,他也使用了"虐待狂型惩罚"。"数百桶冷水从上面倒下来,或是一股接一股的水强劲地冲刷在生殖器上,头被塞入冰块中或遭受水刑,他们这样做的解释是:'这能帮助精神病患者恢复正常的行为,服从管理,遵守纪律;它能让不说话的开口说话;打消想要自杀的人的念头;让安静的抑郁症患者有了自我意识;在一些情况下,产生恐惧或作为一种惩罚来维持秩序和安宁,效果颇佳。'"霍恩不仅是一位灵感丰富的治疗师,还是一位发明家,他发明了大量治疗刑具,一种以他的名字命名的装置——"霍恩刑具"。"使用这种刑具时,躁狂的患者从头到脚绑起来以限制其行动自由,关在黑暗之中。"1818 年,海因罗斯刚准备称赞霍恩充分发挥了精神病学最光辉的潜能,霍恩被夏里特医院解雇了,因为六年前医院里有一个不太理智的精神病患者在接受霍恩袋治疗(或者,确切地说,在霍恩袋中接受治疗)的时候死亡了。[①]可以断言,柏林是和世界上其他地方一样公正的。但这一点没显现在霍恩的结局上:他的"职业生涯没有受到不利影响",他被任命为治疗学教授,继续教学,就"精神病的特殊治疗"发表文章,备受尊敬。[②]

　　海因罗斯对本国人精神病学方面的成就赏赞有加,不过不要以为他对所有从古到今的外国的治疗疯病的医生(mad-doctors, alienists)都批判得一无是处。阿诺德被他认为是治疗疯病的医生中最好的,并借鉴了其临床病例。他相信,后来的精神病医生之中皮尼尔和埃斯奎罗尔做出了杰出贡献,是"一次飞跃"。(实际上,他这种宽宏大量没有得到回报。有人告诉我们,当海因罗斯以前的学生试图让埃斯奎罗尔这位法国的临床医生了解他们老师的观点时,埃斯奎罗尔只说了这句话:"是这样啊,你们德国的无名人物。")海因罗斯做足了功课,研究了英语和法语中有关精神疾病的文献,其能力是不容置疑的。他甚至采用文献里的十七种精神疾病的说法,在那时德国还

----

① Doerner, *Madmen*, 215—216;有关霍恩的描述出处同上,第 216 页。
② Otto Marx, "GRP," 2, 3, 6n.

无人提及。原来约翰·布朗提出的体力过剩、虚弱和超虚弱这三类，海因罗斯将之与情感、智力和意志这三种精神力量再加上几种亚类分别拼合，把精神疾病种类增加到三十六种。因此，如今精神病的种类一共达到了令人叹为观止的五十七种。海因罗斯替这些种类找到了德语和拉丁语名称，但使用起来前后不完全一致。一般他会依照谢林的用法用德语中的"Geisteskranke"称呼精神病，但也用"morbis mentis"，或"insanientes"。德语"Wahnsinn"是常见的翻译"madness"或"folie"的另一个通用术语，但这个词也有"躁狂症"（mania）的意思。在其他情况下，海因罗斯还把躁狂症称为"Tollheit"等。奥托·玛格斯写道，很明显，浪漫主义的精神病学家不喜欢下清晰的定义，这产生了一个普遍的问题，"当我们试图理解这一时期的精神病学的文献时会面临困难。像'melancholia'等一些术语，指的并不是我们所理解忧郁症的含义。不同的作者使用术语的方式不尽相同。翻译德国术语这个问题依然更加糟糕。一些德国术语恰恰是从英语或法语文献中翻译过去的！……偏执（Verueckungen），破坏型（Zeruettungen），思维混乱（Stoerungen），愚笨（Narrheit），疯狂（Wahnsinn）这几个术语有时意义完全不同。"[1]海因罗斯不愿意清晰地表达含义，让我们无法确定他是否理解他英国和法国的同行，并且要考虑到他并没有临床经验，这表明他的同行们关注的是哪种精神疾病，他可能都全然不知。对一般人而言，知识通常完全独立于理解，对可能包括海因罗斯在内的教授和理论家们来说尤其如此。

为了让我们的结论不过于片面，我们必须考虑在另一种情况下是否这样，也就是马克西米兰·雅克比（Maximilian Jacobi）的身心学（somaticus）占主导的情况。雅克比不是教授，与海因罗斯及大多数浪漫主义的精神病学家多有不同。他批判过海因罗斯的文章。他早期和浪漫派走得很近，在他年轻时，通过其父亲（宗教哲学家弗里德里希·海因里希·雅克比）了解了宗教哲学，又在更年轻的时候接

---

[1] Otto Marx, "GRP," 1, 372, 377, 373, 370; Doerner, Madmen, 334, 199n.

触过狂飙运动，他相继在德国耶拿大学（当时谢林在那里教书）、哥廷根大学和埃尔福特大学求学，在爱丁堡和伦敦接受过医学训练，翻译过图克（Tuke）对约克静修所（York Retreat）的描述，在医院当过医生，管理过 1824 年创办的德国第一批精神病院之一，有二百张床位的西格堡精神病院（开始是代理院长，后来是正式的院长），从开业一直到他 1858 年去世。以下是精神病学历史学家总结的雅克的特征：

> 他的病人成千上万，临床经验丰富。尽管在耶拿大学深入接触了浪漫主义，和浪漫主义的精神病学家们在慕尼黑和波恩一起学习，雅克比试图区分坚定的宗教信仰和医学专业写作。他的父亲让他有一种直接和信仰相关的直觉的知识。但是像医学等精神病学必须要基于"对自然界的冷静观察和最认真的归纳。"他确信自己的哲学教育将使自己不至于陷入普遍存在于精神病学中的"胡乱猜测的迷宫之中"。因此他公开与自然哲学脱钩。他的代表作是《精神障碍的主要形式与治疗学的关系》，第一卷《论躁狂症》①在其行医二十年后才出版。但在整个职业生涯中，他始终坚守自己的基本信仰，即不朽的灵魂及其作用绝不受精神疾病的影响。他所提倡的人类学与海因罗斯不同……在雅克比看来，人类学指的是对身心关系的研究，这里的心灵只限于人类和动物共有的那部分。不共有的部分包括个人的自我意识的精神和它所"追求的自由"以及对上帝的信仰在内，这些不在精神病学研究之列，因为这部分绝不受精神疾病的影响……像海因罗斯所说的那样，精神病学与道德扭曲和"道德沦丧"无关。罪恶或虐待会导致有机体退化……影响各个器官的功能，间接地造成精神障碍。但是精神障碍一直是身体障碍的迹象或

---

① *Die Tobsucht*，vol. 1，*Die Hauptformen der Seelenstoerungen in ihren Beziehungen zur Heilkunde nach der Beobachtung geschildert*（Leipzig：Weidmann，1844）.

症状。因此，雅克比否认道德或宗教主体对精神障碍的产生或恢复有直接影响。[①]

很有可能，雅克比的身心主义正确反映了其临床经验。在他的临床经验中他没有遇到英国人称为"疯狂"和法国人的*精神异化*的病例。就像我们从格里辛那里了解到的一样，直到19世纪40年代，人们在精神病院很少遇到过这种精神病。在雅克比所写的关于躁狂症的786页著作中，大多数篇幅都在描述他所遇到的精神疾病病例，它们当中绝大多数是与身体疾病相关的。一个典型的病例是某精神病人患有传染很快的肺结核，并伴有间歇性发烧和腹泻。当这些症状消退后，病人的躁狂也治愈了。因此雅克比评论道，有人说尽管病人曾患有宗教躁狂症，他后来对宗教问题却"极其无知"。[②]结论是，不存在宗教躁狂症。

与海因罗斯不一样，雅克比只把精神障碍分成八种类型。有两种是情志病（Gemuethkrankheiten）。这是由欲望的异化引起的：加强的欲望导致躁狂症（Tobsucht），压抑的欲望导致抑郁症。有两种是智力方面的毛病，即精神错乱（Wahnsinn）和愚笨混乱（fatuous confusion）。这两者都是由智力异化造成的。前者是异常亢奋的结果，而后者是智力衰退的结果。除此之外还有两种是谵妄和愚笨（folly）。这六种病况截然不同，但经常相并出现，或是一种病况转化为另一种病况，也是由相同的身体障碍所引起的。根据雅克比的统计数据来看，最常见的状况所带来的症状依次是酗酒、分娩困难、突然失血、伤寒、剧烈运动、痔疮出血和肺结核。剩下的两种是先天性的精神障碍——呆小病和白痴病。

正如前面提到的一样，由于精神学派（psychici）和身体学派（somatici）两个阵营的代表人物都赞成谢林关于在生病或在健康状况下身心都是一体的观点，两者关于精神病性质的观点无法截然区分。

---

① Otto Marx, "GRP," 2, 4—5.
② 出处同上，第5—6页。

法国的精神病学家只有在与临床特别相关时，才会愿意考虑哲学，且不会提出任何假设。德国的浪漫主义心理学家受哲学的影响很深，其基本假设（身心一体）必定会反映到其对于有病的心灵的观点上。奥托·玛格斯引用完文章后写道："除此之外，我们没有找到区分那些具有丰富临床经验的人和那些缺乏这方面训练的人的简单的方法……雅克比在西格堡精神病院任职期间没有改变他的基本信仰。"雅克比有两点值得称赞。第一，他不是施虐狂，虽然他认为有暴力倾向的精神病人应该约束起来，如在特殊限制活动的椅子上待上六至八个小时、洗冷水浴。他也不反对使用转椅，但他觉得酷刑就是酷刑，而不是治疗的方法。他更愿意治疗患者精神疾病背后的身体疾病，而没有发明任何工具对患者进行"再教育"。他诊断为躁狂症的患者中几乎有一半（111 个男性患者中有 45 个，117 个女性患者中有 49 个）恢复了健康。第二，他在思想上是诚实的，他承认，到他五十多岁时，德国的精神疾病发展历程发生了一些变化，而他并未将这些变化考虑在内，所以，他对这一发展历程的解释不再有意义。这就是为什么大部分他所费心写就的关于综合精神障碍的著作，却并不去付梓出版。其实这可是他二十年艰辛工作的成果啊。不过有一本《论躁狂症》于 1844 年问世，在格里辛格向德国精神病学家和神经学家揭示疯癫/精神异化的同时，雅克比意识到他无法为自己职业的发展做出贡献，因此退出理论方面的争吵，将余生都致力于尽力为患者提供最好的服务。

高调看病情

　　了解了德国大多数精神病院都采用何种治疗方式后，人们很容易理解为什么德国上层阶级的精神病患者和神经症患者不愿意寻求精神病医生的帮助，并且希望向世人隐瞒他们的病情。但是，他们之所以不情愿，不仅是因为他们害怕那些打算用某些方法拯救灵魂狂热的精神病医生，而这些方法让西班牙宗教酷刑相比之下都像是捏脊按摩。早慧的赖尔还没有来得及展望到未来这些他的思想的继承者并为其取个响亮的名字，疯癫现象已开始出现在德国的中上层——受教育阶层（*Bildungsbürger*）当中。在欧洲大陆，受教育阶层可能是首次或者说是染上这种新型的精神疾病的第一批人，这是由于他们接触到了在欧洲大陆还不普遍，但在德国社会结构中却非常严重的失范现象。在此重申，处于失范结构情形下的个人随时会感染精神分裂症谱系中的某一种病。比如，显而易见，社会的极端失范是公元 1 世纪罗马奥古斯都皇室家族继承人的经历。尽管他们的精神病可以归咎于其他原因，但至少卡利古拉（Caligula）和尼禄（Nero）极有可能是精神分裂症。那么，离我们的时代更近一点的，可能就是马丁·路德（Martin Luther）了，因为他个人所处的社会状况完全可以描述为是极端失范的。这样有趣的个案可能给具有超常洞察力的精神病医生带来难题（也就是说，他知道这些案例与任何器质性精神疾病在种类上都是不同的），但是他又相信所有精神疾病的病原都是器质性的。但是社会学家或历史学家并不觉得出现的这些案例是难解之谜：只有当精神疾病的起因不再具有随机性，换言之，失范在某种程度上开始影响到人的神经系统，并且精神疾病作为失范的产物感染的是特定人群的时候，才会出现这种问题。本书的论点是这种现象自 16 世纪以来一直在发生，主要论述的也是此现象为什么会发生的原因：民族主义导致了系统性的失范，并影响了大众的心理健康。首先，在 16 世纪的英格兰诞生了全新的现实观，然后蔓延到了边界重新被确定的爱尔兰和法国。但德国的情况有所不同。

在德国，精神疾病的出现比民族主义的出现要早。我已经在我的三部曲中的其他地方详细描述了受教育阶层的境况，18 世纪德国的情况当然并不会因我的书的出版而改变，在此我重复一下我十八年前观点即可。① 这个阶级是受过教育的资产阶级，是通过德国大学

---

① *Nationalism*，293—358.

从普通的中产阶级和社会底层中培养出来的受教育阶层，表面上比普通资产阶级社会地位更高。在德国启蒙运动（*Aufklärung*）的盛行时期，大学教育的名望进一步提升，同时此种教育（*Bildung*）不考虑职业的实用性，而是作为形成内在精神（也称作 *Bildung*）的方法。其中，尤其哲学系的声望得到提升，这是一种新的教育理想。法学和医学博士仍然比从人数多得多的神学系和哲学系的毕业生的地位要高。法兰克福颁布的最后一项节约法令，把法学博士，医疗从业人员、贵族归入最高的五个阶层的城市居民当中。但是，正如斯达尔夫人（Mme de Staël）会马上回应的那样，所有的学位都为个人进入社会赢得了一张入场券。受过教育的人似乎是在平等的基础上与贵族进行交往的，因为教育，尤其是以人文主义为导向的而不是以职业为导向的教育，其本身就是"高贵的"。各个大学鼓励其毕业生提升自尊心并且期待全社会对他们有更大的尊重。但在这个社会上有影响力的人物，即贵族和官僚，却并不尊重他们。尽管受教育阶层在普遍受人轻视的普通民众之上，但他们仍在社会底层，并因自己所处的地位而感到恼火和不满。这种地位上的不一致，使他们成为失范最大的受害者。

　　到 18 世纪末，他们之中很大一部分人也遭遇了接受教育之后仍然失业的境遇。大学创造了一个庞大的社会阶层：在 18 世纪下半叶的任何时候，德国受过教育的普通民众可能有十万之众，再加上他们的妻子和孩子，在 1800 年大约是二千万人口的 1.5％到 2％。也就是说，这一社会阶层在规模上与贵族阶级旗鼓相当。这些人中的绝大多数人没有私人财产，若没有赚钱的工作则无法养家糊口。尽管追求知识本身就是一种理想，这些人的教育仍然以职业为导向。他们的理想是在享受教育（*Bildung*）的同时，在政府行政机构、教会，还有大学的法律和管理部门谋得闲职，来养活一家人。但到了 18 世纪末期，行政机关提供给他们的机会减少了，因为出身贵族的官僚比例增加了，从 1770 年到 1786 年，这个比例上升至 37.8％，从 1786 年到 1806 年，更上升至 45.23％。最好的职位仍理所当然地由出身名门望族的人占据。这一情况在法律部门要好一些，但也没有好太多。1788 年，《柏林月刊》（*Berlinische Monattschrift*）评价道："申请公务员职位的年轻人太多了，以致所有的行政服务岗位都不堪重负。"哪怕有一场致多人于死地的流行病导致有些职位空出来，如果将申请的人数与岗位的数量相比较，就可知现在没有任何希望可安排他们所有人或大多数人从事其专业相关的工作。当时的教育状况要求他们作出牺牲。

文职工作甚至更是一职难求，尽管就这一职业来说，受教育阶层并没有来自贵族的竞争。然而，从 1786 年到 1805 年，普鲁士的教会职位总共有 584 个，而仅在 1786 年，哈雷大学（在整个大学的 1 156 名学生中）神学系的学生就有 800 名。德国神学系博士为了谋生，成为了贵族子女的家庭教师。一名记者在 1785 年反映道："一整天都是如此，从一家匆匆忙忙赶到另一家。靠上课赚来的钱仅能勉强维持生计。所有人都脸色苍白，面容憔悴，体弱多病，到了四十岁才能博得宗教法院的同情。"最后，毕业生大军中只有一小部分人去了大学任教。1796 年所有的德国大学（奥地利除外）合起来只有 658 名教授。成千上万名受过教育的人中只有个别人被聘用（作为家教），或者干脆一直处于失业状态，他们形成一个庞大的"独立的""不受束缚的"知识分子阶层。他们中的许多人转而成为自由撰稿人。在 1771 年，在德国像这样的作家有 3 000 名，而到了 1800 年，则多达 10 650 名。①但是写作无论如何都不是一个赚钱的职业。当时最成功的作家之一，维兰德（Wieland），1776 年在其主编的杂志《德意志信使》（*Der teutsche Merkur*）中写道："挨饿的诗人群体每天都在增多，结果还是……活活饿死。"他们变得尖酸刻薄，作品讽刺他们有钱的主顾，那些不立志效仿奥古斯都皇帝的君王们，或讽刺那些家

---

① Martha Woodmansee，"The Genius and the Copyright：Economic and Legal Conditions of the Emergence of the 'Author，'" *Eighteenth-Century Studies*，17：3（Summer 1984），425—448.

中餐桌上有正餐等着的诗人。①维兰德自己能吃上一日三餐归功于他的职位。首先，他在比伯拉赫县（Biberach）当一名文书，又是埃尔福特（Erfurt）大学的一名教授，还是魏玛王子们的家庭教师。但必须指出的是，他之所以能担任这些职位是因为他作为一名文人的声望。因此，这可能是最糟糕的情况——但总还有希望。

　　怀抱着获取更高社会地位的希望，这些知识分子拒绝向他们的现实处境屈服：他们宁愿饿死，也不愿意放弃实现社会告知他们应得社会地位的渺茫可能性。一方面他们通过受教育获得的自尊在启蒙运动的思想中得以加强。另一方面当时的前民族国家的社会（pre-national society）本质上静止未变，还是那些社会阶层，传统的疆界没有变化，既定的、长久以来的社会关系也并无改变。社会疏忽了他们。这之间的鸿沟令人痛苦万分。向上流动是其中的一个新现象，不能被传统社会所容纳。而对受教育阶层来说，向上流动性使其在心理上左右为难。对于他们所出身的阶级，他们和上层阶级一样蔑视；对于不接受他们的贵族、官僚和上层资产阶级又感到愤恨。他们无法成为他们渴望加入的那个社会中的一部分，又不希望成为事实上已经与之有所联系的社会中的一部分。克里斯蒂安·加夫（Christian Garve）写道：“缺乏财富和空闲的人都无法进入‘好社会’，但是他们也觉得农民、机械师、工匠、学徒、小店主，还有学生所组成的社会中人们举止粗俗散漫，言语难以理解。”②他们被悬置在两个社会之间，在两个世界中都不合适，并总处于痛苦之中。就像他们的代表人物安东·莱瑟（Anton Reiser）在莫里兹（K. P. Moritz）的证词上说到的，他们常常“感觉到人性受到市民［中产阶级］处境的压迫”。③难怪这一经历让如此多的知识分子感到沮丧、厌世、痛苦，以致法国精神

---

① 见维兰德在下书中的引用：Henri Brunschwig, *Enlightenment and Romanticism in Eighteenth Century Prussia*（University Chicago Press，1974），140。

② 引文出处同上，第151页。

③ Karl Philipp Moritz, *Anton Reiser：A Psychological Novel* trans. P. E. Matheson（Westport, CT：Hyperion Press，1978），329. 翻译者把这句话翻译为 “humanity oppressed by its social conditions”（人性受到其社会环境的压迫）；但是，这并没有传达出 bürgerliche 的含义，因为 bürgerliche 强调的是中产阶级以及平民的生活的现实。

病学家很快将其称之为"神经症"（neurosis）。这成为了阶级的祸根，并且早在18世纪70年代，这一阶级的成员就表现出了明显的疯癫症状。

受过大学教育的人中有十分之一是作家，可以从大量直接的书面材料中明确判断出他们的精神健康状况，作为统计数据的间接证据的补充。书面材料充分证实了这一观点，受教育阶层普遍得了精神疾病，不过有的症状严重，有的临床症状不明显。而这些材料始于18世纪70年代早期，即所谓的天才时期（Genie period），或叫作狂飙突进运动时期，是年轻的知识分子群体的作品。这些知识分子集聚在歌德周围，在支持狂飙运动的其他成员中，还包括赫尔德（Herder）、默克（Merck）、伦茨（Lenz）和克林格（Klinger），幕后主要灵感来源是哈曼（Hamann）。狂飙运动是浪漫主义的原始形式（也就是说，除了名字外，一切都具有浪漫主义的特征），是民族主义的思想运动，反对启蒙运动的价值观和象征符号（比如理性的个人、普遍的理智倾向、求知、惯例、文明，法国作为最开明最文明的社会，还有法国式的一切），推崇集体、奔放的情感、未经学习且非常规的天生创造力，不向任何规则屈服（这被定义为富有创意的天才）；推崇自然以及任何被认为是自然的东西，也就是未接受过教育和没有开化的人——"野蛮人"、妇女、儿童；推崇德国人种和德语。取自克林格的一出戏剧名的"狂飙运动"一词，抓住了年轻人对世界的看法、文学的风格，以及品行，表示富有创意的天才的根本态度，以及热情。歌德来自一个贵族家庭，有独立财产。而克林格很早就发现军旅生活带给他一种兴奋感，这恰好是他在一群暴躁又气势逼人的朋友之中所寻找的。继而他成为一名军官，有着辉煌的职业生涯，而这个核心小组的其他所有成员在关键的青年时期就陷入了上文所述的受教育后又失业的状态，不幸地遭遇了失范，直到他们生命的尽头。狂飙运动历史学家罗伊·帕斯卡（Roy Pascal）写道："生活中的所有情况似乎都凑到了一起，加剧了在狂飙运动者身上常见的性情躁动；且在这些情况下，这种躁动产生了一种更广泛、社会性的哲学意义。在现代社会，它很有可能被视为个体问题的典型表现。"①

六名主要的狂飙运动成员中，有四名在今天会被认为是精神病患者。哈曼和赫尔德是躁狂抑郁症患者，或者说至少是严重的循环性精神病患者；默克最后自杀身亡；伦茨在今天的维基百科上一定会被认为是偏执性精神分裂症。但是人们并不认为他们是精神病，并且他们自己也不如此认为。和哈曼说过话的人认为哈曼"无法理解的怪异"，而不是"古怪的"（bizarre）、"不能理解的"（ununderstandable）精神分裂的思想和语言。他形容自己"比亚历山大驯服的那匹马更害怕阴影"，并且自豪地写道："我无所事事，不肩负什么责任……我会特别想工作或是玩耍，但却可能一事无成。诺亚在他的方舟上坐在摇椅里摇来摇去，我也和他一样。然而，人生在世这种痛苦是我们异质性的唯一证明……这种鲁莽的躁动，这种神圣的疑心病也许是一把火。我们是作为祭品的野兽，必须经过这把火才能被保存下来，才能逃脱这个世纪的腐朽力量。"②因此，他们的痛苦是神圣的，是神圣的疯狂，是灵感和效力的来源，（正如谢林和浪漫主义者后来所宣称的）是独创性的证明，即天生的创造力的证明，表明他们仍有纯洁的灵魂，免受太多文明之恶的污染。这种褒扬的角度使得精神疾病成为了一种荣誉的象征，帮助那些难以定义自己、在理想和社会的现实中挣扎的病人，建立一个崇高的身份，而这个身份还有额外的优势（对于那些患有意志方面的疾病且无法持续努力的人而言极为重要），他们什么也不用做，然后可以说自己的状态是天才的证明。无疑，幸运的歌德为这个一厢情愿的想法贡献良多，在《诗与真理》中从他成熟时期的角度评价了这个想法，对不幸的昔日好友忍俊不禁：

　　一个新世界似乎突然得以形成。医生、将军、政治家，以及

---

① Roy Pascal, *The German Sturm und Drang* (Manchester: Manchester University Press, 1967), 7.

② 引文出处同上，第9—10页。

几乎所有之前标榜过自己在实践或者理论方面杰出的人都被要
求成为一名天才……天才这个词成为一切的关键，由于它被如
此频繁地引用，人们开始相信"天才"一词应该代表更普通的人。
由于每个人都有资格要求其邻居应该是一名天才，人们开始认
为自己也是一名天才。人们相信以下这一说法已是很久以前的
事情了……这一说法是："天才"是法律法规赋予人的力量，是人
所做之事的结果。其实正好相反：只有违反现有的法律，推翻法
令条例，天才才会显露出来，因为天才公开宣称其权力不受限
制。因此成为一名天才非常容易……如果一个人绕着地球慢跑
却不知道自己为什么要这样做或者要去何地，那么这么做就会
被称作是一次天才之旅。做一件既无意义也不实用的事情就是
天才之举。热情的年轻人之间有些人确实很有天分，他们在无
限之中迷失了自己。①

帕斯卡写道："赫尔德忧愁的气质可能让我们对狂飙突进运动的精神
有了最深刻的领悟……歌德的《浮士德》最能反映狂飙突进运动的心
理最深刻的洞见，而赫尔德被认为是其原型，这不是没有道理。"赫尔
德拥有的美丽心灵受到朋友、熟人极大的赞赏。然而，显而易见，对
于他周围的人来说，他是一个非常不友好且难相处的人：当现代人提
到他的信件和日记反映出来的品行和性格时，会说读起来非常像是
约翰·纳什（John Nash）的个人回忆。和纳什一样，赫尔德心情低
落，情绪不稳定（他的情绪在"狂热的热情和忧郁的疑心病"之间来回
变化），但又非常理智："比起事件、人物来，理论、想法于他更加真
实。"他是个野心勃勃、傲慢自大的人，但是他又对自己不自信，害怕
批评，毋庸置言，这肯定了他的自我怀疑。他的对付办法就是伤害别
人。"他猛烈又尖刻地攻击敌人，经常带有浮夸的愤慨……在精神或
实际上对任何人的亏欠都很有可能激起他的怨恨，他以个人特有的

---

① Goethe, *Truth and Fiction*, vol.2, bk. IXX 引自 Henri Brunschwig, *Enlightenment*, 214。

方式嘲笑自己的朋友,这让他们感到羞耻和不公。"歌德非常害怕赫尔德的"恶意的攻击",因此歌德向赫尔德隐瞒了要写《铁手骑士葛兹·冯·贝利欣根》和《浮士德》的计划。维兰德写道:"这个人就像一朵带电的云。这颗流星要离得远还行;可但愿恶魔有这样一位邻居盘旋在周围……我受不了如此坚信自己的价值的人,更糟糕的是,我无法忍受有个个性太强的家伙不停地愚弄、嘲笑着别人,以此为乐。我宁愿有一打金字塔隔在我他之间。"①人人都能感觉到赫尔德具有"分裂样人格"(schizoid personality)的特征。不过,不用把他极具影响力的想法当成是妄想,事实上,他的病还处于萌芽状态。

　　魏玛共和国的成立,让赫尔德冷静了下来,他从来没有达到(或者跳过了)重性精神病的阶段。可他年轻的朋友伦茨则没有他那样的延缓病情的机会了。在这个可能是德国首例知名的精神分裂症患者的周围,却没有人认为他生病了。他的情况看起来像是生病了——歌德在魏玛时期曾写道,必须把伦茨当作"一个生病的孩子"来对待——可他们却将他视为富有创意的天才,且人们并不想对他的情况加以治疗或控制。默克(Merck)评论道:"人们喜欢这小伙子还喜欢不过来呢。真是天才与稚气的奇特结合!"在一个人成年时期仍有孩子气跟天才并不完全是一回事,但这也是一件好事:它证明了一个人拥有真实的个性并抵制了令人性丧失的文明的影响。伦茨自己也确信他所受的折磨是一件礼物,摆脱这种折磨将会是"最大的不幸"。他天真地承认:"我最大的痛苦是由我自己的心造成的,但是,不管怎样,如果我摆脱了这份折磨,那才是最不能容忍的。"他出现了幻觉,被内疚感所折磨,认为自己有唤来死人的能力(至少有一次他试图这样做),好几次都试图自杀。在清醒的时候,他意识到他自己的想象力确实会伤害到自己,他伤心地说:"我的哲学思考一定不能超过二至三分钟,否则就会头痛。"他的作品"热情洋溢,但不连贯,总是很难理解"。尤其是他的散文"杂乱无章,没有体系"。在经济上和

_____

① Pascal,*Sturm and Drang*,12—19.

社交生活上，他必须有人照顾。大概有五年的时间里歌德资助他，邀请他到魏玛共和国做客，还提供其他补助。但这位大人物的得体概念和他所说的"伦茨的愚钝"是格格不入的，在贵族的环境里这是完完全全的无礼冒犯。并且这位大人物认为任何人在他头脑清醒的时候（伦茨的头脑被假定为清醒的）都有责任区分什么情况下要发挥他的天赋，什么情况下要出于最简单的礼节而对它严加控制。歌德与伦茨决裂，让人把伦茨驱逐出了魏玛共和国，从此二人不再说话。伦茨于 1792 年死于俄国，他已经彻底地疯了。但直至最后，在这个当时对疯癫一无所知的国家，在新兴的俄国贵族知识分子中他的许多朋友都赞赏他。尼古拉·卡拉姆津（Nikolai Karam-zin），俄国的首位小说家，曾这样描述他："没有强烈的感知能力，克洛普施托克（Klopstock）不会成为克洛普施托克，莎士比亚也不会是莎士比亚。但这种强烈的感知能力把伦茨拖垮了，要不是这样，伦茨不会死。"[①]和其他俄国贵族一样，卡拉姆津拥有人口众多的庄园，因此就有了许多"灵魂"。[②]他本可以专门研究人的内心生活，但是他可能更欣赏德国文学，尤其是狂飙突进运动，特别是歌德。《少年维特之烦恼》让大家纷纷上当（这本书的欧洲读者成千上万，其中成百上千位俄国人最为热情，想要加入欧洲文坛）。很有可能，伦茨是维特的原型。对于卡拉姆津来说，伦茨无疑就是维特，美丽理想的化身——怎么能将这个这样的纯真和可怜的病人联系起来呢？

　　作为富有的贵族，歌德的身份认同是没有问题的，并且他对自己的智力有高度的信心——确实，是天才才具有的信心——在他很小的时候就受到了普遍的赞扬。他对这个世界充满热情，容易被强烈情感所影响，他的心理健康——充满活力与任性，因为他完全能够控制自己的内心生活。不过歌德是一个富有创造力的天才，比他那些代表了那个时代里不幸陷入困境的朋友更了解时代的脉搏。生活为

---

① Pascal, *Sturm and Drang*, 31—35.
② 指"农奴"。

他提供了大量的观察素材，他将其上升为艺术：歌德在把疯狂变成一种理想这方面所起的作用最大。《少年维特之烦恼》的出版远远不止是一次文学活动——它是一种社会现象，传播得非常广泛且有着极为严重的后果。这本书的狂热是一种标志：它极大地满足了读者的需求：他们无法逃脱的痛苦需要找到一个可以接受的解释，换句话说，就是让他们的痛苦变得可以忍受。歌德帮上了忙。

在受过教育的年轻德国人当中，频频发生自杀行为。把它称为已知的首批跟风自杀案例不仅是不对的，也是不够的。（它引发了一个问题：这一新现象如何解释？）①该流行病持续到了浪漫主义时期——这么长的时间，不会仅仅是跟风。理智的人根本不可能是出于模仿而自杀，而是个人所作的决定。亨利·布伦施威格（Henri Brunschwig）在其精彩的浪漫主义思想的评论中解释了这一奇怪的现象，他写道："自狂飙运动以来，死亡不再被认为是毁灭，而是人类的解放。"通过这种方式，这些梦想家渴望找到知识问题的解决办法，发现通过感官感知到表面之下的东西。"但是，"他补充道，"这种由《少年维特之烦恼》带来的死亡哲学的流行，并不是自杀的唯一原因；一定还有其他情形促使这些年轻人将自杀当成了解决办法。"②突然之间，有这么多理智的人决定结束自己的生命，是因为他们想要自杀已经有一段时间了，但是自杀曾被认为是一种罪过，且更重要的是，他们认为这是可耻的。歌德改变了这一现状。对此歌德后来也深表遗憾，他让自杀变成了富有创意的天才的另一种表达方式，从而自杀得到认可，且具有道德上的吸引力。自杀不仅成为了一件光荣的事

---

① "维特效应"这一术语被大卫·菲利浦（David Phillips）采用，来介绍自杀跟风的现象。见下文："The Influence of Suggestion on Suicide: Substantive and Theoretical Implications of the Werther Effect," *American Sociological Review* 39 (1974)：340—354。

② Brunschwig, *Enlightenment*，220. Brunschwig 也写道："当时的人有一种印象……自杀的人数在增加。一位编年史家……发现 1781 年至 1786 年间有 239 名柏林人自杀，占所有死亡人数的 8%……这些数据可能并不完全可靠。"

情，像日本的剖腹自尽一样，而且只要一个人的生活继续，他就会怀疑自己的身份，而这成为了一种身份证明。因此，自杀可以说是一石二鸟：结束了一种无法忍受的存在，最后还一举实现了自我。

从广泛意义上说，《少年维特之烦恼》减轻了很多遭受痛苦想要自杀却没有自杀的人的精神病患者的负担。卡尔·菲利普·莫里茨（Karl Phillip Moritz），在他（历史上首次被称为）"心理浪漫小说"中，对歌德的影响进行了出色的分析，同歌德的书一样富有想象力：

> ［16岁的安东的］身体感到又湿又冷，但他的自我意识，一种自身毫无价值、被抛弃的感觉，对于他来说是同样沉重……他必须一成不变地做他自己而无法改变，不能成为其他人，他被关在了自我的狭小监狱里——这逐渐让他陷入绝望。［然后他接连发现了莎士比亚的作品和《少年维特之烦恼》］……在精神上他不再是一个平凡的人，不久他的精神克服了所有曾经压垮过他的外部环境，也克服了他曾经遭受过的所有嘲笑和轻蔑……当他发现自己受到折磨、压迫和束缚的时候，他不再认为自己是孤单的了。他开始将其看作是人类的普遍命运。这对他的抱怨给予了更高级的解释……就像阅读莎士比亚一样，阅读《少年维特之烦恼》让他征服了自己……他不再是别人眼中的一个微不足道的悲惨人物了。[①]

莎士比亚和《少年维特之烦恼》对安东的病情赋予了更高一层的意义：他们提供了一些对无法忍受的处境进行重新诠释并找到尊严的办法，使之变得可以忍受。对于像安东这样的大多数人来说，《少年维特之烦恼》比起莎士比亚来，还具有一个额外的优点和巨大的优势——它是用德语写的。现在上百个疯癫病人以及上千个重症精神病患者，都可以在他们非常痛苦的时候获得安慰，真正地享受他们的

---

① 引自 *Nationalism*，306—307，来源于 K. P. Moritz, *Anton Reiser：A Psychological Novel*（1785），trans. P. E. Matheson（Oxford：Oxford University Press, Hyperion reprint，1978），237—238，264。

"不幸之乐"，就像莫里茨所说的那样，因为他们的精神状况提供给他们双重的证明：他们是有着理想身份的人，地位在其他人之上——他们不仅有着更优越的内心生活（也就是说，比其他人更真实的人性），而且他们的优越性还在血统上有所体现，这源于其身体结构——这是德国民族的优越感。富有创意的天才是德国民族最完美的表现，也是普遍存在的，最具人性的国民。

浪漫主义使心理问题普遍产生，这种心理问题是受教育阶层在18世纪末处于令人痛苦的失范状态引起的，浪漫主义的出现试图缓解这一状况（结果证明它非常成功）。换句话说，它是对疯癫或精神异化这一类精神疾病的一种反应，尽管和在其他地方一样，但绝大多数病例都显而易见属于临床症状不明显的类型。正如笔者已经尝试在拙作《民族主义》（*Nationalism*）中所展现的那样，浪漫主义为德国的民族意识提供了模板，使德国的民族主义从本质上变成浪漫主义的思维和感觉方式的一种形式。德国民族主义最初是作为狂飙突进运动中浪漫主义思想运动的不可或缺的一部分出现的。民族主义的许多核心原则是由歌德，尤其是赫尔德制定的。但是，当浪漫主义思想的所有其他因素继续发展，或者至少是不断地继续酝酿的时候，这些原则不断地被重申。这些骚动的因素彼此交融，越来越深地渗透到灵魂之中。这灵魂暴露在诱人的（但是，正如我们很快就知道的那样，有毒的）情绪低落症的状态中。在法国，这种情形被遏制住了——在此后二十年里在减缓——德国民族主义的发展过程与此类似。所有所谓"早期"浪漫主义者——像施莱格尔（Schlegels）、诺瓦利斯（Novalis）那样的人，还有与他们紧密联系的费希特（Fichte）、谢林（Schelling）——在他们年轻的时候是世界主义者，希望西方的解放者降临德国，像他们自己在国内所做的那样，改变德国的社会结构，由此扭转知识分子相对于贵族和官僚的地位，并且省去了改变知识分子形象的麻烦。法国人并未降临，但是他们做了件好事：他们吓坏了贵族和官僚们，使这些贵族和官僚决定对受教育阶层更加友好，鼓励他们阐发宏大、缥缈的观念之中民族主义的内涵。为了响应统治者们的号召，在世纪之交，世界主义者几乎在一夜之间（有时用得上这个词的字面意思）就变成了热情的民族主义者。他们的民族主义充满热情粗暴的仇外情绪，受到失败的解放者带着仇恨的煽动，激起了德意志的解放战争。这一次，民族主义在德国扎根了。

不管是在世界主义还是在民族主义时代，浪漫主义一代都遭受到了精神疾病的折磨。受教育阶层普遍呈病态。肺结核在当时很普遍，梅毒也是，尽管在军队贵族中可能没那么普遍，但主要是一种更高调的疾病：他们称其为"神经"疾病（nerves）。据亨利·布伦施威格所说，大多数同时代的编年史家都重视神经疾病的盛行。那些在启蒙运动中找到了工作可做的顽固者代表被幸免，他们发出了嘲笑的声音。"疾病先流行后过时……就像巴黎皇家宫殿里的时尚一样。"有人在 1801 年的《神经疾病》（Neumonia）期刊中写道：

> 不去寻找紊乱的真正病因，而是给它取个新的名字了事。人们以此安慰自己：如果他们真的生病了，至少缓解其病痛折磨的药剂师还很时髦……在快乐的过往，人们甚至不知道自己身上还有神经……真是时过境迁！四十年以前一名英国医生……有个不幸的想法：写一本关于神经及其疾病的书……人们对这个术语非常满意，它变得时髦；忧郁症、情绪低落症等术语开始占据重要地位。医生们不得不先屈服于新兴事物的迫切要求，但很快发现这个术语如此方便，以致什么也无法诱使他们放弃使用这个词。现在全世界都必须有神经。人们会因为有强大的神经，易怒的神经，脆弱的神经而激怒自己，这是良好的形态所要求的。以前，人类祖先亚当的健壮的后代可都是有胆识的人（a man of nerve，字面意思为"有神经的人"），如今人类的神经对只有原来千分之一的刺激都会做出反应。苍蝇的嗡嗡声会令人昏昏沉沉，玫瑰香都能导致晕厥。[1]

---

[1] Brunschwig, *Enlightenment*, 198；*Eunomia*(1801)，481—505，来源于 K. P. Moritz, *Anton Reiser: A Psychological Novel*(1785)，trans. P. E. Matheson(Oxford: Oxford University Press, Hyperion reprint, 1978)，197—198。

但显而易见的是，不管在流传甚广的"神经病症"（nervous complaint）中哪种最流行，对许多人而言这都不是什么好笑的事情。亨利·布伦施威格在二战后的巴黎从精神治疗领域消息灵通人士的角度，有把握地宣称："所有的浪漫主义者都患躁狂抑郁症。"事实上，这些人不断地吐露出自己的病情："极度的神经敏感。"诺瓦利斯和他的兄弟在信中交相报告其"臆想症"（hypochondria）、"神经衰弱"（neurasthenia）和"抑郁症"发作的情形。卡罗琳·施莱格尔（Caroline Schlegel，后来成为谢林夫人）饱受一阵阵"神经性发烧"的困扰。根据她女儿的描述，1800 年出现了一次，用了芥末药膏治疗。"母亲已经病得非常严重了，并且仍然没有彻底恢复。她先是得了神经性发烧，持续了一个星期，非常严重；医生让她把芥末药膏涂在腿上；她用的时间太长了，然后他们又给了错误的药膏，后果非常可怕，给我母亲带来了很大的痛苦。旧病复发是肯定的，神经性发烧又开始了，而且，好不容易神经性发烧结束了，又痉挛得很厉害。"

布伦施威格写道："这种大家都在说的'神经性发烧'，非常难以辨别"，"卡洛琳似乎并未过度担心；但其实瓦肯罗德（Wackenroder）在二十五岁就死于此。"根据浪漫主义者对他们经历的描述来看，最乐观的估计这是循环性精神病患者的一种状态，随后将逐渐陷入深度抑郁。弗里德里希·施莱格尔（Fredrich Schlegel）也向他的兄弟坦白："我的情感总是从高处跌到谷底。"对这个疾病后期表现的一个非常普遍的描述就是"忧心忡忡"（Angst）。容格－斯蒂林（Jung-Stilling）在他的自传中称它"令人费解"。蒂克（Ludwig Tieck）在其作品《威廉·罗维尔》（William Lovell）中借主人公吐出真言："我的热情到达顶点的时突然会有一种冷漠感向我袭来，接着又会感到一阵忧郁……就像在一个不眠之夜过后，拂晓的寒风扫过山峰……我过去认为这种痛苦的感觉是对爱的渴望……其实并非如此。"蒂克肯定已属于重症精神病了。他的房间有一扇玻璃门与室友的房间隔开。有一次他室友的一位客人来了，他看到门上勾勒出两个人的影子。蒂克回忆道："我颤抖得厉害，陷入了一种疯狂的精神错乱的状态，因为对于我来说他们突然变成了陌生人……并且在我看来他们也像疯子一样。我越来越发现这种精神病具有传染性，并且我认为，哈姆莱特的话从这层意义上来说应该得到理解。这些家伙只有让我真的发疯才会罢休，因为我认为如果一个人假装疯癫达到一段时间，那么他就会真的发疯（如果他还神经衰弱的话）。"

从这个描述来看（听起来非常像《精神分裂症女孩的回忆》一书中的主人公蕾妮所言），我们并不清楚蒂克对他自己所说的"真的精神病"的理解是什么。作为浪漫主义者的榜样，彼此讨论一下哈姆莱特的身体状况，标志着值得骄傲的心理优越感，而不是令人恐惧的精神错乱。然而，不管怎样解释，痛苦却真的是痛苦。死亡倒并非不可取。"啊，要是有一次有益的睡眠降临到我的身上就好了，"可怜的诗人期盼着，"我感觉自己就像某种可怜的、悲伤的无名幽灵在游走……在人群之中；对于我来说，他们是一个怪异的种族。"①

坚持民族主义于浪漫主义者而言是一种治疗的方式，是解决他们痛苦的一种方法。它把失范带到更广阔的社会之中，将这种精神疾病传播到了这些有行动自由的、不附属于任何组织的受教育阶层圈层之外。对于大部分新患者来说，富有创意的天才的想法并没有多大意义，并且，在大多数情况下，与作家们相比，他们的理智不够健全，无法用术语对其经历进行解释。我们从格里辛格处得知，到19 世纪 60 年代，他们希望得到帮助。同时，这些普通人的病情（症状）和那些疯狂的天才的病情之间，有非常明显的相似之处。这引起了人们的怀疑，认为这一解释同样不适用于后者。知识分子仍会比其他阶级受感染的速度更快。但是，在从那时起的德国，他们会像其他人一样只被当作精神病患者。格里辛格认为"神经症"是受教育阶层的典型疾病，并宣称"穷人"更有可能变得在真正意义上失

---

① 所有的关于浪漫主义者的引文出自 K. P. Moritz, *Anton Reiser：A Psychological Novel*（1785）, trans. P. E. Matheson（Oxford：Oxford University Press, Hyperion reprint, 1978）, 198—204。

去理智(insane)。然而，光从字面上看，这一主张并不与这里的论点相违背，这一论点赋予受教育阶层在德国的疯癫患者中骄傲的地位。德尔纳引用首位非浪漫主义的精神病学家的话说："一个事实象征着受教育的中产阶级社会的衰落……这个事实是穷人不再仅包括底层阶级，也包括受过良好的教育、小心翼翼学成归来成为了智识的阶层。他们没有其他的生活来源，其能获得稳定回报的智识是所依赖的唯一资本。一旦生了病，就没有了收入，去私立精神病院治疗一般是不可能的。"[1]现在的知识分子被算作了穷人的一部分，构成了一个非常重要的、尽管从数量上看显然很少、公立精神病院中"真的"发疯的代表群体。可怜的知识分子！

还有我们！俄国人的疯癫

俄国独裁者彼得大帝对英国的事物情有独钟，他甚至在很早的时候先于法国即把民族主义引入到俄国。彼得大帝改革后仅一个半世纪，又适逢 19 世纪下半叶亚历山大二世的改革。疯癫就在此时如约而至，蔓延到这个幅员辽阔的国度。发作原因在于俄罗斯坚定的统治者决定引入民族主义时，俄国却并未做好准备。改革仅仅是沙皇一个人的意志，而社会群体中绝大部分是农奴，改革无关乎任何社会群体的利益，也对他们不起作用。不过，因为此人的权力至高无上，他的随从们很快就皈依了这位新领导人的信仰，而且因为彼得大帝的意志高于一般的命令，他不光是世俗的君主，他的命令近似于宗教的启示录。这些随从臣子的皈依是衷心诚意的，也是全方位的：他们赋予了民族主义以灵魂。那时这些数量上很少的一部分人——到 19 世纪20 年代可能才有几百个，只代表了贵族阶层的一小部分，而他们的阶级本身也只是整个人口的一小部分。这些小众是数量上更少的家庭的成员，作为整体，他们代表了俄国政治和文化的精英阶层，而且因为俄

---

① Doerner, *Madmen*, 284，287.

国的世俗文化由民族主义所创造，由彼得大帝所传播，从里到外，俄罗斯的政治和其世俗文化（宗教文化遭到彼得大帝的破坏且不容反抗），文学方面尤其具有鲜明的民族主义的特点，并造成该主义在俄国传播得非常广泛的印象。但实际情况并非如此。在 1861 年农奴解放后，一个庞大的自由民群体拉兹诺钦西（raznochintsy，翻译过来就是"不同地位的人的群体"）被创造了出来。这些人大批涌向大学，这样民族主义的价值观传播到市民之中，并改变了市民群体的经历。这些价值观要渗透到农村地区去还需时日，很有可能他们直到今天也还没有到达这块"俄罗斯的腹地"（russkaia glubinka）。

俄国的精神分裂疾病的流行病学及与此相关的自杀行为正好和民族主义的价值观的渗透程度以及时间节点相对应。第一代民族主义者所遇到的唯一身份问题，就是民族身份的问题。俄国贵族对其在本国的地位十分满意。他们所经历的失范并不算太严重，不管其程度如何，他们都能创造性地将西方价值观转化，最终化成俄国的民族意识。这种失范，以及对西方价值观的重新评估，是下面两者之间的不一致造成的：一方面是俄国和西方国家平等的假设（依照彼得大帝的意思，西方国家被俄罗斯选中作为其模板——首先是英国，然后是法国、德国以及美国），另一方面是基于俄国在任何阶段都不是这些国家的对手的认识而造成的深深的民族自卑感，这又反过来导致了一种无名怨恨。[1]民族自卑感让人活得太痛苦，这时有人会更愿意选择主动退出。

列宁有一个理论（可能是总结狄斯累利的观点），即每个民族都包含两个国家和两种文化。在俄国，这两个国家和两种文化首先属于知识分子，其次才属于"人民"。《作者与自杀者》是一本非凡的著作，作者格里戈里·查尔蒂什维利（Grigory Chkhartishvili）写道："在 18 世纪之交的某个时期，俄国的国家机构经历了类似细胞分裂的过程——从那时起，社会中两个完全不同的部分按照自身发展的规律

---

[1]　关于引起俄国民族意识的心理动态详见下述著作：*Nationalism*，189—274。

存在着(它们的规模与它们对共同民族文化的贡献成反比)。"这些不同的规律可延伸为两种自杀倾向:知识分子比那些"人民"更具有自杀倾向,且二者的自杀是出于不同的原因。"人民"会因为酗酒、总是缺衣少物、痛苦又无法摆脱的贫困而自寻短见,而知识分子(除了酗酒之外)大多是因为他们的尊严受到伤害而走上绝路。[①]18 世纪90 年代,第一波知识分子自杀浪潮席卷俄国,这些人因为认为俄国不如西方而自觉没有尊严。1792 年的第一个知识分子自杀的案例无疑应归咎于这种自卑感。苏什科夫(M. Sushkov),一位十七岁的贵族少年,拥有人口还不少的一个庄园。这个年轻人业已有作品出版,他写了中篇小说《俄国的维特》(Rossiyskiy Werter)。苏什科夫认为,俄国在文化、政治、道德上,都不如维特所在的德国(真是岂有此理)。他给了自己庄园上的农奴自由,写了一篇文章来证明他决心要做的事是合理的(他写的不能被称为"遗言",因为篇幅太长),然后开枪自杀了。因此,歌德成功地让俄国人也把自杀行为当作有尊严地解决感到侮辱的问题的方法。这第一个用自杀作为解决办法的案例表明,当涉及生死决定时,俄国民族主义者依附于西方。

伟大的俄国文化学者尤里·洛特曼(Yuri Lotman)在《俄国文化的谈话》中引用了两位俄国贵族之间的两封信,内容是关于维鲁博夫(Vyrubov)家的两兄弟的自杀。第一封写于1792 年9 月29 日,第二封写于同年10 月27 日。也就是在这一年,17 岁的苏什科夫发出"够了!"的悲叹。

(9 月29 日)我有没有写信告诉过你,又有一个年轻人,元老院的维鲁博夫的儿子饮弹自尽了? 是月初发生的事,显而易见,这就是和英国人打交道的结果。

(10 月27 日)元老院的维鲁博夫真是位不幸的父亲! 昨天,

[①] Grigory Chkhartishvili, *Pisatel'i Samoubiystvo* (Moscow: Zakharov, 1999; 2006), 201, 203, 207, 209—210. 除非另作说明,书中所有俄语的英译皆出自笔者。

他的另一个儿子，一名炮兵军官开枪自杀了。两个月内，他的两个儿子在耻辱中结束了自己的生命。这种"英格兰病"有可能在我们国家流行。①

后知后觉的年长者没有跟上时代，仍认为此乃"英格兰病"，并害怕它蔓延到国内，但实际上疯癫现象蔓延到俄国还尚需时日。

亚历山大·拉吉舍夫（Alexandre Radishchev），"第一位新型（即满脑子都是尊严这个问题）的俄国作家"，也是俄国第一批民族主义者之一。正是因为他的自杀受制于传统，因此必须在这提及。②他因写了《从圣彼得堡到莫斯科之旅》（"波将金村"的形象即归功于此书），受到叶卡捷琳娜二世（凯瑟琳大帝）的折磨，后被流放到西伯利亚。多亏了亚历山大一世，他重返俄国并在政府部门就职，成为由扎瓦多夫斯基伯爵（Count Zavadovsky）领导的立法委员会的成员。该委员会受亚历山大一世委托，为俄国制定类似其他"文明"国家的开明的新法律。拉吉舍夫根据陛下的旨意，建议废除农奴制、体罚和遗产特权。扎瓦多夫斯基伯爵问这位名作家是不是想重回西伯利亚？可能他是在开玩笑，但拉吉舍夫慌了神。他觉得只有亚历山大一世决定再次逮捕他时，扎瓦多夫斯基才会这样说。据他的儿子回忆，次日清晨，他服下一些"对抗神经"的药，"突然拿起一杯很烈的伏特加……一饮而尽"。拉吉舍夫知道这样会要了他的命的，的确如此，受了几个小时的折磨后，他想割喉以加快结束这种痛苦。不幸的是，他的儿子不让他以这种方式结束生命，因此这个不幸的人死得很痛苦。统治者亚历山大一世非常开明，但在当时俄国专制背景下，对于有着拉吉舍夫同样经历的人来说，用自杀来应对再次遭到监禁的惩罚是一种理性的行为。这与民族的尊严或个人的尊严无关，也与感觉到生活无法忍受无关。

总的来说，18 世纪 90 年代知识分子的自杀浪潮虽然让人不寒而

---

① 引自洛特曼之书（出处同上），第 213—214 页。

② 见 *Nationalism*，230。

栗,但很快就过去了,且没有造成大的伤害;俄国还没受到各种形式的"英格兰病"的影响。疯癫,即使是没有什么临床症状的疯癫,也还未为俄罗斯人所知。诗人普希金笔下的奥涅金尽管情场得意,每日声色犬马,并身处花样年华,自由自在,却并不快乐。他的情感不再像以前那么兴奋;上流社会使他厌烦;他对漂亮女人失去了兴趣,厌倦了自己和她们的背叛,甚至朋友和友谊本身也失去了吸引力。普希金说,毕竟他也不能总是喝香槟、开玩笑来应对头痛。奥涅金病了,"病因很早以前就已找到,是类似英国的'坏脾气',简言之,是俄式忧郁(khandra)逐渐侵蚀了他的心灵;感谢上帝,他没有想去自杀,却失去了所有生活的乐趣。就像拜伦笔下的恰尔德·哈洛尔德(Childe Harold),他出席社交沙龙,阴郁而懒散,流言蜚语、牌戏或调情什么的没有什么能触动他,他也什么都不在意"。[①]但俄式忧郁与英式忧郁完全不同,在普希金的散文小说首次以系列形式出现的1825年到1832年,英式忧郁的本质还完全没有被俄国人所理解。奥涅金情绪低落,却并不沮丧;他蔑视社会,但却自信心十足。莱蒙托夫(Lermontov)的小说《当代英雄》中古怪的反英雄人物毕巧林(Pechorin)也是如此。这位二十五岁的作家希望在这本书中呈现"我们这一代人的恶行的群体肖像"。俄国贵族知识分子推崇拜伦,摆出拜伦式的姿态,但对这位疯诗人的悲惨经历却一无所知。他们只是肤浅地对拜伦萎靡不振的样子进行模仿。这如同他们刻意展示的华丽外衣,而并非普遍受压抑的灵魂状态。俄国天才普希金倒是明白这一点,他嘲讽奥涅金惺惺作态。但莱蒙托夫可是认真的,他与拜伦产生共鸣,他就是俄国的拜伦。1832年,十七岁的莱蒙托夫在诗中写道:

> 不,我不是拜伦,我不一样,/我是被选中的无名郎/如同拜伦,遭这个世界迫害,四处流浪,/可我的灵魂仍在俄国的国土上。/早早出生,早早死亡;/不会有多大成就的思想;/灵魂,如

---

① Alexandre Pushkin, *Evgeny Onegin*, stanzas xxxvi, xxxvii and xxxviii.

*海洋，/深藏许多毁灭的希望。/阴郁的海洋啊，你的奥秘，谁能知其详？/我之所想，又有谁对世人讲？/我要么是上帝，要么是无名郎！*①

莱蒙托夫并不知道拜伦已疯，也不知精神疾病意味着什么。1833 年，普希金在诗中说，"上帝保佑我不发疯"，他这么说或许反而让人生疑。然而，普希金所提供的理由表明，当时俄国对精神疾病的理解并不包括现代人所称的精神分裂症、躁郁症或抑郁症。普希金说，他并非过分重视自己的理智，也不害怕失去理智，而是疯狂带来了一些麻烦："……失去了理智/你会让人恐惧，像瘟疫/他们把你锁上/把傻瓜用链条套起/像动物一样把你锁在牢笼/来嘲弄你。"②他并非害怕疯狂病，而是害怕当时治这种病的方法。

还需一提的是果戈理(Gogol)1835 年写的《狂人日记》(Diary of a Madman)。毋庸置疑，这本书是俄国文学中乃至俄国第一部描写精神分裂的作品。书中描述的症状有幻听、迫害妄想、夸大妄想、思维奔逸(flight of ideas)和怪异构想(bizarre formulations)，而书名中的"狂人"亚历山大·伊万诺维奇·波普里希钦(Aksenty Ivanovich Poprishchin)最终在精神病院接受治疗，治疗方式是在早期英法精神病学时代以及 19 世纪的德国人所采用的。狂人的故事或许可以表明，1835 年时，沙皇俄国（至少是其西部地区的乌克兰）已经存在着精神分裂症患者和其他精神疾病患者的精神病院，至少果戈理这个乌克兰人也熟悉这种新型精神错乱症。同上面引用的普希金的诗相似，进一步的分析会表明，上述结论是错误的。人们衡量的只有这些症状的表面价值：例如，幻觉只被看作是感知到客观上不存在的东西，但精神分裂症患者所能感知到的方式并非如此。书中的主人公无人同情，果戈理也没有理解他脑子里在想什么，也不费心去想疯癫

---

① M. Yu. Lermontov, *Sobranie Sochineniy v 4kh Tomakh* (Moscow: Khudozhe-stvennaya Literatura, 1976); *Geroi Nashego Vremeni*, 4:7; "Net, ya ne Bayron, ya drugoi...," 1:423.

② Pushkin, "Ne dai mne bog soiti s uma..."

是什么样子，而是将悲惨人物表面的幻觉和妄想作为供社会品头评足的工具，坦白说，是为了其娱乐价值。这个故事很搞笑——读者从头至尾都会看得笑逐颜开。

波普里希钦[1]没钱，但绝非一贫如洗，他其实还是个贵族，在办公室里当一位地位低等或中等的职员。他四十二岁，爱上了他的太上皇——他的主管的女儿。他有一个给他准备饭菜的女佣，喜欢看剧，经常读报。一次奇怪的经历让读者认识了他。那天，他看到自己的温柔的激情的寄托对象下马车，走进一家时装店，他清楚地听到她留在门外的小狗玛吉用俄语和另一只路过的小狗菲德尔交流。波普里希钦并没有大吃一惊，很快决定亲自和玛吉进行谈话，以得到一些关于他心爱之人和她爸爸的信息。小狗咆哮着拒绝了他，但波普里希钦并不气馁，因为他无意听到了玛吉答应给菲德尔写信，于是他决定拿到这封信，从中得到他想要的信息。

与此同时，波普里希钦的同事注意到他对上司女儿的迷恋。11 月 6 日，他在日记中写道：

——我们的办公室主任疯了。今天我到办公室后，他把我叫到他的房间，开始说："瞧瞧，我的朋友，你脑子里有什么疯狂的想法？"

"怎么会！什么？完全没有，"我回答。

"好好想想，你都四十多岁了，该理智些了。你觉得呢？你以为我不知道你的把戏吗？你是不是想向主管的女儿求爱？看看你自己是什么样子！一无所成，我是一个戈比都不会给你的。好好照照镜子吧。长这样一张搞笑的脸怎么能有这样的想法？"

愿魔鬼带走他！他觉得自己无所不能，就因为他的脸和药瓶有几分像呢，他头上有一束卷曲的头发，有时梳上去，有时梳下来。……我知道他为什么生我的气。他很嫉妒我，他也许已经注意到我所得到的慷慨的恩惠。但我为什么要为他操心？一

---

[1]　请注意，"Poprishchin"还可指"属于某一社会阶层的人"。

位政务会委员！那是什么重要动物？他戴着一块带金链的表，穿着一双三十卢布的靴子，上帝保佑！难道我是裁缝的儿子吗？是不起眼的小人物？我可是贵族！我也可以往上爬。我只有四十二岁，男人的职业生涯一般在这时开端。等一等，我的朋友！我也可以得到一个高等职位；或者，如果上帝仁慈的话，我的职位还能更高，我将来的名声比你大多了。你觉得除了你别人都是废物吗？我只要订一件时髦外套，戴一条像你那样的领带，你就没法跟我比了。

但我没有钱，这是最糟糕的！

到此为止他并无疯癫（madness）的迹象，只不过是一种可以理解的对社会的安排感到不公的愤怒。然而，接下来的内容让我们觉得我们读的是一个疯子的日记。波普里希钦决定去看小狗菲德尔。他在日记中写道：

我爬到六楼，按响门铃，一个脸上有雀斑但挺漂亮女孩走了出来，问我："有什么事吗？"

"我想和你的狗说几句话。"

看到她的第一眼，我就觉得她头脑简单。她的狗跑了出来，对我大叫。我想抓住它，但这可恶的野兽用牙齿几乎咬到了我的鼻子。在房间的角落里，我看到了它的睡篮。哈！这就是我想要找的东西。我走过去，在稻草里翻找，我兴奋地抽出一小包小纸片。当那条丑陋的狗见到我时，先是咬我的小腿，然后，当它意识到我要偷它的东西后，它开始呜咽起来，讨好我；但我说："休想，你这只小野兽；再见！"然后急忙离开。

我相信那个女孩认为我疯了；她完全被吓坏了。

波普里希钦非常满意这次访问的成果，他满怀期待地写道："狗是聪明的家伙，他们对政治了如指掌，我一定可以在信中找到我所想要的一切，特别是上司的性格和他所有的社会关系。"然后他读了麦吉和菲德尔之间的通信，评论道："这信没有任何错误。标点符号和拼写完全正确。即使是我们的主管也写不出这么简单清晰的文字，尽管他自称上过大学。"

波普里希钦从信中了解到上级和他女儿的许多(似乎完全准确的)细节(显然,果戈理意在向读者传递上级和他女儿的信息,而不是波普里希钦的思考过程),且这些信息任波普里希钦有多疯狂都无法想到。这种情况意味着他似乎并不是疯了,而是有神谕——他知道了他本不可能得知之事。奇怪的是,这些事实是通过两只狗之间用受过教育者才会用的俄语所写的书信来揭示的,然而,这也不是疯狂,而是非常奇妙。除此之外,波普里希钦了解到上司的女儿将和一位皇室管家(Chamberlain)结婚,对此他写道:"上帝保佑! 我不能再读下去了。信上全是关于皇室管家和一些将军的。我希望自己是一名将军,不是为了向她求婚,不,根本不是;我想成为将军只是为了看别人在我面前挣扎、逃脱、密谋。"他因为即将举行的婚礼和社会不公而烦恼:

> 12 月 3 日——婚礼不可能举行,只是人们的闲谈而已。如果他是皇室管家又有什么意义呢! 这只是一种尊严,而不是可以看到或处理的实质性的事情。皇室管家的职位也不会让他的额头上有第三只眼睛。他的鼻子和我们的鼻子一样,也不会是金子做的。他不但吃饭也咳嗽,也呼吸,也会打喷嚏。我想弄清这个谜团——这些区别从何而来? 为什么我只是个徒有虚名的政务会委员?

然而,这个本来非常明智的评价让他突然怀疑自己的身份:

> 或许我真的是伯爵或者将军,只不过看起来是徒有虚名的政务会委员。或许我甚至不知道我是谁,我是什么。历史上,有多少人从一个普通的绅士,甚至一个市民或农民,突然变成伟大的领主或男爵? 好吧,假如我突然穿上将军的制服,左右各一个肩章,胸前系一个蓝色腰带,那么我心爱的人会哼起什么曲子呢? 她爸爸,也就是我的上司会说些什么? 哦,他野心勃勃! 他是一个共济会会员,当然是一个共济会会员;不管他怎么掩饰,我都发现了。他向人伸出手时,只伸出两根手指。好吧,我现在

不能被提名为将军或警司吗？为什么我只是一个有名无实的政务会委员，为什么是这样？

然而，这些片段尽管暗示精神分裂，粗听起来并不像是精神分裂症者的胡言乱语。

从此，波普里希钦的病情迅速恶化。12月6日，他在一份报纸上读到，西班牙"王位空缺，民众代表难于找到候选人"，这使他非常困惑，他一夜未眠，想着这件事。他日记的下一篇是这样的：

> 2000年4月43日——今天是胜利之日。西班牙有国王了，且被找到了，国王就是我。我今天知道的，就像被闪电击中一样幡然醒悟了。

> 我不明白我怎么能想象自己是一个名义上的政务会委员。怎么会有这么愚蠢的想法？幸运的是，还没有人因此想把我关在精神病院。现在都一清二楚了。我不知道为什么，以前，一切似乎都笼罩在一层薄雾中。我觉得这是因为大家都认为大脑在头里。其实根本没有这种东西；它是由风从里海上吹来的。

> 我告诉了玛夫拉（我的女仆）我的身份。当她第一次得知西班牙国王站在她面前，她双手合十举过头顶，几乎吓死过去。这愚蠢的东西从来没有见过西班牙国王！

下一篇日记的日期是"三九月86号"（Marchember 86），下一条标着"没有日期，今天没有日期"。波普里希钦用他新的只穿了两次的办公室制服做了件"西班牙民族服装"——一件斗篷。他自己用剪刀裁剪的，因为裁缝"涉足投机生意，变成了懒汉"，然后记录道：

> 我不记得日期了。鬼知道是哪个月。斗篷已准备好。见我穿上它的时候，玛夫拉失声大叫。不过，我现在还不能现身宫廷，因为西班牙代表尚未到此。没有他们，我的出现不合时宜。我不会显得那么威严。我时时刻刻在期待他们的到来。

> 一号——代表们漫长的拖延使我吃惊。是因何事拖延？也许是法国插手了这件事，法国绝对不怀好意。

这个不幸的男人被关在了精神病院，但他不知道。在他看来，他

是在他的西班牙王国里:

> 马德里,二月三十日。我现在来到西班牙了!这发生得太迅速了,我几乎无法接受。今天早上西班牙代表来得很早,我和他们一起上了马车。这次快得出乎意料,让我觉得奇怪。马车开得太快了,半小时后我们就到了西班牙边境。现在整个欧洲都有铸铁道路,蒸汽机火车飞速驶过。西班牙真是一个美妙的国家!
>
> 我们进入第一个房间时,我看到许多人,头发都被剃掉了。我立刻猜到,他们要么是大公,要么是士兵,至少通过他们的发型可作如此判断。
>
> 国王大秘书(Chancellor of the State)拉着我的手向前走,他的行为让我觉得很奇怪;他把我推到一个小房间,对我说:"待在这儿,如果你再说你是'费迪南德国王',我会让你永远忘记这个念头的。"
>
> 但我知道这只是考验,因此我重申了我的信念;大秘书拿一根棍子在我背上狠狠打了两下,痛得我想要喊出来。但我克制住了自己,因为我记得,当一个人就任高位时,会有这样古老的骑士仪式,在西班牙,骑士条令盛行至今。只剩我一个人的时候,我开始下决心研究国家政务;我发现西班牙和中国是同一个国家,只有无知的人才认为它们是不相干的王国。我强烈建议大家在一张纸上写下"西班牙"这个词,大家会发现它和中国完全一样。

精神病院采用的是传统的治疗方法,他所想的与他的日记所写的越来越脱节。然而,波普里希钦所经受的"地狱般的折磨"的描述在果戈理笔下居然听起来很滑稽,俄国对国际关系的看法也被作者所调侃:

> 二月之后的同一年的一月。我无法理解西班牙到底是一个什么样的国家。盛行的习俗、宫廷礼仪的规则都不同一般。我完全、完全搞不懂。今天,我的头发被剃光了,虽然我尽全力大

声地喊着我不想成为和尚。他们开始把冷水滴在我的头上，后来发生的事情我就不知道了。我从来没有经历过如此可怕的折磨。我都快被逼疯了，他们很难控制住我。我完全不知这种奇怪习俗的意义何在。这非常愚蠢，毫无道理。

从所有的情况来看，我似乎已经落到了宗教裁判所的手里，我以为是国王大秘书的人实际上是宗教裁判所的宗教大法官。但我不明白国王怎么会落入宗教裁判所手里。或许是法国密谋的，波利纳克（Polignac）特别可疑，他简直是一头猎犬！肯定是波利纳克！他曾发誓要掌控我的生死，现在他正在追捕我。但是，我的朋友，我知道，你只是英国人的工具。他们是聪明人，到处干预别人的事。全世界都知道，英国吸口鼻烟，法国就会打喷嚏。

25 日——今天，宗教大法官走进我的房间，我远远地听到他的脚步声时，于是躲在椅子下面。他没有看到我，就开始喊我。起初，他叫："波普里希钦！"我没有回答。然后他叫："亚历山大·伊万诺维奇！名誉政务会委员！！"我仍不吭声。"费迪南德八世，西班牙国王！"我正想把头伸出，但我想，"不，兄弟，你不要骗我！不能再让你往我头上倒水了！"

但他已经看到我了，用棍子把我从椅子下面赶了出来，可恶的棍子打人真疼。但接下来的发现弥补了我所有的痛苦：每一只公鸡羽毛下都有一个西班牙人。宗教大法官怒气冲冲地走了，威胁要惩罚我。我对他的无力的怨恨只感到轻蔑，因为我知道他就像一台机器一样工作，像英国人的工具。

书中有许多喜剧色彩，但令人惊讶的是，故事的最后仍令人痛心。即使在这里，果戈理还是给了我们喜剧性穿插（comic relief），结尾写道：

3 月 34 日，349 年 2 月——不，我受不了了。上帝啊！他们要对我做什么？他们把冷水泼在我头上。他们无视我，似乎既看不到也听不到。他们为什么要折磨我？他们想从像我这个可怜人这儿得到什么? 我能给他们什么? 我一无所有。我受不了他们对我的折磨,我头痛欲裂,眼前的一切都在转圈。救救我! 把我带走! 给我三匹快马! 上马,车夫,响铃,驰骋马群,直接带我离开这个世界。一直向远方,直到什么都看不见!

啊! 我的上方天堂弯曲;远处有一颗星星在闪烁;月光下漆黑的森林掠过;我脚下飘浮着蓝色薄雾;云中有音乐的声音;一边是大海,另一边是意大利;我的上方还有俄国农民的房屋。那不是我父母住的房子吗? 我的母亲不是坐在窗边吗? 妈妈,妈妈,救救我! 把泪水滴在我身上吧! 看看他们是怎么折磨我的! 抱抱你可怜的孩子吧! 他在这世上毫无容身之地,不管在哪都有人伤害他。

妈妈,妈妈,可怜一下你生病的孩子吧! 你知道阿尔及尔的贝伊人鼻子底下长着疣吗?[①]

果戈理居然会对故事中的主人公缺乏同情,令人惊诧。他是一位伟大的作家,作家之所以伟大,首先是能够同情他笔下的、即使是负面的人物,能认同——即在想象中体验他们所经历的事情。不管是荒诞的还是不荒诞的(他的许多作品是荒诞可笑的),果戈理的其他作品中所表现出来的想象力无与伦比。因此,不能从这个故事是一场闹剧的角度,来解释为什么果戈里觉得《狂人日记》中精神病患者波普里希钦所遭受的痛苦不可思议。这个故事是一场闹剧,这是因为人们完全不熟悉这种痛苦,并且把愚蠢低能与疯狂等同起来,无法想象在 1835 年的俄国精神分裂者过着怎样的生活。

当然,像以前的法国人,或德国人一样,俄国人认为疯子就是疯子。他们用一些词(sumasshedshy, besumny)从英法语言中翻译涉及的疯癫或精神异化现象。这些词也可以应用到任何种类的重度精神病、痴呆,甚至用到白痴病之上。在俄国,和在其他地方一样,疯癫

---

① N. V. Gogol, "Diary of a Madman," in *The Mantle and Other Stories*, trans. Claud Field(La Vergne, TN: Lighting Source, 2011).

例子比比皆是。也许在俄国，震颤谵妄（*delirium tremens*），一种由本来酗酒者突然不喝酒引起的重症精神病，比在其他地方更常见。毕竟，俄国也有一种历史悠久的病可称得上是"俄国病"，那就是酗酒。另一种器质性的俄式疯癫（besumie）是梅毒，尤其广泛存在于军队各阶层中。一般是男人先染上此病，然后传染给女人，再传给孩子。19 世纪的英法德精神病院是有统计数据的。根据这些数据显示，由梅毒感染引起的麻痹性痴呆（general paresis）患者，平均占精神病院病人数量的 8%。通常发展到完全痴呆时会导致死亡。这是一种退行性疾病，神经精神方面会出现持续且迅速恶化的特征。康斯坦丁·巴丘什科夫（Konstantin Batiushkov），早期一代的诗人，才华横溢，深受普希金的敬佩，恐怕后来也得了上述的某一种"疯狂"的形式，而普希金则显然已疯（sumasshedshy）。比普希金年长 12 岁的巴丘什科夫生于 1787 年，赶上了 1807 年和 1812 年对抗拿破仑的战役。他是大获全胜的俄方军队的一名军官，在巴黎结束了 1812 年的战役。从一份苏维埃评论中，我们得知"他从这场战役中收获了知识、经验还有许多回忆"。① 很有可能，他从巴黎这座"光之城"收获的礼物之一是梅毒，尽管他的病也有可能是遗传。1793 年，巴丘什科夫的母亲精神失常，被关在一个私人精神病院里，并于两年后去世。然而，另一种推测是巴丘什科夫在 1822 年就患有严重的精神病。他变得沮丧、偏执，烧毁了他的最新手稿和图书馆，几次试图自杀。他的家人和朋友咨询了医生，雇人和他一起旅行，把他送到克里米亚疗养，但他的病情毫无起色。1824 年，巴丘什科夫给亚历山大一世写了一封毫无逻辑的信，信中他请求沙皇准许他去修道院。沙皇听从另一位诗人，皇家导师即巴丘什科夫的朋友朱可夫斯基（Zhukovsky）的建议，把生了病的巴丘什科夫送到桑恩斯坦（Sonnenstein）的疗养院（maison de santé），费用由政府承担。巴丘什科夫在

---

① G. P. Makogonenko, in *Russkie Poety*：*Antologia v 4kh Tomakh*（Moscow：Detskaya Literatura），330.

那里度过四年之后,没有任何好转的迹象,这倒并不奇怪。显然他得的是不治之症,他很少保持清醒状态,病情持续恶化。最后,他被转院到位于沃洛格达(Vologda)的庄园,他于 1855 年在那里死于伤寒。人们对巴丘什科夫患病的本质知之甚少。他的症状与麻痹性痴呆一致,但他也有可能患有精神分裂症,虽说可能性很小。

对于在 1855 年巴丘什科夫去世那年出生的一代人当中受过教育的(特别是诗人来说),精神分裂症可能快要出现了:1861 年,亚历山大二世大笔一挥,就把一大批人置于失范的境地,俄国对这种新型精神疾病再也没有了免疫力。亚历山大二世废除农奴制后,不愿留在土地上的农民得以迁往城镇,这大大增加了俄国中小阶级的数量,这个阶级就其权利和生活方式而言,是介于贵族和农民之间的阶级,被称作拉兹诺钦西,意思是“混合阶层”。这个阶级中的大多数人是工匠和商人,但也包括较小的类别,如低级神职人员、小职员、“士兵的儿子”和“肮脏的女佣的儿子”——这大概是对国内自由工作者及其子女的普遍指称。他们绝大部分未受过教育或是文盲。尽管如此,从一开始起新成立的中高等非宗教教育机构(中学、技术和专业学校以及大学)主要从“混合阶层”中招生,因此他们是知识分子的重要组成部分。而知识分子阶层是文化精英,其中大多数来自贵族阶级。亚历山大二世改革前,俄国受过教育的中产阶级少得可怜。18 世纪起才有脱离了宗教的教育,1706 年,第一所医学院成立,1725 年,第一所以基础教育为目标的中学成立,1755 年,第一所大学(莫斯科大学)成立。据估计,到 18 世纪末为止,所有非宗教教育机构只培养了约 8 000 名毕业生,其中约 4 000 人拥有大学或同等水平学位,拥有高级中等教育的人或许更多。大学毕业生中有很大一部分是贵族(除了医学院),到 1800 年,这些贵族为俄国贡献 6 000 到 6 500 名受教育阶级(Bildungsburgertum)。

19 世纪的百年内,数百所中学和许多大学相继成立,到 1900 年,从“混合阶层”中招来的受过教育的中产阶级增加到几十万人。这种增长多发生在 1861 年农奴解放之后。解放了的农奴阶层约有

2 300 万人。①可以自由行动后，其中的少数人（数百万人），涌入城市，为教育机构提供给养。后来证明这一大批受过教育的阶级成为各种形式的精神分裂症最肥沃的滋生地——该阶级从一开始就是一个容易罹患精神疾病的阶级，在 1861 年至 1917 年的半个世纪里的俄国的许多历史事件，都是由俄国的精神疾病现象直接引起的。

受过教育的中产阶级处于失范状态的可能性是原来的两三倍。该阶级的名称为"raznochintsy"（单数形式为 raznochinetz），意思是"混合阶层（或职位）的人"，这使得其成员的个人身份认同形成出现问题：他们并不是完全处于任何一个阶级，而是属于不同的地位。根据定义，他们这个或那个阶级的特征都有一点，或者说介于两个阶级之间。考虑到俄国文化精英起源于贵族文化，一开始就打上民族主义的烙印，这些精英所创造的文化也具有民族主义的特点，世俗教育中的各阶层无一不在促进现实中的民族主义形象的形成，也使那些具有民族主义意识的人与在其他地方的人一样崇尚平等。但是，这些受过教育的"混合阶层"人士最为强烈地感受到，平等在俄国的现实中是被否定的，他们也因其不能与更高级别和职位的群体平起平坐，而感觉深受其辱。他们总觉得委屈，没有得到他们应得的尊重，自尊心受到伤害。受到社会如此对待，他们深深地厌恶其所处的社会。民族自卑感增加了他们的不安（伤害了他们作为俄国人的尊严），但同时也让他们把个人的不快归因于民族共同面对的问题，这样可以引发所有爱国者的同情。因此，许多人在作为一种文化和政治运动的民族主义中找到了慰藉。若认为俄国在社会、政治、文化上（最重要的是道德上）不如西方，则为唯西方主义者，而如果觉得是西方无视俄国的优越性，则为唯斯拉夫主义者。但更常见的往往是上述两者的混合体。将要引发 20 世纪的革命的民族主义肯定减轻了部分由国家意识所造成的失范带来的心理影响，而这一意识是出身于"混合等级（或职位）的人"的每一个知识分子都必须独自面对的。

---

① 根据下书：*Tenth Revision*（1858—1859）。

对于那些已经需要就医的精神疾病影响的人来说,参加革命运动并不能提供帮助。但对于那些症状轻一些,在 16 世纪英国人称之为"心存不满者",法国精神病医生称为"神经质"的人来说,这是一种有益的治疗。显然,后者的人数比前者要多得多。因此绝大多数人成为了革命者,只有少数人真正发疯或因此自杀。

据查尔蒂什维利所言,当后改革时代的第一代已经成年,知识分子中的第二波自杀浪潮在 19 世纪 70 年代开始席卷俄国。实际上,在陀思妥耶夫斯基(Dostoyevsky)在 1876 年所写的《作家日记》中,有大量笔墨是关于受过教育的年轻人的"自杀流行病"。"自杀这件事很严肃,不管在大家看来它有多么时髦,"他写道,"而自杀在知识分子阶层中的流行程度是极为严重的,应该予以持续地观察研究。"在另一篇日记中,他指出:"真的,近来我们中间自杀的人数增加太多,都无人再加以议论了。"他惊恐地发问:"亲爱的,善良诚实的[年轻人],你们为什么选择离开,黑暗寂静的坟墓为什么如此吸引你?看,春日的太阳在照耀,树木在开花,你们却精疲力竭,根本没有好好生活!"①这位伟大作家认为这归咎于"失望"(或是他所说的"现实"):受过教育的年轻人不再相信上帝,不再相信生活有意义。不过,大多数自杀的知识分子实际上都是理想主义者,他们对现实有着强烈的普遍的意义感,而其来源则是一股他们有着狂热信念和承诺的先验力量(通常可等同耶稣基督),这些狂热和强烈的精神使他们无法活下去。他们疯了,而他们信仰的东西却只是妄想。

在 1917 年革命前三十年里,第二波自杀浪潮驱使越来越多的人寻短见。19 世纪 70 年代的自杀现象还让陀思妥耶夫斯基等敏锐的观察者感到困惑,但发生在 1880 年代末以及直到 1917 年革命的几十年中,(总是发生在诗人和作家中)的自杀几乎都归因于精神疾病。②具体而言,把

---

① 陀思妥耶夫斯基的《作家日记》引自 Chkhartishvili, *Pisatel'*, 215, 214.

② 这种趋势在革命后或许并未停止,但笔者将截止年份设定为 1917 年,因 1917 年后自杀原因又新增了许多,无法整理。

谢林所发明的精神病的词"Geisteskrankheit"翻译过来的词语来表示引起此现象的精神疾病："灵魂的疾病"（dushevnaya bolezn），即疯癫，在布洛伊勒（Bleuler）发明了"schizophrenia"一词之后，这种病被称为"精神分裂症"。最著名的自杀案例是迦尔洵（Vsevolod Garshin），他是一位短篇小说作家，被公认为是将短篇小说这种体裁引入俄国之人。迦尔洵的父亲是个"古怪"退役军官。迦尔洵五岁时，他的母亲和家庭教师私奔了。迦尔洵的一个哥哥开枪自杀，因此迦尔洵还在高中时就有第一次精神疾病发作也就不足为奇了。他后来上了个地质学院，参加了巴尔干战役，并在战争中受伤。1880年，25岁的迦尔洵经历了更为严重的精神病第二次发作，他被绑在一件约束服里，送进了精神病院。他在自己的清醒时段从事地质学工作，或写短篇小说。然而，写作对他来说是折磨，他说写作使他发疯。1884年之后，每年都要发作，且日益严重。1888年，34岁的迦尔洵在公寓中纵身跃入楼梯井，自杀身亡。

今天人们讨论迦尔洵的病情时说："他或许是躁郁症。"根据查尔蒂什维利的说法，迦尔洵的病"表现为抑郁、冷漠、身心俱疲、严重失眠"。[①]从迦尔洵对自己病情的描述来看，这是典型的精神分裂症。迦尔洵的代表作是写于1883年的《红花》，主题是关于发疯的经历。小说的场景是精神病院；主人公在第一段出场时，是个身穿约束服有暴力倾向的疯子。他与把他送进医院的职员打斗了一番，他坚信自己是彼得大帝的特派监察官：

> 他的模样可怕得很。灰色西装在打斗中被撕成碎片，在约束服粗糙的帆布夹克下若隐若现，长袖把他的胳膊交叉在胸前，从后面打结。充血的向外凸的眼睛（他已经十天没睡了）一眨也不眨，但闪烁着炽热的光泽；下唇不自主地抽搐；缠结的卷曲的头发垂下来，在前额上形成冠状；他拖着沉重的脚步在办公室快速走着，以搜寻的目光审视着旧文件柜、铺有油布的椅子，偶尔

---

① Chkhartishvili, "Encyclopedia of Literacide," pp.45—46.

瞥一眼他的同行者。

没错，这是作者的自画像。

这位新来的病人其实熟悉这个地方，他到过那里。尽管如此，当医生下命令带他进浴室洗澡时，他仍感到十分恐惧。

> 他的脑子里充斥着痛苦又荒谬的念头，一个比一个可怕。怎么回事？宗教裁判所？秘密刑讯室？他的敌人打算在这里结束他的生命？或许这就是地狱？最后，他得出结论——这是某种考验。尽管他拼命挣扎，还是被褪去衣服。得了疯病后他的力量有原来的两倍大，轻而易举地就把几个试图在地板上控制他的人甩了出去；但最后还是有四个人抓紧了他的手脚，把他摁在了热水里。在他看那热水简直是沸水，他疯狂的头脑中闪现出不连贯和碎片化的想法，他要经受沸水和烙铁的考验。他想说话，水立刻灌进嘴里，他在水中几乎窒息了，四肢剧烈挣扎，但立刻就被护工紧紧抓住。他祈祷、咒骂、大喊，直到用尽残存的一点力气，最后他眼含热泪说了一句话，一句和之前毫不相干的话："伟大的殉道者圣乔治！我把自己的身体交给你了。但灵魂绝对不行；哦，不！"

洗完澡，又放了血，然后他睡着了，刚醒来后时不知道自己在哪里，后来回忆起上个月发生的事，知道自己生了病以及生了什么病。主治医生来找他谈话。迦尔洵记录下这段对话：

> "为什么盯着我看？你读不懂我的灵魂，"他说，"但我能清楚地读懂你的灵魂！你为什么做坏事？为什么要抓这群不幸的人，把他们关在这里？对我来说都一样；我什么都明白，而且很冷静；但他们呢？为什么要受这样的折磨？当灵魂怀有伟大的、普世的思想，人会达到某种境界，即'他在哪生活、感受到什么，都是不相干。哪怕生存或是毁灭……难道不是这样吗？'"

> "或许是这样。"医生回答，他坐在房间角落的凳子上，这样他可以更容易地观察病人，病人拖着一双很响的马皮大拖鞋从房间的一端迅速走向另一端……

病人大叫："但我拥有它！"

"当我找到它时，我觉得自己得到了重生。我的感官变得更加敏锐，我的大脑比以往任何时候都灵活。有些事曾经需要长时间推理和推测，现在凭直觉可以做到了。事实上，我已经达到了那种可上升到哲学程度。我经历的想法中，时间和空间是必需的。我活在所有的时代。我的生活没有空间维度，我可以在任何地方，或者根本不在任何地方。因此，无论你把我关起来还是给我自由，无论我是自由还是被绑着，对我来说都是无关紧要的。我看到这里有几个像我一样的人，但大部分在这里的人的处境都糟透了。为什么不放了他们？谁需要……"

医生打断了他："你说脱离空间存在，可是，你无法否认我们现在身处这个房间里，现在是18年5月6日10时30分。对此你还有什么可说的？"

"没什么可说的，我在哪里，何时存在对我而言都是一样的。既然是一样的，那是不是意味着我无处不在，无时不在？"

医生笑着说："罕见的逻辑，"他站起身继续说道："你说的对，再见了，来支烟吗？"

"谢谢。"他停下来，拿起雪茄，紧张地吸了一口。"抽烟帮助人们思考，"他说，"这个世界是一个小宇宙。一端是碱，另一端是酸……这个世界有着同样的平衡，在这个世界里，相对的两端得到中和。"

他形销骨立。他入院时重110磅，尽管胃口很好，但每天都减轻一磅。他一直在活动，根本不睡觉。他在精神病院的第一天透过窗户看时，就被草坪上的一朵大红罂粟花吸引住了。迦尔洵描述他的心境：

他意识到自己在精神病院，也意识到自己病了。有时，就像在精神病院的第一个晚上一样，在寂静中，他会醒着，一整天的剧烈运动后，所有器官都能感受到风湿痛，头部异常沉重，但他完全清醒。也许这种反应是因为他对夜间的寂静和昏暗没有感觉而产生的;或许是由于大脑突然惊醒时让自己变得理智的略微的努力,使自己在这短暂的时间内像正常人一样知道了自己所处的状态。然而,随着白昼的临近,光线透进来,医院的生活重新开始,有一种情绪再次袭来;他生病的大脑无法应对,所以他会再次疯狂。他所处的状态很奇怪,是理性夹杂着荒谬。他知道周围的人都有病,同时,他能在每一个人的脸上看到一张张秘密遮掩着的脸,他以前知道过、见过或听说过。精神病院住着各年龄段和各个地方的人,有活人也有死人。这里有名人、英雄以及在最近的战争中丧生的士兵。他看到自己在极乐世界,凝聚了整个地球的力量;带着自豪的热情,他把自己看作这个世界的中心。所有精神病院里的病人聚集在这里要完成一件事,在他的妄想中这是消灭地球上邪恶的壮举……他可以读懂别人的想法;……医院大楼很旧,他认为这是彼得大帝时代的建筑,他相信沙皇在波尔塔瓦(Poltava)会战时占领了它。在墙壁上,在松动的墙壁灰泥上,在花园里发现的碎砖和瓷砖上,他读到了刻在其上的房子和花园的整个历史……

(常见的精神分裂症患者的思维方式随处可见,但也有一些俄罗斯民族特有之点。俄国的疯子非常适应民族文化,当然其他地方的疯人也相似。)

在一个阳光明媚的日子,他被允许来到了花园里,又看到了罂粟,他确信罂粟集中了世上所有的邪恶,他的使命就是摧毁它,解放人类。他想把花从茎上折下,但这种行为是不被允许的,看守阻止了他。不过最终他成功了,但到这时又开了一朵罂粟花,他必须摧毁它。

他整晚没合眼。他折花是由于他觉得这是他的责任。从他透过玻璃门的第一眼起,红色花瓣就吸引了他的注意,现在他似乎已经实现了他在地球上要完成的任务。这鲜红的花朵里集中了一切邪恶。他知道鸦片是由罂粟制成的;可能是这个想法在他的脑海中呈现出了各种可怕的形态,产生了令人恐怖的妄想。

正如他所看到的，这朵花统治着邪恶；它吸收了所有的人类的眼泪、胆汁，以及无辜抛洒的血（难怪它是鲜红色）。这是一个可怕而神秘的物种，是上帝的对立面，是呈现出最谦逊和无辜外表的恶神（Ahbriman）。一定要折断它，杀死它，这还不是全部，在它死亡之际不能允许它在世间释放邪恶。因此，他把罂粟放在胸口，希望到天亮时花会失去力量，邪恶的力量穿透他的身体进入灵魂，然后被消灭，或者它自己会消失，接着他会消失、死亡，但死得像一个忠诚的斗士、人类的第一位守护者。因为，到现在为止还没有人敢和宇宙中所有的恶相对抗。

"他们没有看到，我看到了。我能让它们活着吗？还是把它们弄死为好。"

他躺在那里，向一场想象中的、不存在的斗争屈服。早上助理医生发现他几乎死了。不过，过了一会儿，他似乎恢复了活力；他从床上跳下来，像往常一样穿过医院，自言自语或是和其他病人说话，声音更大，内容更不连贯。他不被允许进入花园。他的体重越来越轻，不睡觉，一直走着，医生注意到这种情况之后给他注射了吗啡。他没有挣扎；幸运的是，这种治疗似乎对他疯狂的想法有效。他很快就睡着了……他睡得很沉，不再想任何事情，甚至不再想必须切断茎的第二朵罂粟。

他成功毁掉了第二朵花，还看到了第三朵罂粟花的花蕾。在与邪恶的斗争中，他耗尽了体力。他的体重在下降，走路时跌跌撞撞，但还是走个不停；医生决定把他绑起来。他以惊人的力量挣脱束缚，掰直了窗户上的铁棒，爬过墙，杀死了最后的一朵罂粟。第二天早上，人们发现他死了，手里攥着一朵红花。[1]

很难把此书与果戈理的《狂人日记》相提并论。在这两个故事相隔的半个世纪里俄国对疯癫的体验和理解完全改变。19 世纪 80 年

---

[1] 摘自 1911 年出版的无名译者的英译本：Vsevolod Garshin, *The Red Flower*, Brown Brothers。

代,嘲笑疯子、以疯子为主角写喜剧故事是不可能的。显然,这种精神病出现在 19 世纪末的俄国时,俄国并不比其他国家更理解这种可怕的精神疾病,正如契诃夫的悲剧《第六病室》表明,多数人根本不确定疯狂和思维不合常规之间的分界线在哪里,而思维不合常规与我们今天所知的妄想的定义完全一致。但很清楚,疯子不是白痴,且疯子所承受的痛苦是最大的。那时这种病在俄国随处可见,成批的知识分子沦为其受害者。

俄国的精神病医生的先驱者出生于 19 世纪 50 年代,即俄国第一代疯子所处的时期,他们对统计数据非常敏感,意识到了发病率在持续上升。他们将其归咎于时代的压力,倾向于将疯狂视为一种身体上的疾病(器质性疾病)。第一批精神科医生无一例外都是爱国者,他们非常关心国家尊严,值得注意的是,俄国的尊严和国际威望要求他们支持这两个相互矛盾的立场。许多(如果不是大多数)自 19 世纪 80 年代开始的与俄国精神病学早期历史有关的文件可以追溯到革命前多事的三十年。但这些文件已丢失。全球没有一个图书馆拥有一套完整的俄国第一份精神病学期刊,《精神病学、神经病学和法律精神病理学档案》(*Arkhiv psychiatrii, neirologii i sudebnoi psychopatologii*)于 1882 年到 1913 年发行,还有其他精神病杂志自 19 世纪 80 年代末激增。实际上,俄国各省市的藏书中单独卷本是无法获取的。无论藏品如何美中不足,幸运的是,该领域馆藏最丰富的恰好在美国——位于马里兰州贝塞斯达(Bethesda)的美国国家医学图书馆和纽约医学院图书馆。根据这些材料,可以得出这样的结论:19 世纪 80 年代末,当时至多有十年历史的俄国精神病院是健全的,拥有这样的精神病院关乎国家荣誉,因为所有"文明"国家都有这样的精神病院,人们普遍认为一个国家的文明程度反映在精神疾病的发生率上。换言之,精神错乱的传播广度衡量着人类在其完善道路上的发展进程。当然,这种看法在英国、法国、德国和美国等最遥远的发达国家是相当普遍的,俄国的自我价值观也与之相关。

罗特博士（A.I.Rote）是最早的精神科医生之一，他用俄语（和其他语言）写作，从 1867 年开始一直在华沙行医，是第一代波兰精神科医生，他在《精神病学档案》（*Arkhiv psychiatrii*）发表了一篇篇幅相当长、内容丰富的《俄国和波兰精神病史调查》。他表示当时刚出版的《西班牙和德国精神病学史》激发了他的写作灵感，但他不得不把他所写的精神病史分成两个不等的部分。波兰沿着大多数欧洲国家普遍发展轨迹，虽然较之更晚，"俄国精神病学的发展方式迥异，每一步都与西欧的发展史不同"。这是因为"文化和文明很晚才渗透到东方，扎根不稳，且传播不广"。从基督教于公元 988 年传入俄国到 16 世纪末，俄国"人民基本处于精神发展的第一阶段"；它的"基本生活需求可以很容易地得到满足，[而且]一直没有什么时候有能导致精神疾病发展的创伤"。事实上，罗特博士写道，从这一时期没有一份文件表明社会中有任何精神错乱（*pomeshanye*）的人。人们"没有受到酒精的不利影响"，也没有"心理疲惫和道德疲惫存在，因为整个民族只认为野蛮暴力是有意义和有价值的"。

从 11 世纪起，贫困的病人可在修道院医院得到照顾；这些病人可能也包括所谓的"恶魔"和傻瓜，被称为尤罗迪维（Yurodivye，19 世纪以此称白痴和癫痫患者），但他们也被叫作"被赐福者"（Blazhen-nye）。就像西方的宫廷小丑（或李尔王的傻瓜）一样，他们有一定的特许权力，不仅因不用对其言行负责，而且因其被认为天真无邪、说真话而得到善待。然而，人们并不觉得这些智力低下的人精神错乱或疯狂。罗特博士说，我们只在 16 世纪末在位的伊凡雷帝（Ivan the Terrible）颁布中的法律中找到首次提及这一点的例子，在这些法律中，那些"拥有或被剥夺了理性"的人被列为公共慈善的对象。17 世纪在罗曼诺夫（Romanov）王朝的统治下，人们很少提到任何精神疾病。不过，17 世纪末有了改变，"主要是由于自由特权阶层的精神病患者"。传统上，这些阶层的癫痫病患者和白痴（或"恶魔"或傻瓜）由他们的家人送到那些同时也照顾穷人病患者的修道院；其家庭控制着病人的财产，并以某种方式为病人向修道院支付费用。1677 年，出台了法律正式批准了接管智力低下者对财产的控制，该项法律规定聋哑人可以管理自己的财产，但"若他们是酒鬼或傻子（智力低下）"，就无此权利。五年后的 1682 年，彼得大帝登基，颁布在罗特博士看来是开创性的法律，把民族主义强加给贵族，这个卓越的时期的变革囊括社会生活的方方面面。即使在这令人难忘的统治时期，只有 1722 年有法律解决精神病患者的问题，却丝毫没有改变人们对精神病的理解。其要点是，所有公务员性质职位阶层（service ranks）的人（即起初就拥有特权财产的人）必须将其低智亲属上报元老院（senate），以便审查他们是否真的不能继续为国效力，在此条件下，他们的遗产继承权和婚配权将被剥夺。

在俄国，举国公认彼得大帝的改革极大地推进了俄国的文明，据罗特博士表示，上层阶级首当其冲受到伟大沙皇雷厉风行的政策的影响，提供了"精神错乱（derangement 或 *pomeshatel'stvo*）最肥沃的土壤"。彼得的一位也叫彼得的孙子（据说是边缘性白痴）——彼得三世（他聪明的妻子凯瑟琳其后不久就会将夺位、杀夫），在两个"精神病"（dushevno-bol'nykh）兄弟的案件中，科兹洛夫斯基（Kozlovsky）王子让沙皇写了一条特别指示："不要把精神错乱的人（Bezumnykh）送到修道院，要为他们建造一座特殊的房子，类似外国建立的疯人院［俄国化的德国傻人院］。"一周后，1762 年 4 月末，元老院正式要求科学院提供关于疯人院和国外照顾精神错乱者的信息。罗特写道，科学院"没有一个教授能给出一个令人满意的方案"，即使其实大多数是德国籍教授。他们能做的就是指向旅行指南上的内容：如"来自法国，英国和荷兰的美食"、法国的情况以及对"伦敦的描述"，等等。1765 年，在凯瑟琳大帝在位期间，学院要求德国历史学家、俄国院士施勒策（A.L. Schleutzer）参观一些国外的精神病医院。施勒策拜访了一对夫妇，对卢内堡（Lueneburg）的"精神错乱者"（demented）病院印象深刻。在那里，他发现了"十一个精神错乱的人，都智力低下、'愚蠢'，其中我没有发现任何'半痴'（furiosus）会被拴在链子上"。

施勒策解释道，市长负责管理这一机构并任命工作人员。他建议："同样的措施也应该在俄国实行，但德国和俄国地方长官之间的巨大差异增加了这种安排的难度。"这位历史学家在报告结尾考虑到以下几点："如果依照凯瑟琳二世的愿望，在俄国建立类似的机构，很难想象会给她带来什么荣耀和惊喜。像俄国人这样富有的民族，只要不缺慈善机构，就一定会很快超越其他国家。重要的是不要在一开始就犯错误，因此，我们要以彼得大帝为榜样，透彻地了解国外类似的机构是如何建成的。"

在令人难忘的 1776 年，首个俄国疯人院在诺夫哥罗德(Novgorod)建立。三年后又作出决定，下一个疯人院将在圣彼得堡建立。1810年，俄国上上下下已有 14 个此类机构，1814 年有 24 个，1860 年则多达 43 个，共有 2 038 名病人。罗特说，所有机构是为了控制病人的行动，而不是为了看护他们，更别提治疗了。然而，他补充说："我们不必惊讶，因为我们的第一批机构可以追溯到 18 世纪的最后几年，当时整个欧洲这样的机构也好不了多少。"早在 1828 年，包括圣彼得堡在内的精神病院不仅在没有精神病医生参与的情况下运作，而且没有任何治疗措施，因为当时俄国"没有精神病医生"；它们是福利机构，不是医疗机构。在俄国所有的城市中，拥有最好的配给，1847 年时，圣彼得堡甚至出现一座私人精神病院，由莱德斯多夫先生(Leidersdorf)建立，住有二十五名病人。随后，"亚历山大二世登上王位，俄国精神病学开启了新的纪元。1888 年，也就是罗特结束调查的那一年，圣彼得堡一张精神病床位服务 434 名居民。（契诃夫告诉我们）疯人院（慢慢地）变成了医疗场所，而且持续人满为患"。①文明来到俄国的代价是相当高昂的。

科瓦列夫斯基(P. I. Kovalevsky)或许可以算是早期最活跃的俄

---

① A. M. Rote, "Ocherk istorii psychiatrii v Rossii i Pol'she," *Arkiv psychiatrii, neirologii i sudebnoy psychopatologii, in three installments*, 21：1—3(共分三部分登载，第二部分据推测记录了俄国精神病学专业的发展，但已不幸佚失)。

国精神病学家了。他出生于 1850 年，是哈尔科夫（Kharkov）大学精神病学和神经疾病学教授。1882 年，他在该大学创立《精神病学神经学病理学档案》（*Arkhiv psychiatrii，neirologii i sudebnoy psychopatologii*）并担任主编和主要撰稿人。有许多证据显示，他在哈尔科夫和皮亚提戈尔斯克（Piatigorsk）的波罗的海浴疗中心都有广泛的临床实践，并主要参与了 1887 年成立的俄国精神病学协会的组织及随后工作。《精神病学档案》的创刊号已无迹可寻，但科瓦列夫斯基为之写的引言还在，日期标为 1892 年 12 月 25 日。他写道：

> 从出版第一期杂志开始，我心里就有一个目标——让我的同行专家的作品有发表的地方，从而便于了解现已发展到相当规模的关于精神病学的原著和外国文献。在我们的《精神病学档案》创刊后不久，圣彼得堡出现另一家精神病学和神经学期刊，这表明俄国有足够的科学力量支持同一领域的两家专家出版物，这些期刊存在时间长达十年之久，充分证明了这一点。①

科瓦列夫斯基感谢同事们的支持，对他们的工作有信心。"为了科学和祖国的医疗事业，"他在编者按的结尾承诺，"外国文献每年都在增加——我们的同行对外国文献的兴趣也在增长，尽管现在读原作的人可能太少了。因此，我认为我有责任通过扩大外国文献的版面来满足大家的兴趣。在其他方面，我们将遵循期刊以前的方向，实现我们为科学和为祖国服务的强烈愿望。"

虽然在出版的头几年，在《精神病学档案》发表的许多文章是译作和总结外国作品的文献报告，但到了九十年代中期，该期刊的内容绝大多数取自俄国语言写就的作品。在 1898 年，科瓦列夫斯基写了一篇关于 N. M. 波波夫（N. M. Popov）教授所著《普通心理病理学讲稿》的评论："在医学的每一个领域，俄国医学文献已涵盖足够多的原

---

① 见 1897 年出版于圣彼得堡的期刊："Editorial," *Arkhiv psychiatrii，neirologii i sudebnoy psychopatologii* 21（1893）:1, Kharkov。

创论文——是时候减少外国著作译本了，在今天，即使没有任何需求和理由，外国译作照出不误。"①在医学从业者爱国精神的推动下，在其出现的十几年后，俄国精神病学被公认为该领域的民族传统之一；一些俄国精神病学家，如别赫捷列夫（Bekhterev）和科萨科夫（Korsakov）发现了一些曾被忽视的疾病，被认为是整个欧洲和北美的权威。1892 年，《精神病学档案》的编辑委员会由六十二名精神科医生组成，其中仅十二名来自省级城市哈尔科夫，除科瓦列夫斯基外，该委员会的四位成员是来自德普特（Derpt）大学、喀山大学（Kazan）（两名）和华沙大学的精神病学教授。正如上文提到的，当时的首都圣彼得堡是当时另一家精神病学期刊的所在地，近十年来，该地医院和私人诊所中精神病患者人数最多，而且俄国城市中最大的精神病医生团体很可能也在圣彼得堡。（据科瓦列夫斯基说，还是这样的好，因为在首都"十个倒有八九个神经有病"。）②莫斯科在这方面紧随圣彼得堡之后。1893 年，别赫捷列夫在喀山创办了自己的期刊《非自愿期刊》（*Nevolichesky Vestnik*），随后几年，类似的出版物激增。

值得注意的是，出于种种目的，精神病学文献的翻译作品和俄语著作相比有所减少，特别是译自英文和法文的文献。俄国精神病学开始本土化。精神科医生对疯癫的注意，也就是对后来不久分成了精神分裂症和躁郁症的未知原因的器质性精神疾病的关注也明显减少。俄国精神病学与神经学是不可分割的；从一开始起它就属于生物学性质，被定义为器质性疾病。精神病学家对民族尊严的关注在这也可以得到解释。民族主义是俄国精神病传统的根源。

社会中的精神疾病发病率与其智力发展水平或"文明"程度成正比，对这个普遍的说法，孜孜以求的科瓦列夫斯基表示了怀疑。不过，他在第二届俄国医生协会上关于"俄国精神状况"演讲的开幕词

---

① Kovalevsky，*Arkhiv* 30(1897)：1，107.

② Kovalevsky，*Nervnye bolesni nashego obscshestva*(1894)，55.

中提到了这一点。尽管与欧洲相比，俄国的精神疾病发病率可能较低（假设"在欧洲健康人与精神病患者之比是 1 000∶4.5，那么在俄国是 1 000∶1"），他认为，"即使这样，在我国也会有超过十万名精神病患者"，也就是说，人数的绝对数量超过其他地方。此外，这个庞大数字在逐年增加。"为了证明这一点，"科瓦列夫斯基博士说，

> 我将引用其中一小部分人，即我非常熟悉的近十年哈尔科夫大学的学生作为佐证。我们说过，在西欧，平均每 1 000 名身体健康的人有 4.5 名精神病患者。在哈尔科夫大学，10 年前每 1 000 名身体健康的学生中有 10 名患有严重的精神或神经疾病，但今年有 24 名！他们可是祖国的花朵和荣耀、国家未来的希望啊！①

基于这个例子，他得出结论：俄国正处于"精神疾病大流行"的阵痛之中。无人能幸免。"不论是穷是富、受过教育还是未受过教育的人都同样容易患上精神病（sumashesvie）。所有家庭都会有一个近亲或远亲患有精神病。"

但其实科瓦列夫斯基的证据并不能得出这样的结论。他在演讲也谈到，在假定的 10 万名精神不正常者（mentally dysfunctional）中，特别是在占全部人口的 80％的农民群体中（因此在患病人口中农民也占了绝大部分），有很大一部分人是先天性白痴。而哈尔科夫的大学生无疑不属于此类，也没有迹象表明白痴率在增加。酗酒和梅毒的发病率也没有增加，俄国精神病学家认为重症精神疾病（psychotic mental disease 或 sumasestvie）是主要原因（白痴不属于此类）。瓦列夫斯基在 1894 年出版的《俄国的神经疾病》一书中写道：

> 每年，文明人的生活给神经系统带来越来越多的不安、负担，以及病态的影响。难怪在我们这个时代，精神［灵魂的］和神

---

① 见科瓦列夫斯基在莫斯科和哈尔科夫举行的第二届俄国内科医生大会前的演讲。Kovalevsky, " Polozhenie dushevno-bol'nykh v Rossiyskoy Imperii", Kharkov, (1887).

经的疾病在增多。这反过来代表着引发神经疾病的大幅增加和快速传播的自然的、社会的原因，是俄国社会倒退的结果……在这些因素中，病理性遗传（神经质的父母）其实比其他两种可怕的病态因素影响要小得多：不断驱使人类退化的最广泛意义的致命因素是酗酒和梅毒。①

科瓦列夫斯基还写道："亚历山大二世的改革倒是有诸多闪光点，但改革产生了情绪不稳定的一代，反过来又产生了另一个更为病态的一代……因此，甚至在儿童中都存在着对生活的不满、冷漠、绝望、极端紧张，他们无端自杀……这些都是导致美国病——神经衰弱（neurasthenia）在俄国出现的原因。该现象或许比在美国本土还严重。"顺便一提，科瓦列夫斯基称梅毒为"法国病"。重性精神病（症）被定义为妄想和幻觉，人们将之视作持续持有的错误的观念或感受。（据我们所知，这种妄想由何组成的观点仍旧存在着。）无论是酒精中毒引起的重性精神病（症）、震颤谵妄，还是梅毒、麻痹性痴呆或全身瘫痪引起的精神错乱，都不具有精神分裂症的思想和语言特征。在过程和结果上都有所不同。它们都会急性发作，表现为人格和行为的急剧变化，但精神分裂症只会使现有的人格特征和行为特征恶化（人格分裂和消极症状），并且一开始的前驱症状期很漫长。精神分裂症是一种慢性疾病，但震颤谵妄可能在一次发作结束后变得正常，而在大多数情况下，麻痹性痴呆在退化为完全痴呆后（而精神分裂症无此倾向）会在确诊后三至五年内死亡。此外，这三种疾病可以通过其幻觉的性质来区分：震颤谵妄的特征是可触、传递出昆虫或爬行动物在体内和身体上爬行的感觉，这些特征是这种精神疾病所特有的，就像听觉幻觉是精神分裂症特有的，而梅毒幻觉虽没有独特的特征，但通常是视觉幻觉。然而，俄国精神病学家对这三种疾病不作区分，因为从未怀疑过它们是不同的疾病，无法进行比较。他们认为重性精神病（症）、疯癫、精神病（sumashestvie）这三者是同一种疾病。此

---

① Kovalevsky, *Nervnye bolezni*, 19—20；43；58.

外,西欧国家和北美的同行(早在命名之前)就把注意力集中在精神分裂症上,因为其他重性精神病(症)发病率保持不变,但精神分裂症的发病率正在迅速上升。而俄国精神病学家则把注意力集中在俄国传播很广的器质性精神病上,该病不加区分地对社会各阶层皆有影响(在文化中心地区受过教育的少数精英中,严重精神疾病的发病率正在增加,基于此,他们声称发病率在上升)。他们声称上升是有其原因的。尽管精神疾病在某些阶层迅速蔓延,但俄国却几乎没有真正的疯狂。即使是那些像科瓦列夫斯基一样认为这个概念"荒谬"的精神病学家也认为,为了证明俄国在"文明"社会中占有一席之地,他们需要表明,在社会中有大量的或轻或重的精神病患者以及精神错乱者(mentally ill, psychotic, deranged)。俄国的国际地位需要他们这样做。

因此,从某种角度来看,幸运的是俄国酗酒人口比例确实高得令人咋舌。正因为这样,可以估计与酗酒相关的疾病,无论是身体上的(如肝硬化)还是精神上的疾病都会非常高。在俄国,酗酒与其他疾病并发,因为酗酒是俄罗斯民族最常见的毛病("俄国人的欢乐就是饮酒")。据说这句话为弗拉基米尔(Vladimir)一世所言,传言这位伟大君主选择基督教是因为基督教容忍醉酒。他也曾考虑过犹太教或伊斯兰教,但最后还是拒绝了它们作为俄国的一神教,因为这两种宗教睥睨醉酒。有的村庄的个别或许多人都患上震颤谵妄,精神病学期刊上对这样的病例的描述屡见不鲜,其中也包含了一些带有偏差的认识,而没有被视为一般性的妄想性精神病的病例。①同样,被咒骂为"法国病"的梅毒在欧洲很普遍,其实在俄国也常见,它对患者的大脑造成破坏,因此患者会染上精神疾病。在西方,19 世纪下半叶时梅毒学是一门法定的学科(有点像 20 世纪下半叶时苏联学的地位,存在时间长短也相似);医学图书馆藏有一套又一套的看起来很

---

① 在下书中可找到例证:V. M. Bekhterev, "Oderzhimost' gadami," *Obozrenie Psy-chiatrii*,(May 1900) 330—332。

不错的期刊，涵盖所有的欧洲语言，其作者能在科学领域占有一席之地。俄国建国时间太短（可以说国家过于"原始"），没有自己的梅毒学机构，但俄国的医生对这种病态的学科充满了热情，特别是精神病学家。早期精神病学期刊的一半内容、有时几乎是全部内容都是关于梅毒的，俄国所有重量级的精神病学家都写过这个话题。科瓦列夫斯基认为，越来越放纵前所未有，是梅毒在这个时代的俄国乃至世界传播的主要原因。（禁欲是避免感染的唯一手段，但他的看法是，人的血液中已存在大量的感染，以至于间接暴露在"梅毒的毒素"中的大多数染上这有着可怕的精神病并发症的疾病的人其实是无辜的受害者。）至少在科瓦列夫斯基位于皮亚提戈尔斯克（Piatigorsk）的诊所里，他主要治疗梅毒患者，无论他们是否患有精神疾病，而他本来的预想是主要治疗精神疾病，而不管他们是否患有梅毒。①

把重点放在器质性的重性精神病（症），这种必要性的结果是重性精神病（症）被定义为一种器质性的疾病。这种定义方法反过来又解释了俄国精神病学家捍卫其民族尊严的愿望。20世纪，当局允许将持不同意见者诊断为精神分裂症，将他们关押在精神病医院，经常向其体内注射可以毁掉理智最健全的人的头脑的化学药品。再加上把妄想定义为持续抱有错误信念（即社会多数认为是错误的信念），那些委员会的官员们可以十分大胆行事，且背后有科学的充分支持。在科学界下定义是多么严肃的一件事，能够对人造成多大的影响！此处又添一例。

---

① 这给更好地了解莱蒙托夫描述过的高加索上流社会的浴疗带来一线生机。这些人在寻求什么疗方呢？见：*Nervnye bolezni*，"Sifilitiki, ikh neschastie i spasenie"，61—88；*Arkhiv* 30:1。

第七章　疯癫之极
——从美国精神病例记录谈起

我所受之折磨，
言语难以概括，
我的心房阵阵撕裂，
令我痛不欲生，忧郁症是也。

我跨过房间，
我冲出房门，
仿佛再无归程，
皆为逃离忧郁症。

我躲闪着，奔跑着，
寻找生活之乐趣，
直至心中之赛跑结束，
忧郁症依旧将我深深折磨。

我捡起一块木片，
一块碎石抑或一根长鞭，
我蹦跳着、腾跃着
只为应付忧郁症。

这一切并非徒劳，
我的目的已达到，
再不会抱怨连天，
因我已对忧郁症发起挑战。

我看到人们在笑，
他们中的半数最好还是哭吧，
而我，握紧手中权杖，
冲向战场，与忧郁症拼个你死我活！

我可以坐下，痛哭流涕，
眼泪如决堤之水，
哭得肝肠寸断，痛不欲生
忧郁症，令人如此煎熬。

然而我一清二楚，
泪水无济于事，
它只会使我痛苦加倍，
忧郁症，更是不减反增。

不！我必须抵抗！
这犹如一场拳击，
总有扭打与胶着，
否则在忧郁症之下，我定难以久活。

这首诗发表于《美国疯癫病杂志》（*American Journal of Insanity*）第一期。[①]1844 年 7 月，该期刊于纽约州尤蒂卡市开始出

① "Insanity Illustrated by Cases, and by the Conversation and Letters of the Insane" Case IV: Anonymous patient "Long Continued Mental Derangement, With Singular Pecularities," *American Journal of Insanity* 1(July 1844):60—61. （转下页）

版,尽管期刊名字有一定暗示性,但它可不是《疯狂》(*MAD*) 杂志的前身,而是一本严肃的专业期刊,约 80 年后更名为《美国精神病学杂志》(*American Journal of Psychiatry*)。杂志"主编"为阿玛利亚·布里格姆(Amariah Brigham)博士,他是一名内科医生,同时也是在此前几个月成立于尤蒂卡的纽约精神病院院长。这首诗名为"忧郁症"(Hypo)。正如前一章提到的,自 18 世纪以来"忧郁症"与"坏脾气"(spleen)便是同义词,指的是所有类型(从亚临床到急性精神病)和种类的癫狂病症。当时,纽约精神病院有八名病人,该诗是其中一位病人的临床资料的一部分,有关这八个病例的描述刊登在《美国疯癫病杂志》第一期的"文章五"一文中。

在该杂志的第三期,编辑发布了一则通知:

> 我们很高兴在此声明,尽管订阅人数很少,但本刊认为《疯癫病杂志》会永久发行下去。本刊在此冒昧提出一项请求——我们诚挚希望对这样的期刊持友好态度的订阅者们能将本刊推荐给别人,特别是推荐给医生、律师和牧师群体。来自各方面的信息使我们相信,本刊之研究意义非凡,值得长期办下去,而且本刊价格低廉……本刊发行之目的在于普及疯癫病研究现状,

---

(接上页)需要注意的是,在精神分裂症和躁郁症被区分开来并如此命名之前,《美国疯癫病杂志》就已刊登了有关它们的大量信息供研究,以及有关它们的早期流行病学和美国精神病学史的信息。在其中的任何一个领域,杂志中所含的宝贵的资源至今几乎还没有被开发利用。在我进行研究时,只有很少的图书馆藏有完整的一套(1844—1921)期刊。我在威德纳图书馆(Widener Library)查阅的那套,许多期的页与页之间还没切割开,这意味着从来没有人查阅过它们。(现在该期刊的档案已经数字化,可以在互联网上公开获取。)对这一珍贵资源进行系统的研究非常值得,不过我不可能、也没必要在这一章对它们进行系统研究。因此,我的研究限定在它最初十年出版的卷期,与第 3 章和第 4 章评述过的有关美国精神疾病的材料形成最鲜明的对比。对该期刊的内容进行系统汇编并出版,将是对精神病知识的巨大贡献,其章节可以包括如下内容:住院病人创作的诗歌;他们的信件和谈话;有关精神错乱的统计数据;精神科医生对这个问题的看法所发生的变化;精神疾病的根源;对自杀的看法和统计;对有关精神错乱的立法及精神错乱与犯罪关系的探讨,等等。

使普罗大众得以了解这种疾病的性质、种类以及防治方法。同时我们也希望本刊能为医学、法律相关人员，以及所有从事精神现象研究之人士提供一些有用的或有趣的内容。

心智哲学或形而上学都只是大脑生理学的一部分。心理学家之所以成就甚微，或可归因于他们忽视了对心智的研究，心智的物质媒介（即大脑）的健康或疾病状况会对所有的精神活动产生影响。

我们将人脑视为造物主之杰作。可以说，人类一生中对大脑的保护是最需小心、最应谨慎的。人类的幸福与至高利益都离不开人脑的合理锻炼、培养与开发。精神失常只是该器官的一种疾病而已，如果人人都能正视这一疾病，那么通过早发现、早治疗，该疾病不仅可以被广泛治愈，还能被人们加以预防。①

布里格姆博士在这短短几行字之间总结了其期刊的定位，这与朱尔斯·巴勒杰（Jules Baillarger）在《医学心理学年鉴》（*Annales Médico-Psychologiques*）第一期上发表的数页长的文章的观点大致相同。当布里格姆博士的期刊准备印刷时，他们了解到，法国已先于美国一步，创立了世界上首个精神病学期刊，虽然只比他们早几个月。而当《美国疯癫病杂志》第三期面世时，想必其主编布里格姆博士对巴勒杰的长篇大论已是再熟悉不过。或许他只是对巴勒杰的观点进行了一下总结，而该观点反映的是 19 世纪 40 年代在法国精神病学权威机构的领导下形成的科学上的共识。在布里格姆的简短说明中，唯一具有美国特色的贡献是断言他的期刊确实物美价廉。

该杂志面世后整整十年间，美国的精神病学家（精神病院院长）遵从的主要是法国精神病学家的理论观点。几乎每一期杂志都收录有法国著名学者的作品英译，这其中很多就取自《医学心理学年鉴》。他们也很尊重英国的精神病医生，并再版了许多他们的文章。然而，至少又过了半个世纪，对这一主题的认识和理解才会以对专业

---

① *American Journal of Insanity* 1(January 1845):288—289.

权威的引用数量来衡量。学科发展伊始,判断一个"专家"是否值得引用,取决于其观点与美国作者的临床经验是否对应:他们是经验知识最终的仲裁者。1844 年 10 月,一篇题目为《疯癫的定义——论该疾病的本质》的文章作为开篇发表在了《美国疯癫病杂志》第二期上。这篇文章也是布里格姆博士所作,对当时美洲大陆精神病院院长们普遍持有的观点进行了阐述。布里格姆博士在文章开头明确指出:

> 疯癫病通常被理解为大脑某些机能的紊乱。就这一观点本身而言,它并没有错;但它对疯癫病的定义不够准确,因为这样的表述也适用于发烧引起的谵妄、脑部炎症,或其他一些与疯癫病完全不同的疾病。

> 《韦氏词典》称,疯癫病是"智力的错乱"。该定义过于狭窄,而且也并不正确。正如皮沙尔特(Prichard)所指出的,在某些疯癫病症中,"不论普遍病例还是个例,病患的智力都几乎没有受损,其精神的错乱主要表现在感觉、脾气或习惯的状态变化上。"

> 我们认为疯癫病是一种脑部的慢性疾病,它要么导致智力紊乱,要么导致个人感觉、情感和习惯的长期变化。在所有的病例中,疯癫病都是一种脑部的疾病,虽然这种疾病可能是继发性的,比如胃、肝或身体其他部分的原发性疾病可引发脑疾。此外精神力量或感情的过度疲劳和兴奋也可能引发脑疾。但不论如何,除非一个人的大脑本身受到影响(损伤),否则一个人是不会患上疯癫病的。[①]

布里格姆博士是个话少理不少的人,读者们很快便能看出他的这一特点。他在文章中对疯癫病与已知的器质性精神障碍做了区分:一方面把它和白痴症区分开,另一方面把它和暂时性精神失控区分开;强调其病因的不确定性,指出其病因可能存在于患者体内,也可能存在于体外;另外他还表示,该病症必然在患者大脑中有所反

[①]　Amariah Brigham, "Definition of Insanity—the Nature of the Disease," *American Journal of Insanity* 1(October 1844):97.

映。在落后的 19 世纪，布里格姆博士就直接指出了我们现在称之为精神分裂症和躁郁症的疾病，并且强调了人脑在相关病症中的重要作用，可以说其思想在那个年代是非常开放的，毕竟如今我们仍未能解开这一疾病的谜题。所以说，他对精神疾病的理解即使放在今天也毫不过时。

在简单地引入语之后，布里格姆展开论述了其观点，不过在心智与大脑之间的关系上他有些混乱：他的确坚信心智—身体二元论的本体论，但这并不能让他逃脱概念上的纠葛。他指出，在 19 世纪 40 年代，"非常关注疯癫病的聪明人"，将其看作——

> 一种身体上的疾病，而直至今日，也很少有人相信心智本身患病了。心智是非物质的、永恒的，因此也不会生病、腐烂。如果不这样说，就等于在鼓吹一些唯物主义者的观点，即心智与我们的肉体力量一样，也是物质的，也可以发生改变、腐朽甚至死亡。

> 在这个问题上，事实似乎是，大脑是心智在此生用来表现自己的工具。和我们身体的所有其他部分一样，容易生病，而且一旦生病，往往不能和谐而完美地展现心智的力量。

> 消化不良是胃功能失调造成的，同理，疯癫病是大脑患病造成的结果。不过，这只是该器官疾病的诸多结果或后果之一。大脑可能患上多种疾病，但不是每一种都会导致疯癫。因为，虽然我们可以肯定，大脑是心智的器官，但大脑某些部分与心智的功能并没有直接关联，它们还有其他的职责要履行。大脑的某些部分赋予了我们自主运动的能力，但它们与同我们的心智功能相关联的部分是不同的。

> 我们可以说……疯癫病是部分大脑患病后导致的，即大脑皮层或灰质。大多情况下，导致疯癫病的那一部分大脑患病区域都非常小，疾病也不会非常严重。若非如此，患上这种疾病的人将很快以死亡告终——因为大脑一旦患上严重的疾病，且病变区域过大时，它很快就会死亡。然而，众所周知，很多精神病患者都生存多年，他们显然有着良好的健康状况。有几位患者

患上疯癫病后依旧能有 40 年甚至 50 年之久的寿命,而且在此期间他们身体其他部位的健康状况都保持良好。在检查一些疯癫患者死后的大脑时,人们很少能够发现这一器官所患的疾病,虽然很少,但我们相信总有一天会找到的。⋯⋯就好比,在一些如手表一类非常复杂和精密的仪器中,其机械装置的一些轻微变动会对仪器产生干扰,但不会导致其故障而停止工作。因此,我们偶尔会发现,极其强烈的精神情绪——情感遭受的巨大考验——会突然扰乱大脑的活动,导致终生的疯癫,却又不会在其他方面对人体系统产生实质性的影响。

布里格姆引用了埃斯基罗尔的几个例子,其中疯癫病与爱情中的失望相关联,此外他还引用了一些英语文学资料,认为疯癫与其他情感创伤存在关联,并继续写道:

> 头部或大脑受到轻伤常常会引起疯癫病,并改变一个人原有的全部道德品质⋯⋯我们知道一位最具代表性的女士,她是一位优秀的妻子和母亲,而且是一位受过高等教育的人,在头部受到了轻伤后,她却变成了一个极其暴力而粗俗的人,但其智力并没有受到影响⋯⋯这些病例告诉我们,如果性格变化和不端行为在时间上与头部受伤或发生疾病,甚至一般的健康不良相关,那么我们要尽量保持谨慎与宽容⋯⋯大多数有经验的医生肯定已经注意到,疾病会使患者的性格产生惊人变化,且这种变化会是永久性的。有些人仅仅会在某一种或几种心智功能上发生错乱——他们会在自尊、渴求认可、谨慎或仁慈等方面更为敏感、需求更高。一名男子在头部⋯⋯受了重伤之后,心智⋯⋯受到了影响,他产生了非常强烈的仁慈感,不论对人还是对兽都非常热心。他想要放弃他所拥有的一切,去努力造福他人并为他人减轻痛苦,却"好心"办了不少"坏事",最后不得不被关进疯人院。每当他在一个贫瘠的牧场上看到牛,他总会把它们赶到一片更好的草地上去;每当他听闻毁灭性火灾或船只失事的消息时,他甚至会赶到很远的地方,尽力提供帮助。

在疯人院的精神病患者中，我们有时不仅能够看到，有些病患在力量上出群，有的在机械、音乐甚至语言能力上更为突出，他们在这些方面的能力比神志清醒时要高出许多；还能看到，人类本性中最好的感情与冲动也被加强了，这促使患者们做出一些仁慈和自我牺牲的行为……

疯癫病患者中，除非是长期持续的病症或异常严重的情况，我们很少发现他们的心智被完全破坏或紊乱的。疯人院里大多数病人的心智都有很大一部分是正常的，其中有些人举止得体，大部分时间都可以与人理性交谈，除了少数几个话题外，他们基本没有任何交谈障碍。我们曾见过一位患者，他坚信是他在指挥行星运转、太阳发光甚至雨水降落，但他是一个有智慧的人，在谈论其他话题时他是非常理性的，并且举止礼貌、性情和蔼。诸如这般的例子还有很多，我们也可以呼吁那些经常参观这家精神病院的人对这种说法进行核实：病人会在一个或多个问题上呈现出明显的疯癫症状，而在其他问题上则表现得神志清醒，体现出他们头脑的敏锐与活力。①

这些病例大部分都源于布里格姆博士的临床经验，据此，他得出了以下关于心智的结论：

我们已经知道，疯癫病是由于大脑某一部分的疾病而产生的一种或多种心智功能的错乱，因此我们得出结论，人类心智的任何一种功能都可能紊乱。因此，如果我们真的探知了人类心智功能的秘密，那么我们就有希望了解到各种各样的疯癫病，即由于那些能力失常可能导致的诸多种类的疯癫病。但我们对此并不知悉。哲学家们对于心智功能的数量，甚至对于其构成，都一直在争论不休。②

---

① Amariah Brigham，"Definition of Insanity—the Nature of the Disease," *American Journal of Insanity* 1(October 1844):99—106.

② 同上，106。

这位医生并没有兴趣与哲学家们展开讨论,他只是"呼吁大家共同观察他对这个问题的看法是否正确"。他说:

> 在思考心智现象时,我们不能不注意到它的各种功能,很明显,它们大致可以分为智力功能和道德功能,而道德功能又可以被理解为人的习性和冲动。最初,所有人都具备这些智力和道德功能,并且二者同样依赖于大脑的健康状态来适当发挥作用。……智力功能只是我们心智功能的一部分,而事实上,在个人性格的形成上,智力的贡献却微乎其微……决定人们性格的是道德功能或习性,以及情感、仁爱、自私与贪婪等。这些东西的活跃度与能量的差别,造成了每个人性格上的差异;同样,这些也构成了人本身,或者可以说是构成了人的灵魂,而智力只是满足人类习性的各种需求和要求的工具。如果没有这些习性或道德功能,智力就根本无法发挥作用,即使发挥起来作用也很微弱。一些道德上的冲动,如仁爱、贪婪等,会给人们带来刺激或紧迫感,促使他们采取行动,人们的辛劳正是为了满足这些冲动。[1]

由此我们能看出,19世纪40年代美国精神病学家对心智的看法(布里格姆毫不犹豫地将其或其中的一部分等同于"灵魂")是相当复杂的。基于"共同观察",而非从研究生院教科书中照搬来的权威理论,他将心智"功能"分为以下几种:智力、情感和本书中所说的"意志"(包括"习性""需求和要求""冲动""行为推动力"等)。他认为,这三种功能之间是紧密相连的:情感和意志总是协同行动,"道德"一词在当时带有"社会"和"精神"的双重含义,因此智力看似是个"独立的能力",却在某种程度上服从于"道德"能力。

对心智的此种理解使人们对精神疾病,尤其是疯癫病,有了更加复杂、开放的理解,使人们不再将情感疾病与思想障碍割裂开来,并

---

[1]　Amariah Brigham，"Definition of Insanity—the Nature of the Disease," *American Journal of Insanity* 1(October 1844)：106—107.

且没有将"纯粹形式的疯癫"(精神分裂症)定义为最终导致痴呆的退化性疾病。在这一点上，布里格姆博士不得不与当时外行人所持的观点(尤其是法律观点)进行争论。"我们希望大家能特别给予关注的，正是这些重要的功能，是我们的道德习性"，他写道：

……而且它们像智力一样，常常会发生错乱。我们的功能实际上是在利用大脑来表现自己；因此，当大脑的某些部分患病时，功能就会随之产生错乱，但是这类患者通常都没有智力受损之症状。他们天生的仁慈心，获取的倾向，或爱的倾向，都会像他的比较能力、推理能力等一样，可能会因为大脑的疾病而变得不正常。

尽管生理学、病理学以及对疯人院的日常观察，都证明上述理论是显而易见的，但存在着一个令人不安的事实——即使疾病已经导致了一个人道德功能的紊乱，其性格、行为也发生了巨变，但是，只要他(她)没有明显的智力障碍，就不会被认为是个疯癫病人。这样的人可以说还有残存的理智，他们可以控制自己的部分行为，比如在许多问题上依旧保有理性交谈的能力，甚至能够为其所犯罪行进行辩护。这可能就是事实，但此人却可能不为此负责任，因为尽管这个人具有阻止自己行恶的理智，但我们不能指望它抵御病态的和兴奋的冲动。……我们观察了许多病例，患者都是在品性发生巨变一到两年后，出现了智力受损症状。于是，这种品性变化终于引起了人们的注意，同时也使大家为之惋惜，然而在病情发展到损害智力之前，患者们是不会被认为已经疯癫的，但事实上，他们的心智早已经患病了。我们希望大家能明白，一个人性格、脾气与性情突发巨变之时……虽然他的智力暂时没有受到干扰，但此症状足以令人忧心；因为这往往就是智力错乱的先兆，若不及早处理，病情就极有可能发展成无法医治的疯癫，那时一切都晚了。①

---

① Amariah Brigham, "Definition of Insanity—the Nature of the Disease," *American Journal of Insanity* 1(October 1844):108—110.

　　显然,布里格姆在此说的就是从精神分裂症先兆期(表现为阴性症状或类精神分裂症人格)到妄想型精神病的过程,我们在约翰·纳什(John Nash)的病例中观察到的就是如此。如果19世纪的这位精神病院院长的观点在一百年后仍然盛行,不仅可以早些诊断出纳什的病,而且还能防止其疾病恶化到致命的地步。如果是这样,他也许无法获得诺贝尔经济学奖,但是,却有可能避免因精神错乱给他自己和家人(他的两个名叫"约翰"的儿子以及他们同样不幸的母亲)带来的悲剧性的后果,而他自己所经受和引起的痛苦也可以大大减少。这样的交换对社会是否值得? 精彩的纳什均衡理论的所带来的好处,是否足以抵消小约翰·斯蒂尔(John Stier)在寄养家庭对父亲的思念,或妻子艾丽西亚(Alicia)遭受的痛苦? 我想,只有承受过这代价的人才有权下定论吧。

　　同样,对于"土桑袭击案"(Tucson Massacre)的罪魁祸首贾里德·拉夫纳,抑或科伦拜恩枪击案中那两个死去的少年凶手,我们也可以毫不怀疑地说,假使这几个痛苦的年轻人的命运可以被改写,或许他们60岁时说不定会在某个领域获得诺贝尔奖。但他们的未来再也不会来了,这又是谁的错? 在这方面,布里格姆博士给我们提供了一点思路,他写道:

　　　　大多数人都见过疯子,他们认为自己有资格判断一个人是否疯了。但经过调查,我们发现,几乎所有人都认为,那些疯子要么胡言乱语、语无伦次,要么外表脏乱、面容异常,要么又哭又喊、举止暴戾。他们有关疯癫的看法源于他们曾经见过咆哮怒吼的疯子,但他们并没有在精神病院真正观察过病人……正是由于对精神失常这种局限且错误的观点,除非病人表现出智力失常或是别的人们通常认为疯子该有的样子,大多人都不愿相信某种精神障碍可能促使某些人采取犯罪行为。但是,这种所谓的大众看法站不住脚。当下有一个毋庸置疑的事实,即被许多人称为"道德性疯癫"的一种疯癫病……就有可能致使患者犯罪,患者的智力虽正常,却它会被一种病态的冲动击垮从而无法正常工作。①

他补充说："在一些案例中，病人大脑依然具有十分敏锐的能力，以致陌生人难以察觉到他们精神的失常。"②

以上就是美国精神病学之起点。疯癫病是意志的疾病（紊乱性的冲动）；它表现为情感异常、智力失常，这二者又会影响患者，使其无法控制自己的行为。比起智力性疯癫，情感性疯癫要普遍得多，许多患者不仅可以理性、连贯地思考、交谈，而且还拥有非凡的智力敏锐度。该病症不应与白痴或痴呆相混淆。其实这种疾病很常见。（布里格姆博士理所当然地认为，当时"大多数人"都曾见过狂乱的疯子，即急性精神病人；这也可以理解，因为急性精神病必须进行治疗，在医院外的这种病人也须得到恰当处置，即使在今天，情况也依然如此。）

那么，早期精神科医生的观点从何而来呢？尽管从 1765 年开始美国就有了医学院，大多数疯人院的院长也是从医学院毕业的，但他们的知识并非从课堂学来。其实，英语文学作品才是他们想法的主要来源。正如我们在前面一章中所看到的，除了最重要的莎士比亚之外，18 世纪至 19 世纪初的诗歌、小说中也有许多关于疯癫的描述。显然，这些医生都受过良好的教育，博览群书。《美国疯癫病杂志》创刊的第一个十年间，几乎每一期都有对英语作家们所描述的虚构或自传式的疯癫的详尽分析。美国的精神科医生还密切关注英、法专门的精神病学文学。不过，所有这些二手信息都与精神病院院长们的临床经验进行了对照，即他们在自己负责的精神病院中观察到的疯癫现象。如前文我们所看到的，从第一期开始，这本期刊的每一期都刊登临床病例描述。

本章开头那首怪异诗的作者就是尤蒂卡精神病院收治的八位患者之一。据说，该患者是一名约五十岁的男人，患有"轻度精神失常"

---

① Amariah Brigham, "Definition of Insanity—the Nature of the Disease," *American Journal of Insanity* 1(October 1844):110—111.

② 同上,113。

已经二十年了。他的父亲患有"疑病神经官能症",兄弟患"疯癫"。
"他受过教育,是一个智慧而虔诚的人",他的主治医师写道:

> 他为人善良,礼貌可亲,基本可以与人正常交谈;然而,当他
> 要行走或是进行任何体力活动时,他的精神和思绪就会产生极
> 大波动,使他做出一些滑稽的动作。要是他试图从一个房间走
> 到另一个,或者走出门,他会犹豫很长时间,同时表现得很激动,
> 脸上会浮现出极大的恐惧与兴奋,接着他会抓住椅子或他手边
> 的任何东西,以最快的速度冲过门槛。不过,除非非常紧急,他
> 一般不会出门,而是整天待在自己的房间里;与此同时,他离开
> 房间的愿望会越来越强,他无法清楚地说明导致他如此的情感
> 或原因。他通常会解释说,如果他不这样做,他将会犯下一些可
> 怕的罪行,那他将永世遭受上帝的复仇。①

或许他写下"忧郁症"这首诗就是为了说明这一点。医生们意识
到,"忧郁症"指的就是患者所遭受的痛苦。对他的具体诊断是"长期
持续的精神错乱,带有奇特的异常行为"。

对于那些理智与韵律感一并消失的病人,这位医生还有更多的
看法。前者的丧失似乎更明显地体现在病人的文字中。因此,他针
对另一名五十多岁的男子评论道,他当时(第三次)"疯癫病的发作,
显然是由于过于强烈和持续不断的脑力消耗,和对政治的过度兴奋
引起的"。据他观察,"他平常非常安静,看起来人畜无害,也善于交
际。他想象自己是威尔士亲王,是统治这个世界的皇帝……这种状
态持续了近三年时间。其间他忙于读书、写作和交际,其目的是确立
他对世界的统治权,并对全世界的人都说明白,让他们都了解。为
此,他还致信给不少国家的统治者。"(这立即使人想起了约翰·纳什
以及索尔·贝娄笔下的赫索格。)②在这个病例中,《美国疯癫病杂志》

---

① Case IV: Anonymous patient "Long Continued Mental Derangement, With
Singular Pecularities," *American Journal of Insanity* 1(July 1844):60—61.
② 值得注意的是,索尔·贝娄(Saul Bellow)并不认为他描述的是一个精神分裂症
患者。

也向我们展示了患者的一篇书信：

致埃及总督穆罕默德·阿里。

总督阁下：

我于1789年7月26日在费城出生。父亲家族是罗马皇帝君士坦丁之后裔，他于4世纪建立了君士坦丁堡。母亲家族是苏格兰国王詹姆斯五世的女儿玛丽·斯图亚特（Mary Stuart）之后裔。若我寿命足够长，我计划废除所有的苏丹王。欧洲任何一个加冕称帝的领导者都将再无统治权，我与我的继任者会将他们全部推翻。我的侄子，西班牙前国王约瑟夫·波拿巴的儿子之一，将会是意大利的国王。大主教与所有神职人员都必须专注于其本职工作——即治愈灵魂，不再染指其他。没有他们，我也可以处理好一切。我的臣民在阿克里遭到入侵，对此我表示很遗憾。我们应与英国开战，推翻独裁统治的汉诺威王朝。我能用一次战役之胜利占领汉诺威王朝在这片大陆上的每一寸领土。我已经被软禁将近两年了，无法在您与盟军的战斗中提供支持。法国梯也尔政府倒台了，因此，法国也无法协助您。梯也尔、奥康奈尔先生都是我的朋友，我还与欧洲的各位共和派以及部分贵族相识。我不是很关注贵族。征服者威廉是个混蛋，他从未征服英国人。我的祖先曾在这些西部荒野中寻求庇护，至今仍未被征服。我还有一些莫霍克部落的印第安血统，我想告诉那些白人压迫者，在哥伦布发现美洲之前，拥有这个国家的是我们。我将成为合法的领导者，人类这个种族必将服从我。我计划征服我继承的土地，看看我能否把它们管理好。我曾处于华盛顿将军的保护之下，并与他的孙女结为夫妻。我就是要跟随这位伟人的脚步。不过，他的地盘仅在美利坚。而我的政府，将要统治整个世界，且必须是军事统治。这个世界总是被武力所统治的，但是"总司令"有些太多了。只有臣服于我，世界才会和平。

威尔斯亲王和世界皇帝，向您致以最诚挚的敬意。

附:拿破仑皇帝是我的姨夫,我母亲的姐姐是他的第一任
妻子。

我们得知,这名患有妄想症的患者"言谈举止总是彬彬有礼,和
人们说话时,若话题不是他自己,内容则有趣且能给人启发"。[1]看护
员试图通过各种方法将他的思想"从他的妄想情境中转移开,但并没
有效果",可见他的思想不是在短期内形成的。有一段时间,看护员
不再给他看政治和历史书籍,而只给他提供自然历史书。有一阵子,
他很少谈论自己对人类的至高无上的指挥权,但他为其他动物制定
了改良计划,并向全世界发出指令、派遣人员执行他的计划。

在(美国)这个年轻的国家里,一个人妄想自己是世界皇帝的案
例,显然还有很多。《美国疯癫病杂志》第一期刊登的八个临床病例
中,就有两个这样的病人。第二个病人是一位年纪更小的三十三岁
的男人。杂志中写道,他的"疯癫病带有很强的遗传倾向,他的父亲
还有几个兄弟都有精神病史"。除了强调患者的自命不凡与对地位
的典型妄想外,此人的病例还给了我们一些别的启发:

他拥有活跃的头脑,热衷于追求卓越,强烈希望通过研究文
学与科学来提升自己。21岁那年他开始进行系统的学习,并顺
利完成了两年的学业。他的成就使他获得了很多荣誉,同事与
朋友都对他的思想与道德品性加以赞誉。接着,由于习惯久坐
和持续的学习,他的健康出现了问题。此时,他的神经系统本已
经非常脆弱了,这个节骨眼上,他又卷入了政治抗议活动,这使
他出现了疯癫症状。此后,他的课程学习中止了,且一直未能
恢复。

自第一次发病之后(至今已有十多年了),他几乎在各个时
期都表现得相当出色,也可以从事一些工作,但在某些特定环境
下精神被刺激的话又会发病。入院时,他已经连续数月处于高

---

[1] Case II: Anonymous patient "Duration of Insanity Three Years—Complete Re-
covery," *American Journal of Insanity* 1(July 1844):56.

度亢奋状态了。他身着华丽的军装四处游荡，自称是美国总统与世界的皇帝。这种精神状态下，他不仅会进行各种话题的演讲，还会唱歌、演奏乐器等。

关于他的性格和地位，与他相交的人总是抬举、奉承他，这无疑对他的妄想的强化和产生起到了推波助澜的作用。发病两个月间，他一直坚信自己是全世界的皇帝，并按这样的身份看待自己。他花了许多时间四处演讲，像个将军一般，而朋友们则是他的士兵。别人对他态度友好且尊敬时，他就是一个幽默、礼貌而不失风度的人；但他若是受到质疑或是感到自己受到了侵犯，情绪就会激动起来，甚至产生暴力行为……

随着亢奋状态的消逝，该患者的情绪变得非常沮丧，无法再进行流利的语言表达，也失去了表演声乐、乐器的技能。他从胸怀希冀、果断、自视甚高，变得胆怯，忧虑和沮丧。随时准备听人差遣，不管谁向他下命令都乖乖遵从。这种萎靡不振的状态持续了好几周。①

以上两位病例中，患者最终被送进了精神病院，二人皆是出于对政治的"突然的亢奋"而发病的。另外三个病例则是由于宗教狂热而患病。例如，有一名疯癫病患者是一个 20 岁的农夫，他勤劳踏实，品性良好。他发病的原因是"出于个人不寻常的兴趣与对宗教的关注"。此病例描述中也收录了患者的信件，其特征为"即使患者精神上典型的亢奋［急性精神病］状态消退了，但其思绪仍是一团乱麻"。信件内容如下：

亲爱的 B——：自我收到家中消息已经有一阵子了，快到丰收的时候了吧，这会儿家里一定处处充满了生机与活力。虽然不如从前强壮，但我身体还是挺健康的。见信如面，我希望你和家人都能幸福快乐。至于我呢，我现在别无所求；伟大的救赎主就在那里。……尽管上帝已宣布天堂和大地将会逝去，但他

---

① Case VI：Anonymous patient，*American Journal of Insanity* 1(July 1844)：65.

并不会将此消息在话语中明说。谁是上帝，又有多少个上帝？因为很多人只会说"上帝啊""我的上帝啊"，却没人说"你的上帝啊"。这又是什么意思呢？这般状况又要持续多久呢？"太初有道，道与神同在，道就是神。"那这么说，谁是上帝呢？

很多人就要说了，瞧，基督就是啊。我说，基督的灵应存在于每一个人心中，那么我们应知道他无所不在；因为他是我们肉眼看不到的灵。时光飞逝，好像昨天我才与你分别似的。希望你尽快回信，跟我说说家乡的人们怎么样了。真不知道何时我们才能再见。有人说，我们终将归于尘土。我们只不过是尘土而已吗？那要如何归于尘土呢？尘土不该扬起来吗？死去的躯体又如何能这般？我们的精神在不断上升，而我们的肉体在不断消耗。若是一切都要归于尘土，究竟要如何归去，又由谁来完成这一任务呢？我想，天堂的天使会降临，埋葬死去的躯体。我们都死后，是什么能让我们的躯壳归于一体呢？如果我们是尘土，那我们就会在空气中穿流。风携带着灰尘飘着，雨水却要使灰尘降落。

人的灵魂究竟是什么？何处可以表达呢？是我的灵魂！当我的精神脱离了身体，我的心一定就是这种感觉。我要在每一次呼吸里赞美我的造物主，一旦失去呼吸，我将去到他的天国。

请尽快回信，告诉我父亲、母亲还有其他人的健康状况如何。如果可以，请把我看作是个傻子或疯子吧；但不要像有些人，总说我是一个魔鬼，要么说我内心住着一个魔鬼，尽管在别人拿这样的话来指责我之前，我希望看到每个人的心中都有魔鬼。谁又自以为是智者呢？上帝即是全智者，他永恒存在于天堂。若有人想成为智者，那就让他追寻上帝的荣耀与智慧吧。但这是过去无法发现的——上帝的智慧是无法被找寻到的。我已见过了人类太多的恶，因此我选择了死亡，去到天国与神灵共处。但实际上，根本不存在对生或死的选择。我的心在颤抖。世界是什么？世界之基础又是什么？我认为除了岩石，山脉，空气和水以外，别无其他。其中一些会自我移动，但创造了地球与万物的上帝同样能够创造新的天堂与地球。上帝不愿遗失任何东西，而是希望把一切都保存下来。因此，我们都应掌握知识与真理。你我看到的、想到的皆有不同，因此会是不同的人。有些人喜欢折磨别人；有些喜欢行恶；有些人满口谎言；有些人无知却忙碌，满以为地球缺了自己就不转了：所以，随他们去吧。①

这些临床记录有几个显著特征。临床医生认为所有的精神病患者都非常聪明，他们的智力很活跃，既没有痴呆，也不是白痴。（实际上，这八个病例中有一例是突发的短暂性白痴症，该病症明显是由于身体疾病引起的；这种情况与精神病完全不同。）医生不断强调，精神病的发作是由过多的思考或学习引起的。引起精神过激的因素都与思想相关：政治或宗教。医生还提到，六位病人中至少有四位（精神病发作）的原因都与野心太大或对地位的过度追求有关。（记录的八名患者中有一女性，她是一名三十一岁的老姑娘："她总是痴迷于宗教活动，如劝诫、祈祷。"这种习惯与她的地位有关，她关注自己的身份，还有些过度的自我陶醉——"我是一个好孩子"，她因为自己相貌平平而自艾自怜，还向地方官员申请将她的头衔更改为"太太"——她认为自己是一位令人尊敬的医生的妻子。）在那个虔诚的年轻农夫的案例中，他的精神错乱本身就与思想相关：他无法应付各种宗教观点之间的矛盾，也无法应付这些观点、他自身的经历以及现实的自然科学之间的矛盾。当时的人们认为，这种智力性精神病（一直是如此认为的）的唯一病因是遗传。重要的是，1844 年人们还远远不懂遗传学。美国的精神病学家在谈到"遗传"一词时，究竟在谈些什么，探知这个应该很有趣。当精神疾病与器质性疾病相关联时（在短暂性白痴症和与酒精中毒有关的两个病例中），"遗传"并没有被提及。酒精中毒性精神病导致了患者的死亡，该病症被认定为震颤性谵妄症。

① Case VII：Anonymous patient，*American Journal of Insanity* 1（July 1844）：67—69.

该记录表明对语言与思维过程异常的敏感性是非器质性精神病患者的特征之一,同时也是该病的间歇性和双相性的标志,两次发作期间的阶段病人基本正常。妄想这种持续性的错误信念至今还未成为精神失常的标志,并且非器质性精神病还尚未被分成两种迥异的疾病,一种影响人们的情绪,另一种影响智力。不过,如今"抑郁症"一词已是被广泛使用了。①

1849 年 1 月,《美国疯癫病杂志》刊登了一篇关于"精神抑郁"的描述,它是由 71 岁的患者 E·B 提供的。内容主要是他最近也是最后一次发病的情况。E·B 由于"很不幸地从很高的楼梯上摔了下去"而导致发病,其持续时间为七个月(1848 年 2 月至 8 月)。不过记录还包括了他对前几次发病的思考。据 E·B 回忆,他"[跌倒]时只感觉到了一点局部的疼痛",

> 但是……伴随而来的却是极大的精神痛苦与思想混乱。很快,我就陷入了神经抑郁和躁动的最深且最无法控制的状态,除了痛苦的亲历者,旁人是无法想象的。自从我多次发病后……已经有些年头了,这同时我能感到我的病情正在趋于恶化。由于我的恐惧焦虑与对前途的悲观预料,我的状况每况愈下,我能感到有一道可怕的深渊,正张着巨口凝视着我。我真的可以说,从我跌落楼梯的第一刻起,"一种改变(最可怕的改变)发生了,它将我人生的梦想压倒了"。自然、艺术、道德、思想中的各个方面、各个问题在我的脑海里都经历了最黑暗,可怕和灾难性的变化。我觉得它并非是诗人口中的有时让"君主感到困惑"的变化,而是让可怜的病人(无论它的受害者是何人)陷入无比的困惑的变化。我的病情导致的最直接且持续存在的情况之一就是,"让我为人的本质的东西陷入疲倦、沉沉睡去",我变成了一个陌生人,焦躁不安、悲观阴郁地窝在沙发里……时而极度心烦

---

① "Insanity Illustrated by Cases, and by the Conversation and Letters of the Insane," *American Journal of Insanity* 1(July 1844):52—71.

意乱、坐立不安、无法自已，时而对周遭一切都麻木不仁、漠不关心。白天和黑夜，我在那漫长的七个月时间里，度过了那些似乎最黑暗、令人筋疲力尽的时光。我的理智被阴云遮蔽，我的生活漫无目的、毫无目标。我整个神经系统彻底混乱了，我每一种自然的感官仿佛都只是一些通道和导体，专门用来折磨我格外敏感的神经。我过往或当下发生的每一件事，都成了我愁思的主题、可怕的回忆……就像拜伦对黑暗的描述一样："不是夜晚，不是白天，/一切都是空虚，阴暗，灰色，/空间里只有空白，/没有方位的固定感。"（这几句出自拜伦的长诗《锡雍的囚徒》，译注）

E·B 的描述中用了大量文学典故，可见他教育素养之高，但他对自己典型的躁郁症（即双相型）的经历描述，与凯·贾米森（Kay Jamison）等我们之前见到的病例几乎别无二致。和当代抑郁患者群体一样，这位生活在 19 世纪上半叶的不幸的美国人，意识到他已无法自控，他会失去理智，接下来他只会陷入疯癫：

（我）完完全全地意识到，我周遭的自然与精神世界都未发生变化，与以往没什么不同，"当主的烛光照在我身"，我却竭尽全力也无法让扭曲的理智恢复如初。……我的精神进入了一个自己创造的世界，但对我来说，那种真实感不亚于曾经存在过的真实世界。这些和其他类似的考虑因素证实了我长期以来一直秉持的观点，即许多可怜的疯癫病人完全意识到自己的精神发生了错乱，却完全无法抵御这种情感和冲动的影响。他们的思想和行动是被支配的。这些与其他类似的思考证实了我长期以来的观点，即许多可怜的精神失常患者都可以完全地意识到自己的精神失常了，但却完全无法抵御这种情感与冲动，思绪与行为都完全受其支配。

他附上了他此次及以前发病时所写的有关自己思想与情感的"各种随笔"，包括"两三篇分节、押韵过的文章"（他说，他不会将其称为"诗歌"）：

啊！任何语言都难以向友人形容出它给我的精神与身体带

来的可怕摧残。我被禁锢在它阴沉的四壁中,完全无力进行丝毫的反抗,逃不脱那黑暗且令人绝望的监牢。在这般影响下,这世上一切人、物、景都在我眼中消失了,无论再可爱、再有吸引力的事物,都无法为我带来哪怕一丝的欣喜与满足。不仅如此,这些人、物、景统统都要以最忧郁的姿态呈现在我面前,与我从前乐于欣赏世界的心态形成了鲜明而惨烈的对比。……生活于我而言就是一片充斥着无形的黑暗与痛苦的空白。只有从那监牢的阴暗角落挣扎出来,我才能得以解脱。若是可以,我真想忘记自我,同我自己的忧郁的情绪、黑暗的灵魂好好谈谈。……啊!作为基督徒的屈从与沉着或许能使我接受(这一切不幸),或许能使我免于被深陷在自己是一个精神病或白痴的恐惧中。此时的我,好似一个在边境上迷途的流浪者!

　　我的生活多么凄凉,

　　我的心多么悲伤。

　　黑暗的魅影在我脑海中肆虐,

　　我的幻觉是那般混乱而疯狂。……

另一次发病时,他写了一首诗,题为"我的思想是难以言说的无字碑":

　　哦!这颗破裂的滴血之心,

　　能露出它的苦涩吗?

　　能述出那疯狂的悲剧,

　　说出隐藏的苦痛吗?

　　生活是黑暗的梦魇,

　　想说出一切,

　　但它却无喉舌,亦无纸笔。

　　没有任何魔法能解开,那盘绕灵魂的咒语。

　　从破晓,至日暮。

> 我的双眼充满求而不得的悲伤，
> 却感受不到一丝愉悦的阳光。
>
> 当夜晚黑暗而阴沉的身影，
> 统统聚集到我的床上，
> 却寻不到可以护卫我的神灵，
> 来抚慰我躁动的头脑。
>
> 生命中的上帝啊！——您恩赐的光，
> 鼓舞我行在那阴暗之路上。
> 将您神圣的光辉，
> 倾泻在我这颗沉痛悲伤的心上。
>
> 最终，在死亡的黑暗中，
> 悸动的脉搏停止了跳动，
> 听天由命，结束临别的斗争，
> 以安息为尾声！

E. B.继续说："这种现象确实若非不可能，也是让人颇为费解"，

一个人在意识完整的状态下，且一般行为活动也显然仍在理性控制之下的时候，他居然能清楚地感觉到他的思想正在走向疯癫状态，能感到他充分使用理智的能力正在丧失。但是有时候（频率我不太清楚）这种情况真会发生，我自己目前的不幸状态让我完全确信这一点。我知道，自从我摔了那致命一跤，七个月以来无论睡着还是醒着，我对这世上的自然、社会、道德等所有一切的感知感受，都产生了变化，甚至连一秒钟都不曾和从前一样过。我要么是极度躁动，焦虑，情感上极度痛苦，使我的身体和心灵都拼命去努力，要么对世上每个事物都极度绝望和冷漠……我已竭尽所能去摆脱这可怕的束缚，努力使我的头脑保持镇定，以抵御它的侵袭。唉！但这一切都是徒劳。它还是

像一个全副武装的人全力向着我前进,绝不会放过我……在那阴沉而黑暗的乌云下,我周遭内外的所有事物都在警告我:太阳被乌云遮蔽,我将会一直在可怕的疯癫、躁狂甚至是痴呆的区域中孤独徘徊。

"全能的父啊!"他恳求道:

> 伸出您那管教子民的手,
>
> 审判我这个痛苦的可怜虫吧;
>
> 斥责那些令人不快的风暴——让那些乌云消散
>
> 用生命之灯,将真理的祭坛点亮,
>
> 将星光大道照亮! 让它引领着
>
> 迷途的朝圣者走出黑暗之界,
>
> 那里光明、生命与欢乐永远也无法
>
> 将疯癫禁锢人们的重重牢笼打破。

这与18世纪晚期德国的"爱德华-阿尔维尔斯"(Edward Allwills)对可怜的疯子伦茨(Lens)的恳求没有多大区别,也很像自由体的哀悼诗,一些近当代的严肃文学评论家都认为它极具文学价值,理应获奖。疯癫的样子其实始终没有发生变化,无论是受害者还是观察者都很容易识别出它。但是我们中太多观察者却不再将它识别,这种情况只能这样解释:受害者的数量太多了,多到我们以为其可怕的症状是正常情况。

E·B在他的病历中附了一个后记。他写道:"可能这样比较好",

> 为了更好地说明我的完整情况,我最好叙述一下自己之前两次发病的过程,尽管两次发病的原因截然不同,但我长期以来一直遭受着类似的身心障碍的折磨,过去一年里我一直在努力将其确切描绘出来,尽管我做得并不完美。那两次发病,我个人认为原因主要有:生活太散漫,运动量太少,追名逐利时运气忽上忽下,以及由此而产生的强烈焦虑情绪。这些逐渐发生,并逐渐消失。但今年随着我摔的那一跤,一切仿佛一股脑地全来了,

也和它一样很快地去了。

《美国疯癫病杂志》的编辑认为他的案例"对于所有本身体质就差，还长期遭受极端抑郁与绝望精神状态折磨的患者来说，其实是很有鼓舞意义的；因为他的最后一次发病只持续了很短的时间（在他们看来，对于抑郁最严重的人来说，七个月已经是'发病时间很短'了），他之前发病持续了有数年之久"。在 E·B 报告里的"注释"中还写道："也许可以恰当地补充说，这位杰出的绅士在健康的时候，身体和精神的活动一直非常出众，迄今为止一直参与公共生活，是 1812 年战争期间的国会议员中最出色的一位。他总是喜欢阅读，他的大脑储存着海量的信息，他随时准备把这些信息传递给别人，满足他们的要求，帮助他们提高自己。他的身体和精神状况现在都很好；希望这样的状况能够长期持续。"①

《美国疯癫病杂志》的主题是精神疾病，它对疯癫给出了恰当的定义。的确，在这个新兴国家，疯癫是一个非常古老的问题。它和第一批英国移民一起被移植到美国，对他们来说，这是他们在故国就已经熟悉了的经历——它是现实的一部分。美国人在将自己看作美国人之前就认识到了这一点。虽然他们早就知道疯癫，但这并没有加深他们对这一现象的理解（在英国也是如此），他们对疯癫的知识是经验性的，而非来自理论。因此，他们会深深地同情疯癫的人，认为疯子是自己受折磨的兄弟，是和自己一样的人，只是遭遇到了可怕的不幸；认为"若非上帝赐予恩典，我也会去向同样的地方"。美国的清教前辈移民（Pilgrim Fathers），特别是那些神职人员，对精神病的看法不同于 19 世纪的医生，正如我们的预料，这反映了 17 世纪英国对这一问题的混乱认识。布里格姆博士显然认为先前研究者的观点很有道理，他写道：

---

① "An Account of Seven Months of Mental Depression, Occasioned by an Injury of the Head—Furnished by the Patient himself, in a Letter to the Editor," *American Journal of Insanity* 5(January 1849):193—205.［E.B.有可能是马萨诸塞州议员伊齐基尔·培根（Ezekiel Bacon），非常感谢大卫·菲利普为我提供这一信息。］

第七章 疯癫之极——从美国精神病例记录谈起

　　从前，人们认为疯癫是魔鬼的力量造成的，疯癫的人是被魔鬼附身了。这种观点现在依然非常流行，清教徒前辈移民也大都接受这一看法。因此，科顿·马瑟（Cotton Mather）[①]在讲述威廉·汤普森牧师的生活时写道："在这位圣人进行布道后，撒旦被激怒了。撒旦有审查（sift）那人之自由，而这位可敬的人在我们新英格兰智慧树（Braintree）教堂中侍奉主耶稣基督之后，陷入了黑暗的忧郁之中，此后数年，他几乎完全丧失履行神职之能力。"

透过科顿·马瑟的论断，我们能看出他对受害者的同情，他接受了正义虔诚之人经常会被疯癫折磨的可能性。重要的是，他还认识到，美洲大陆上的上帝的选民——新英格兰人——更易成为疯癫的受害者。个人不应为自己的疯癫承担责任。在这位著名的牧师看来，撒旦只不过是上帝手中的一个工具，会趁人身体虚弱之际潜进人的灵魂，并对其进行破坏，这与人的罪恶无关。马瑟写道：

　　凡是有经验的牧师都曾受过灵魂之诱惑，他们常有如此经历：有恙的身体往往是其受诱惑之地、之源。不少人的身体状况恰恰为忙碌而血腥的魔鬼提供了一张可恣意生长的温床。一些刺激的酸性物扰乱了他们体内的血液，汁液在他们的大脑与肠道周围发酵、蒸腾。于魔鬼而言，这就是他们得以肆虐人类灵魂的"不幸引擎"。在这种状况下，许多人的幽默感会日渐流逝，精神会陷入魔鬼的支配。此时，撒旦正偷偷潜入，如飞镖般伺机刺进其大脑、占领其精神，为其带去苦痛煎熬的生活。是啊，这些匆忙过客就这样陷入了悲惨的结局，自杀对于他们甚至都不算最糟糕的结局。极其可怕的精神疾病在新英格兰恣意横行，多少虔诚的人遭遇这无妄之灾，他们患上忧郁之症却束手无策，只

[①] 科顿·马瑟（1663—1728），美国公理会教士、作家，萨勒姆驱巫案中，公众因其作品《难忘的天命：关于巫术和魔鬼附体》认定几位精神病患者皆由魔鬼附身，其本人也曾出庭作证。——译注

能眼看自己平静的生活被疾病拖垮殆尽。急着用暴力手段结束自己的生命的人更是不在少数。这些都是上帝给予人们的不可测度的审判啊！①

在这个国家，精神分裂症和躁狂抑郁症这两种病症还未有如此命名时，就已成为一个社会问题。不过鲜为人知的是，美国是最早为疯癫病患者安排地方进行照顾的国家之一，其中有几家精神病院建于独立战争前。美国独立前，新社会还没有大量贫困人口，病人都被安置在家中照顾。1751 年美国才建立了第一所综合医院，即位于费城的宾夕法尼亚医院。它成立的目的是为穷困潦倒的病患提供治疗。与欧洲早期的医院不同，它从一开始就是一个由医生看护病人的医疗机构。但是，由本杰明·富兰克林（Benjamin Franklin）执笔的该医院的成立声明中，规定在床位有余的情况下，医院也应该接受其他非慈善救助的病人。此后几十年，宾夕法尼亚医院一直是殖民地唯一一所医院，而且早在 1752 年该医院就收治了精神疾病患者，特别是《美国疯癫病杂志》中讨论的"疯癫"病人。（《美国疯癫病杂志》提到该医院时，写道："宾夕法尼亚精神病院是宾夕法尼亚医院的一所分院，也是美国最早治疗疯癫病的医院。"1781 年，按照惯例，本杰明·拉什（Benjamin Rush）博士，即美国第一位公认的精神病学家，加入了该院医务人员队伍。）1773 年，美东精神病院在弗吉尼亚州威廉斯堡成立。②19 世纪初的几十年间，此类医疗机构数量激增。由于宾夕法尼亚医院难以容纳这个教友派聚集州的精神病患者，1817 年，费城附近又成立了"救助失去理智之人的精神病院"（Asylum for the Relief of Persons Deprived of the Use of their Reason），又名"教友精神病院"。一年后（1818 年）马萨诸塞州为收容当地疯癫病人，在萨默维尔开设了麦克莱恩精神病院。③此后 15 年间，

---

① *American Journal of Insanity* 1(October 1844):98—99.

② 同上,85—86。

③ 后来它搬到了贝尔蒙特,现在仍然坐落在米尔街旁,尽管城市发展给它的存在带来了一些压力,不过它依然保持着优美的公园式环境。

位于波士顿郊区的这家精神病院，收治能力显然远远不够。因此，1833 年，在伍斯特建立了州精神病院，随后在 1839 年建立了波士顿精神病院。19 世纪 20 年代，美国其他地方也新增设了几所精神病院。1822 年，哥伦比亚市成立了南卡罗来纳州的州精神病院，1824 年列克星敦市成立了肯塔基州的州精神病院、哈特福德市成立了康涅狄格州精神病疗养院，1828 年弗吉尼亚州斯汤顿市成立了西部精神病院。"疯癫病"不断蔓延，它显然完全无视梅森-迪克森线（Mason-Dixon line）①的存在。值得一提是，直到 1830 年纽约的第一所精神病院——哈德森私立精神病院——成立之时，纽约当局才感受到疯癫所带来的压力。不过，纽约很快追上了其他领头羊的脚步。1839 年，在布莱克韦尔岛相继成立了纽约市私立精神病院和纽约市精神病院，1843 年在尤蒂卡设立了纽约州级精神病院，以及布卢明代尔精神病院——纽约市医院的精神科分院。1844 年 7 月，第一期《美国疯癫病杂志》公布了"美国精神病院"名单，其中包括了 24 家机构，分布于以下 15 个州：康涅狄格州、佐治亚州、肯塔基州、缅因州、马里兰州、马萨诸塞州、新罕布什尔州、纽约州、北卡罗来纳州、俄亥俄州、宾夕法尼亚州、南卡罗来纳州、田纳西州、佛蒙特州和弗吉尼亚州。它还报道说，其他几个州和地区也将为精神病患者开设专门机构。截至 1844 年 7 月，这些机构已收治精神病患 2 561 人。②据估计，全美 17 069 453 人中，患有"精神错乱或白痴症"的人数为 17 457 人，比率为 977∶1。③"疯癫病"（英文原文是 insanity，它是美国人对 madness 的委婉说法），相对于如今的"精神疾病"而言，涵盖的范围要狭窄得多。它与先天性白痴症截然不同，指的是那些发病相对较晚（常在青春期之后发病），

---

① Mason-Dixon line：美国宾夕法尼亚州和马里兰州的分界线，也是南北战争之前美国的南北区域分界线。这条分界线是美国历史上文化和经济的分界线。——译注
② *American Journal of Insanity* 1（July 1844）：81—88.
③ 这里依据的是 1840 年人口普查的数字，这一数字是 1844 年 4 月《伦敦医学公报》（*London Medical Gazette*）在一个比较表中报道的，《美国精神病学杂志》转载了该数字。同上，89。

且没有确定器质性基础的精神障碍。19世纪，它也包括与孕期和分娩相关的精神疾病（即产后疯癫）；脑部局部麻痹或一般性脑瘫，当时人们尚不知其与梅毒有何关联；甚至包括了癫痫。但实际上，在各所精神病院与医院中，大多数病患都是"躁狂症""忧郁症"患者，他们对这两种疾病并没有进行区分，而且诊断分组也不一致，与今天对精神分裂症和/或躁郁症的描述有所不同。

精神病学专业在美国很早便实现了制度化——1844年成立了疯癫病医疗机构负责人协会（Association of Medical Superintendents of American Institutions for the Insane）（即后来的美国精神病院协会），同时创立了其官方刊物《美国疯癫病杂志》——这表明，年轻的美国社会在疯癫这一问题上是早熟的。尽管美国精神病学的十三位伟大开拓者没有任何榜样可仿效，但他们仍呕心沥血地努力着。就算英国和法国也同时在进行类似的专业化工作，美国医院的主管们对此毫不知情。在法国《年鉴》的信息传到美国之前，开拓者们就已决定成立上述的协会、创立他们的杂志了。可以肯定的是，他们深信自己用这种团结、特别的"草根"方式，引领了全世界对疯癫病的抗争。早在1812年，美国首席普通内科医生本杰明·拉什就发表了《心理疾病的医学调查和观察》，该文章也是世界公认的美国对精神病学研究迈出的第一步，由此我们不难看出，美国医生对此类疾病早已有研究兴趣。[1]这种兴趣的增长其实反映了美国疯癫病的高发，越来越多的内科医生专攻这一领域，进而使精神病学成为美国第一个

---

① 本杰明·拉什无疑是19世纪头几十年里以精神错乱为题进行著述的最著名的美国人，但他不是唯一一个，甚至不是第一个这样做的人。1811年，贝克在纽约发表了《关于精神错乱的就职论文》。1829年，他又发表了《美国一些精神病院的统计笔记》。1817年，乔治·帕克在出版了《对精神病人的管理，及精神错乱插图》。1838年，十三位精神病院创始院长之一的雷博士在波士顿出版了《精神错乱的医学法理学论文》，而他们中的另一位普林尼·厄尔博士于1841年在费城出版了《欧洲十三所精神病院观后感及一篇关于精神错乱的论文》。

医学专业(英国和法国也是如此)。上述协会成立之初有"十三元老"博士:路德·贝尔(Luther V. Bell)、阿玛丽亚·布里格姆(Amariah Brigham)、约翰·巴特勒(John S. Butler)、尼希米·库特(Nehemiah Cutter)、普林尼·厄尔(Pliny Earle)、约翰·敏森·盖特(John Minson Gait)、威廉·麦克莱(Thomas Story Kirkride)、艾萨克·雷(Isaac Ray)、查尔斯·哈里森·斯特德曼(Charles Harrison Stedman)、弗朗西斯·T·斯特林布(Francis T. Stribling)、塞缪尔·怀特(Samuel White)和塞缪尔·贝亚德·伍德沃德(Samuel Bayard Woodward)。他们是第一批首席专家。不过该组织成员迅速增加,除他们外,还有其他数十位。1847 年 10 月,设立了第一个"疯癫病学教授职位"。《美国疯癫病杂志》为此专门发文庆祝:"本刊很高兴得知,一所医学院正式设立了疯癫病教授职位,"文中还说,"俄亥俄州哥伦布市的威洛比大学授予塞缪尔·史密斯(Samuel M. Smith)医学博士学位,并任命其为法医学、疯癫病学教授。本刊亦认为各医学院都应开设精神疾病相关的专门课程。"①因此,美国这样一个年轻的国家,成为了世界上最早成立精神疾病专门"机构"的国家之一。

　　鉴于美国的疯癫问题由来已久,本章的研究重点,即用来检验本书的中心历史论点的主要话题,必须与前面讲述疯癫在欧洲蔓延过程的那一章有所不同。对于欧洲,主要问题是"疯狂是在何时蔓延至某个欧洲国家的"? 而对美国而言,主要问题是"精神错乱的患病率是否有所上升"? 上述两种情形中,我们实际上都在检验同一个论点,即疯癫(精神错乱,也就是后来被诊断为精神分裂症和躁郁症的源自未知器官的精神疾病)是民族主义固有的、普遍的失范性(anomic nature)的产物,是一种意识形式(文化)的产物。这种意识形式隐含着世俗、平等的现实形象,人民主权是其基础,它是现代存在体验(existential experience)的文化基础。因此,此类精神疾病首先出现在英国——英国是民族主义的发源地,也是第一个被重新定义为民

①　*American Journal of Insanity* 4(October 1847):181.

族的社会——然后，当其他社会也被重新定义为民族时，在民族主义成为这些社会中相当多的少数人（如果不是大多数的话）的意识形式，并让这部分人产生失范时，疯癫才会传播到这些社会。我希望读者能明白，本书前面所研究的案例（爱尔兰，法国，德国和俄罗斯）中，所有可用证据都支持上述主张。在确定了这一点后，即疯癫是随着民族主义的传播逐渐蔓延到欧洲各国一定数量的人群中的，那么我们对精神分裂症与躁狂抑郁症发展史的探讨就可以结束了。但是，美国的情况并非如此，这个国家生而具有民族意识（尽管最初其并未被定义为一个独立国家），而且疯癫患者也早已经出现。自美国成立以来疯癫就已存在并蔓延至今，这一事实与已有论点并不冲突，却也无法为其提供支持。但是，如果能证明在美国疯癫病的发生率总体上是随着自由和繁荣程度的增长而增加，特别是当人口中新的大型群体（妇女，奴隶后代，第二代移民，对基础教育感到满意因此现在希望子女上大学的人社会阶层等）可以根据民族主义隐含的内容定义自己的身份认同，而且可以选择的事情越来越多（比如，多元文化主义；"另类生活方式"被重新定义为生物学上的倾向并取得合法地位，使非正统的性取向成为一种选择；又或者，近来变性已经得以实现，加上根据社会建构的性别，人们对这一生物学标记有了新的阐释［即性别再分配］，使得性认同也成为一种选择，选择的结果也越来越多样），那么，美国的经验是否也可以为上述主张提供支持？因此，我们必须要问一问：美国历史上疯癫病（精神分裂症和躁狂抑郁症）的发病率是否在一直增长？

发病率是否在持续增长？

一切可以得到的证据都表明：它是在持续增长。今天，对这些证据进行公正的讨论似乎还算及时。从最新、最权威的统计数据来看，精神分裂症和躁郁症的发病率非常高，甚至可以毫不夸张地说，这一数字是灾难性的。美国国家精神卫生研究所2002—2003得出的全国共病调查复测（NCS-R）结果估计，18—54岁的美国人中，重度抑郁症的终身患病率高达 16%,这意味着有 3 500 万人患有此症。此外,据估计,精神分裂症的患病率是 1.7%,这使得患病人数又增加了约 400 万人;更严重的是,双相情感障碍的患病人数起码与之相当(双相情感障碍难以诊断,但通常终身患病率高达 5%),所以还得算上这部分人。①

国家共病调查小组负责人罗纳德·凯斯勒(Ronald Kessler)因其在精神疾病统计方面的工作获得过诸多奖项,2006 年他就指出:"精神障碍确实是美国年轻人中最为严重的慢性病。"2007 年他重申:"精神疾病就是我国年轻人的慢性病。"②但是,全国共病调查复测忽视了"年轻人"这一最脆弱的群体中的一大部分人,即 18 岁以下的青少年。若是将 13—17 岁的年轻人也纳入研究范围,那么在新世纪第一个十年结束之际,我们是否会发现美国还有另外几百万的躁狂抑郁症与精神分裂症患者? 毫不夸张地说,美国人中 10%—20%(这是美国国家精神卫生研究所的统计数据,但数字显然被低估了)的人都可能会在一生中的某个时候患上严重的精神疾病。由于精神疾病是慢性病,且通常发病时间较早,因而也意味着患者一生中的大部分

---

① Ronald Kessler, "The Epidemiology of Major Depressive Disorder," *JAMA*(June 18, 2003):3095—3105. 应该注意的是,即使在凯斯勒自己提供的有关国家共病调查数据的报告中,这个数字也很少一致,而是在 16%—16.7%之间波动,大约相差 200 万美国人。关于精神分裂症,见 Regier et al. "The De Facto US Mental and Addictive Disorders Service System: Epidemiologic Catchment Area Prospective 1-Year Prevalence Rates of Disorders and Services," *Archives of General Psychiatry*,(February 1993):85—94. 关于双相抑郁症,参见 Dunner, "Clinical Consequences of Under-recognized Bipolar Spectrum Disorder," *Bipolar Disorder* 5(2003):456—463。

② 凯斯勒的话,引自 Alex Barnum, "Mental Illness will hit half in U.S., study says/ Disorders often start in young people and go untreated for years—care usually poor," *San Francisco Chronicle*, June 7, 2005, http://www.sfgate.com/health/article/ Mental-illness-will-hit-half-in-U-S-study-says-2629761.php♯photo-2113043(2012 年 6 月 26 日访问)。另见 William J. Cromie, "Half of us suffer from mental illness, survey finds," *Harvard Gazette*, June 16, 2005, http://www.news.harvard.edu/ gazette/2005/06.16/05-suicide.html(2012 年 6 月 26 日访问)。

时间都会饱受疾病的折磨。①也就是说，10％—20％的人（即 10％—20％的参议员、众议员、企业高管、企业员工、大学教授、律师、医师、精神病医生、科学家、教师、士兵甚至军官，等等）都有患病可能，用过去的话说，就是他们都有"疯癫"的可能——这种说法虽然不那么委婉，却更能反映患者所经受的痛苦。正如人们常说的，统计数据有可能使人困惑，而且未必完全可靠。②但是，这统计结果已经算是最可靠的，毕竟得出上述数据的是世界上最优秀的统计学家。除它们外，我们没有更好的数据。若是相信这一数据，那么有理由相信精神分裂症和躁郁症不仅是这个社会最大的公共卫生问题，而且关乎社会的存亡。不说别的，只要 10 位最高决策者或将军中有一名严重的精神病患，就足以威胁到社会的安危。

无论大众对全国共病调查复测的估算数据持何种态度，不可否认的是，该数据与相关经济数据具有一致性。早在 20 世纪 90 年代初期，"补充保障收入（SSI）和社保保障残疾保险（SSDI）计划中，联邦支出占比最多的病种"，就是精神分裂症与躁郁症。换句话说，美国纳税人为残疾人提供的经济援助，大部分都用在了它们身上，其花费远远高于两种最要命的疾病——心脏病与癌症。如果将住院治疗费用算在内，富勒·托里（E. Fuller Torrey）曾写道，仅是 1991 年，"据估计，（精神分裂症和躁郁症）它们一共……消耗联邦财政逾 1 100 亿美元"。这包括直接或间接的花费。③这相当于 2012 年的 1 856 亿美元，同《美国复苏与再投资法案（2008）》所拨付的 7 870 亿美元相比，

---

① 美国国家精神卫生所发起的名为"改变思维"（BringChange2Mind）的公众意识运动在电视上说，这个数据是六分之一。http://www.youtube.com/watch?v＝WUaXFlANojQ（2012 年 7 月 3 日访问）。

② 例如，可以参见 Allan Horowitz and Jerome Wakefield, *The Loss of Sadness：How Psychiatry Transformed Normal Sorrow into Depressive Disorder*（New York：Oxford University Press，2007）；以及 Christopher Lane, *Shyness：How Normal Behavior Became a Sickness*（New Haven, CT：Yale University Press，2008）。

③ Torrey and Miller, *Plague*，4—5.

这一数字已然相当可观,更何况这笔巨款是一种疾病仅一年所耗费的联邦财力,而那 7 870 亿是为挽救美国经济而制定的为期五年的支出预算。2002 年,对精神分裂症所致财力耗费的最新研究表明,这一罕见病让美国花费的钱可以相当于 2012 年的 800 亿美元。[①]精神分裂症和躁郁症成为美国经济的主要负担之一,该负担无疑是巨大的,且仍在持续增长。若这纯粹是一个经济问题,我们就没必要如此担忧。但显然,经济负担只是问题的次要方面。

　　这些数字究竟意味着什么? 美国国家精神卫生研究所主任托马斯·因塞尔认为,全美约 90% 的自杀都是由精神疾病引起的。[②]这其中也包含厌食症及药物滥用相关疾病(常与躁狂抑郁、精神分裂症共同发病),但因患躁郁症与精神分裂症自杀的人数最多。2000 年以来数年间,自杀已成为美国第十一大死因。自杀死亡率的年均增幅约为 0.7%(在部分群体,特别是 40 岁—50 岁的白人妇女中,过去十年的自杀死亡率增幅更大)。仅 2007 年,就有 32 000 名美国人亲手结束了自己的生命。这一数字远远高于同年艾滋病致死人数(20 000 人),而艾滋病作为一种流行病,常被拿来与中世纪毁灭巨量

---

①　Wu,et al. "The Economic Burden of Schizophrenia in the United States in 2002," *Journal of Clinical Psychiatry* 66(September 2005):1122—1129;马丁·耐普等作者(Martin Knapp)在文章("The Global Costs of Schizophrenia," *Schizophrenia Bulletin* 30,no.2(2004):279—293)中谈及美国时指出:"考虑到指数的变化……以及经济数据,1990 年精神分裂症的总成本估计在 5 年内上升了 43%,达到 325 亿美元……沃特(Wyatt)等人(1995)进行了实证研究……预计到 1991 年,美国精神分裂症造成的总经济负担为 650 亿美元。"[除了 1990 年和 1991 年进行的研究外,没有其他人对躁郁症的花费进行研究,托里·克莱因曼(Torrey,L. S. Kleinman)等人在"Costs of Bipolar Disorder," *Pharmaco Economics* 21(2003):601—602 中引用了这些研究]截至 2009 年 3 月,美国国债的最大国外持有者——中国——持有 7 680 亿美元,这与这些疾病的花费形成了另一个有力的对比(路透社,2009 年 6 月 1 日)。

②　这些统计数据引自国家精神卫生所主任托马斯·因塞尔(Thomas R. Insel) 2008 年 4 月在波士顿大学医学院发表的演讲"转化研究:从神经元到邻域"中提供的信息。相关录音档案,参见 http://www.bu.edu/phpbin/buniverse/videos/ view/?id=223(2012 年 6 月 26 日访问)。

人口的瘟疫相比较。实际上，死亡率超过自杀的疾病只有三种：结肠癌、乳腺癌和肺癌。约 20％的重度抑郁症患者（不论是否躁郁）与大约 13％的精神分裂症患者会选择自杀，不过在任一年份中，自杀的人仍是极少数。鉴于此类疾病在社会上的盛行，我们的前景无疑是严峻的。目前，25—34 岁人群中，自杀是第二大死因；在 15—24 岁人群中，自杀也已然是第三大死因了。①

　　某种程度上讲，自杀具有遗传性（且不论这一复杂的概念到底指的是什么）。若以前家中有人自杀过，人们的自杀风险会急剧上升。这意味着，一年内由于精神疾病引起的自杀很可能导致在随后几年内更多起自杀，占非自然死亡的严峻数据的 10％。自杀死亡与其他死亡有所不同，同死于年老、心脏病、中风、癌症或艾滋病的人相比，死于自杀的人会给其家人、朋友带来更长久、更深刻，甚至更可怕的影响，因为它更为神秘，而且不分年龄。年轻人离死亡本该非常遥远，但自杀在他们当中却很普遍。更重要的是，自杀是人们自己选择的、非正常的、本可预防的。诚然，在我们现代世俗社会中，人们总难以接受，甚至刚开始根本接受不了自己所爱之人的故去，但人们也明白生命总是要终结的。至少活着的孩子、兄弟姐妹、配偶、父母和朋友都不会太过自责，因为不论是大多数自然死亡还是大多数情况下的意外死亡，都不是人力所能挽回的。之后人们就会自我安慰——他（她）的生命虽结束了，生前活得很有价值；人虽故去，但也享受过生命，体验过快乐了。但是面对自杀，这种自我安慰显然是不可能的。活着的人总是会怀疑：是我的错吗？我做错了什么？我是不是早该做些什么来阻止这一切的发生？若父母自杀，孩子一生都将被笼罩在自我怀疑的阴影之中。如果一个人的兄弟姐妹、配偶或好友自杀了，他（她）一生都无法完全与自己和解。如果孩子结束了自己的生命，那么父母的生活只能比人间地狱还可怖，日复一日，年复一年。假设平均每位自杀者的在世亲友数量为三人，那么一年 32 000 起自杀

──────────

① National Center for Injury Prevention and Control, "Suicide Facts at a Glance," Center for Disease Control and Prevention, Summer 2008，http://www.cdc.gov/ViolencePrevention/pdf/Suicide-DataSheet-a.pdf（2012 年 6 月 26 日访问）。

事件会使大约 10 万美国人永远处于悲伤之中，会使他们怀疑生命是否值得继续下去，会使他们再也无法过上正常的生活。这样算下来，10 年下来就会有 100 万美国人在承受此等折磨。从临床意义上讲，这些人并不抑郁，也没有精神疾病，他们只是太过悲伤，难以恢复。然而，就精神疾病的各种不良影响而言，自杀仅是冰山一角。

负责编写 2005 年躁郁症治疗手册的作者们曾写道："躁郁症使人付出的最大代价，是它给患者及其家人的人身带来的伤害。这是……难以估量的。"①显然，这句话也同样适用于精神分裂症。可以说，任何严重的疾病都会影响到一个家庭的正常生活。比如，癌症会长期扰乱一个家庭的生活节奏，打乱家庭既定的计划，他们不论做什么都无法摆脱疾病的阴影；糖尿病则需要特别的生活方式，患者会有诸多不能吃的食物、诸多不能做的事，等等。人们会害怕、担心、后悔。但躁郁症和精神分裂症所造成的影响更为深远，也复杂得多。这类疾病会使家庭成员彼此疏远，改变家庭关系的本质，腐蚀家庭内部的纽带，扼杀家人们的亲情，破坏彼此间的信任。此类精神病患者会使家中健康的成员感到无助与绝望，他们必须长期保持警惕，因而疲惫不堪；他们会因没有将全部注意力集中到病人身上而感到愧疚；会因自己拥有病人不能分享的欲望和兴趣而感到自责；会处于严重的、病态的不开心状态。假设与自杀情况相同，这两种疾病的每位患者最密切的亲友圈也是三个人，由于这类患者人数约占美国人口的 10%—20% 左右，那么受患者影响的亲友人数则占到人口的 30%—60% 左右，也就是说，全美的 1—2 亿人虽然自己未患上精神疾病，却因身边的躁郁症和精神分裂症患者而饱受折磨。究竟一亿还是两亿，其中哪个更贴近实际已然无关紧要。即使是 1 亿这个较低的数字（原文如此！）也令人细思极恐。人们很难相信这一数字是真实的。但是，二加二的确等于四呀，信不信由你。这是一个巨大的社会问

① E. Fuller Torrey and Michael Knable, *Surviving Manic Depression*: *A Manual on Bipolar Disorder for Patients*, *Families*, *and Providers*(New York, N.Y., Basic Books, 2005), 15—16.

题,很可能是当今美国社会面临的最严重的社会问题。人们若了解到这一点一定会情绪激动,不过情绪激动并没有什么作用,丝毫无益于问题的解决。

接下来,笔者将不再纠结于当今仍存争议的统计数据,而会尽力为读者展示过去的美好时光。当精神错乱在美国肆虐横行,以致精神医疗机构负责人协会应运而生之时,第一期《美国疯癫病杂志》评估认为,该病症在美国患病比率为 977∶1,低于英国的患病比率(英国苏格兰患病率最高,为 648∶1,其次为爱尔兰,患病率 774∶1,再次为英格兰,患病率 807∶1),略高于法国的患病率 1 000∶1,远远高于其他国家(比如东邻法国的西班牙,患病率仅为 7 180∶1)。《美国疯癫病杂志》的数据来源于《伦敦医学公报》(*London Medical Gazette*),该报纸也报道了数个城市(精神错乱和白痴病)的患病率,不巧的是,它没有报道任何一个美国城市。其中,伦敦患病率 200∶1,巴黎 222∶1,不伦瑞克 361∶1,圣彼得堡 3 142∶1,马德里 3 400∶1,开罗 23 572∶1。我们可以看到,仅伦敦的患病率就是整个英格兰的四倍多。西班牙患病率(这里讨论的是"疯癫"病)本身不高,但马德里的患病率却比整个西班牙高出一倍。显然,文明是有代价的。[①]整个 19 世纪,《美国疯癫病杂志》(其他国家的同类报刊也是如此)都在强调疯癫在"未文明化"地区(或今天我们所说的"发展中"世界)是多么罕见。

《美国疯癫病杂志》第三期刊登了一封读者来信,写信者是康涅狄格州哈特福德的医学博士 E·K·亨特(E·K· Hunt),信中给出了一些自杀统计数据。这些数据来源于他"对《纽约水星报》(*New York Mercury*)或《商业周刊》(*Weekly Journal of Commerce*)进行的为期 12 个月的仔细调查"。亨特博士"注意到以下几点:首先是自

---

① 西班牙,1∶7 180;意大利,1∶4 876。Brigham,"Number of the Insane and Idiotic, with Brief Notices of the Lunatic Asylums in the United States," *American Journal of Insanity* 1(1844). 34. E. K. Hunt,"Statistics of Suicide in the United States: Letter," *American Journal of Insanity* 1(1844):225—232.

杀人数;其次是自杀者的年龄;第三是自杀发生的时间;第四,自杀者居住地;第五,自杀远因;第六,自杀近因或直接原因;第七,自杀者的社会地位"。总的来看,《纽约水星报》共报道了 184 起自杀事件,其中 30 起为女性自杀,154 起男性自杀。并非所有报道都会刊登死亡年龄,不过大致上看,死者年龄分布于 16 岁(3 人)至 81 岁之间。其中,有 172 起案例提及了死亡月份,7 月最多,有 22 例;3 月最少,有 8 例(这里原书中有误,已跟作者核对过)。亨特博士观察到,这一点与法国在"对这个问题进行非常广泛和细致的调查"的基础上所描述的规律不谋而合。纽约州共有 44 起自杀事件,宾夕法尼亚州有 25 起,马萨诸塞州 20 起,路易斯安那州 13 起,而美国其他地区的自杀者只有个位数(缅因州 9 起,而印第安纳州、罗得岛州、田纳西州、亚拉巴马州、特拉华州、长岛和佛罗里达州则各有 1 起)。有 101 起自杀事件未提及相关原因,其余 83 起中,自杀原因分别为:"精神错乱"引发的 29 起;"长期酗酒"引发的 9 起;"精神抑郁"引发的 8 起;家庭问题、"醉酒或偶发性醉酒"引发的各 4 起;米勒派(Millerism)(后文将会详述)、"花天酒地"引起的各 3 起;"厌倦生活"、嫉妒、悔恨引起的各 2 起。导致自杀的具体原因有:消化不良、健康欠佳、被诱惑失身、妻子不忠、谋杀了邻居、(醉酒引起的)震颤性谵妄、担心自己精神错乱、发烧、恐惧死亡、缺乏乐趣、贫穷、强烈的激情、恋爱、爱情失意、不正当关系、被情人抛弃(5 起自杀与爱相关)、赌博、成为无家可归的孤儿。

　　根据亨特博士的统计,上吊是自杀者最常选择的死亡方式。共 142 起男性自杀和 29 起女性自杀报道中提及了自杀细节,其中 44 位男性、10 位女性都选择了上吊自杀。虽然很多人都有枪支,但使用枪支自杀的案例只有 26 起,且死者皆为男性。显然,手段先进与否并非是决定性因素。大多数自杀者仍选择割喉、割脉、溺水、服用毒药的传统手段,甚至有一例死者是用带毒的短剑自杀的。选择上述手段的人中,有 14 位移民,"德国人 8 名,爱尔兰人 2 名,英格兰、法国、奥地利、西班牙和波兰各 1 名",占自杀总数的 7.6%。最后,有

93 起自杀报道中提及了婚姻状况：59 位死者已婚，32 位单身，2 位丧偶。亨特博士总结道：

> 我并不是说根据目前数据就可以对全国或某些地区的自杀人数做出准确预计。当然，我们也不能单凭一份周报一年刊登了 184 起自杀事件，就断定所有其他报纸也是如此。不过，下述推论是合理的：除去广告，该国最大城市出版的周报（我的研究案例就是出自这样的报纸）还记录了当地周一至周六的诸多大小事宜，其囊括的内容比其他地方的类似报纸要多得多。不过，就算全国的周报提供的各地年均自杀人数是事实，如果我们无法确定各报刊之间重复刊载的自杀事件数，就仍然无法正确预估全国自杀死亡人数。对此我并无异议，然而摆在我们面前的自杀者的名单长得吓人，每年自杀的人数多得令人害怕。①

尽管上述数据背后的推理非常复杂（它比其他研究方法更好），坦率地讲，它还是有些原始，因此，布里格姆博士孜孜不倦地对亨特博士的数据进行了补充与汇编。首先，布里格姆博士表示，亨特博士列出的 184 起自杀事件无疑低估了美国当年实际自杀人数。他表示，他将用证据说话，"证明仅纽约市的自杀人数就可与上述数据中整个州的自杀人数相当"。其证据主要来源于之前 38 个年份（1805—1843）的《城市检察员报告》（Reports of the City Inspectors），布里格姆博士引用了每年的数据，在此我以 10 年为单位进行总结。纽约市每 10 年的年均自杀人数为：1805—1814 年，12 人；1815—1824 年，17 人；1825—1834 年，24.5 人；1835—1843 年，34.5 人（1837、1838、1839 年美国遭遇了经济困难，但这些年份的自杀人数分别为 42、43、45 人）。同时，这些年里城市人口增长迅速，1805 年城市人口 75 770 人；1815 年为 100 619 人；1825 为 166 086 人；1835 年则是 270 089 人；到 1840 年，城市人口已达 312 852 人。因此，虽然稍有滞

---

① E. K. Hunt, "Statistics of Suicide in the United States: Letter", *American Journal of Insanity* 1(1844):225—232.

后,但是自杀率基本上能准确反映人口增速。接着,布里格姆博士将这些统计数据与法国在 1836 年至 1839 年四年中报告的相关数据进行了比较(4 年间,法国自杀人数从 2 310 人稳增至 2 717 人,而 1840 年法国人口约 3 350 万人,是美国人口的两倍);又与英格兰、威尔士的情况进行了比较(英、威两地每年有约 1 000 人被"确定为自杀",与溺亡"报告"人数基本相同,而 1840 年它们的人口约 1 590 万人);此外,他还将美国数据与其他主要欧洲国家首都可获取的年份数据进行了比较。后一种比较更有启发性。比如,1788—1797 年间,柏林的自杀人数与总人数比率约为 1∶4 500;1799—1808 年间,增长到了 1∶2 300;1813—1822 年间,增至 1∶750。此外,巴黎 1836 年的自杀人数与总人口比为 1∶2 700;圣彼得堡 1831 年的这一比例为 1∶21 000;那不勒斯 1826 年则为 1∶173 000。

经过这一系列的比较,布里格姆博士得出结论:"自杀情况在这个国家已严重到令人警觉的地步,这一点人人都可以看出来。"他补充道:"为预防情形恶化,我们谨建议不要公开此类事件的细节。"一位已故的作家说过:"'从科学上讲,我们非常肯定的一点是,自杀往往出于模仿。短短几句报道就可能致使 20 个人相继自杀。对自杀行为的细节描述与表达方式会抓住人的想象力,促使人产生重复该行为的意愿,在出现病态的激动状态时,通常难以抗拒这种意愿。'我们认同他的话语,且建议期刊的编者多想想这些话。"①这也决定了今后数年《美国疯癫病杂志》对这个令人压抑的问题所持的立场:我们都知道,从科学上讲它们是确定的事实,是无可辩驳的。然而,有关自杀的统计数据不断涌现。1848 年 1 月,尤蒂卡精神病院的助理医师 C·H·尼克尔斯(C. H. Nichols)汇总了 1846 年 12 月至 1847 年 12 月纽约州的自杀人数情况。根据"该州不同地区出版的大约五十种主要报纸",尼科尔斯共发现自杀案 106 例,比 1846 年多 42 例、比 1845 年多 32 例(这意味着 1846 年的自杀数比 1845 年少 10 例)。纽

---

①　A. Brigham, "Reply," *American Journal of Insanity* 1(1844):232—234.

约市的自杀率"是整个州的四倍多"。鉴于在法国也有类似的结果，我们可以得出这样的结论：

> 大城市中居住的人需要保持激情的时间和强度超过了农村人四倍；而命运转折与对愿望得不到满足的频率也是其四倍；这些对他们的理性与情感冲击的严重程度也超过了农村人的四倍；暂时或永久地失去理智的可能性更是农村人的四倍还多，而这是自我毁灭的诱因。——这些思考应该让那些向往城市的农民懂得知足常乐，也该教导城市中的人们，让他们明白严格管理自己的身体和精神至关重要。

所有案例中，有 38 起尚不清楚究竟是什么驱使这些不幸的人走向了自杀。其余案例中，在"有关权威机构所给出的所有原因"中，最普遍的是"疯癫"，它夺走了 31 个人的生命（尽管其中只有 24 名男性与 6 名女性）。第二大原因是"抑郁"，它造成了 6 人死亡（男女各 3 名），这与前一个原因导致的死亡人数相差甚远。其他在列的原因还有"经济困难"2 人，"情场失意"2 人（其中同前者相似的还有："贫穷"致死 2 例，"财产损失"致死 1 例；与后一类别相似的诱因——"勾引与遗弃"致死 2 名女性，"情人对自己不好"致死 1 人）。自杀多发于 30 岁以下人群中。在此前已有知识的帮助下，尼克尔斯博士根据这些数据得出以下结论：

> 此外，我们相信：在还没有自杀过的精神错乱患者中，自杀倾向非常普遍；具有精神错乱遗传基因的一个家庭中既有无征兆自杀的成员，又有精神错乱的成员；当一生中保守的本能最为强烈时，自杀的频率最高；我们会相信那些自身的情感所倾向的事情；纪律严格的基督教社群中，心智健全的人很少自杀——自杀通常是疯癫病造成的。[1]

1848 年，纽约州的自杀人数下降了。纽约州优蒂卡精神病院的另

---

[1] C. H. Nichols, "Statistics of Suicides," *American Journal of Insanity* 4(1847)：247—253.

一位助理医师乔治·库克博士(George Cook)报告了这一消息,他整理了 1847 年 12 月至 1848 年 12 月的相关资料,并于 1849 年 4 月发布了其统计数据,数据显示自杀事件仅有 91 起。库克博士评论道:

> 去年以来,纽约报告的自杀人数(按人口比例)已大大减少;……根据我们的记录,这主要发生在纽约市……几年来纽约市的自杀人数呈下降趋势,而在许多其他大城市中,自杀率却在升高,这一现象非常有趣。将最新报告与往年报告相比较,可以非常清楚地看出这一事实。1805 年 1 月到 1810 年 1 月五年间,纽约年均自杀人口与总人口的比例为 1∶5 313,自杀人数只占居民总数的一小部分。1835 年 1 月至 1840 年 1 月五年间,年均自杀与总人口比例为 1∶7 628;而去年,这一比例约为 1∶12 697。由此可看出,自 1810 年以来纽约的自杀率降低了至少一半以上,尽管同农村地区相比这一比例仍大得多。

众所周知,19 世纪 40 年代的美国,就如同 20 世纪 30 年代末的苏联一样,学校和幼儿园的孩子们不断朗诵的一句话是"生活(正变得)越来越好,生活充满欢乐"。因而 1805 年至 1810 年期间,每 10 万纽约人口中自杀事件仅有 20 起;1835 年至 1840 年间,这一数字为 13 起;到 1848 年则为 8 起。不过,这一数字对于纽约州甚至整个美国而言"仍然很高"。(根据数年前亨特博士的数据,整个国家每 10 万人中大约有 10 人会选择自杀——大家可能还记得,布里格姆博士认为这一数字大大低于实际情况。不过亨特博士本人也并没有说这一数据就是准确的。)令人宽慰的是,自 1920 年至今的几十年间,美国报道的都是这方面的好消息,它们告诉人们,美国自杀人数在总人口中的占比一直在稳步降低,相信《纽约时报》的读者们都对此有所了解。[1]然而,2007 年美国的自杀人数仍有 32 000 人,每 10 万人中的自杀比仍然是 10∶100 000。自杀率真的降低了吗? 还是上升了?

---

[1]　Benedict Carey, "Study Ties Suicide Rate in Workforce to Economy", *The New York Times*, April 14, 2011, http://www.nytimes.com/2011/04/15/health/research/15suicide.html?_r=1(2012 年 6 月 28 日访问)。

还是保持稳定呢？天知道。只有一件事库克博士可以肯定，那就是"疯癫是自杀事件最常见的诱因"。①这就意味着，一旦疯癫的患病率增加，自杀率就有可能随之增加。

永不可靠的统计数据

精神错乱的统计数据可以说是"永不可靠"：毕竟这些数据从一开始就饱受争议。在美国，马萨诸塞州多切斯特市的爱德华·贾维斯（Edward Jarvis）博士最先提出疑问，他在1840年人口普查中发现了一个明显的错误——它实际上也是个愚蠢的错误。如前所述，"疯子和白痴"在全美国的患病人口比例为1∶977，但州与州之间有所不同，其中新英格兰州领先，其余州的比例则要低得多。1840年，患病率最高的是罗得岛州，为1∶503；紧随其后的是新罕布什尔州（1∶563），康涅狄格州（1∶572）和马萨诸塞州（1∶580），这几个州中马萨诸塞州人口最多，因此患病者数量也最为庞大。相反，爱荷华州的患病率仅为1∶3 919、路易斯安那州仅有1∶3 524、密歇根州则是1∶3 265。目前看来，一切似乎都很合理。然而，"疯子和白痴"却被分为了"白人"和"有色人种"两个类别，麻烦之处就在于此。有不少这般情况：人口普查报告"没有有色人种居住"的北部城镇中，却有"有色人种贫民疯癫患者"（即受政府救助的患者）；而在马萨诸塞州的伍斯特市，人口普查显然将医院中的133名白人贫民疯症患者，全都算到了"有色人种贫民疯癫患者"的头上。1844年1月，贾维斯博士发表了一篇题为《自由州有色人种精神错乱患者》的文章，对这一充满误导性的报告进行了详细的讨论，该文章在许多医学期刊上都进行了转发。他在《自传》中对该事件进行了描述，《自传》是1873年他口述，他妻子记录的。

他在《费城医学杂志》上登了一篇有关1840年人口普查出

---

① George Cook, "Statistics of Suicides," *American Journal of Insanity* 5（April 1849）：303—310.

现严重错误的文章,指出该报告弄错了自由的有色人口中精神病患者的数量及比例。为此,他筛查了全国各个城镇的人口普查情况,并将自由的有色人口数量与被认定为疯癫患者的人口数量进行了对比。人口情况统计表中包括年龄、性别、疯癫、白痴、盲人等多个项目,其中"疯癫的白人"与"疯癫的有色人种"两个纵列紧挨着,同一页上纵列众多,并囊括了大量城镇的信息。因此,要想不出差池,在记录某一情况的数据时,填表格的人必须擦亮眼睛、谨慎小心才能选出正确的纵列,并且从标题往下不串行。但是,正因为没这么上心,不少城镇里代表"疯癫的白人"的人口数都被放进了有色人种之列。因而我们会发现,一个城镇在某一页上显示无有色人种居民,在另一页上填报的却有疯癫的有色人种;还有诸多城镇出现了疯癫的有色人种数量大于有色人种居民的情况;还有一些镇子上大多数有色人种都成了疯癫患者。上述报告所造成的后果就是,缅因州每 14 名有色人口中就有 1 名疯子;密歇根州每 27 名就有 1 名;马萨诸塞州每 44 名就有 1 名;而总体上北部各州则是每 145 名就有 1 名。

　　库克博士对这一发现很感兴趣,因为从他看到报告时起,自由黑人中疯癫的极高患病比率就深深震惊到了他。大多数人都为此感到惊讶和悲伤,当然这仅限于北部。在南部,奴隶主们高兴还来不及,因为这一数据使他们找到了维护奴隶制的有力理由。卡尔霍恩先生(Mr. Calhoun)说:"这就是奴隶制最强有力的证明。非洲人照顾不了自己,一旦获得自由就会发疯。我们怜悯他们,给他们监护、保护,使他们免于精神上的死亡。"

　　……1845 年,库克博士的发现在统计协会的一次会议上被提出,经表决,协会要求国会修改相关人口普查结果。威廉·布里格姆先生、约翰·桑顿(John W. Thornton)先生和贾维斯博士受命准备一份事实陈述,该陈述主要由贾维斯博士撰写,要指出人口普查在这方面以及教育、制造、贸易等方面存在的自相矛盾之处。

众议院里，约翰·昆西·亚当斯先生（John Quincy Adams）负责此事，参议院里由康涅狄格州的某位先生负责。该事实陈述由国会及《纽约商人杂志》共同印刷。当时，亚当斯先生说此事被交给一个委员会进行处理，但该委员会并未给出报告，贾维斯博士则认为委员会甚至都没开过会。

佐治亚州的本坎先生（Mr. Bencan）告诉贾维斯博士，人口普查在这方面的确有误。"但是，"他补充道，"对于政客们来说，不追究此事对他们是有好处的，他们中有许多人已经准备就此话题进行各种演讲，他们不能输在这上头。"……这一统计错误漂洋过海到了欧洲，部分欧洲学者采信并将其发表了出来。布登博士（Dr. Boudin）在他声望极高的《医学与地理统计学》杂志中表示，寒冷对非洲人的心理健康极具危害。因为在美国，最温暖的佐治亚州每 2117 名黑人中才有 1 名疯癫患者，而在最寒冷的缅因州，每 14 人中就会有 1 个。

（1860 年，贾维斯前往巴黎，亲自向布登指明了这一错误。）布登博士非常感激；他表示，他的上述结论与他的人类学观点并不一致，然而当他在"美国人口普查"这样可靠的文件中发现这样的数据时，他无法否认其真实性，因此就把它写进了自己书中。[①]

法国学者似乎至今都忠于这一令人钦佩的传统——在理论与事实相悖之时，他们更倾向于质疑理论而非事实，尽管这一传统早已被美国的同行们所"抛弃"。不过在 19 世纪，两国学者都有这样的传统，因此人们愿意原谅布登对美国人口普查报告的轻信。然而，贾维斯博士还发现了许多其他可与这些错误相提并论的事实。他发现普查中关于美国自由黑人中疯癫患病情况存在明显错误。这一发现涉及当时最敏感的问题，即奴隶制（这个错误令南方绅士们欢喜不已，

[①] Edward Jarvis, *The Autobiography of Edward Jarvis* (London, Wellcome Institute for the History of Medicine, 1992), 62—64.

这一点非常可憎),这影响了北方具有自由思想的民众对疯癫病统计数据的整体态度,使他们怀疑数据的可靠性。讽刺的是,同前章一样,尽管一切证据都表明数据有误,但民众中的大多数人仍然坚信精神分裂症和躁郁症对非裔美国人的影响要比普通人群更大,他们与19世纪40年代奴隶主们的分歧仅仅在于为什么黑人更容易患病:虽然卡尔霍恩先生认为自由是罪魁祸首,但今天的流行病学家们认为主要原因在于贫困。

1849年7月,罗得岛州普罗维登斯市巴特勒精神病医院院长艾萨克·雷(Isaac Ray)发表了其博士论文,对"疯人院"的统计数据进行了评论。这篇论文值得认真讨论,原因有好几个——其中一个是这篇论文对疯癫的看法反映了当时学者们的观点:它不仅讨论了疯癫的特征、类型、病因,而且他的评论完全可以用于当今的流行病学,尽管今天对这类疾病的看法(以及更广泛的社会科学)都已经完全改变了。雷博士指出,很少有人对精神病院所发表的统计数据感到满意,因为总的来说,"到目前为止,尽管统计数据表现出了准确性,但统计结果却很贫乏"。他写道:"要想根据这样的数据统计得出有关身体或道德的伟大的科学原理非常困难。一本书中永远不可能写进失败的案例,尽管作者会承诺如此。但此处,我就要举个例子,就是最近发生的那个大家都知道的例子。"不出所料,雷博士选择的就是1840年人口普查的案例,他坚称:"即使再自命不凡……都不能盲目相信任何事实的权威性与可靠性。"影响最坏的证据就是美国人口普查中有关自由黑人中精神错乱情况的报告。"由于相信1840年美国人口普查的结果,它向全世界特别强调,自由的黑人比白人更易患上疯癫病。我们最杰出的政治家们对这样的结论感到欢欣鼓舞,认为这证明奴隶制是一种福祉。接着,该普查结果逐渐传到了欧洲各大图书馆,无人发现其中的错误。在将来的著述中,肯定还会发现更多有关于这一惊人谎言的记录。"

实际上,统计数据的可靠性取决于编制数据的人的想法,而要保证其想法可靠,在采用定量分析方法之前,需要关注大量所谓的

"统计前问题"。正是对这些"统计前问题"的忽视（未能对研究主题进行正确定义与分类）使精神病院院长编制统计数据的初衷未能达到。例如，关于疯癫病的可治愈性问题，精神病院的普遍做法是报告康复人数，但什么是康复，人们从未达成过共识，甚至都没有在一起讨论过。雷博士认为：

> 数据统计只能适当应用于具有客观存在的事件中，这样的事件有目共睹，人们既不会置疑它们，也不会出错。只要它们与心智存在主观联系——它们仅仅是个人见解——当这种联系达到了某种程度时，就无法用统计的方式进行表达。因此，所谓的治愈，仅是凭借一些客观表现判断出来的，因此实际上只是病情在一定程度上有改善而已。无论这种变化是疾病真的被治愈，还是仅仅因为缺乏适当的表现机会从而没有表现出病态，抑或是由神经性情感在周期性规律的影响下使疾病暂时间歇，这些问题医生们都是靠自己的经验和判断来回答的。他们的回答多种多样，完全不符合统计学上对准确性的要求。我想说，我并不是在揭露什么丑闻，但是以下这种情况确实不在少数：一个人宣称某个病人已经康复，而另一个较为悲观或对疯癫病了解更多的人则认为，这个病人只是有所好转而已……

> 因此，显而易见的是，我们必须首先回答一个问题，即究竟什么程度的恢复可以被称为康复……神经疾病的规律之一，就是其症状可能会暂停或被遏制一段时间。这个时间长短不一，然后，经过几周、几个月或几年的时间间隔，会以其原有的严重程度重新恢复。发病间隔可能有规律，也可能没有规律。间隔期可能持续数月，看起来好像只是心智在从一种发作过渡到另一种。患者有可能表面上看起来完全康复，也有可能带有一定疾病的痕迹……显然，我们需要确立一些常规的标准，以判定患者恢复的程度与形式，确定什么情况才可被报告为康复。我认为人类可以制定出这样的标准，因为人的聪明才智是无穷的，不过还有一个更严重的难题，就是要判断在何种条件下或事件中

才可以用这样的标准……例如,假设我们认定患者有 6 个月或以上的清醒期就可诊断为康复,那么重点来了,清醒期的标准是什么? 我们又如何防止各方不一的意见呢?

雷博士指出,因为人们认为可治愈性和入院前的患病时间长短存在相关性,因此,常见做法就是将精神病院的疯癫病患者分类为老病患与新病患。但是,通常情况下,我们无法确定"他们的发病时间是否真的在所判定的时间段"。毕竟,他认为:"错乱的精神最早期的畸变与正常思维活动没有明显区别,以至于粗心大意或不熟练的观察者极易将二者混淆。"毕竟,疯癫是一种反复发作的慢性病。他写道:

> 由于众多病例都是周期性和阵发性的,每次想在他们中找到一个普遍规律时,都会遇到不可逾越的困难。精神疾病的起源问题与康复问题非常复杂,就像我们在康复方面所经历的那样,在定义它们的起源时我们面临着同样的尴尬。如果我们把一名又一次发病的患者看作是新病例,而这名患者在这次发病前经历了相当长时间的清醒期,那么,能否有这么一条规律,它能防止我们把那些疾病短暂缓解便又马上发病的病例和这些人归为一类呢? 用一个实例就足以说明这一困难。当一个人完全失去自控力时,他会亢奋、疾病发作,为保持体面与安全,必须严格限制其活动。在这种情况下,他会被送进医院,但在医院时他高度兴奋的状态很快过去,接着就出院回家了。他回到家,再次投入工作,似乎一切都一如既往。然而几周抑或几个月后,亢奋的状态再次出现……每次出院都能算得上是康复吗? ……在所谓的发作间隔期内,患者的精神真的处于清醒状态且一点都未受疾病影响吗? 或者是否可以说,由于患者此时不处于亢奋状态,没有引起周边人的注意,他的幻觉也就不会影响到他人,因此这段时期他的精神状态显得不是那么糟糕?

雷博士认为,对于将病例分为可治愈和不可治愈的情况,也可以提出类似的反对意见,这个问题也不能用统计数字来决定,因为统计数字准确与否取决于它们所依据的定义。这些定义本身就存在争议，他看不出"一个心胸坦荡的人如何能够从［现有统计数字］中得出合理结论，就像许多其他未进行过数据研究的疾病一样，疯癫病的可治愈性问题远未得到解决"。实际上，与疯癫病有关的一切都充斥着混乱与矛盾，因此我们无法获得有意义的数据统计（此处须重申，至今仍是如此）。例如，某些病患于住院期间死亡，按照美国精神病院的惯常做法，他们会公布死者的死亡原因。"我发现在我们医院的报告中"，雷博士写道：

> 我们总是能发现一些人的死因被归咎为"脑部疾病"，一些归咎为"脑部炎症"，另一些则是"急性脑部疾病"，这几个术语其实都意味着同一件事，即患者都是由于癫狂发作的剧烈折磨而倒下了。那为什么他不用癫狂这个词呢？这几个术语通常用来表示与疯癫病没有关系的病症，所以我认为，用它们来描述以精神错乱为特征的疾病形式是不恰当的，尤其是在急性躁狂症及其同类词很久之前就得到了病理学家们的认可、且它们传达的意思精确易懂的情况下。如果在这个问题上还有人认为这份报告前后一致，恐怕我们会问了，在同一个表格里，有些人的死亡被归咎为"全身麻痹"——精神疾病的一种，而没有被归咎为"脑部疾病"，但"脑部疾病"既适用于躁狂症也适用"全身麻痹"，这是为什么呢？
>
> 这些表格表明，人们的想法非常混乱，这显然是对病理学的认识不够明确造成的。

无论是当时还是现在，精神错乱的病因都引起诸多猜测，成为医院统计的中心课题。而雷博士的判断放到今天同样适用。"这不会是第一次"（不幸的是，也不是最后一次）。他写道：

> 如果这一问题的重要性能促使人们下定决心去探求真果，而非只是对研究结果是否正确感到焦虑；如果一些作者仍将他们创造的大量名称与短语当成是自己对知识做出的实质贡献（这当然不会是第一次），若是其他人也被误导甚至参与进那令

人愉悦的妄想中,也没什么可奇怪的。我担忧的是,细心的研究者不会去检查这些表格,因为他们确信它们已经为研究疯癫病的起源提供了重要的材料。在我们的专业研究范围内,要想成功阐明人类的健康思维究竟为何偏离了正常轨道,我们就必须比别的专业更清楚地了解心理学与病理学的规律。在这个领域,我们的研究是否使我们步入了更高层次的哲学,而非重复口号……

至于医院对疯癫病病因的统计,其主要缺陷在于"它们在使用语言方面完全缺乏精确性和统一性,而这一点在任何可以称作'科学探究'的研究中都是公认的必不可少的东西"。"在追求自然科学的过程中,这是有史以来最显著的一步",雷博士坚持认为(我们今天也可能和他一样坚持这一点,因为这一点还没有真正进入到人们的集体意识中):"一方面,这标志着从无根据的、无厘头的猜测过渡到了确定和有意义的知识的获得;另一方面,它标志着一种语言中采用了一些精确的、定义明确的术语,它们可以在任何时间、任何地区向任何人都传达同样的思想。"没有精确而统一的术语定义,就不可能提出逻辑上的假说;逻辑上有问题的假说也无法用证据来检验;假说若不可能得到检验,必然导致错误和误解的长期存在。

不过,雷博士为支持他的论点所举的例子,不仅揭示了妨碍精神病知识进一步发展的逻辑问题,而且也揭示了在他同时代人看来特别容易导致丧失心智的经历和环境——这一点引起了我们的注意。以下是美国精神病学家所强调的疯癫病的原因清单,并附有雷的评论——

　　在同一张表格中,有一些病例被归咎为"家庭纠纷""子女的不良行为""嫉妒""妻子不忠""虐待父母"和"虐待丈夫"。当然,要找到比这些病例中所呈现的"家庭纠纷"更糟糕的情况并不容易。"家庭纠纷"一词似乎引起了太多的疯癫病,因此,我们不得不得出结论,它在此处的意思与通常的意思有很大差别,但它究竟指的是什么,我们不得而知。在另一张表格中,一些案例被归咎为"失望",但没有提他们对什么失望:对爱情还是对政治失望？是对荣誉还是对财富失望？另一位绅士更为精细，他将这种情感细分为"对爱情失望"和"对理想失望"。另一位绅士将这三个词都用上了，案例分别被他称为"失望""对感情失望"和"对理想失望"；另一位绅士则扩展了失望的清单，增加了"对期待失望"。对于"精神刺激""焦虑""暴露""恐惧"等含糊不清的短语，以及许多其他数量众多却无法提及的术语，我们应该补充上哪些内容呢？

爱情和理想在这份清单中的中心地位太明显了，无需再去强调。

最后，雷博士谈到了不同形式的疯癫病的分类问题。与今天不同的是，对于这些形式有多少，或者是什么，当时的人们并没有形成共识。当然，其中有几种常见的疾病：躁狂症（偏狂型或普通型）、忧郁症和痴呆症（几年后该词前面加上了形容词"早发的"）。"我觉得，"雷声称，"没有人可以通过偏狂症、忧郁症、道德失常，以及其他许多用于指代不同形式的疯癫病的术语，准确地理解到他的邻居所理解的意思……这些术语从来没有被明确定义过。"但是这不是主要问题。同今天一样，"在很大比例的病例中，疾病的形式在其发展过程中会发生变化，（也就是说）同一病例在不同时期可能会有忧郁症、偏狂症和痴呆症的一些症状"。用他的话说，这对于"分类的尝试是最要命的"。疯癫病是一种疾病——通常是双相的，它可以使思想和情绪产生同等程度的混乱，有时主要是情绪失调，有时最明显失调的是思想——一些数据研究声称可以确定在这些短暂出现的问题中哪一种更普遍、更可能治愈或更致命，然而从根本上来说，那些数据是不可靠的。①

雷博士此处所批评的是普利尼·厄尔（Pliny Earle）博士进行的研究。他是布卢明代尔疯人院的医生，出于好意，他对那里的记录进行了一丝不苟的统计分析，但他的研究不够深思熟虑。1848 年 1 月

①　Isaac Ray, "The Statistics of Insanity," *American Journal of Insanity* 6 (July 1849):23—52.

他在《美国疯癫病杂志》上发表了自己的研究文章，文章题目是"论疯癫病的病因"。厄尔博士分析了他的医院从 1821 年 6 月 16 日到 1844 年 12 月 31 日的记录。"在许多疯癫病例中，"文章开始处厄尔博士写道，"若想满意地确定究竟是何种影响导致了这种疾病的发生，是件非常困难的事。有时我们会发现两个原因，但分不清哪个是诱因，哪个是直接原因。"然而，他还是决定"在着手研究其他原因之前，先研究遗传性倾向的问题"，把这个假定的、完全没人研究过的、在他那个时代人们对其一无所知的因素作为首要的研究对象。他认为："从上一代传到下一代的身体素质条件，虽然非常复杂难懂，但对于患上疯癫病会有或多或少的影响……这始终是一个远因或诱发的原因。我们相信，无论什么人具有这样的素质条件，他们都会保持健康的精神活动，直到他们受到其他一些更直接、更活跃、更有力的影响。而这种影响会使身体系统的生理功能发生紊乱，从而损害精神力量，使它难以有正常表现。"在他所研究的 23 年的记录中，共有 1 841 名病人，其中 323 人（即 17.5%）至少有一名亲属患有疯癫病。厄尔博士本人对这些统计数据持怀疑态度。"但是，我们不能认定，"他写道，"这个数字与实际拥有精神失常亲属的人数近似。在精神病院成立的最初几年里，似乎对这一特定主题的关注很少，因此这些记录是不完善的。"他的结论是很注意分寸的——

> 疯癫病是心智失常的一种表现，是身体的某些疾病造成的，有可能是功能性，也可能是器质性的，它与人类所患的许多或大多数其他疾病的规律是一样的。就像肺痨、痛风、肝脏和心脏疾病一样，它可能会缠上任何一个人，但肯定是更有可能在那些祖先患有它的人中流行……很明显，上述统计数字还不够全面或明确，不能作为准确的数据来估计天生具有疯癫病倾向的患者的比例，也难以比较父亲或母亲一方传给子女的比例，或这一问题所涉及的任何其他重要问题。在某些人身上，虽然他们的家族无论是直系还是旁系都没有人患过精神疾病，但他们的体质中有一种天生的特异性或特殊性，有利于疯癫病的入侵。这种

特殊性可能存在于神经系统的内部结构中，尽管拉什博士似乎认为它存在于血液中。无论它在哪个器官系统中，都很可能与具有遗传性倾向的系统在性质上非常相似，使得家庭中没有出现过的疾病突然出现在了一些成员身上。

同今天一样，无论证据是否支持遗传性倾向（我们更愿意称之为易感性）的预设，当时还是做出了这样的假设。毕竟，统计数字是不可靠的，人们可以根据自己的想法对其进行任意阐释。

在得出这个关于遗传倾向的重要性的结论后，厄尔博士继续列举和评论了他认为的疯癫病的原因（他显然非常兴奋）。这些疾病"按照一般方法，分为生理原因，即对身体直接起作用的原因，以及精神原因，即主要影响人们的心智的原因"。共有 1 186 例患者的相关数据可用。其中 664 人被认为是身体上的原因导致的疯癫。妇女的生殖问题占据首位，有 142 例（包括 94 例产后精神错乱［与妊娠、分娩及产后问题有关］，5 例流产，30 例月经不调，10 例绝经，14 例不明子宫紊乱，2 例癔症）。排在它之后的原因有放纵（即酗酒），共 117 例（其中 97 例为男性，酗酒对男性的影响相当于女性的生育，确实是一种可怕的愉悦）；未定义的"健康不良"和自慰各有 37 例（前者造成了 20 名男性和 17 名女性精神错乱，后者只影响了男性）；脑部疾病，有 34 例（30 名男性和 4 名女性；"脑充血"是一个单独的类别，有一名男性和一名女性）。此外还有跌倒造成的伤害（28 名男性和 3 名女性）和各种发烧（20 名男性和 11 名女性）各导致 31 名患者精神错乱；消化不良 26 例（16 名男子和 10 名妇女）；癫痫 23 例（19 名男性和 4 名女性）。剩余的是各种各样的身体原因：例如，肺结核导致 8 名病人丧失心智；久坐不动的生活方式导致 3 人发病；喝冷水和"从被马踢中肚子"分别导致 1 人发病。

布卢明代尔精神病院的病人中，有 522 人是由于"道德"原因（前文用的是另一个词"精神"）患病的，其中有 310 名男性和 212 名女性，这个表格值得全文转载（见下面表格）。如果雷博士在他的评论中所考虑的其他记录也是相同的性质，他当然有充分的理由感到恼火。

厄尔博士发现的布卢明代尔精神病院精神疾病的"道德"原因

	男性	女性	共计
经济困难	118	15	133
就业需求	11		11
宗教刺激等	51	42	93
悔恨	5	6	11
亲属死亡	16	27	43
对感情失望	12	26	38
思念家乡	2	1	3
求学申请	30		30
精神刺激	6		6
惊吓,恐惧	4	15	19
精神休克	2		2
家庭纠纷	22	43	65
焦虑	12	10	22
自尊心受到伤害	8	6	14
对理想失望	3	1	4
失望	1	2	3
错误的教育	4	4	8
失控的激情	1	3	4
贪婪	1		1
嫉妒	1	4	5
引诱		3	3
阅读小说		3	3
买卖彩票		1	1

普林尼·厄尔,"论疯癫病的病因",《美国疯癫病杂志》第四期(1848年1月):195—196。

厄尔博士对他的编著进行了评论:"几乎所有研究疯癫的老一辈学者都认为精神原因比生理原因更容易导致疯癫。然而,近几年,相反的观点却越来越流行——这种观点得到了这些统计数据的支持。"厄尔博士认为,滥用药物显然是导致疯癫的主要原因。不仅"放纵"在"造成的病患数在生理原因中位居榜首"(不过,如果我们把与女性生殖周期有关的许多原因加在一起的话,就不是这样了),此外,还有

13例（5名男性和8名女性）是由于使用了麻醉剂——"过度沉溺于鸦片、鼻烟和烟草"——造成的。他在一个半世纪以前就预测到了近些年来研究精神健康的社会学家对吸烟的反对，他认为烟草特别有害，并指出：

> 这些麻醉物质对神经系统的作用与酒精的作用非常相似，最近一位法国作家不仅认为这种作用是一样的，而且还声称他已经证明了这一点。因此，如果酒精的必然影响之一是让心智系统呈现病态，阻止它的健康行动——我们很清楚事实就是如此——那么，我们所讨论的麻醉剂将产生相同的效果，并导致疯癫……关于烟草……几位现代作者……一致认为，当过度使用时，它可能是导致疯癫的主要原因，许多精神病院都已经报告过这样的病例。在精神极易兴奋的人身上，这种物质对神经系统的直接作用是如此强大，以致当吸烟时，他们会感到一种特别的兴奋感，甚至对四肢最远的末端也是如此。这种持续不断的刺激对神经质的人来说，几乎是有害无益的。使用烟草，特别是吸烟，往往会扰乱肝脏的功能。这个器官的紊乱是导致精神疾病的常见原因……烟草很可能会产生消化不良，这种疾病比几乎任何其他疾病都要严重，它会通过对大脑的交感作用，影响到精神的表现。几乎人人都经历过或在别人身上看到过消化不良带来的伤害，它会让人精神萎靡、沮丧、沉默寡言、失去与生活抗争的能力；它还会让人阴郁、悲观，甚至会产生自我毁灭的想法，或出现忧郁症形式的疯癫。

手淫同样需要被避免。对它的关注可以算作年轻的精神科学的进步之一。厄尔博士说，长期以来，它"一直被认为是众多导致精神失衡的因素之一，但直到几年前，人们才意识到它影响巨大，目前精神病治疗机构的大多数医生都持此观点"。然而，厄尔博士并没有盲目地遵循主流意见。"虽然[手淫]公认会导致很多后果，但在这一点上存在着误解的风险，"他提醒说，"毫无疑问，在许多病例中，这种习惯是疯癫病产生的结果。"

第七章　疯癫之极——从美国精神病例记录谈起

　　他关于"道德"或"精神"的评论也同样值得引用。这位医生写道：

　　　　由于这个精神病院所在的城市是座纯粹的商业城——城中大多数活跃的成年人都不得不承受与贸易有关的忧虑、困惑和情感波动，因此，在道德原因中，个人经济的困难应该占据最突出的位置，这并不奇怪……如果从其影响和关联来看，在文明国家，尤其是在美国，个人经济状况对人们的影响无比广泛、强大，超过了任何其他的精神力量。与个人经济状况相关的，还有他的许多希望、理想、优越感和发展规划——他对现在和未来舒适生活的所有展望——以及他想为家人带来福祉的所有情感。

　　　　如果一个人经营的生意发展稳定，规模适当，所得利润足够负担自由的生活，在一个运行良好的心智中，这永远不会成为刺激精神疾病发作的原因。祸害的根源在于，一方面胸怀野心，努力地迅速积累财富，另一方面自己的生意扩张过度、导致了破产和贫困，情绪大起大落，产生了不利健康的投机倾向……无论男性还是女性，排在第二位的道德原因是与宗教有关的焦虑和其他精神问题……在一个对所有宗教都持普遍宽容态度的国家，在这个基督教世界几乎每一个教派都可以高举自己旗帜的地方，人们应该是可以在各种程度上表达自己的宗教情绪，从极端冷漠到极端狂热，不一而足。如果能准确地观察过去二十年所发生的事情，更不用说更遥远的时期，我们不可能不知道事实就是如此。在这些情形下，当我们考虑到这种情绪的范围和影响，及其主体的永恒利益时，我们不可能认识不到它施加的影响有多么重要。

　　是美国，而不是宗教本身，使宗教成为精神疾病的病因。"很难相信'纯洁的、未被玷污的宗教'会摧毁人们的心智，因为它的本意是要让人产生谦卑的希望和稳定的信仰。"厄尔博士写道。但是，普遍宽容的思想（无论这种宽容事实上多么有限），显然是与纯洁的、未被玷污的宗教相对立的，因为人们很难决定在这些都合法的宗教中，哪一个才是真正的宗教。一个人的信仰不再是信仰，而且，显然，一个人所怀有的希望也不再谦卑。因此，厄尔医生认为："绝大多数归因于宗教影响的疯癫案例，都可以追溯到一种不加审慎的狂热，或与宗教信仰完全不同的狂热，就像一张怪异的面具掩盖了真实的面孔一样。"换句话说，一个人必须已经相当疯癫，才能使宗教成为自己患上疯癫病的原因。他挑米勒主义作为例子："米勒自诩他预言到了世界即将毁灭，他的蛊惑人心的学说在这一带的公众心目中几乎没有什么影响力。但在这个国家其他一些地区，许多人相信他的学说，那里的精神病院也挤满了病患，因为他们的心智能力被其摧毁。"

至于爱情这一精神上的诱因，厄尔博士仅说了这些："根据记录，共有 40 个病例，包括 12 名男性和 26 名女性，发病的原因是对爱情失望……"他的话只说到一半就离开了这个话题，也许是因为这个问题过于复杂，即使用更多的篇幅也解释不清，而且，总是纠结于统计数据会令人觉得厌烦。和英国 16 世纪的前辈一样，这位布卢明代尔精神病院的院长也强调了学习过于用功的危险，提出了下面的建议：

> 对于学生来说，无论是年轻人还是中年人，如果能在体力和智力之间保持适当的平衡，通过体育锻炼促进和维持身体各部分的发展和能量，从而可以保持它们与扩大的大脑之间的适当关系，他们就不需要担心因为学习导致精神异化。如果采取了这种预防措施，学生熬夜时用的油灯才会成为他的指路明灯，指引他走向名人堂，否则它可能会成为一簇鬼火，让他的思想陷入疯癫的迷宫。即使对于身体强壮、体力充沛的人来说，长时间的刻苦学习也会耗尽其神经的能量，损害大脑功能。对于天生孱弱的人来说，这些影响要大得多，如果身体因缺乏锻炼而衰弱，那就更令人担忧了！[1]

---

[1]　Pliny Earle，"On the Causes of Insanity," *American Journal of Insanity* 4(January 1848):185—211.

值得注意的是,在厄尔博士看来,学生们熬油点灯,并不是纯粹为了寻求启蒙,而是为了扬名立万,或者,用不太好听的话来说,学习是实现自己社会野心的工具。但他的许多同时代的人认为"健忘迟钝"是"思想痛苦"的解药,认为学生即使只是为了学习而学习,对精神健康也会带来危险。1847 年 7 月《美国疯癫病杂志》发表了一篇题为"杂录"(Miscellany)的摘录文字:

> 特殊的职业和生活方式对患上疯癫有相当大的影响。深入学习,对知识的迫切应用,以及热切追求知识时所造成的心灵和身体的过于疲惫,就像狂热追求某种想象中的东西一样,容易扰乱心智。工于心计的投机对心智的影响不亚于对才艺的热烈追求。我们在认识到这些诱发原因的同时,还必须考虑到许多狂热者的习惯,他们大多生活不规律,使他们的病态大大增强。而天才太容易肆意释放激情。有才能的人越是有教养和修养,他们就越受全情投入的快乐的诱惑。在进行烧脑的卑鄙的投机钻营时,或全心撰写科学论文时,他们有时会感到令人痛苦的失望,而心智往往会因为专注于自己的追求、没有得到休息而变得迟钝。这两种情况虽然截然不同,但身体机能都会受到干扰。在第一种情况下,血液循环加速,体液会分布不均,引起发烧,充血和兴奋。生活单调的商人们,由于自己的期待经常得不到满足,他们消化功能会被扰乱,身体能量遭到破坏,上腹部难受并伴有令人痛苦的交感作用。在这些问题的共同影响下,疯癫会接踵而至。[①]

禁欲是防止疯癫病和许多其他疾病的秘诀:为了避免精神疾病,人们要禁欲,不使用头脑。人们偶尔会感觉到,在上面提到的一些"特殊职业"中,从业者还是很受重视这一医嘱的。但是,统计数据表明,这些人中疯癫的比率依然在继续上升。

贾维斯医生在 1840 年的人口普查中发现了关于"有色人种疯癫

---

① "Miscellany," *American Journal of Insanity* 4(January 1848):93.

病"人数的错误，在对这些问题感兴趣的公众心中种下了一颗怀疑的种子，让他们开始质疑精神病统计数字的可靠性，而这颗种子结出了丰硕的果实：不管对这些数据的更新多么频繁、多么费力，在这上面花费的金钱和精力也超过以前，人们却再也不会认为这些统计数据翔实可靠。在知情人士——精神病学家和精神病流行病学家——中，这种怀疑最常表现为这样一种信念，即这些统计数据低估了疯癫病患者的实际人数，尽管在某些部门一些因素鼓励人们往高估计。因此，阿玛里亚·布里格姆在《美国疯癫病杂志》第一期上评论1840年人口普查时写道：

> 我们认为，这些对美国疯子和白痴人数的估计，大大低于实际人数，尽管其他国家对该问题的统计数据的准确性也和美国旗鼓相当。要确定疯子和白痴的确切人数是件难事。人们不认为偏执狂和精神只是略微错乱的人真的疯了，因此不会把他们列在名单上，但还有些人的疯癫会被他们的朋友隐瞒不报。另一方面，有些人心智没有错乱，但他们的心智功能因年老或视力、听力缺陷而受损，还有些人只是古怪、多疑、暴躁，却被统计在内。我们认为，急于建立疯人院的调查委员会所报告的疯癫病患数量往往太大——肯定比需要移送到疯人院的人数要多得多。许多被统计进来的人，如果说存在精神失常，也只是部分精神失常，他们与朋友平静而愉快地一起生活，能够靠自己的劳动养活自己，并且不会因为被送到精神病院而在任何方面有所进步。[1]

他们的经验告诉专家们，应该对报道的数字持怀疑态度。但是这种半信半疑影响了对此没有任何经验的普通人的态度，而在这个国家疯癫病人数是否在增长的问题上，矛盾的是，统计数据——它一直在报告增长的比率[2]——被指责夸大了问题的严重程度。

---

[1] *American Journal of Insanity* 1(1844):80.

[2] 关于早期的案例，参见"Institutions for the Insane in the United States," *American Journal of Insanity* 5(July 1848):53—62。

没有人比爱德华·贾维斯(Edward Jarvis)更清楚现有统计数据的缺点。1851年,他开始发表自己对该问题的看法,在该年5月于费城举行的美国疯癫病医疗机构负责人协会的年会上发表了演讲。他首先肯定了专家们的观点:在英国和法国,流行的观点是"'疯癫病近年来越来越普遍,达到了惊人的程度,疯子的数量在总人口中的比例在不断增加。'美国人也有非常相似的忧虑,而已知的事实和公共记录似乎证实了这一点。公共和私人机构中的疯子肯定更多;他们得到了更多公众的同情;他们获得了更多来自政府的关心和保护;越来越多的医院竣工落成;疯癫病人的数量似乎在以更快的速度增长"。不过,贾维斯博士断言,这个结论目前还没有统计学上的证据。现有的统计资料显然不足以成为评判这个问题的依据,无论是赞成还是反对。这位首屈一指的统计学家解释说:

> 由于缺乏明确可靠的事实,无法证明随着人口的增长,疯癫病是在增加、稳定不变还是在减少,无法说明现在到底有多少疯子,更无法说明以前任何时期有多少疯子。由于缺乏这两个事实,我们不能用数学方法比较任何两个不同时期的疯子人数或他们在全体人民中所占的比例,从而确定疯子的数量是在增加还是减少。只是到了近些年才有国家统计出自己的疯癫人数。而且我也没有发现有哪个国家曾两次确定并报告过这一人数,从而为我们提供可以进行比较的数据。

现有的统计数字可能会支持这种说法,即患疯癫病的人数一直在增长,但有一点需要谨记:这种疾病起源于近代,16世纪以前在英国尚不为人知,其他地方人们对它的知晓要晚得多,他们现在报告的统计数字与此是一致的。但在1850年,美国无人记得(如果有人知道的话)这一点。当时的人们已经认为,在某种程度上,这种毁灭性的疾病是一直都有的,对疯癫病的兴趣是最近才有的。贾维斯认为,有几个国家的政府已经下令对其境内的精神病人数量进行调查,但他声称,没有一个国家的政府"彻彻底底进行了调查。大多数人满足于对此数据的大略估计,或粗略的调查,对调查的问题他们完全或部分以估计和猜测来获取答案。他们并没有挨家挨户，对每个家庭进行认真细致的询问，以了解每家是否有疯癫病患者，有多少人可能是疯癫病患者，以及他们的疾病形态和患病程度"。当然，美国政府在1840年的人口普查和1850年的人口普查中，确实进行了这样的调查。但是，1840年的人口普查是不可信的（这一点怎么重复说明都不为过）。这是众所周知的，"负责管理或从事人口普查工作并向公众介绍人口普查情况的一些官员或书记员，明显粗心大意，给出的数字不准确，使人对该文件的全部内容产生怀疑"。当时，1850年人口普查的结果还没有公布。

贾维斯研究了比利时、法国和英国的疯癫病统计资料，发现它们都有不足之处，主要是因为和美国一样（除了人口普查外），它们都是根据精神病院的住院人数计算出来的。他对这些计算结果进行了评论，边评论边总结：

> 医院里的病人数量肯定与各自所属国家的疯癫病患数量有一定的关系，也就是说，除非它的人民中有疯癫的人，否则医院里不可能有这样的住院病人；除非病人来自国外，否则他们不可能超过这个国家或地区疯癫病患的总数。但是，在计算中还有许多其他因素需要考虑，因此，就目前而言，医院的病人数还不能说明任何社会的精神疾病的流行程度。相反，它是文明程度和智慧水平的标志，是公众对那些精神疾病患者慷慨大度的表现，也是大众对饱受疾病折磨之苦的人们表现出兴趣的标志。因此，我们发现，每当这种兴趣的种子播下，并让它发芽、成长，它就会在此后不断蔓延。每当任何国家的人民注意到这一问题，并建造了一所医院，向公众披露的疯癫的案例和寻求入院治疗的案例随后就会显著增加。

正如我们所看到的，这些仍然是人们常用来为下述论点进行辩护的依据：（1）精神分裂症和躁郁症的发病率在西方没有增加；（2）这些疾病在所有人类社会都以"正常的速度"均匀传播。在贾维斯博士的时代，无论是逻辑上还是经验上，这些论点都站不住脚，今天也是如此。从逻辑上来说,它们依赖于对文明的错误定义:我们要问,基于什么理由,人们会认为中国或印度的文明程度比不上(在这些地方没有观察到疯癫)西方"旧"世界和美洲新世界中那些年轻的社会?而且,从经验上看,对西方核心社会(核心社会的意义在于它们对西方个人自由和平等价值观的承诺)之外的国家的观察(正如我们在德国和俄国的案例中所看到的那样),也不支持这样的论断,即呼吁公众关注精神病,甚至设立精神病院,就会增加病人的数量。在疯癫病患者真正出现之前(这可能发生在公众的注意力被吸引到这一现象后的几代人之后,例如1851年在俄国还没有发生这种情况),那里的医院处于半闲置状态,或者住的都是白痴和酒鬼。

尽管如此,贾维斯博士在此后提出的美国的数据还是令人印象深刻。事实上,人们需要穷尽所有的论据,才有可能坚持这样的观点:在这片自由的土地上,疯癫并没有增加。贾维斯博士总结道:

> 1832年,马萨诸塞州萨默维尔的麦克林精神病院收治了64名病人,同年,在伍斯特建立了州立精神病医院,可以收治120名病人,当时人们认为这是需要住院治疗的最大病人数量。1836年,伍斯特医院增加了一个新病区,1837年又增加了一个病区,可以容纳100多名病人,同时麦克林精神病院收治了93名精神病人。1842年,伍斯特医院又被扩建,增加了两个新病区,但到1851年5月,这些病区也住满了病人,住院病人多达450名。然而,在1851年,有200名病人住在麦克林精神病院,204名住在波士顿的城市精神病医院,115名在剑桥和伊普斯威奇的精神病院,还有36名在蹲监狱。因此,这一年马萨诸塞州的公立精神病院中共有1 015名精神病患,1832年则只有184名……
>
> 缅因州奥古斯塔的州立医院于1840年12月开业,当时只有30名病人。1845年,由于人太多,董事们要求增加病房。1847年,医院扩建了大楼,128名病人入住。1848年,整栋大楼都住满了病人,想要住院的病人太多,医院实在容纳不下,于是

院长请求州议会再建一个病区，使他能够满足增加的需求。

新罕布什尔医院于 1842 年开业，接收了 22 名病人：申请住院的只有这么多人。1843 年，人数增加到 41 个；1844 年，有 70 个；1845 年，有 76 个；1846 年，有 98 个；1850 年，达到了 120 人。与此同时，为了满足对住院床位日益增长的需求，医院进行了扩建。

位于威廉斯堡的东弗吉尼亚精神病院的病人人数，在 15 年内增加了 200％ 以上——从 1836 年的 60 人增加到 1850 年的 193 人。位于斯汤顿的西弗吉尼亚州精神病院的人数，在 23 年内增加了 800％ 以上——从 1828 年的 38 人增加到 1850 年的 348 人。

位于哥伦布的俄亥俄州立精神病院 1839 年病人人数为 64 人，1850 年为 328 人，11 年间增加了 400％ 以上。

"下述观点很容易产生，"贾维斯博士指出，"即开设治疗和保护疯癫病人的机构，传播这些机构的报告，通过他们保护和治疗的病人，增加人们对这些机构的特点、影响和作用的了解，会使人们对疯癫这个问题产生兴趣，而且会越来越感兴趣，且越来越相信这种病可以治愈。过去，人们通常将精神失常的朋友和亲戚关在家里，或允许他们走到室外，在街上或田野里闲逛；现在，越来越多的人和家庭相信这些公共机构可以帮助这类病人康复，或缓解他们的病情，或至少能让他们待得更舒适。因此，他们把病人送到这些精神病院，从而使他们的住院人数迅速增加。"因此，精神病院里的精神病人的人数，可以反映出比人口中的患病率要多得多的情况。至于能否反映出人口中的患病率，那就完全不清楚了。"我们也看到了，"贾维斯继续说道：

由于医院的收治能力不同，不同国家的人民和同一国家的人民在不同时期对它们的使用情况也有很大的差异，我们无法知道其他国家的这些机构中究竟有多少疯癫病人。因此，统计数字——已查明和列举的事实——不足以使我们满意地确定这个问题。……从医院的人数来推断社会上的疯癫人数，就像从学校的儿童人数来推断出生人数一样不可靠。这里缺少一个最重要的指标，即被送去上学的儿童的比例。现在由于马萨诸塞州、英国、西班牙、埃及和暹罗的情况大不相同，所以没有一个理智的人仅凭这几个国家的学生人数来比较这这它们的出生人数。这些国家对疯癫病患者的治疗和监护的规定，与其对儿童教育的规定一样，差别很大。然而，作者们却给了我们这方面的比较数字，例如，在伦敦，每 200 人中就有一个人，因为大都会医院有 7 000 名病人，在开罗，每 30 714 人中就有一个人，因为该市的医院有 14 名病人。

这是一个很有说服力的论点——假设我们没有把以下二者进行比较：有明显证据表明学校内外有多少青少年人口的社会和那些仅凭教室里的本国孩子数量就推测本国儿童出生率的社会。当然，想象社会只有这么少的孩子是很愚蠢的。然而，推测 1850 年开罗的居民中没有精神分裂症患者或躁郁症患者——因为没有相反的证据——不是同样不合理吗？

贾维斯博士不仅是一个优秀的统计学家，也是一个绝顶聪明的人，他敏锐地意识到他那个时代精神疾病流行病学的误区和缺点。因此，在长篇大论地解释了为什么现有的统计数字无法回答疯癫病是否在增加的问题之后，他断言：

> 然而，所有的统计、估计和计算，无论它们出自哪个机构，其数据都表明每隔一段时期就会有更多的疯癫病患者。除了 1847 年州专员在马萨诸塞州的调查外，没有任何一项调查显示这样的病患数量在减少。而且，几乎所有的国家都是如此。在它们开始设立精神病院几年后，就会有越来越多的人要求住院，病人的增加速度与医院病房的增加速度一样快，在一些地方甚至更快。因此我们至少有合理的理由认为，在过去的半个世纪里，疯癫病患一直在增加，而且现在还在增加。此外，在这些社区中有确定的迹象表明，其成员的疯癫程度即使没有越来越重，疯癫的人数也是越来越多。

疯癫病患正在增加的假设之所以可信（也可以说，这种假设并非不可信），不是因为任何特定的统计数据，而是因为所有这些统计数据之间呈现出显著的一致性。另一些考虑因素使这种可信度得到了进一步的增强，这些因素跟统计数据毫无关系——尽管它们是一位著名的统计学家考虑到的。"历史上和统计数据上没有发现可以确定以下问题的证据，"贾维斯博士认为：

> 即疯癫这种疾病的患病人数是在增加，还是在减少，抑或是保持稳定，我们可以从对这一类疾病的起源和来源的考察中得到一些额外的启示，看看现在导致疾病的原因是否比以前更多，它们致人发病的效率是否比以前更高，产生的疯癫病人数量是否比以前更多。

> 埃斯奎罗尔（Esquirol）说："疯癫是文明的疾病，疯子的数量与文明的进步成正比。""文明的进步使疯子（fous）的数量倍增。"他认为，社会的这种进步造成了疯癫病，对此他十分确信，故而认定疯子有权利要求文明社会对它所造成的罪恶进行补救。"若想让疯癫病患康复，靠的不是同情，也不是仁慈，而是正义。""如果说，疯癫同文明有直接的关系，那么，社会不仅有责任改善疯子的命运，我们甚至应该迫使社会减少他们的数量。"

> 埃斯奎罗尔是能力最强、对这种精神疾病了解最多的作者之一，他提出的这一观点堪称最为积极。为了让自己的看法更有说服力，他还仔细研究了不同文明程度的国家的疯癫病人比例。"西班牙的疯癫病患比文明程度较高的国家少。""挪威文明程度最低的北部地区比文明程度最高的南部省份的疯癫病患要少。"

> 勤于探究的洪堡在美洲的印第安人中没有发现一例疯癫病患。旅行者们在非洲也没有发现这类病患。作家、旅行者和医生的普遍看法是，在野蛮状态下人们很少会患此种疾病，而在文明状态下却是常事。

埃斯奎罗尔和洪堡的权威加在一起过于炫目，以致平日里一贯严谨认真的逻辑学家贾维斯都没有看出,他现在提出的论点与他几页前(或几分钟前,因为它们是一次演讲的一部分)的论断相矛盾。那个论断的大意是:文明的进步只是吸引了公众对疯癫问题的注意,而不是造成和增加了疯癫。此外,他还忘记了埃斯奎罗尔的"关于不同文明程度的国家中疯癫病人比例的观察"所依据的正是统计数字,而贾维斯认为,这些统计数字本身并不能提供这样的依据。19 世纪50 年代的美国就是这样:统计数字不充分,不可靠,但人们的感官证据却无法否认。在人们周围,疯癫的现象越来越多。"文明"的定义非常模糊,特别是在纯真的新世界;它是根据一些量化指标进行定义的,其中主要是科学技术的进步;因为人们很容易将这两者联系起来,并且不断这样做。《美国疯癫病杂志》在此之前的许多年就写道(恰好比尼采提前了大约四十年,比弗洛伊德提前了六十年)——

> 在野蛮国家里,很少发生疯癫。文明似乎有利于疯癫的发展。这种情况可能是由于文明限制了人们放纵自己的激情,利益开始多样化,对权力的渴求不断增大;精神方面则处于长期持续兴奋状态,还会产生对情感和预期的失望。野蛮人的需求是有限度的:他可以不加控制地发泄爆发的激情,当激情得到满足时,他们的狂暴情绪就会消退。在一个更优雅的社会状态下,人们对真实的或假想中的伤害耿耿于怀,默默地行动,心中怀有可以尽情享乐的希望,其中他最渴望的就是复仇带来的快乐。这种情况下,如果人们得到的只是令人屈辱的失望,自然就会产生心理疾病。这种文明的疾病主要作用于人的神经系统,它很有可能已经通过体质虚弱和身体功能紊乱的人传给了后代,成为了具有遗传性倾向的疾病。

因此,文明的进步是罪魁祸首。美国文明正在以惊人的速度前进;这个年轻的国家准备超越其旧世界的所有对手。技术革新也必然导致人们命运的频繁逆转,正如上述引文的作者或编辑所指出的那样(它们是以"杂录"为标题发表的)。"突如其来的繁荣和逆境都会让人疯狂。"

所以，贾维斯博士"想要研究精神错乱的原因，看看这些原因在多大程度上与文明社会的发展存在必然联系，或者它们是否就是文明社会的发展带来的结果"。他像往常一样系统地把这些原因分为"生理的"和"道德的"，把前者定义为"那些主要作用于身体，扰乱大脑及其功能，从而使精神或道德情感发生错乱的原因"，把后者定义为"主要影响精神和道德情感，并通过它们到达大脑的原因"。这样的原因共有八十九种。与生理原因一样，贾维斯首先提出了"这些原因是在增加、保持稳定还是在减少"的问题，他初步的答案是："其中有些原因出现的频率和强度都在增加，有些原因可能是稳定不变的，少数原因随着文明的进步而减少。其中有些基本上是人生来就有的，无论情形如何，无论是野蛮人和高雅人，无论何时何地，大家都是一个样。"以下是出现频率越来越高、强度越来越大的道德原因——

当社会越文雅，人们的情感会变得越敏锐，爱的激情会更强烈，幸福感会更加依赖于它。同粗野的社会相比，两性之间的情感会更加热烈和持久，但对男女二人的控制力也就更强。原来准备结合的二人如果感情破裂，会带来对爱情的失望，或婚后一方不再柔情似水，不再尊重、忠诚自己的伴侣，该伴侣便会产生更强烈的痛苦，情感上会遭遇更大的冲击，精神就会经受更多的折磨。比起文明程度较低的社会中的人，身处文雅社会中的人更是如此。因为在前一种社会中，人们不会心存那么多的希望，被人辜负后或遭遇失望后内心的折磨也就不会那么多。因此，现在因爱情失意或家庭矛盾而疯癫的人会比从前多很多……

由于许多领域都需要脑力劳动，同它相关的病因已经增加并在不断增加。随着时代的进步，教育取得了迅猛的发展，不仅受教育的人群越来越广大，教授的科目也成倍增长。对儿童和青少年教育的强化增添了他们的脑力劳动，给他们的大脑带来了比以前更多的负担。在美国和大多数文明国家，在学校受教育的儿童比例每年都在增加。越来越多的人，出于对知识的热爱和责任感，为了满足朋友的愿望，实现自己的雄心壮志，会竭尽全力,成为优秀的学者。因此,他们过度使用大脑,有时会耗尽自己的大脑能量,让大脑成为追逐其他目标的牺牲品,最后甚至有可能精神失常。最近发现的新科学,或者以前只限于学者学习的旧科学,现在都被简化和普及,并作为教育的一部分教给年轻人,让学习的科目成倍增加,几乎所有学校的脑力劳动都在增长。上个世纪的男人们和许多阶层的人除了如何挣到吃喝,什么都不会想,现在则被诱导去研究课题、追求科学,用繁重的、有时是过度的劳动,来加大他们的大脑负担。在过去的一百年里,特别是在过去的五十年里,出现了许多新兴的研究领域。这些对人们来说就是新的诱惑,因此在这场独特的知识盛宴中又加入了更多的、形形色色的新口味。许多人现在学习头盖骨相学、玄学、数学、生理学、化学、植物学和自然历史的其他分支学科,催眠学、生物学等当然也包含在内,因此他们强迫他们的大脑比所有的前人投入更多精力、不知疲惫地热情工作。在人数倍增的学生群体中,有些人试图学习他们无法掌握的学科,他们无力应付让他们困惑的知识,在这样的负担中他们日益沉沦。

19 世纪,美国人这个新民族发现,思考是一项艰苦的工作。由于从一开始他们就以提高生活水平为导向,努力增加物质利益(即舒适)、降低物质成本(或努力),让自己生活得越来越好;他们特别擅长发明省力的设备,因此他们很快就能改善自己的生活。但是贾维斯博士看到的不仅仅是自然历史、催眠术和生物学带来的危险。"在这种普遍增加的精神活动中,"他写道,"一些人开始对公共话题、政治、国家或国家事务以及立法、银行系统、关税、反租赁、反土木工程、许可证等问题的研究感兴趣,或者对公共道德问题、反奴隶制、禁酒和总体或特定的改革感兴趣,于是他们把全部精力都用来研究这些问题。然而,这些问题中的任何一个都会给他们带来强烈的焦虑,需要他们付出大量的脑力劳动。"

他知道,所有这些政治上的关注点都是以前不曾有过的,关注它们的人范围很广,随着人们对它们的兴趣越来越大,美国国内的疯癫也越来越盛行。贾维斯有自己的宗教信仰，早年他信仰上帝一位论，并从始至终一直认真地参与教会事务，但他在发言中强调，随着政治成为国民心理健康恶化的一个重要原因，宗教的重要性也就随之下降。"在过去三十年里，与宗教有关的病因，"他说，"无疑已经减少了。"不过，推动疯癫率上升的，并不是公众的头脑中对政治的兴趣的提升。更重要的是美国社会为其成员提供了越来越多的选择，社会流动性也越来越大。贾维斯宣称：

在这个国家里，没有一个儿子必须从事父亲所做的工作职业，相反，所有的劳动，利润，或荣誉都向任何人开放，只要他们愿意做相应的工作，进入相应的领域，他们都会被邀请加入竞争，争夺每一个领域可能获得的东西。许多人都处于一种过渡状态，从较差的、不那么理想的状态逐渐过渡到更好的、更理想的状态。他们所为之奋斗的东西要求他们付出脑力劳动、承受焦虑和痛苦。有些人的错误，或野心，导致他们把目标放在自己无法达到的地方——去争取超出自己能力范围的东西——他们的精神紧张到了极点。他们一边工作一边焦虑，并经常以失望告终。他们的思想在过重的负担下摇摇欲坠；他们被各种不可逾越的障碍所迷惑，被无效的劳动所拖累。

有许多人所受的教育存在部分的错误，也有一些人的教育糟糕透顶。这些人有错误的人生观念。既没有人教育他们必须明白自己要履行的责任，也没有帮他们做好承担这些责任的准备。他们心中充满了虚幻的希望。童年和青年时期他们得到许多夸奖，但他们并不习惯于脑力劳动，也不够自律和坚强，所以难以承担重担。他们被引导着去期待那些不会属于他们的东西。他们期待成功、荣誉或优势，而他们的才能、教育、工作习惯或在世界上所处的地位，都无法让他们获得这些。因此，当他们开始担负生活的重担时，他们总是制定无法实现的计划，追求不可能实现的事情。他们一直在与命运的潮流抗争，但无法成功。他们总是满怀希望，但经常以失望告终。无效的劳动使他们精疲力尽，失望使他们苦恼和不安。因此，他们容易紧张、易怒、沮丧，有时甚至疯癫。

如果生活在一个限制自由的封闭社会里，人们的心理健康状况会好得多！换句话说，这样的社会不那么"先进"，不那么文明。"在一个没有受过教育的社区，"贾维斯指出：

> 或者在人们被专制的政府或僵化的习俗所压制的地方，人们生来就属于某一阶层，死时也不可能超越他们的原生条件。孩子们乐于从事父亲的职业、走和父亲同样的路，对任何其他事物都没有希望或期待，在那里这些不合适的精神刺激和思想斗争不会发生，人们的大脑不会被新的计划所困惑，不会为了追求更高级的生活而耗尽力量，也不会被失败后的失望情绪深深影响。当然，在这样的社会状态下，这些导致疯癫的原因是无法运作的。但是，随着教育的普及，新的一代从旧时代的束缚和环境中解放出来，多种多样的生活方式向所有人敞开大门，滥用脑力和精神力量的危险就会增加，人们可能会胡思乱想，胡作非为，直至疯癫。

在经济领域，人们可以清楚地看到这些力量在发挥作用，因为此处选择机会的增加异常迅猛。"这里有许多新的行业和新的就业机会，"这位观察力敏锐的医生论述说：

> 有许多增长财富的新计划，新商品，可以利用多种多样的新事物进行投机。所有这些使商贸世界更加活跃。新企业让经营它们的人看到了获取实际价值的希望，给一些新种类的财产带来了一时的市场价值。随之而来的通货膨胀或价格上涨，或多或少使许多种类的商贸变得更加不确定，许多人的命运变得更加不稳定。人们做生意时疑虑和困惑越来越多，必须干得更多、保持更高的警惕性，于是恐惧和焦虑不断增长，结果是更频繁地亏损、失败，直至精神失常。

这些是开放社会存在的普遍压力，在那些可以选择社会里最高地位的人中压力尤其巨大。"任何人身上都会有不确定性，然而这些人身上的不确定性更多：他们进入了一条自由和开放的职业道路，这些职业会给他们带来意想不到的光鲜的、令人愉快的前景。而在这些职业中，他们必须比其他人付出更多的劳动、承受更强的焦虑，他们的失望也比其他人来得更多。"在我们的第一位伟大的流行病学家看来，社会流动性——这是自由和平等所包含的不容置疑的价值观，也意味着在自由国家，每个人一定可以上升到和其他人同样高的地位——并不是一件绝对的好事，尽管他从未明确地这样说过。相反，他说的是：

> 不仅这些新的和未尝试过的研究、工作和商业领域会成为引起精神障碍的原因，人们社会地位的变化也会成为疯癫的原因。许多人正在或已经放弃了相对低调、简单、朴实无华的生活方式，转而过上了引人注目、时髦或有教养的生活。在这种转变过程中，对于那些从一种生活状态转变到另一种状态的人来说，必须进行更多的思考和辛劳，有过许多希望和恐惧，许多焦虑和烦恼，才能完成这段旅程，并在新的位置上维持自己的生活……紧接着他们经常会紧张，有时疯狂也会随之而来。

> 因此，我们看到，随着文明的进步，特别是在当代和我们自己的国家，思想活动与日俱增，这表现在大多数的工作中，表现在机械技术，农业，贸易和商业的发展中，表现在对自己的专业，对其他学科的研究，以及对政治的关注中。在精神活动和脑力活动增加的过程中，用来指导这些活动的判断力和约束其活动的审慎能力并没有相应地增加。

所以，贾维斯博士在他的"论所谓的疯癫病的增长"演讲的最后总结道：

> 回顾这段关于疯癫病因的历史，我们发现，很少一部分病因会随着世界的进步而消失。有些病因是恒定不动的，在原始、野蛮和文明的状态下没有什么变化，但许多病因不断增强，并造成越来越多的精神错乱。疯癫病是我们为文明付出的代价的一部分。导致疯癫的原因是随着文明的发展而增加的，是文明发展

的结果。当然不一定非要有这样的结果，但现在情况就是这样。知识的增长、艺术的进步、舒适条件的倍增、礼仪的改善、生活的日益风雅和道德水平的提高，本身并不会扰乱人的大脑器官，造成精神障碍。但与这些进步相伴而来的是更多的机会和回报，使人们能够选择从事那些要求付出巨大的、甚至过度的脑力劳动的工作，以及更多具有不确定性和风险更大的工作，但随之而来的是更多的失望……更多毫无根据的希望，更多痛苦的挣扎，只是为了获得那些遥不可及的东西，或者去实现那些不可能的愿望。

根据这些原因的普遍性和它们的影响，我们得出的推论和几乎所有作者的观点都是一致的，即疯癫是一种日益严重的疾病，那些作者们的研究或是基于肯定的和已知的事实，或是基于类比，计算或猜测。所有人都同意这一观点。①

好吧，我们说"几乎所有人"，也许"几乎"这个词用得并不恰当。②但贾维斯博士首先是一个经验主义者，来源于他亲身经验的证据比其他人的意见——甚至统计数据——都更重要。

一位精神病学先驱者的苦难：爱德华·贾维斯博士

爱德华·贾维斯博士从事他那个时代所谓的精神病学的研究长达三十年之久，他可能被认为是美国第一位精神疾病流行病学家，进行了大量关于这一主题的统计研究，并发表了研究结果。然而，这位美国人对该问题的理解所做的贡献，并不限于这些专业著作和研究工作。他留下的两份无价的文档——前文已经引用过的他的《自传》和他的日记——可以让我们一窥这位早期精神疾病专家研究该问题的动机和特点，以及美国社会究竟有什么特质，使得这种疾病如此流行。

---

① Edward Jarvis，"On the Supposed Increase of Insanity，" *American Journal of Insanity* 8(April 1852)：333—364.

② 贾维斯对疯癫病率上升进行的解释没有什么新鲜之处。要获得特别敏锐的观点，请参阅 *American Journal of Insanity* 7(October 1850)：189—191.

贾维斯博士一生都被他认为自己最有条件治疗的疾病折磨着，尽管他的病情不重。他之所以能够做这种疾病的治疗者和观察者，而没有屈服于它成为一个病人，有可能是因为他是在一个拥有一套稳定的、毋庸置疑的价值观的社区里长大的，从小和他一起长大的朋友们和他拥有同样的价值观。最重要的是，他与这个社区的一个女人享受了一段漫长而幸福的婚姻，他从学生时代就认识她、爱她，二十三岁就和她订了婚。换句话说，心理上，他仿佛生活在一个茧中，只要活着就能得到这件绝缘的精神外衣的保护，所以，他还是很幸运的。这件外衣里的填充物为他提供了保护，使他免受外界对他的身份的不断挑战，并防止它们严重扰乱他的自我意识。

爱德华·贾维斯 1803 年出生在马萨诸塞州的康科德，他的家庭是一个从各方面来看都算得上（中等的）新英格兰乡绅家庭。他的父亲弗朗西斯·贾维斯是一位受人尊敬、受过教育的农民。爱德华很早就养成了阅读的爱好。"他的父亲有一个小图书馆，里面有历史书、游记、布道书、哲学论文和一些小说。当地有一个很好的公共图书馆，他的父亲是业主和管理者之一。"爱德华首先阅读了一些故事书，如《鲁滨逊漂流记》，但很快发现"更厚重的历史作品……比轻松的谈情说爱的作品更有趣"。十六岁时，他"为了终身的职业四处奔波，他本想选择文学方面的职业，跟哥哥一起去剑桥读书，但似乎他父亲只能承受教育查尔斯［爱德华的哥哥］的负担"。于是，喜欢机械的爱德华就到斯托（Stow）一家小毛纺厂的老板兼经理那里当学徒。然而，这个男孩"渴望有一份不同的、更需智慧的工作"。他记得他在那里的十八个月是"绝对的痛苦"，他在日记中写道：

> 我的女主人是个泼妇。我的主人是一个自负的乡绅暴君，认为我必须像他的工人一样对他绝对顺从。我鄙视他，拒绝了……我在这里生活得很悲惨，我唯一的安慰就是读书，我孜孜不倦地读书，没有别的东西可以吸引我的注意力……他经常试图打断我这唯一的乐趣。我读了莎士比亚、切斯特菲尔德的作品，和斯科特小说……1820 年春夏间，克兰斯顿［老板］和我开

始互相厌倦。我不想忍受他的小气……傲慢、专横……他指责我懒惰，说我喜欢看书而不是工作。我不否认这一点：但我完成了该做的事，我读书并不影响他的生意。事实上他有很多帮手，大家没有那么多的活要干。所以我常常不到一个小时便完成了一天的工作。我在这个工厂里放了一本书，当其他人百无聊赖地休息时，我就看书，他们会邀请我和他们一起休息，不过他们羡慕我或嫉妒我。①

在一些年长的朋友们的支持下，爱德华恳求父亲允许他继续上学，准备上大学，父亲立即同意了。1822 年秋天，他考入了哈佛大学。

哈佛的环境是这个年轻人殷切期盼的。不过，他对自己的表现有些失望。他在 1823 年 3 月的一篇日记中写说道："[第二学期]开始后不久，我回到学校，知道了我在班上的排名，发现我是第 56 名。我非常羞愧……"②他发奋努力，并成功地将自己的名次提高到第21 名，但 1824 年 6 月，他又沮丧地写道："我的排名继续下降，春季是第 27 名，现在下降到第 29 名……我开始对自己是否能够成为一名学者感到绝望。"他对自己不满意，也担心缺钱、缺少同波士顿的名门望族建立联系的机会（缺钱是主要原因）。根据他的《自传》可知，这些忧虑和对自己的不满导致他患上了消化不良。他毕业的年份是1826 年。毕业典礼前不久，他去了一趟纽约。他从塞勒姆出发，坐小船绕过科德角，穿过长岛海峡。他的《自传》中写道：

> 早上，他们在长岛湾遇到了开往普罗维登斯的纽约汽船，甲板上挤满了乘客，那些女士们、先生们……似乎所有人都在享受着最舒适的旅行方式。这对贾维斯来说是一种新的体验。除了波士顿港的渡轮，他从来没有坐过轮船，甚至没有见过这种船。轮船宽敞的空间、豪华的客舱与他所乘坐的小船上又窄又臭的

---

① Edward Jarvis, *Diary*, 4, 9, 11, 12—13（这里语法和句法都遵照他的原文。这篇日记引自贾维斯的《自传》（*Autobiography*）的编者按。

② Jarvis, *Diary*, 33.

船舱形成了鲜明的对比，他觉得有一种奢华远远超出了他目前的能力范围，他没有福气去享受它。①

将近50年后，这段记忆显然还让他痛苦不已。

医学不是爱德华的渴望的专业。在《自传》中，我们读到——

> 贾维斯更想当一名牧师。对他来说，这个职业有一种不可名状的吸引力。他想要成为一名圣洁的教师、上帝派给人类的使者，可以有机会提出那些正确而高尚的是非观念，用爱把人引向智慧的道路。在他看来，这个职位和与他人的关系中包含的美和恩典是其他职业无法比拟的，他想把自己的生命和力量全部奉献给它。但他的朋友们——尤其是他的哥哥查尔斯——认为他并不擅长这样的工作。他的言语不够清晰，他的发音不完美，他不可能成功成为一名牧师。人们不会愿意听他讲道，也许他对人生和责任的严苛观念，以及他很可能采用的冷冰冰的布道方式，会使听众排斥，而不是吸引他们听他的讲道。由于没有一个人建议他学习这个专业，相反一些人在努力劝阻他，他就放弃了曾经珍视的期望，选择了似乎唯一向他敞开大门的专业——医学。但他的情感并不是那么容易放弃的，后来，在学习解剖学、药学和临床治疗时，他的思绪也常常游移到神学院的朋友们身上，游移到他们令人愉快的学习和他们学科的美好前景上。他一生都对这个行业充满好感。他在大学里最好、最亲密的朋友都成了牧师……②

由此可见，这位年轻人渴望权威和地位——这些是当时教士职业的"难以形容"的吸引力——但由于缺乏这方面的天赋，他却做不成牧师，因而也得不到这些。难怪他对自己无奈之下所选的职业——医生——难以产生热情，在他看来，这个职业显然不需要任何天赋。

---

① Jarvis, *Autobiography*, 14.
② Jarvis, *Autobiography*, 16.

但原因还不止这些。他的《自传》中写道：

当贾维斯开始阅读实用医学的文章以及治疗疾病的药方的说明时，他开始进一步探究药剂与它所要治疗的疾病间的确切关系……药的效果究竟如何，会对紊乱的身体状态产生什么影响，还不得而知。它们是否能退烧、冷却皮肤、缓解口渴……或者能否消除肺炎病人肺部的充血和呼吸困难？他看到人们生病，用药，但病症还在继续，不过最后病人逐渐痊愈……他心中产生了一个疑问，在许多病例中，药物的作用和疾病的原因是不是两个独立的事物或事件，它们共存于同一个身体，相互之间或有或没有积极的影响。从阅读、交谈和观察中可以看出，对于同样的疾病或同样的一系列相同的病症，如发热、胸膜炎、痢疾等，不同的时间、不同的地点、不同的人会给病人开各种不同的药物，过去是这样，现在依然如此。药物对身体产生了非常不同的作用，一些人会死亡，许多人会康复，各种各样的治疗方法总的算下来，这两者的比例差不多。在一个时代被认为能有效地治疗疾病的药方，在下一个时代则被人们遗忘；而其他的药方也以同样的明显效果取而代之，这些药方反过来又产生了新的治疗手段，而这些手段又被后来的发明所取代。在一个地方，一位医生认为有能力消灭疾病的手段，其他人却拒绝用它治疗同一种疾病。

简而言之，爱德华·贾维斯发现，他研究并期待未来从事的医学，远不是一门精确的科学，甚至说不上是一门科学。医学是一个充满个人看法和惯例的学科，而这些看法恰好是贾维斯所不认同的，那些惯例也不是他所关心的。他是一个持怀疑态度的医学院学生，对他准备从事的这个职业的价值心存怀疑。他在《自传》中写道，"这些怀疑和质询"，从他最早学习医学理论、进行医学实践就已经开始，此后在不同程度上一直伴随着他。虽然他认真地学习了这一专业，然而他觉得，到目前为止，这门科学的性质和学习的结果，都类似于去寻找虚无缥缈的魔法石，没有多少获得实际回报的希望。①

　　更糟糕的是，贾维斯是因为没有更好的选择才选择了这个职业，但他很快就发现这个职业不值得自己尊重。在 19 世纪初的美国，这个职业并不像他所希望的那样有声望，当然也不像他所希望的那样有丰厚的收入。②1830 年他从医学院毕业，之后的前六年里，贾维斯先是在马萨诸塞州的诺斯菲尔德（Northfield）行医。当时这个小镇有 1 757 名居民，"几乎全是农民"，"除了牛群的哞哞声，再听不到其他声音"。他的接诊量够他吃住，但不够偿还他在学习期间欠下的债务。而且，他"在那里感到极为孤独。他雄心勃勃地想在更广阔的领域里工作，与更多高雅的、知识广博的人交往，特别是医学和其他科学领域的人……他渴望能够接近那些积极的圈子，和那些在世界上发挥更大的作用、承担更多责任的人生活在一起"。③在那些年间，贾维斯的日记经常因为过度"焦虑"而写不下去。1832 年 1 月他写道："我承认，我的秘密愿望是成为一个名人。我喜欢万人瞩目的感觉。"然后他又写道：

> 我的思想处于难以约束的状态。我年轻时就开始喜欢做白日梦。我乐于沉浸在遐想中，想象自己有条件、有钱去行善，同时还享有权力，金钱和名望。这使得我心神错乱。我发现我的眼睛在看着书，但我的思想游离到了远方……在这些幻想中，我的头脑总是为我创造出一个纯真的人物：一个勤奋好学、精力充沛、才华横溢、品德高尚，而且不缺钱的人物……这些幻想会给我带来一些好处，因为这是我心目中的完美人物，在一些情况下，它会让我恪守自己的道德准则，明辨是非。然而……它却削弱了这些是非观念的力量，以及它们对我的影响。我承认做这

---

① Jarvis, *Autobiography*, 22—23.

② Paul Starr, *The Social Transformation of American Medicine：The Rise of a Sovereign Profession and The Making of a Vast Industry* (New York：Basic Books, 1982).

③ Jarvis, *Autobiography*, 27—33.

样的白日梦不对。我承认我违背良心放纵它。它就像一种魔力一样压迫着我，它的诱惑力常常使我背离自己的职责。我知道我性格中的弱点。我意识到自己误入了歧途，但我的巫师却用面纱遮掩了我的罪恶，美丽的诱惑使我的道德观念暂时变得迟钝，我很高兴……处在罪恶中！①

1832年9月，贾维斯去康科德看望家人，得知那里的一位医生当天上午去了另一个城市。贾维斯就决定留在那里。《自传》中讲道："没有一个地方比康科德更令人向往。"康科德为这位年轻人的思想活动提供了更大的空间，但并没有给他的收入带来多大的改善，甚至"不足以养家糊口"。直到1835年，已经结婚的贾维斯还在"租房住"（虽然现在租的是有客厅和卧室的套间，而不是只有一个房间），付钱让房东给他提供食宿。后来，房东身体有恙，他便租了一栋旧房子，"这是在那附近唯一能找到的房子，每年租金90美元"，贾维斯医生可以负担得起。在这栋房子里，这对年轻的夫妇（他们仍然没有孩子）给一些学生提供收费的食宿，"并从这些学生和职业工作中获得了足够的收入来支付开销"。他们没有仆人。《自传》中又一次悲哀地写道：

> 他并没有像他想象中那样，在事业上获得成功。他还欠着他上学期间欠下的债务。虽然他前两年行医时感到满意，但之后他几乎没有取得任何进展。他在康科德几乎难以维系自己的生活。他工作挣的钱和从寄宿生那里收的钱只够他的家庭过最节俭的生活。他得自己照看自己的马。不用雪橇时，他总是骑在马背上……他的收入都用在了生活上，没钱偿还债务，而自从他开始执业以来，他的债务并没有减少。他开始对能否进一步增加自己的声望、事业或收入感到绝望……很明显……在康科德，贾维斯医生必须……依靠微薄的收入……这些想法折磨着他的精神，使他感到目前的处境不是他应该得到的，或至少不是

---

① Jarvis, *Diary*, 2, 71, 76, 78—79, 引自贾维斯的《自传》的导语, xx。

他希望的。可能是他自己的原因，他不适合他的职业……也可能是康科德的这份工作不是他真正的专业领域……他开始琢磨着换个职业或居住地，因为别的工作或别的地方可能对他更有好处。

而在这个时候，贾维斯身上发生了一件奇妙的事情——

1836年，一次新的意想不到的经历向他敞开了大门。剑桥的一个年轻人疯了……负责的医生建议他的朋友把他送到一位年轻的医生那里，他会照管他，并在必要时照顾他。他推荐的是康科德的贾维斯博士……然后又有一位病人被从科德角送了过来，他长期疯癫，过去也曾经康复过……第三位是波士顿的一位女士，是由波士顿的詹姆斯·杰克逊博士送来的，在贾维斯博士家住了三个月，然后被送到麦克林精神病院。

这些使得贾维斯博士将注意力转到了疯癫问题上，改变了他对专业和生活的所有看法。他以前没有关注过精神障碍，但是当这个问题被摆在他面前时，他发现比起生理疾病，治疗精神疾病更符合他的思想习惯和品位。不仅那些将病人送到他那里的人和那些建议他开办一所精神病院的人，而且其他人似乎也有同样的看法。

贾维斯还写道，在他陷入自我怀疑，且这种怀疑让他轻度抑郁的时候，"送来的这些精神病患者，是一种解脱"。"他们连续不断找他照料表明他有天赋，世界上有一个领域可以供他施展才能，这样他可以更成功地工作。这给他带来了安慰和希望，也驱散了笼罩在他头上的许多乌云。"[1]因此，其他人的疯癫对不幸的贾维斯博士来说无异于灵魂上的救星。他在他们的不幸中找到了治疗自己精神疾病的方法。在他39岁的时候，至少在他的心目中，自己已成为精神病医生。

然而，他要到四十岁时，这种理想的自我定义才会与客观现实达成一致。即使如此，一致的程度也没有达到贾维斯医生的期望。几

---

① *Autobiography*，33—38.

个月来,被任命为麦克林医院院长的可能性一直摆在他面前。"在他的一生中,就他的思想、品位、以及财富而言,从来没有任何奖赏如此令人渴望,它似乎给他提供了一个可以最高限度地利用他的思想能力的领域。在这里,他比在任何其他领域都更能发挥他的才智。在这里,他的所有哲学训练都有了用武之地。他最广博的文化知识和最高的修养似乎都将获得发挥的平台。他一心想要得到它,焦急地盼望着、等待着。"但是,1837 年 1 月,路德·贝尔入选该职位。尽管为此感到痛苦和失望,幸运的是,贾维斯依然对研究疯癫怀有兴趣。但是当疯癫病医疗机构负责人协会成立时,他并不在创始的 13 人中,尽管他著述颇丰,尽人皆知,但事实上他从来没能成为精神病院的院长。由于无法在家乡新英格兰实现任何目标,他于 1837 年前往肯塔基州,在路易斯维尔做了五年的全科医生。他的厄运一直伴随着他:在那片充满机遇的土地上,他恰好度过了"1837 年至 1842 年的商业和金融大萧条时期",那时任何机遇都不可能有。他还清了所有的债务,出版了很多书,并参与了许多文化活动。然而,五年后,"他已经厌倦了肯塔基州……他之所以去那里是希望在几年内赚一大笔钱,提高能力,独立自主。他很早就发现这是个错误"。肯塔基太不适合他了,他仍然找不到自己的位置。他决定回家乡再找一次。

在广阔的西部,贾维斯之所以对他的处境不满,主要原因是,新的和有吸引力的选择似乎会在东部出现。"对精神疾病的兴趣仍然留在他的脑海里,在[精神病]医院工作的愿望仍然在他心中燃烧。在他看来,这个领域才是他能够施展才华的领域,他可以以这种方式为人类做更大的好事,为自己实现更高的目标。"一个来访的朋友告诉他,波士顿精神病医院的院长职位空缺,他可能是一个优秀的候选人。与此同时,他听说伍斯特医院的伍德沃德和麦克林医院的贝尔都打算离职。这些传言燃起了他的渴望之火,让他期待着在精神病院得到一个职位。它们最终被证明是谣言,但它们"在贾维斯医生的心中挥之不去,使他对自己的全科医生职位感到不满"。

因此,1842 年 7 月 14 日贾维斯博士和夫人离开了路易斯维尔，再也没有回到那里居住……在费城，贾博士参观了由克尔克布莱德(Kirkbride)博士和伊尔博士(Earle)管理的精神病医院，在纽约，参观了布卢明代尔精神病院。在这些地方，他受到了院长们的热情接待，他们对他的作品和他对疯癫问题的兴趣赞不绝口，并表示非常希望他能加入他们的团队，与他们合作。他感到自己受到了鼓舞，于是前往马萨诸塞州，比以往任何时候都更加热切地希望进入这个新的工作领域，并决心不遗余力地争取成为某家精神病医院的院长。[①]

自我实现的机会似乎就在眼前！贾维斯接连竞选波士顿精神病院和哈特福德疗养院的院长，但都没能当选。他在自传中写道：

> 这是他第三次竞选精神病院院长失败。他本以为，那里是他发挥自己全部职业能力的最佳领域。在那里，他可以更有效地运用自己的才能和品位；在那里，他可以比在任何其他地方更好地享受科学和职业生活。然而，这三次尝试的结果似乎表明，世人的想法是不同的，他们可以找到在这个领域干得更令他们满意的人。因此，他必须满足于现有的机会，满足于全科医学领域所能给他带来的财富。[②]

然而，在朋友的建议下，他在多切斯特开了一家私人精神病诊所，在家里接诊病人并照顾他们。此举很快大获成功，他赚得了丰厚的利润。他一直坚持这项工作，直到 30 年后退休。他是统计协会和疯癫病医疗机构负责人协会的积极参与者，是几个影响巨大的社团的受人尊敬的成员，其中一些社团成员遍布全国，他还是许多名人的好朋友，那些人的名气比他大得多。他从未实现自己对地位的野心，正如我们从《自传》中所知，至少在 60 多岁之前，他对自己的地位仍然有些不满意。他不快乐，但也没有深感不快乐。他的生活相对而言算是成功的。

---

① *Autobiography*，"Life in Kentucky," 39—55；引用部分见 55—58。

② 同上，60。

第七章　疯癫之极——从美国精神病例记录谈起

贾维斯从未穷困潦倒，自始至终，他过的是他同时代的绝大多数人和同胞们心目中的舒适生活。他属于上层阶级、富裕阶层（中等或超过中等）、受过教育的人、士绅。客观地说，他的生活是没有问题的：当他的成功和富裕程度和别人相比较时才有问题。他的朋友们比他更成功，有些人比他更有钱。他有太多的可能，去获得比自己任何时刻曾享有的更大的成功（即地位）和更多的财富，换句话说，他有太多的选择。美国社会为想象力提供了太大的空间，鼓励想象力丰富的人去努力，却不断让他们失望。可能的东西太多，实际能达到的却很少。因此，贾维斯医生从客观上看绝对是个富人，但他一生都遭受着失范痛苦的折磨，正是这种折磨使他的精神病患们染上了真正的、严重的疾病。他没有看出其中的联系。他的智力特点让他擅长统计学，而不是哲学。至少在他这个案例中，他对精神病学的兴趣并不是因为对精神病本身感兴趣（因为他不是因为同情精神病患们的痛苦并希望减轻他们的痛苦而对其感兴趣），而是"角色串联"的产物，即把一个不那么有声望的社会角色（对贾维斯来说，它是全科医生）的技能与另一个更有声望的角色（知识分子、灵魂的牧师）的权威联系起来——顺便提一下，这同弗洛伊德的情况非常相像。[1]

贾维斯医生的情况相当普遍，因为从众多回忆录、日记和自传来看，他承受的痛苦也是普遍现象。因此，很有可能他的精神病学之路在那一代先驱者中并不完全是例外。

在整个 19 世纪，在所有观察到这种疾病的国家，人们都在激烈而持续地辩论着疯癫病发病率是否在增长。英、美、法等国在 19 世纪下半叶反复进行大规模的统计调查。他们的调查结果表明，疯癫病患病率有增加的趋势。但各地的统计数字和今天一样，受到了许多批评，被认为不可靠。这就使得"疯癫是否在增加"[2]这个问题悬而

---

① Joseph Ben-David and R. Collins，"Social Factors in the Origin of a New Science：The Case of Psychology," *American Sociological Review* 31(1966)：451—465.

② 亨利·莫德斯利（Henry Maudsley）1871 年在英国医学心理学协会发表的著名演讲中是这样表述的。

未决。大部分公众都认为它不可能在增加。然而，人们之所以有这样的看法，主要的原因不是统计数据不可靠，而是可能有越来越多的人正在疯癫这一事实非常可怕。在美国，19 世纪末，大城市里那些在世的见多识广的老人们还记得他们的社区不需要精神病院，人们不认为疯癫是一个紧迫的问题。60 年后，美国每座重要城市都有一所挤满病人的精神病院。总体而言，绝对"可以可靠地说，在整个美国……在城市地区，比例是 1 比 350〔精神病患者与健康人口的比例〕，在农村地区是 1 比 500"。有人声称，"所有文明国家"都是如此①，这意味着美国当时在这场可悲的竞赛中正与领跑者齐头并进。"文明国家"在当时仅限于西欧和北美国家，所有的报告（显然是印象主义的）都继续暗示世界其他地区仍然对疯癫一无所知。美国人可能会问，如果疯癫的美国人与精神健康的美国人的比例再翻两倍到三倍，或者，大胆想象一下，翻四倍，从而疯癫病人不可思议地达到了总人口的 1%，会发生什么？！

这个噩梦般的景象很快就变成了现实。1906 年 10 月 5 日，《纽约时报》头版刊登了以下新闻："伦敦，10 月 4 日。——福布斯·温斯洛博士向我们展示了'令人愉快的'预测，即整个世界发疯了。'有关疯癫的统计数字表明，'这位医生在一次采访中说，'用不了多久，世界上的疯子实际上会比正常人多。'当务之急是如何防止疯癫的增长。当我们必须处理这个有趣的问题，急需认真思考这个疯狂的世界时，在教育法案上浪费时间和精力又有什么用？"②他的话虽然有些玩笑性质，但他认为这个问题非常重要，所以特地发了电报给报社。

① R. H. Chase, *The Ungeared Mind* (Philadelphia: F. A. Davis Co., 1919), 169.

② 福布斯·温斯洛博士(Dr. L. S. Forbes Winslow, 1843—1913)是英国著名的精神疾病和精神错乱法律专家，英国精神障碍医院的创始人和《心理学期刊》(*The Psychological Journal*)的编辑。他的父亲福布斯·温斯洛博士(Dr. Forbes B. Winslow)是上一代最伟大的精神病学家之一，并于 1848 年开始出版第一份英国精神病学期刊《心理医学和精神病理学期刊》(*The Journal of Psychological Medicine and Mental Pathology*)。

不,这种前景不是人们想要的。

尽管公众强烈认为不可能如此,但美国的疯癫(即精神分裂症和躁郁症)正在增加。这不仅仅,也不是主要,反映在注定永远被视为不可靠的统计数据中。或许盘根错节的美国精神病学机构提供了更好的指标。在 1844 年《美国疯癫病杂志》和美国疯癫病医疗机构负责人协会成立后的 19 世纪的后 56 年里,这些机构,包括精神病院、诊所和医院的数量,这些机构的负责人和医生的数量,与这些机构及其潜在病人有关联的政府官员和律师的数量,协会成员及杂志撰稿人的数量等,都在突飞猛进。《美国疯癫病杂志》每年出版的《美国疯癫病医疗机构负责人协会年会论文集》显示了这一趋势。1845 年,有 13 名成员出席了协会的第二届年会,1850 年,有 26 名成员出席了第五届年会,此前出席的成员中有三名成员(其中两名是创始人,包括第一任主席 S.B.伍德沃德和副主席阿马里亚·布里格姆)已经去世。此后,出席人数(大概反映了会员人数)每十年翻一番,到 20 世纪初已经增加了十倍。1855 年至 1865 年之间的十年,出席人数没能翻番,这也是唯一的一次。到 1895 年,人们认为有必要为精神病医院的助理医师也成立一个协会。[1]但提供的服务总是落后于需求。需要这些机构给予护理的人数似乎增加得更快。当时那些机构的年度报告一直显示住院人数在不断增加;新机构开业后几个月内就会满员;精神病院的空间和医院床位的短缺经常被人吐槽。[2]

正如读者所看到的,美国并不是唯一一个由于原因不明的慢性精神疾病的明显增加而不堪重负、不得不屈服的国家。英国和法国的情况非常相似。[3]这也从侧面证明了在美国这种情况正在增加的推

---

① *American Journal of Insanity* 7(July 1850):75—77,此外,该期的所有文章中都可见这一点。

② 参见 *American Journal of Insanity* 2(1845):56。

③ 萨斯(Sass)引用了医学历史学家爱德华·黑尔(Edward Hare)的话,黑尔在对证据进行了细致的检查后得出结论,"19 世纪不仅精神错乱或疯癫的发病率在显著上升,而且增加的主要是那些患有我们现在称之为精神分裂症的病人(大不列颠及爱尔兰医学心理协会主席在 1906 年将这种情况描述为'当时显然罕见,但现在如此普遍。')"。*Madness*,365—366.

测。19 世纪，精神病院开始出现在西欧的许多其他国家。由于德国众多的大学和庞大的教授群体需要新的专业，德意志公国率先将精神病学确立为一门学科。①东欧紧随其后。1883 年，第一份俄罗斯精神病学期刊开始出版，于是在日益壮大的国际从业者和研究人员群体中又多了一批俄罗斯专家，他们很快将被视为这一新行业的领导者。在俄罗斯帝国的广阔领土上，精神病诊所开始出现。俄罗斯首席精神病学家科瓦列夫斯基(P. I. Kovalevski)声称，俄罗斯人患"美国病"(神经衰弱)的比例比美国人高，虽然他的论断只是基于他的主观印象。但到处都在讨论日益严重的疯癫问题。

这个问题在新世纪之初不再是人们关注的焦点。想象未来的疯狂世界不再让人觉得有何刺激，因为它当时的精神健康状况就相当惊人。1890 年，美国精神病患者住院人数为 74 028 人，1910 年为 187 791 人，而该国总人口仅增长了 46％。1955 年，精神病患者住院人数超过 50 万——实际上是 558 922 人，也就是说，比 1890 年的住院人数增加了约 50 万人。②到了 20 世纪 50 年代，应对疯癫病如此高的发病速度成为国家的首要任务之一。斯隆·威尔逊（Sloan Wilson)在经典著作《穿灰色法兰绒套装的男人》(*Man in the Gray Flannel Suit*)中，对二战后的十年进行了探渊索珠式的描绘，这部作品被认为是对时代的生动写照。小说把设立更好的精神卫生服务机构设为广播竞选运动的目标，主人公的工作就是确保广播竞选运动的成功，为了它的成功，主人公年迈的老板认为自己应当疯狂工作、甚至不惜家庭破裂，这些不是无意义的。上述成功运动的关键是什么？是政府的参与。显然，精神疾病不再是卫生专业人员协会，甚或市政府和州政府能够解决的问题——除了联邦政府，没有人有足够的资源来应对它。这不是虚构的：到 20 世纪 40 年代末，美国

---

① 参见 Griesinger, W. "German Psychiatrie", *American Journal of Insanity* 21 (1865):353—380。

② Torrey and Miller, *Plague*, 274—297.

的疯癫已经达到了需要成立一个特殊联邦机构的程度；这个机构名叫国家精神卫生研究所（National Institute of Mental Health），它于 1947 年成立。

"疯癫率是否在增长？"这一问题仍然会不时地出现在专业出版物上，但它不再是公众关注的对象。人们认为这一问题并没有什么实际意义。当今最著名的美国精神病学家之一埃德温·富勒·托里（Edwin Fuller Torrey）长期以来一直认为，被具体定义为精神分裂症和躁郁症的"疯癫"在整个 19 世纪越来越普遍，在 20 世纪也继续稳步增长。根据他提供的数据，1880 年至 1980 年间这些严重精神病的普遍程度增长了 9 倍。①1980 年代以来的几项研究表明，这些疾病在 1940 年以后出生的人群中的发病率"要高得多"。②2005 年，托里对这些研究结果进行了总结，在提到躁郁症时，他写道："躁郁症的发病率是否在增加，这应该被看作是个悬而未决的问题，因为缺乏明确的数据证实它。然而，最令人担忧的是，国家精神卫生研究所几乎没有收集任何数据来回答这个问题……更值得注意的是，人们似乎没有兴趣对这个问题进行研究。"③

19 世纪末，美国社会中疯癫患者比例为 1％（即每 100 个人中就有一个精神失常者），这对美国人来说是一个可怕的前景。今天，据 2004 年的估计，疯癫率高达 20％。这是把重度抑郁症和精神分裂症加起来的数字，其中重度抑郁症就占了 17.2％。就在我写下这些文字的时候，2011 年 4 月 26 日，我收到了我所在大学的校报《今日波士顿大学》的消息，它的头版新闻写道："大学校园里的抑郁症和焦虑症已经上升到流行病的程度……参与调查的学生中有 20％符合重度抑郁症的标准。"④当然——我肯定，会有人这样说——波士顿大学只是

---

① ②　Torrey and Knable, *Surviving Manic Depression*, 13—14. 在该书中，作者对 1880 年和 1980 年代早期的两项备受关注的研究进行了对比。

③　同上，14—15. Sass, *Madness*, 366.

④　我在引言中引用了这一点，并且引用了两次，不是因为没有其他可以引用的东西（很显然，可引用的东西足够多），而是因为它具有和传记一样的意义。

众多大学中的一所，不能被认为是美国大学的代表，而且大学生也不能代表其他人群。的确如此，没有完全可靠的统计研究。然而，将它们综合起来，再加上其他支持性的证据，会发现过去 170 年间积累的统计数据描绘出的是一个无法否认的趋势。无论人们如何看待我们的统计学家的技能，在我看来，他们的数据会促使我们思考我们这个强大的国家的疯癫病是否在增加。像鸵鸟一样躲避这些证据是不行的。这个问题的答案，毫无疑问是"是"。美国的案例，我们自己的案例，为本书的论点提供了一个有力的支持。多么令人难过！这实在是太令人难过了。

成为美国大众现象的疯癫

与各地一样，在美国，最早被旅居法国的外国人称为"神经症"（neuroses）亚临床形式的疯癫，比有明显临床症状的疯癫常见得多，后者的病患会被关起来。正是密歇根精神病院的院长 E.H.范·德乌森博士在 1867—1868 年度报告的补充说明中，将法国神经症归入"神经衰弱症"（neurasthenia）大类。1869 年 4 月，他在《美国疯癫病杂志》发表了名为《对一种最终导致疯癫病的神经衰弱症的观察》文章。他在文中解释了自己选择的名字："神经衰弱症是一个古老的术语，取自医学词汇，之所以使用它，只是因为它似乎比任何其他术语都能更直接地呈现这种疾病的特征，而且可能比常用的术语'神经虚弱'（nervous prostration）更明确。""我们的观察使我们想到，"范·德乌森写道：

> 有一种神经系统的疾病，上面［在标题中］给出的术语很好地抓住了其基本特征，在该疾病的发展过程中，它的基本特征非常稳定，因此将它视为一种独特的疾病形式是合理的……在其诱因中，过度的脑力劳动名列第一，尤其是当病人同时伴有焦虑和营养缺乏。它也可以由其他原因造成：压抑的情绪、悲伤、家庭纠纷、长期焦虑和经济上的窘迫……其主要症状是全身不适、

营养不良和消化不良；肌肉无力，面容表情改变；子宫移位及其带来的不良反应，以及神经衰弱性头痛、大脑缺血，同时伴有感觉过敏、易怒、精神抑郁、智力受损、忧郁症和躁狂症的倾向。

"神经衰弱"是很容易被识别出来的，尽管医学的专业术语在达尔文"物种起源"一书出版后，迅速代替了早期《美国疯癫症杂志》的普通用语，并成为了一种写作范式。《物种起源》一书的出版大大提高了美国科学的权威，同时加速了美国精神心理学从先前效仿的英国和法国的模式，向所谓"更科学"（至少在语言上）的德国模式的转变。"神经症"作为一种诊断比它多用了许多年。在许多情况下，它被称为"歇斯底里症"。今天，我们称之为"双相谱系疾病"——包括精神抑郁、循环性精神失调、广泛性焦虑障碍，等等。范·德乌森博士写道："它发生了……在那些身居要职的人身上，那些职位对个人的神经能量要求很高。它们让人累死累活，而且得不到所需要的大量睡眠。"在密歇根州，女性尤其受到了它的影响，尤其是受过教育的中下阶层女性。范·德乌森写道：

> 我们一些小农场主妻子的婚姻生活在早期似乎特别容易导致这种情况。她经常是从一个可以享受必要的社交和智力娱乐的家庭，搬迁到一个与世隔绝的农舍。在那里，她每天都要从事非常单调的家务劳动。她的新家，如果它算得上是个家，由于严格的功利主义，没有一样可以令人感到愉快的东西：花园里看不到一朵绽放的花；也许她有书，但没有时间去读……农活的紧迫性，使得人们每顿饭都匆匆忙忙，根本没有交谈的时间。随着夜幕的降临，干了一天活的农民疲惫不堪，往往习惯于很早就上床睡觉，让妻子用针线活打发漫长而寂寞的夜晚。打理庄稼和各种各样的农场活计让她丈夫的生活足够丰富多样、充满乐趣，但她的日常生活，尤其是如果她还要独自照顾一两个病恹恹的孩子时，既令人疲惫，又令人沮丧，其严重程度很少有人真正了解。许多申请住院治疗的女性病人都是来自这个阶层。

这段描述不乏对女性的同情。然而，它的逻辑是错误的。例如，如果一个农民的妻子必须照料小孩，为什么她的日常生活会变得更加压抑？她丈夫辛勤工作、种植庄稼、干农场里的各种活时会感觉丰富多彩、饶有趣味，难道照料孩子不会让她有同样的感觉吗？不，农妇们神经衰弱的根源不是农场生活的艰辛。相反，真正的原因是她们想象自己本可以过上一种不同的、更加体面的生活，但错误的选择让她们与之失之交臂。这正是为辛克莱·刘易斯赢得了诺贝尔奖的小说《老百姓》(Main Street)中的卡罗尔·肯尼科特(Carol Kennicott)所面临的问题——这本书被称为"美国中产阶级思想的精彩日记"——在范迪森在《美国疯癫病杂志》发表"观察"一文的半个世纪之后，该小说问世。在该故事中，卡罗尔嫁给了歌斐尔草原——明尼苏达州一个小镇里的社区——的一位医生后，搬到了这里生活，她对新生活完全不能适应，而她的丈夫和大多数居民一样，对那里很满意。卡罗尔又是如何处理自己的不适应呢？她认为，歌斐尔草原不利于人们居住，需要改革。这个问题持续成为"美国中产阶级的思想问题"（而卡罗尔的"解决方案"，也将持续成为其解决方案）。事实上，范·德乌森认识到，并不是只有农民的妻子才容易患"神经虚弱症"。"现今的温室式的教育制度，"他写道，"以及许多商业企业及职业活动的轻率、浮躁、投机的特点，非常容易让人们患上这种精神疾病。"①

后来，在 1869 年，乔治·米勒·比尔德也把明显普遍存在的"神经虚弱"或"神经衰竭"(nervous exhaustion)称为"神经衰弱"(neurasthenia)(asthenia 在德国是一个特别常见的词汇，虽然它起源于苏格兰)。比尔德的文章发表在《波士顿医学和外科杂志》上，也许，该杂志比《美国疯癫病杂志》更受欢迎，至少在一些绅士们看来是这样的。②被诊断患有"神经衰弱"的威廉·詹姆斯帮助普及了这个概念，

---

① E. H. Van Deusen, "Observations on a Form of Nervous Prostration, (Neurasthenia) Culminating in Insanity," *American Journal of Insanity* 25 (April 1869): 445—461. Sinclair Lewis, *Main Street* (New York: Penguin Classics, 1995).

② G. Beard, "Neurasthenia, or nervous exhaustion," *The Boston Medical and Surgical Journal* 3(1869):217—221.

他把神经衰弱称为"美国炎"。这个词是从一位名叫安妮·佩森·卡尔（Annie Payson Call）的作家那里借来的，1891 年她出版了《休息带来的力量》（*Power Through Repose*）一书。詹姆斯对该书给予了好评，因为他认为这本书显然有助于减轻精神紧张，而精神紧张是这种全国性疾病的原因。佩森·卡尔写道："极度的精神紧张似乎是美国人特有的，以至于一位德国医生来到这个国家行医……最后他宣布自己发现了一种新的疾病，他称之为'美国炎'。……我们患上了各种各样的'美国炎'。"[①]在詹姆斯的案例中，他的病情似乎比其他病患更为严重，抑郁症让他产生了自杀的想法。不过这位著名的心理学家认为这很正常，"我认为，凡是受过教育的人"，他指出，"都不可能从未动过自杀的念头"——他认为，即使是异常复杂的神经衰弱，也只是人们生命过程中的正常发展阶段，和我们今天所谈的"青少年焦虑症"如出一辙。虽然他的状况非常糟糕，但他的神经衰弱始终没有发展到临床精神疾病的程度，然而他的直系亲属中，并非每个人都那么幸运。

乔治·米勒·比尔德认为，这个对美国影响尤其大的问题涉及的范围太广了，值得他为自己之前的著作《美国人的精神紧张：原因和后果》（1881 年）再写一本几百页长的《增补》，在它的序言中他告诉读者：

> 美国出现了一些新型疾病，英国直到最近才知道这些病，或者之前对其知之甚少。这是神经系统的一类功能性疾病，现在开始在文明世界中随处可见，似乎它们首先在美国生根，并从那里将它们的种子四处散播。
>
> 这些疾病都是现代才有的，发源于美国；在过去，任何时代、国家、文明在鼎盛时期，都不曾出现过这样的疾病，无论是希腊，

---

① Annie Payson Call, *Power Through Repose* (Boston：Little，Brown and Co.，1922)，13. 感谢大卫·菲利皮（David Phillippi）让我注意到这本书和接下来引用的文章。

罗马、西班牙，还是荷兰，都不曾有过。在现代社会学的所有事件中，功能性神经疾病在美国北部的兴起和发展是最惊人、最复杂和最引人深思的；破解它的谜题，揭示它的奇妙[原文如此]现象，追溯这些疾病的源头，展望它们未来的发展，就是在解决社会学本身的问题……①

美国这个新世界的每一项贡献都规模宏大，同西欧国家微不足道的仓库贡献的任何东西相比，美国贡献的东西即使不一定更好，也永远是更大的。此外，美国是一个真正的民主国家。因此，当这个年轻的泱泱大国终于有了自己的疾病时，这不仅仅是"美国病"——而是全美国人的病。

在他的《观察》一文中，范·德乌森博士指出："在精神病理学中，一个众所周知的事实是，神经衰弱的人最早出现的明显的病态心理症状是猜疑。诚然，在此之前这些人会易怒，或者脾气和性格会产生其他的变化——总是有严重的症状……但是，如前所述，第一个明显的病态情绪是猜疑。如果病人是一个有着深厚宗教感情的人，对他来说只有宗教是唯一的、伟大的、最重要的事，那么他就会猜疑上帝的承诺，对个人与教会、个人与社会的关系产生病态的看法——总之，这就是所谓的'宗教忧郁'。如果赚钱盈利和拥有广阔的土地是某个人人生的伟大目标，那么，对贫困的担忧会时时折磨着他。他未来似乎只能进贫民收容所，贫穷将是他的宿命。地契里满是错误，他的笔记是伪造的，连金银似乎都一文不值。如果夫妻关系特别亲密、恩爱，就会经受嫉妒的折磨。在几个典型的病例中，病态的感觉始终存在。"16世纪的英国人说话直截了当，他们将这些特别敏感的人（disaffection）（或不适应社会的人）称为"不适分子"（malcontents）。"美国的神经衰弱者在他们的社会中感到不舒服；他们无法为自己找

---

① George Miller Beard, *American Nervousness: Its Causes and Consequences; A Supplement to Nervous Exhaustion (Neurasthenia)* (New York: Putnam, 1881), vii.

到合适的位置；一切都很可疑，因为他们不确定自己的身份。"范·德乌森博士认为，如果不通过改变他们的环境和职业来缓解"以前的担忧和焦虑"，并由专门的"卫生和医疗机构"来保护他们，这些神经敏感的人肯定会发展成"确诊的忧郁症或躁狂症患者"，即临床上的精神病人。然而，在开放、多元和宽容的美国，大多数患者能够成功地自我治疗。这种自我治疗一贯采取下述形式：如果不是狂热，他们也至少会热情地投身于一些事业，这些事业并非是致力于其中的那些人的兴趣所在。它们的吸引力在于可以提供一个批判美国社会的窗口，从而证明这些人对美国社会的不满和不适是有道理的。

19 世纪 40 年代，美国北方各州发生了一场大众运动，它被精神病界认为是一种集体疯癫。它是一场宗教运作，因其核心教义的创始者是米勒先生，被命名为"米勒主义"，米勒先生预言世界即将毁灭。《美国疯癫病杂志》1845 年 1 月发表了一篇关于这场运动的文章。"我们不打算撰写［其教义的］历史，"文中写道，"也不打算证明它只不过是一个以前经常流行的妄想的再次流行，它对社区造成了巨大伤害。众所周知，它最近的传播带来了不幸的结果，因为在过去的几个月里，几乎所有的报纸都报道了它所导致的自杀和疯癫案例。"例如，纽约州北部的一家报纸写道："我们的证券报中满是对米勒式的妄想最骇人听闻的描述。我们听说过自杀、疯癫和各种各样的愚蠢行为。"波士顿的一份报纸报道说："该市的一位女士和一位先生因为受这种可怕的妄想的影响，上周被送到精神病院。这名男子割破了自己的喉咙，但在切断大血管之前被人阻止。另一名男子因同样的原因割断了自己的喉咙，导致他当场死亡。"康涅狄格州、费城和巴尔的摩也有类似的报道。尤蒂卡（Utica Asylum）精神病院涌入了大量"参加该教的布道后精神错乱"的病人，他们中的大多数人康复了。但有些人被认为无法治愈，一直疯癫。根据 1844 年北部各州精神病院的报告，只有三所医院收治了 32 名因信奉米勒主义而疯癫的患者。在《美国疯癫病杂志》的一位作者看来："黄热病或霍乱的流行对国家带来的危害远远不如这种教义潜在的危害。"之所以如此，是因为所报道的自杀事件和精神病院收治的病人只是冰山一角："成千上万的人虽然尚未精神错乱，但他们的健康受到了严重的损害，以致他们永远也没有能力去履行生活中的职责；尤其是女性。许多人的神经系统几个月来一直处于兴奋和惊恐的状态，他们受到了冲击，这将使他们容易患上各种各样令人痛苦的神经疾病和疯癫，也将使他们的后代容易患同样的疾病。"未受影响的人通常认为这种妄想"只属于世界的黑暗时代，或者只在文盲和无知的人群中传播"。但事实并非如此，因为信奉米勒主义的不乏"聪明善良的人"。事实上，《美国疯癫病杂志》宣称："我们相信，在很大程度上，这个教义的倡导者和信徒是真诚和虔诚的人。我们完全不认为他们有任何恶意。事实上，这种道德流行病似乎总是在蔓延……'它的传播没有得到任何腐化社会的邪恶东西的帮助，也不依赖于任何关乎世俗利益的想法'。"

很明显，比起今天那些对异见者口诛笔伐的评判者，早期的美国精神病学家对那些信奉他们认为是错误甚至危险的信仰的人更仁慈——他们更尊重美国人民。在《美国疯癫病杂志》看来，米勒主义是一种疾病，一种流行病或传染性偏执狂，把信奉这一学说的责任推给它的受害者是愚蠢的，这同把感染肺结核都归咎为病人自己的过错无异。

1845 年，米勒主义显然已经衰落，《美国疯癫病杂志》写道："目前，我们可以认为这种学说已经消亡，可能不会很快复活。"但是，它预测，"肯定会有其他类似的流行病"。文中建议说：

> 如果我们不能采取措施来防止其他同样有害的妄想四处传播，那就让我们来看看是否还有更好的办法来对付它。这种妄想的流行会为其他妄想铺平道路。因此，我们必须期待他们，期待那些对社会还有良好愿望的人，去努力防止这些妄想对人们造成广泛的伤害。

这篇文章的作者认为，与已经受米勒主义伤害的人交谈没有任何好处——

与那些已经被它影响的人讲道理是没有用的。事实上，通过观察一名患有严重妄想症的信徒，我们的看法得到了证实。他们是偏执狂，越是与他们讲道理，他们的注意力就越是集中在他们妄想的主题上，他们病态的信仰就越是强烈。我们认为，人们为了揭露米勒先生的猜测和预言的谬误所进行的布道和印制的传单并没有多大用处。

相反，他们提出了以下建议，特别是针对家长的建议：

不要去聆听任何新的、荒谬的和令人兴奋的教义，远离那些你会影响到的人。这不需要也不会阻碍你获得新道理和新知识，因为在这个国家这些东西会在第一时间出版。如果你愿意的话，可以读读它们，但不要亲自去看和听——去扩大观众和听众的人群，因为正如前文所说，这些病症主要是通过接触传染和模仿来传播的。①

让人们偏好阅读，是个明智的想法（它鼓励人们理性地思考问题，与此相比，其他传递信息的方式可能会将这些问题包裹在情绪中，模糊人的感知，阻碍理性思考）。除了这一条外，这个建议很可能本质上是错误的。米勒主义的流行不太可能是由于接触传染。更确切地说，它说明信奉该学说的人之前就已经存在神经衰弱的状况。这种情况在 19 世纪 40 年代的先进欧洲国家已经非常普遍，如英国和法国；它在美国的传播速度也一定很快，因为这里明确以自由为导向，且很快就让人们明白了民族主义的隐含之意。事实上，正如我们所见，在短短几十年内，它将成为"美国病"。②显然，在 19 世纪 40 年代，米勒主义让许多人感觉解脱，它帮助人们明白了令他们感到不快的经历（解释了他们为什么会有这种感觉，为什么这样的感觉合乎情理），从而引导他们，提供他们生活中缺乏的某种形式的结构。在美

---

① *American Journal of Insanity* 1(1844):249—252.

② 俄罗斯的科瓦列夫斯基博士(Dr. Kovalevsky)在 19 世纪 80 年代提到的正是这种"神经质"的状况，他声称在他不幸的国家里，"美国病"比在美国更为常见。

国历史进程中，这种对治疗的普遍需求会持续存在并不断增加。

　　不管《美国疯癫病杂志》的这位早期撰稿者对集体疯癫的传染性的判断是对还是错，他预测到即使米勒主义衰落了，美国的疯癫也不会终结，这一点是正确的。类似的运动将震撼美国人口的各个组成部分。其核心的思想或教义通常是妄想（即与客观现实没有任何联系的纯粹幻想的产物），但在后来的病例中，这种"病态的信仰"将是政治性的，而不是宗教性的。当然，在美国，政治和宗教相互贯通：政治从很早就成为了美国的宗教，而传统宗教则根据美国的民族主义被重新诠释，这使得两者很容易结合在一起，也很难对二者进行区分。由于精神分裂症患者特别适应他们的文化环境，这种相互贯通在精神病院病人的作品中表现得非常明显，我们今天从收集这些数据的第一刻起就能诊断出他们是否为精神病患者。然而，尽管它们的关系错综复杂，经过思考我们可以发现政治领域的影响超过宗教领域。①这些精神分裂患者的絮言，以一种诡秘的方式，反映了他们周围文化的整体变迁。那些患有轻度的、普遍的、全美国都有的精神疾病的人，即神经衰弱患者，代表了整体上的美国文化。

　　正如我们在贾维斯关于疯癫原因的讨论中所看到的，早期的美国精神病学家注意到在社会意识中，政治超越了宗教，它的兴起会扰乱人民的意识。《美国疯癫病杂志》提到它时，平静淡然，似乎这件事不言自明，不需要解释。例如，布里格姆博士 1849 年 4 月以编辑的身份写道："所有轰轰烈烈的热潮的受害者最终都住进了精神病院。法国大革命、美国革命、路德宗教改革，都导致了疯癫的增加。"纽约附近布卢明代尔精神病院的已故医生麦克唐纳博士说道："作者自己的经历证明，反共济会热潮、支持杰克逊的热潮、反杰克逊运动、金融热潮、废奴运动、投机热潮，都给精神病院提供了病人。"布里格姆不认为这些"热潮"有多大区别，他发表的社论文章是一项有关"赚钱狂

―――――――――

①　*American Journal of Insanity* 3—4 提供了许多有趣的案例，例如 1847 年 1 月份那一期。

潮"研究的序言，但他提到的大多数"热潮"显然是政治性的。①

随后，德国宣布出现了一种新形式的明显的政治疯癫。一位名叫 M. 格罗戴克（M. Groddeck）的作者在其题目为《民主病：新型疯癫病》的医学博士论文中指出，这是"民主疾病"，其"民主带来的新时代的疯癫病毒最近在整个欧洲大陆国家中传播的速度，与霍乱稳重、文雅的行进方式形成了鲜明的对比"。《美国疯癫病杂志》的一位编辑1851 年评论道："它在所有欧洲国家的首都几乎同时扩散，但我们不知道以前是否有人想过要对它进行医治。"②从这一反应来看，虽然他并不认为对民主疯癫病的诊断令人震惊，但他不确定这种疾病是否严重到需要对其进行精神病学的干预。在我所关注的疯癫病发展的早期阶段，《美国疯癫病杂志》中的大部分"道德流行病"或"集体偏执狂"的例子都来自欧洲。欧洲离我们很远，而在美国，到 1851 年，还没任何政治"热潮"能达到"传染性偏执狂"的程度，这可能是暴风雨前的平静，因为这个真正民主的社会，对平等的崇拜甚至超越了对上帝的种种阐释，它对于平等是如此宽容，因此肯定也难逃严格意义上的政治——显然是民主——"道德流行病"的魔爪。

2005 年 6 月，《华盛顿邮报》宣布，根据最新数据，"美国有望在精神疾病方面排名全球第一"。这一"令人愉快"的声明的基础，是哈佛大学和国家卫生研究院的罗纳德·凯斯勒主持进行的著名的全国共病调查复测，本书前文已经多次提到这一研究。据《华盛顿邮报》记者称："该研究集中于四大类精神疾病：焦虑症（如恐慌症和创伤后应激障碍），情绪障碍（如重度抑郁症和双相情感障碍），冲动控制障碍

---

① A. Brigham, editorial preface to "Money-Making Mania," *American Journal of Insanity* 4(1847):327—328.

② "Selections—A new form of Insanity," *American Journal of Insanity* 9(October 1851):195. 期刊的这一页中引用了一个案例，在该案例中，柏林大学拒绝通过博士生格罗戴克（M. Groddeck）的论文开题，论文的题目为《民主病：新型疯癫病》（De morbo democratic, nova insaniae forma）。格罗迪克提出申诉后，大学理事会推翻了先前的决定，论文被接受。

（如注意力缺陷/多动障碍）和药物滥用。研究发现，几乎一半的美国人在一生中的某个时候符合这种疾病的标准。"这位记者援引凯斯勒的话说："因为精神分裂症、自闭症和其他一些严重且相对常见的疾病没有被包括在内，所以实际患病率更高一些。"①由此我们可以得出结论：每两个美国人中至少有一个是"神经衰弱者"。当然，我们不再用这个完全过时的名字来称呼这一全国性的疾病。尽管"神经衰弱"在世界卫生组织的《国际疾病分类》（ICD）中仍然是一个诊断类别，但我们自己的美国精神病学协会——其前身是美国疯癫病医疗机构负责人协会——的《精神障碍诊断和统计手册》（DSM）不再使用这个术语。我们现在用一种更科学的方式来描述这种广泛传播的疾病，将其称为焦虑症、冲动控制障碍以及轻度抑郁症，有时这么称呼确实更为科学。与精神分裂症和躁郁症相比，威廉·詹姆斯所认为的"美国炎"症状更为轻微。精神病院关注的是一种轻度的疯癫——影响爱德华·贾维斯的那种持续的不适，即在一个开放、多变、竞争激烈、选择越来越多的社会中，人们无法找到自己的位置。今天，太多的美国年轻人都在受到这种疾病的困扰（《华盛顿邮报》报道称："精神疾病在很大程度上是年轻人的疾病。"一半被诊断为精神障碍的人 14 岁便会显示出这种疾病的迹象，四分之三的人在 24 岁开始出现这种疾病的征兆），因此它被认为是正常现象，被认为是一个麻烦但不可避免的发展阶段，如妇女的月经或更年期。这不是一种会导致将主观和客观现实相混淆的严重精神疾病，只是一种精神上的不适，无论人们对它的感受有多么深刻。"美国炎"这个词合适吗？——不过，根据最新的统计数据，只有一半的美国人，即不超过 1.6 亿人，患有这种疾病。也许称之为"美国病"（一些俄罗斯精神病学家习惯于这么称呼它）有点夸张？毕竟，统计数据无论如何都不会完全可靠。

---

① Rick Weiss,"Study：U.S. Leads in Mental Illness, Lags in Treatment," *Washington Post*, June 7, 2005.

后　记

　　疯癫不是文明进步的产物。它是现代文化框架——即民族主义——的产物，是它所带来的这种世俗的、平等的，本质上具有人道主义和民主特征的现实形象的产物：它坚持维护人类的尊严、保护人类的创造力、实现人类生命的价值，坚持在政治社会中，所有成员平等而自由，坚持人人都有权利和能力创造自己的命运、爱自己所爱之人、享受幸福生活。疯癫是硬币的另一面，正如生活中的大多数事物一样，它证明了得与失总是紧密相连。虽然疯癫是由民族主义自身最优秀的特性导致的，但它会不断催生民族主义中最具毁灭性的情感，造成巨大的破坏，并且很可能以摧毁西方文明而告终。所以，我们必须对其深入了解，了解其隐藏的危害并阻止这种危害发生。其前提是我们必须找到一种可靠的方式，来客观理解不断发展的人类的事务，这一方式就是发展人文科学。

　　从此种意义上说，本研究所采取的方法已被证明卓有成效（这种成效出乎预料）。这就像发掘出了一汪新泉，其中喷涌出各种研究问题与无限可能；而在传统的身心二元论的本体论所衍生的思维范式下，人们是不可能提出或思考这些问题的。原因在于：这种方法与传统的思维范式不同，它将人类的心智与其所处的符号性环境联系起来，并将个体和集体的思想过程（即心智和文化）作为一个整体，从而可以辨别人类事务因果链中导致每一事件由因到果的机制。无论我们想了解人类现实中的哪些方面（经济关系、国际关系、宗教机构和运动、家庭关系，还是其他方面），因果关系总是象征性的，即文化的，但将原因转化成了结果的机制则是心理上的，这一转化发生在另一个层面。因此，那些在之前看来显而易见相互独立的人类现象，人们现在很容易想象它们之间的联系：新的假设故而四处迸射出来。

然而，考虑到我们过去常常用于思考重要的人类现象的方式，这些新问题和可能性的出现似乎的确会令人感到不安，所以，可能会有人希望用潘多拉的盒子来比喻它，而不用上文提到的奔涌的思想之泉。在写这本书的时候，无论是从其临床形式抑或亚临床形式来看，都有证据表明疯癫与现代生活的方方面面存在联系，这常令我感到震惊不已。用历史学家布洛赫的话来说，这种证据是"无意识的"，"说者无心，听者有意"，所以，我既没期望找到来源，也没打算在它们所阐明的特定主题中询问这一来源。然而，这一未经考虑、无意中提供的证据，是不可否认的。这绝不是无关紧要的闲聊：疯癫是一系列现象的根源，人们从未想象过这些现象是由疯癫所致。实际上，对我而言，在每一个案例中，文档资料指向的结论的一致性，都令人震惊不已。然而，无论在哪种情况下，经过思考，就能够发现这种可能性是完全符合逻辑的。就像潘多拉盒子一样，它一旦打开，人们就不能对其中的东西置之不理。

首先进入我脑海的这种联系，是精神分裂症这一精神疾病在塑造现代文学中所发挥的作用（不言而喻，我的出发点并非是要证明任何诸如此类的事情）。在我看来，现代英语诗歌是疯癫的产物，这点不可否认。从 18 世纪开始，诗歌不仅仅是那些公认罹患躁郁症或精神分裂症的人们的作品，其中还充满了精神分裂症患者特有的不正常的思维和语言，展现了他们在语言上抑制不住的创造性，反映了患者极其渴望借助语言，搞清他们令人毛骨悚然的经历这一特点，虽然他们并不是有意为之。那些病情严重的人所做的努力变成了徒劳，但他们却在无意中创造了一种新的文学形式（尽管往往毫无形式可言）。这种形式引起了读者的注意，而这些读者中有许多人正处于相似的困境，虽然他们的病情更轻微一些，他们自然而然会被那些人所写的东西吸引,将其作为艺术(即有意的审美创造)进行欣赏,使其最终获得了权威性。后来的有文学追求的人,继而开始学习这一形式,并有意识地进行此类创作。今天,要想写诗不一定非得是疯癫之人,但疯癫之人仍可以像以前一样继续求助于语言,并且他们创作的诗歌往往对人有更为深刻的警醒意义。①

对于英国诗歌爱好者以及偶尔进行创作的诗人来说,这一发现足以令人不安。然而,疯癫对现代文学造成的影响不仅仅局限于英语世界,也不仅仅局限于某一特定体裁。疯癫可以说是浪漫主义这一现代时期最重要的、影响最大的文学风格产生的根源和塑造者,在德国和法国都是如此。我们所谓的浪漫主义者在创造浪漫主义文学时,经常是不知不觉进行的,也就是说只是被动地参与其中。而对此毫不知情的评论家,则将浪漫主义看作一种有意的艺术手段:戈蒂埃曾说过,夏多布里昂创造了忧郁和现代人的痛苦。所以,现在学习文学的学生将其作为世俗审美发展中的一个阶段进行研究。但是,浪漫主义绝不仅仅是一种极为重要的文学风格:它是现代意识或"心态"的普遍变体②,常常占据主导地位,如果不是占据主导地位,那也是在跟另一主要变体(即启蒙运动中的理性主义)争夺统治地位。因此,浪漫主义影响了我们对现实的态度,进而影响我们的存在体验,并贯穿于人们生活中的许多行为和具体行动(包括政治行动)中。这就变成了恶性循环:疯癫生成浪漫主义,浪漫主义反过来又生成更多的疯癫,疯癫又生成浪漫主义,如此往复,不断发展。

---

① 例如,我们可以想一想贾里德·拉夫纳(Jared Loughner)的诗。Martin Kaste, "Suspect a Puzzle, Even Before Arizona Shooting," National Public Radio January, 12, 2011, http://www.npr.org/2011/01/12/132869053/Who-Is-Jared-Loughner(2012 年 10 月 12 日访问)。

② 这正是布伦施维格(Brunschwig)的经典著作《启蒙与浪漫主义》的原标题所强调的:*La Crise de l'État prussien à la fin du XVIIIe siècle et la genèse de la mentalité romantique*(Paris: PUF, 1947)。

这些文学发现令我非常震惊⋯⋯

然而，尽管疯癫是现代英语诗歌、浪漫主义思想等出现的根源，但这些发现无论多么令人感到震惊，也比不上另外两个发现：它可能是现代暴力犯罪和现代政治的根源，尽管这种可能性的证据是"无意间"发现的，但因此才更具可信度；最后一种可能性尤为令人沮丧，因为我们期待政治人物（political actors）都是能够分清对与错的理性行动者。总的来说，民族主义时代到来之前的暴力行为是"理性的"（或者处于民族主义影响之外的地区的暴力都是理性的，因为各个历史时期都是按地缘政治来说的），也是自然的，是事物原本的样子，就像荒野中的自然那样是残酷无情的。这一点再正常不过。在那个时候，强奸现象司空见惯，但只有当它涉及某人的财产，并且这些财产为社会关注时，才会被视为一种犯罪行为；谋杀案或受害人侥幸存活的致人伤残案，在个人层面上通常被视为犯罪活动，然而当人们为了最快得到自己渴望的成就，例如抢劫财物抑或政治胜利，他们会随时采用这样的行动。这样的工具理性同样适用于集体层面。成吉思汗消灭了所有拒绝屈服于他的人，包括男人，女人，连儿童也未能幸免。但他这样做，既不是因为他在剥夺人类这种情感动物的生命时感受到了乐趣，也不是因为受到了上天的召唤。所以，历史学家告诉我们，他不是一个残暴之人。当看到无法得到雄狮保护，无助地、眼睁睁等死的狮子幼崽时，人们会感到心碎。但是一只雄狮为了占有群落的雌狮、使其成为其配偶而吞食了其他狮子的幼崽，这难道算不上残忍吗？在过去，谋杀有可能是一种义务，因为在传统社会，有时候杀人就是在做恰当的事，封建早期的血亲仇杀便是如此。人们之所以这么做，并非是他们认为这么做是对的，而是因为当时的传统驱使他们如此，人们将这一传统视为不可侵犯的普遍法则，除了服从之外别无选择。这种情况下的理性是就价值理性。很显然，对16世纪的英国人而言，疯癫之人的暴力行为并不符合以上的任何一种描述。早期精神病学机构的法律关注点（值得注意的是，在法国、美国、英国、俄罗斯甚至德国，最早的精神病学期刊多数是法医学期刊，对犯罪学表现出浓厚的兴趣)体现了这种认识。①事实上,显而易见的是,疯癫改变了暴力犯罪的本质,并大大增加了其中的非理性因素。在很多情况下,这些犯罪行为纯粹是为了自我宣泄,而不再具有工具性,纯粹是在令他人遭受痛苦的过程中体会快感,从个人责任(即现代法律的核心)的角度进行的思考,在很大程度上对理解和预防这些行为毫无用处。即使看似出于政治或意识形态动机(人们也可以认为李·哈维·奥斯瓦尔德②是和开膛手杰克类似的人)的个人暴力行为,经过调查,往往会发现它们是由"淘气的抑郁症"(nawghtye Mallenchollye)引起的,这有点类似于伊丽莎白时代的彼得·伯切特(Peter Berchet),他对法律机器最核心的运行机制施加了强大的压力,破坏了刑事制度的合法性。(值得注意的是,随着暴力犯罪者中精神病患者的比例猛增,侦探小说,即有关具有超强理性的人的小说,开始崭露头角,罪犯和侦探这两种超强大脑之间的对抗成为现代娱乐活动中最引人入胜的形式之一。这一话题可以作为一篇英语文学、比较文学或文学社会学博士论文的主题。)但恰恰是意识形态动机会造成更严重的问题。大多数引起了社会强烈抗议和恐慌的著名的谋杀案件,比如校园枪击案,连环谋杀及政治暗杀的确是"具有意识形态"的,它们通常会锁定某个人(例如林肯总统,女议员吉福德,伯切特的目标受害者克里斯托弗·哈顿爵士)或某个群体(例如开膛手杰克事件中的妓女或学校枪击事件中的运动员),将其视为邪恶的化身,杀手觉得杀死他们是上天的召唤。这种意识形态动机纯属幻觉,不亚于俄罗斯作家迦尔洵的《红花》中的主人公的不依不饶式的推理。那些妄想成性的杀手深感绝望,为了实现自己的目标,无畏生死。我大胆推测,犯下这些谋杀罪的人都患有严重的精神疾病,我还认为尽早诊断这些病人是那些希望避免这些案件的人最应关注和努

---

① 德国出版的刊物名叫《精神病学和精神司法医学综合杂志》(*Allgemeine Zeitschrift für Psychiatrie und Psychisch-Gerichtliche Medizin*),它创刊于 1845 年。

② Lee Harvey Oswald,刺杀美国前总统肯尼迪的凶手。——译注

力的方向。

疯癫显而易见

正如读者所见，19 世纪的精神病学家也意识到政治不断成为造成精神疾病的重要因素。在《美国疯癫病杂志》上刊登的有关这一主题的文章中，有一封布里埃尔·德·波伊斯蒙特写给"医疗协会"（L'Union Médicale）的信，这封信是通过伦敦《柳叶刀》转载的，信的主题是"（1848 年）革命对巴黎日益严重的精神错乱的影响"，这位著名的精神病学家写道："病人的精神错乱可能完全归因于新的政治理念。"

> 他们并不感到沮丧和悲伤，相反，他们骄傲无比，欢欣鼓舞，热情洋溢，非常健谈。他们不断地写悼念词、宪章等，他们宣称自己是伟人，是救星，是将军，是政府要员等。长期以来，人们认为这种疯癫往往带有骄傲的印记。我认为这一事实在二月革命中发疯的那些病人身上得到了有力的证明，他们认为自己注定在世界上扮演着重要角色。几天前，我和专门从事这一工作的同事经过病房，我们在其中一位病人的床前停了下来，他的性情本来既和善又平静，但由于时代的刺激，他放弃了日常中规中矩的职业，加入了街道、俱乐部和工人阶级行列，最后变得狂热而又焦躁不安。他是这样说的："我认为人们想让我看起来疯了，但我为这种荣耀感到骄傲，当我的后代为我伸张正义时，会惊讶而痛苦地问，人们怎么会认为提出如此有用和博爱观点的人是疯子，那时这种荣耀将归于我的名下。然而，我为什么要为这种不公正而感到悲伤呢？塔索不是也遭到过同样的怀疑而被关起来吗？"①

当人们身边有好的同伴时总会感到备受鼓舞。按照当时精神病学界盛行的观点，这是"道德流行病"，它会互相传染，此类文章重点

---

① *American Journal of Insanity* 3，1847：281—285.

讨论的是政治"刺激"对于精神病院病人数量的增加所产生的影响。但这些文章中的描述表明,某些政治对于已经患病的人来说有着巨大的吸引力。

　　疯癫和现代生活的主要方面之间存在着各种联系,由于这些发现完全是偶然的,我没打算在这本书中详细讨论政治方面的疯癫。这一问题至少应该用一个单独的章节来讨论。对于政治学者而言,这一主题极具挑战性、极具诱惑力。在后记中对其进行即兴的论述太不合时宜。因此,我仅系统阐述一系列假设,将其归纳为包括前提和结论在内的十二点,精神疾病与政治活动两者之间的关系也囊括在内,并试图弄清楚其背后的逻辑。验证这些假设将是其他学者和书籍的任务。

　　1. 民族主义意味着一个开放的社会,这使得失范现象普遍存在,个人身份认同的构建成为个人的责任,因此具有不确定性。

　　2. 个人身份认同普遍存在的不确定性和认同形成过程中的某些具体问题,导致了某种程度上的(临床上和亚临床上的)精神障碍、精神错乱和功能障碍,也就是今天认为的精神分裂症和躁郁症。其常见症状是社会不适症(长期适应不了身边的环境)以及长期感到自身不适(不舒服),在自我厌恶和狂妄自大之间摇摆不定,最常见的情况是(在单相抑郁症的情况下)产生自我厌恶感,少数情况下,这种病会让人陷入彻底丧失自我的恐惧中(如急性发作的重度精神分裂症)。

　　3. 这种精神疾病——疯癫——中的少数病例达到了临床水平(这个少数可能指的是一个庞大的人群,美国便是如此)。但统计数据显示,现代民族社会普遍存在的失范现象影响了很多人,例如,影响了现今近50％的美国人,因此导致很多人不能适应社会,并且他们对自己深感失望——他们对自己的生存体验感到不满、不安、不舒服,不过是英国人首先意识到这一点的。

　　4. 甚至在导致这些拥有民族意识的人群普遍产生病症之前,民族主义就已经彻底改变了他们的社会和政治经验。正如我在这三部曲的前两部书以及各种各样的文章中所论述的那样,由于它的世俗主义、平等主义以及对人民主权的坚持，人们变成了活动家。从逻辑上讲，无论是清楚明白地或隐隐约约地，人们都意识到自己只能到这个世间走一遭，社会现实是他们创造的，人人都是平等的，人们没有理由要对自己创造的生活感到失意，如果存在令人失望之处人们要自己负责，因为每个人都有权利改变令人失望的现实。在这样的社会里，动员全国人民进行社会改革相对容易，公民社会由此成立。

5. 然而，人们被动员起来参与的各项事业往往是精神疾病的产物，这深深地影响了各国社会和政治活动的性质。具体来说，疯癫导致了"意识形态"的激进主义，它实际上是受到了妄想的启发。从个人层面上来看，如前文例子所述，这会导致典型的现代谋杀案。从集体层面上来看，它所采用的是会造成严重问题的意识形态的政治。

6. 意识形态的政治是民族主义产生的一种特定的政治形式。从某种意义上来说，它们是非理性的，因为它们为一种奉献精神（这种精神即使算不上狂热，也算得上激昂）所驱使，结果是在大多数情况下参与者的个人经历或客观利益与其几乎毫无关系，其典型特点是：通过这些政治活动，参与者可以证明和解释对自身和社会环境的不适感。这种政治的核心一成不变地存在一些愿景，而这些愿景具有精神分裂狂想症的最显著特征：人们无法理解人类社会现实的符号性本质，当符号成为客观现实后，对符号和其对应物混淆不清。

7. 所有的革命都可以归入此类——这里所说的革命指的是现代形式的政治活动，与历史上各地经常发生的自发的叛乱和起义不同。那些叛乱和起义中的大多数参与者来自下层阶级，而革命者与他们不同，他们大多是从特权阶层招募而来，更具体地说是那些受过教育的，特别是受过精神疾病影响的阶层，这一点非常重要。他们中的大多数人，尤其是领导阶层，不为具体的、实实在在的利益所驱动，而是以一些定义模糊的理想为基础，希望从根本上改变社会。这种改变的前提是用理想中的东西取代即将毁灭的东西。尽管理想模糊不清，但由于他们混淆了符号和所指对象，所以当他们杀人时，不是因为那些人的所作所为，而是因为他们所代表的东西。

8. 革命运动的核心理念和它针对的敌人是虚幻的,它们很有可能是从精神分裂症患者的脑海中产生的。然而,绝大多数接受或传递革命信息的革命者或革命参与者,肯定是从轻度精神病患者中招募而来,这些人患有一般性的神经质疾病,神经症或精神衰弱症,也就是我们现在所说的频谱障碍。实际上,他们将精神分裂症患者的妄想作为一种大众的事业,来掩盖自身的精神疾病,让自己表现得像个预言家或者天才等,如果可能,他们甚至可以登上革命领袖的宝座。(之前,我让读者们思考,如果约翰·纳什是德国人而非美国人,并且他出生在 1918 年而非 1928 年,那对他而言又会发生什么呢?现在,我问一个类似的问题,如果希特勒是美国人,难道他没有可能在精神病院终其一生,而非成为人民崇拜的元首吗?)

9. 精神分裂症患者与周围的文化格格不入。我将精神分裂症患者的思想过程描述为个人大脑中的一种放浪形骸的文化;他们的思想完全没有了个性,他们的意志完全丧失了,一般来说,文化在健康的大脑中可以自动发挥作用,而语言是文化的载体。精神分裂症的错觉由熟悉的和暗示性的陈词滥调组成,而这可以使他们的主张具有说服力,甚至听起来不言而喻。这就解释了过去两个世纪西方国家中走向暴力的意识形态政治为什么会有两个中心主题:邪恶的富人(资本家)与善良的穷人;犹太人(现在的以色列人)与世界上其他国家的人。为了证明这确实是陈词滥调,我与你分享一个苏联的老笑话。某个天真的人(可能是一个大学生)问:"谁造成了贝加尔湖的淤积?"他得到的答案是:"犹太人和骑自行车的人。"这个答案令他吃惊:"为什么是骑自行车的人?"不知何故,在人们心目中,似乎犹太人应该对每一次灾难负责。

10. 不同类型的民族主义会通过社会或政治活动选择不同类型的自我疗法。因此,个人主义的民族主义自然会鼓励个人采取激进行动,如果激进行动是由疯癫引起的,它会演变为由妄想激发的暴力犯罪。在英格兰,既出现了开膛手杰克,也发生了最早的一些此类政治暗杀事件;今天,正是美国为我们提供了最多的连环杀人案和校园枪击案的案例。与之相应的是，个人主义的民族主义不鼓励暴力的集体激进行动。个人主义民族国家对意识形态或妄想所引发的集体行动并不陌生。然而，这种行动本身通常是非暴力的（尽管激进分子可能会赞同其他人的暴力行为），并且具有许多其他特征，这些特征使其与集体主义国家可能发生的事情存在区别。在个人主义民族国家中，即使是集体行动的参与者，他们也会保留自身强烈的个性感，使自己与集体区分开来。他们不会融入集体中。民族意识中普遍存在的个人主义使他们相信自己是作为个体存在的。当失范的痛苦折磨他们时，他们中的每一个人都开始反抗这一社会，反抗这一使他们（也就是每一个个体）感到不安的社会和他们自己的国家，仅此而已。因此，无论在任何情况下，无论激进主义意识形态的核心究竟是什么，美国的政治激进主义者通常都是反美主义者。在美国，另一种妄想型激进主义的发泄口基本上不能被看作是"意识形态"。我相信，美国早期的精神病学家会从一些短暂的集体性偏狂事件中看到这一现象。在总统选举过程中，有"神经过度紧张"的人会选择这一发泄方法。每四年，这样的狂热就会出现在一小撮美国公众身上（他们人数虽少但号召力强），以致像我这样移民来美国的人只能无奈地耸耸肩。选举某一候选人似乎是关乎数百万人的生死存亡的重大事件，但显而易见的是，如果美国是一个真正的民主国家，国家会自动运转，总统选举就不可能产生如此大的影响，甚至很可能根本就没有影响。

11. 集体主义的民族主义鼓励采取集体暴力行动。因此，所有伟大的革命（法国大革命、俄国大革命、德国的民族社会主义革命）都发生在集体主义国家中。在族裔民族主义的框架下，这种政治激进主义产生反犹倾向的可能性会更大，在公民民族主义框架下，它产生反资本主义倾向的可能性会更大。当然，在大多数情况下，革命的意识形态会将这两个"纯粹"的动机相结合。此外，在集体主义中，尤其是在族裔民族主义中，妄想型的政治通常采取被一致认可的仇外的民族主义，即敌视他者的政治。在过去的二十五年中，有很多这样的例子。

12. 民族自卑感是族裔民族主义的普遍特征,它除了鼓励将妄想性的仇外集体暴力行动作为治疗失范心理、精神创伤的方法外,其本身也会导致精神疾病。它在个人认同问题上添加了对自身民族身份的不满,从后者中寻求对个人的慰藉。这或许可以解释当今中东的某种政治激进主义。我们似乎讨论的是集体层面上存在的嫉妒现象:他们为自己的民族感到羞愧,为自己的民族身份感到羞愧,对成为民族国家的一员感到羞愧(在族裔民族主义中,如果一个人这么看待自己,他便不会抛弃这种想法),唯一的解决方法是摧毁其他民族,因为和那些民族对比之后,他们就感觉自己的民族极其低劣。一个人的自我厌恶(无论是个人层面上的还是民族层面上的)会让他将矛头指向其他人。一些情况下,愤怒和暴力会导致他自杀,另一些情况下则会演变成恐怖主义(对于那些仍然想要结束自己生命的人来说,将自杀和恐怖活动结合在一起的可能性会更大)。自相矛盾的是,总的来说,严重(临床)精神障碍的发生率与参与意识形态动机的集体激进行动的可能性成反比,也就是说,在个人主义国家中重度精神障碍的可能性必然最高,其次是集体主义民族国家,族裔民族国家最低。因此,实际上,在所有民族主义中,最具侵略性和仇外心理的民族主义(对世界而言是最糟糕的),对个体成员的心理健康却是最有利的。然而遗憾的是,这又一次提醒我们,天下没有免费的午餐。

应该强调的是,上述言论并没有从实证上得到证明,只是为进一步的研究提供了大致方向。然而,这些言论从逻辑上讲是合理的,并且是之前发现的证据所支持的,更重要的是,这些是无意中收集的证据,因此值得认真考虑。

对教育的启示

对于临床型或亚临床型精神分裂症和躁郁症患者来说,政治激进主义是否提供了治疗之道?受这些糟糕的、逐渐恶化的病情折磨的人并非少数，这点是显而易见的。因此，无论疯癫带来了哪些额外的、无法预料的影响，或者无论这些影响是否还存在，我们首要的任务就是制止这种状况，防止疯癫发病率的增高，控制个人发作这一疾病。这能做到吗？当然能做到，但要做到这一点并非易事，人们也不能指望明天就会有结果。世上没有神药，而对个人的心理治疗也做不到这一点。这种疾病从本质上看是文化上的疾病，需要治疗的是社会本身。因此，在这个社会中，需要做的就是改进整个教育体系，从幼儿园到大学都要改进，首先需要从对教育工作者所进行的教育开始。从孩子很小的时候起，就应该教授他们一些有关现代社会本质的知识，包括它的积极面与消极面，不是仅仅教他们进行一些道德上的判断，例如"好人与坏人"的区别，而是让他们对现实有个清楚的认识，用"实事求是"的方法来教。我们应该培养他们的自由、平等、选择的民族主义价值观，因为我们珍视这些价值观，永远不会放弃它们，但是应告诉孩子们他们为此在心理上需付出的代价。如果孩子们必须为此付出代价，最好做好准备。应该教导他们，他们身处的社会的特点，决定了人们会期望他们要在社会中进行自我构建（从而掌控自己的命运），最终他们可以控制自己。但控制自己必不可少的条件就是了解自己。他们应该学会分辨自己的好恶，将外界强加于自身的兴趣与发自内心的兴趣区分开来。在教育的每一阶段都应强化这一点，每到下一个阶段都应确保补救资源充足，以应对上一阶段出现的教育不到位的情况。如何使年轻人能够成功应对现代社会的体系性要求，或者更具体地说，如何让他们承担起构建个人认同的责任，应成为通识教育的重点，而通识教育应该成为整个教育体系的重点。在教育的每一阶段，教授历史、哲学、文学和公民学时都应关注这一点。目前，应仔细核查中小学和大学课程中现有的部分和每一个新增部分，看它们是否会影响学生构建自己的认同，一切可能对其形成干扰或造成问题的因素都应消除，除非事先提供出解决方法。

显然，这会涉及教育理念的重大变化，尤其是高等教育，需要改变它强调技术学科和专业培训的现状。之所以如此，是因为人们严重误判了高等教育中最重要的问题,这也反映了我们对自己面对的重要的文化问题一无所知,在人类思想史上,这是前所未有的。让我们来看看这样一种可能性(这基本上也是事实),即使我们将来培养出的工程师和电脑专家是现在的十倍,也不会阻碍中国在未来十年内取代我们成为世界上最大的经济体。但如果精神分裂症和躁郁症的比率不断上升,那么我们在世界中的地位会继续下降,更重要的是,我们的生活质量也会继续下降。诚然,改革教育体制是一项艰巨的任务,要改革好很困难,但如果改得更糟却极其危险,如果不去改革则无异于自杀。不幸的是,这就是事实。现代社会极为复杂,如果我们无力应对这一复杂情况,我们就会疯癫,若想避免疯癫,我们需要进行最大的努力。

今天,在美国人看来,中国的崛起是不可阻挡的,这让人们想起了西方流行病学家发现的一个一直存在的"反常现象",从有这个职业开始,这一问题就一直困扰着他们:肆虐西方的精神疾病在亚洲的发病率极低。恐怕并非如此:中国崛起的原因并不是癫狂的人数少(尽管这肯定有助于中国屹立不倒)。但这仍存在一个问题:是什么使这些(一些肯定是现代化的社会,一些是正在飞速实现现代化的社会)都拥抱民族主义,并起码像 19 世纪的欧洲那样成功确立了世俗主义、平等主义、人民主权原则的社会对现代社会的精神疾病具有免疫力?为什么民族主义的基本原则没有让东方迷失方向?一神论和逻辑与此有关吗?问题的根源(可能不是其原因,但是其必要条件)是否比民族主义隐藏得更深,直抵我们文明的根基?目前,即使对该问题做出最初步的回答也为时过早。但很明显,这些强大的力量引领着我,让我继续进行新的研究项目:对不同文明的比较研究。

上海三联人文经典书库

已 出 书 目

17.《秘史》 [东罗马]普罗柯比 著 吴舒屏 吕丽蓉 译

18.《论神性》 [古罗马]西塞罗 著 石敏敏 译

19.《护教篇》 [古罗马]德尔图良 著 涂世华 译

20.《宇宙与创造主:创造神学引论》 [英]大卫·弗格森 著 刘光耀 译

21.《世界主义与民族国家》 [德]弗里德里希·梅尼克 著 孟钟捷 译

22.《古代世界的终结》 [法]菲迪南·罗特 著 王春侠 曹明玉 译

23.《近代欧洲的生活与劳作(从15—18世纪)》 [法]G.勒纳尔 G.乌勒西 著 杨军 译

24.《十二世纪文艺复兴》 [美]查尔斯·哈斯金斯 著 张澜 刘疆 译

25.《五十年伤痕:美国的冷战历史观与世界》(上、下) [美]德瑞克·李波厄特 著 郭学堂 潘忠岐 孙小林 译

26.《欧洲文明的曙光》 [英]戈登·柴尔德 著 陈淳 陈洪波 译

27.《考古学导论》 [英]戈登·柴尔德 著 安志敏 安家瑗 译

28.《历史发生了什么》 [英]戈登·柴尔德 著 李宁利 译

29.《人类创造了自身》 [英]戈登·柴尔德 著 安家瑗 余敬东 译

30.《历史的重建:考古材料的阐释》 [英]戈登·柴尔德 著 方辉 方堃 杨 译

31.《中国与大战:寻求新的国家认同与国际化》 [美]徐国琦 著 马建标 译

32.《罗马帝国主义》 [美]腾尼·弗兰克 著 宫秀华 译

33.《追寻人类的过去》 [美]路易斯·宾福德 著 陈胜前 译

34.《古代哲学史》 [德]文德尔班 著 詹文杰 译

35.《自由精神哲学》 [俄]尼古拉·别尔嘉耶夫 著 石衡潭 译

36.《波斯帝国史》 [美]A.T.奥姆斯特德 著 李铁匠等 译

37.《战争的技艺》 [意]尼科洛·马基雅维里 著 崔树义 译 冯克利 校

38.《民族主义:走向现代的五条道路》 [美]里亚·格林菲尔德 著 王春华 等 译 刘北成 校

39.《性格与文化:论东方与西方》 [美]欧文·白璧德 著 孙宜学 译

40.《骑士制度》 [英]埃德加·普雷斯蒂奇 编 林中泽 等译

41.《光荣属于希腊》 [英]J.C.斯托巴特 著 史国荣 译

42.《伟大属于罗马》 〔英〕J. C. 斯托巴特　著　王三义　译

43.《图像学研究》 〔美〕欧文·潘诺夫斯基　著　戚印平　范景中　译

44.《霍布斯与共和主义自由》 〔英〕昆廷·斯金纳　著　管可秾　译

45.《爱之道与爱之力：道德转变的类型、因素与技术》 〔美〕皮蒂里姆·A.索罗金　著　陈雪飞　译

46.《法国革命的思想起源》 〔法〕达尼埃尔·莫尔内　著　黄艳红　译

47.《穆罕默德和查理曼》 〔比〕亨利·皮朗　著　王晋新　译

48.《16世纪的不信教问题：拉伯雷的宗教》 〔法〕吕西安·费弗尔　著　赖国栋　译

49.《大地与人类演进：地理学视野下的史学引论》 〔法〕吕西安·费弗尔　著　高福进　等译

50.《法国文艺复兴时期的生活》 〔法〕吕西安·费弗尔　著　施诚　译

51.《希腊化文明与犹太人》 〔以〕维克多·切利科夫　著　石敏敏　译

52.《古代东方的艺术与建筑》 〔美〕亨利·富兰克弗特　著　郝海迪　袁指挥　译

53.《欧洲的宗教与虔诚：1215—1515》 〔英〕罗伯特·诺布尔·斯旺森　著　龙秀清　张日元　译

54.《中世纪的思维：思想情感发展史》 〔美〕亨利·奥斯本·泰勒　著　赵立行　周光发　译

55.《论成为人：神学人类学专论》 〔美〕雷·S.安德森　著　叶汀　译

56.《自律的发明：近代道德哲学史》 〔美〕J.B.施尼温德　著　张志平　译

57.《城市人：环境及其影响》 〔美〕爱德华·克鲁帕特　著　陆伟芳　译

58.《历史与信仰：个人的探询》 〔英〕科林·布朗　著　查常平　译

59.《以色列的先知及其历史地位》 〔英〕威廉·史密斯　著　孙增霖　译

60.《欧洲民族思想变迁：一部文化史》 〔荷〕叶普·列尔森普　著　周明圣　骆海辉　译

61.《有限性的悲剧：狄尔泰的生命释义学》 〔荷〕约斯·德·穆尔　著　吕和应　译

62.《希腊史》 〔古希腊〕色诺芬　著　徐松岩　译注

63.《罗马经济史》［美］腾尼·弗兰克 著 王桂玲 杨金龙 译

64.《修辞学与文学讲义》［英］亚当·斯密 著 朱卫红 译

65.《从宗教到哲学:西方思想起源研究》［英］康福德 著 曾 琼 王 涛 译

66.《中世纪的人们》［英］艾琳·帕瓦 著 苏圣捷 译

67.《世界戏剧史》［美］G.布罗凯特 J.希尔蒂 著 周靖波 译

68.《20 世纪文化百科词典》［俄］瓦季姆·鲁德涅夫 著 杨明天 陈瑞静 译

69.《英语文学与圣经传统大词典》［美］戴维·莱尔·杰弗里(谢大卫)主编
刘光耀 章智源等 译

70.《刘松龄——旧耶稣会在京最后一位伟大的天文学家》［美］斯坦尼斯拉
夫·叶茨尼克 著 周萍萍 译

71.《地理学》［古希腊］斯特拉博 著 李铁匠 译

72.《马丁·路德的时运》［法］吕西安·费弗尔 著 王永环 肖华峰 译

73.《希腊化文明》［英］威廉·塔恩 著 陈 恒 倪华强 李 月 译

74.《优西比乌:生平、作品及声誉》［美］麦克吉佛特 著 林中泽 龚伟英 译

75.《马可·波罗与世界的发现》［英］约翰·拉纳 著 姬庆红 译

76.《犹太人与现代资本主义》［德］维尔纳·桑巴特 著 艾仁贵 译

77.《早期基督教与希腊教化》［德］瓦纳尔·耶格尔 著 吴晓群 译

78.《希腊艺术史》［美］F.B.塔贝尔 著 殷亚平 译

79.《比较文明研究的理论方法与个案》［日］伊东俊太郎 梅棹忠夫 江上
波夫 著 周颂伦 李小白 吴 玲 译

80.《古典学术史:从公元前 6 世纪到中古末期》［英］约翰·埃德温·桑兹
著 赫海迪 译

81.《本笃会规评注》［奥］米歇尔·普契卡 评注 杜海龙 译

82.《伯里克利:伟人考验下的雅典民主》［法］樊尚·阿祖莱 著 方颂华 译

83.《旧世界的相遇:近代之前的跨文化联系与交流》［美］杰里·H.本特利
著 李大伟 陈冠堃 译 施 诚 校

84.《词与物:人文科学的考古学》修订译本 ［法］米歇尔·福柯 著 莫伟民 译

85.《古希腊历史学家》［英］约翰·伯里 著 张继华 译

86.《自我与历史的戏剧》［美］莱因霍尔德·尼布尔 著 方 永 译

87.《马基雅维里与文艺复兴》 [意]费代里科·沙博 著 陈玉聃 译

88.《追寻事实:历史解释的艺术》 [美]詹姆士 W.戴维森 著 [美]马克 H.利特尔著 刘子奎 译

89.《法西斯主义大众心理学》 [奥]威尔海姆·赖希 著 张 峰 译

90.《视觉艺术的历史语法》 [奥]阿洛瓦·里格尔 著 刘景联 译

91.《基督教伦理学导论》 [德]弗里德里希·施莱尔马赫 著 刘 平 译

92.《九章集》 [古罗马]普罗提诺 著 应 明 崔 峰 译

93.《文艺复兴时期的历史意识》 [英]彼得·伯克 著 杨贤宗 高细媛 译

94.《启蒙与绝望:一部社会理论史》 [英]杰弗里·霍松 著 潘建雷 王旭辉 向 辉 译

95.《曼多马著作集:芬兰学派马丁·路德新诠释》 [芬兰]曼多马 著 黄保罗 译

96.《拜占庭的成就:公元330～1453年之历史回顾》 [英]罗伯特·拜伦 著 周书垚 译

97.《自然史》 [古罗马]普林尼 著 李铁匠 译

98.《欧洲文艺复兴的人文主义和文化》 [美]查尔斯·G.纳尔特 著 黄毅翔 译

99.《阿莱科休斯传》 [古罗马]安娜·科穆宁娜 著 李秀玲 译

100.《论人、风俗、舆论和时代的特征》 [英]夏夫兹博里 著 董志刚 译

101.《中世纪和文艺复兴研究》 [美]T.E.蒙森 著 陈志坚 等译

102.《历史认识的时空》 [日]佐藤正幸 著 郭海良 译

103.《英格兰的意大利文艺复兴》 [美]刘易斯·爱因斯坦 著 朱晶进 译

104.《俄罗斯诗人布罗茨基》 [俄罗斯]弗拉基米尔·格里高利 耶维奇·邦达连科 著 杨明天 李卓君 译

105.《巫术的历史》 [英]蒙塔古·萨默斯 著 陆启宏 等译 陆启宏 校

106.《希腊-罗马典制》 [匈牙利]埃米尔·赖希 著 曹 明 苏婉儿 译

107.《十九世纪德国史(第一卷):帝国的覆灭》 [英]海因里希·冯·特赖奇克 著 李 娟 译

108.《通史》 [古希腊]波利比乌斯 著 杨之涵 译

欢迎广大读者垂询,垂询电话:021-22895559

图书在版编目(CIP)数据

心智、现代性与疯癫：文化对人类经验的影响/
(美)里亚·格林菲尔德著；祖国霞、等译；吴泽映校.
—上海：上海三联书店，2025.1
ISBN 978-7-5426-8348-9

Ⅰ.①心… Ⅱ.①里… ②祖… ③吴… Ⅲ.①心理疾
病-普及读物 Ⅳ.①R395.2-49

中国国家版本馆 CIP 数据核字(2024)第 002060 号

MIND，MODERNITY，MADNESS：The Impact of Culture on Human Experience
by Liah Greenfeld
Copyright © 2013 by the President and Fellows of Harvard College
Published by arrangement with Harvard University Press
through Bardon Chinese Creative Agency Limited
Simplified Chinese translation copyright ©(2025)
by Shanghai Joint Publishing Company Limited
ALL RIGHTS RESERVED

著作权合同登记 图字：09-2023-0969

心智、现代性与疯癫：文化对人类经验的影响

著 者 /[美]里亚·格林菲尔德
译 者 / 祖国霞 柴晚锁 武田田 李晓燕 汤 颖
校 对 / 吴泽映
责任编辑 / 苗苏以
装帧设计 / 徐 徐
监 制 / 姚 军
责任校对 / 王凌霄
出版发行 / 上海三联书店
　　　　　(200041)中国上海市静安区威海路 755 号 30 楼
邮 箱 / sdxsanlian@sina.com
联系电话 / 编辑部：021-22895517
　　　　　发行部：021-22895559
印 刷 / 上海展强印刷有限公司
版 次 / 2025 年 1 月第 1 版
印 次 / 2025 年 1 月第 1 次印刷
开 本 / 655mm×960mm 1/16
字 数 / 580 千字
印 张 / 43
书 号 / ISBN 978-7-5426-8348-9/B·880
定 价 / 168.00 元

敬启读者，如发现本书有印装质量问题，请与印刷厂联系 021-66366565